KB262453

체질 동의보감

인쇄	2021년 2월 5일
발행	2021년 2월 10일

지은이	신 재 용
펴낸이	정 영 국
펴낸곳	학원문화사
주소	서울시 구로구 디지털로 288, 대륭포스트타워 1차
전화	(02)2106-3800~1
팩스	(02)584-9306
등록번호	25100-2015-000020호
ISBN	978-89-19-20434-4

www.hakwonsa.com

사상인의 체질별 특징

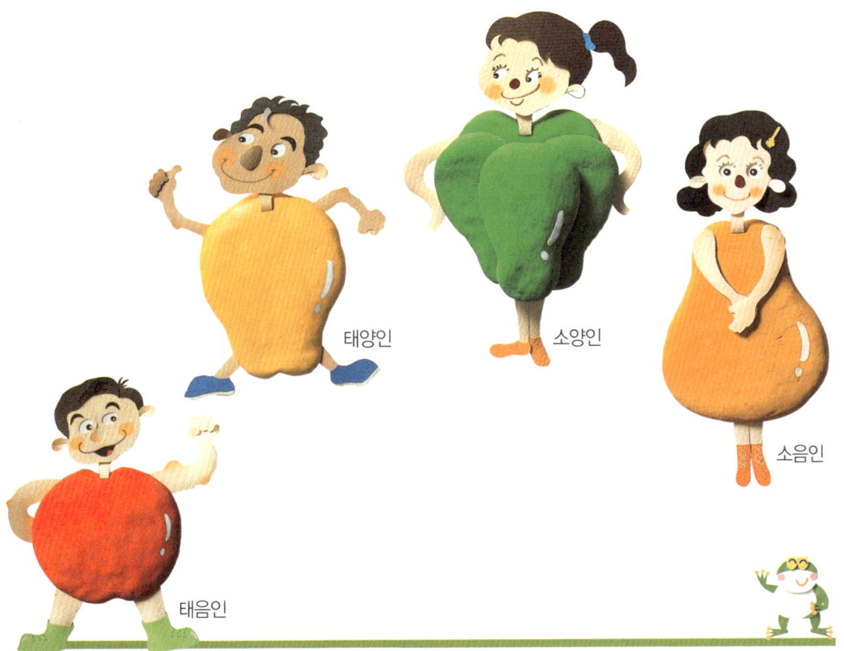

체질을 알아보는 방법에는 여러 가지가 있다. 얼굴형, 체형, 성격, 머리카락, 목소리 등의 특징으로 체질 판단이 가능하다. 여기 원색 화보로 나타낸 형태를 참고하여 내 체질이 무엇인지 알아보도록 하자.

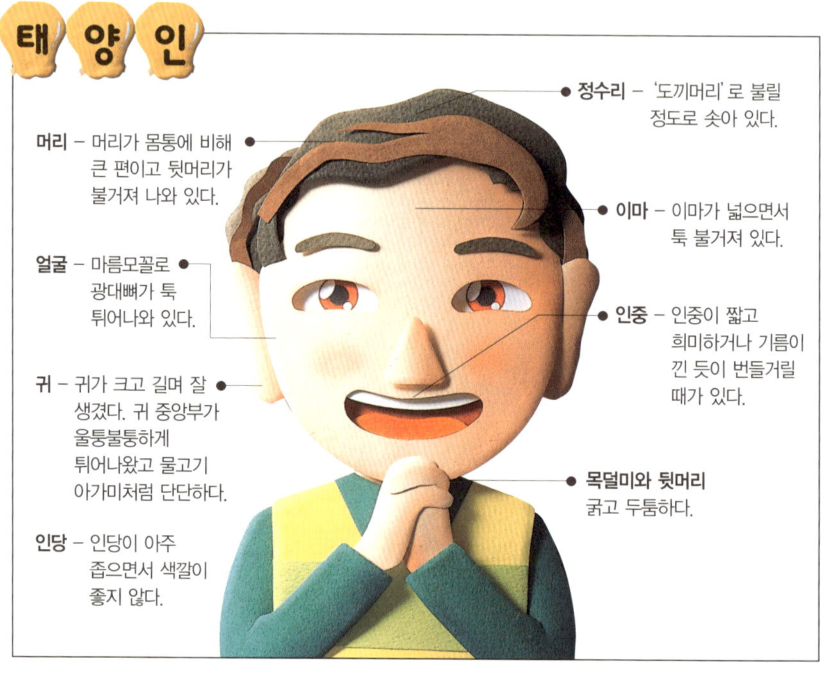
태 양 인

머리 – 머리가 몸통에 비해 큰 편이고 뒷머리가 불거져 나와 있다.

얼굴 – 마름모꼴로 광대뼈가 툭 튀어나와 있다.

귀 – 귀가 크고 길며 잘 생겼다. 귀 중앙부가 울퉁불퉁하게 튀어나왔고 물고기 아가미처럼 단단하다.

인당 – 인당이 아주 좁으면서 색깔이 좋지 않다.

정수리 – '도끼머리'로 불릴 정도로 솟아 있다.

이마 – 이마가 넓으면서 툭 불거져 있다.

인중 – 인중이 짧고 희미하거나 기름이 낀 듯이 번들거릴 때가 있다.

목덜미와 뒷머리 굵고 두툼하다.

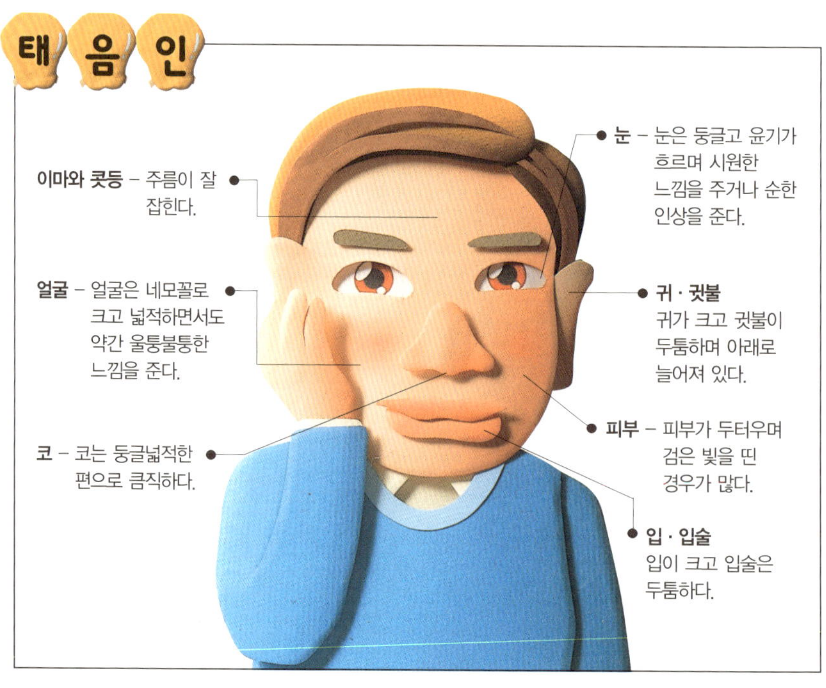
태 음 인

이마와 콧등 – 주름이 잘 잡힌다.

얼굴 – 얼굴은 네모꼴로 크고 넓적하면서도 약간 울퉁불퉁한 느낌을 준다.

코 – 코는 둥글넓적한 편으로 큼직하다.

눈 – 눈은 둥글고 윤기가 흐르며 시원한 느낌을 주거나 순한 인상을 준다.

귀 · 귓불 귀가 크고 귓불이 두툼하며 아래로 늘어져 있다.

피부 – 피부가 두터우며 검은 빛을 띤 경우가 많다.

입 · 입술 입이 크고 입술은 두툼하다.

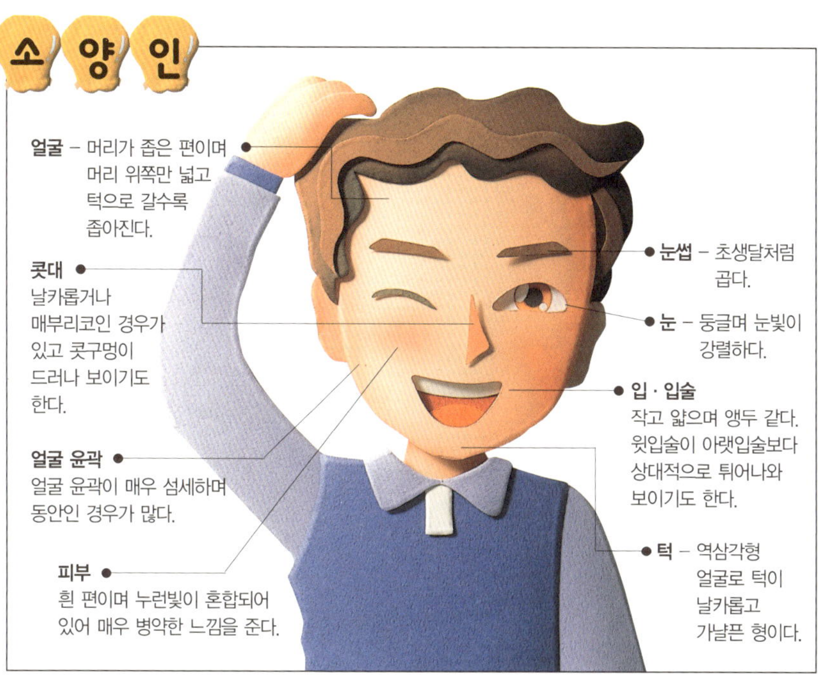

소 양 인

얼굴 – 머리가 좁은 편이며 머리 위쪽만 넓고 턱으로 갈수록 좁아진다.

콧대
날카롭거나 매부리코인 경우가 있고 콧구멍이 드러나 보이기도 한다.

얼굴 윤곽
얼굴 윤곽이 매우 섬세하며 동안인 경우가 많다.

피부
흰 편이며 누런빛이 혼합되어 있어 매우 병약한 느낌을 준다.

눈썹 – 초생달처럼 곱다.

눈 – 둥글며 눈빛이 강렬하다.

입·입술
작고 얇으며 앵두 같다. 윗입술이 아랫입술보다 상대적으로 튀어나와 보이기도 한다.

턱 – 역삼각형 얼굴로 턱이 날카롭고 가냘픈 형이다.

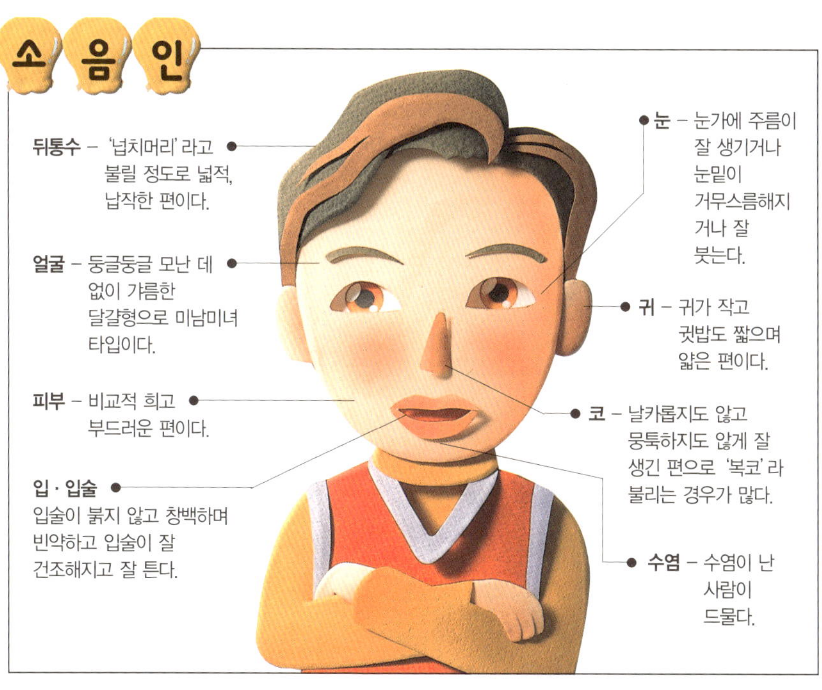

소 음 인

뒤통수 – '넙치머리' 라고 불릴 정도로 넓적, 납작한 편이다.

얼굴 – 둥글둥글 모난 데 없이 갸름한 달걀형으로 미남미녀 타입이다.

피부 – 비교적 희고 부드러운 편이다.

입·입술
입술이 붉지 않고 창백하며 빈약하고 입술이 잘 건조해지고 잘 튼다.

눈 – 눈가에 주름이 잘 생기거나 눈밑이 거무스름해지거나 잘 붓는다.

귀 – 귀가 작고 귓밥도 짧으며 얇은 편이다.

코 – 날카롭지도 않고 뭉툭하지도 않게 잘 생긴 편으로 '복코' 라 불리는 경우가 많다.

수염 – 수염이 난 사람이 드물다.

태 양 인

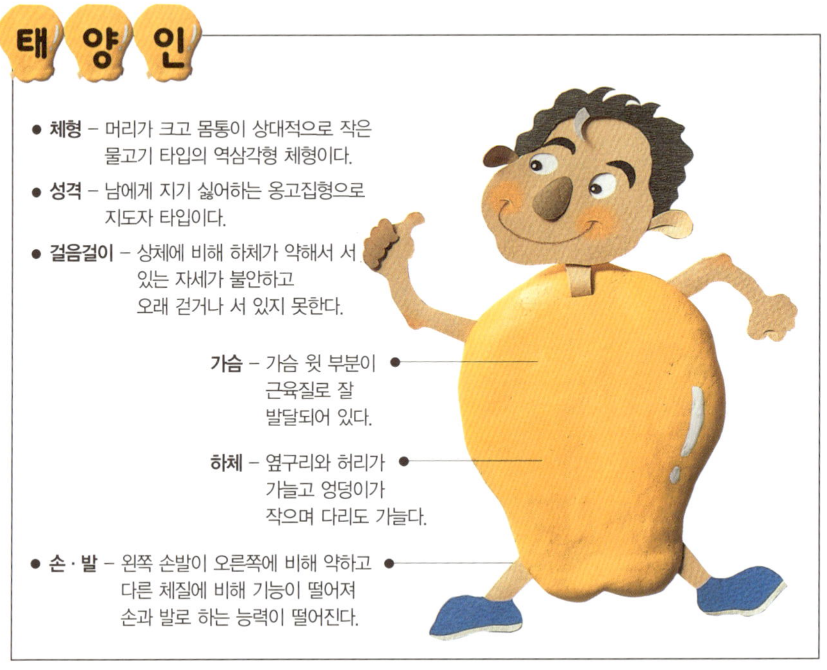

- **체형** – 머리가 크고 몸통이 상대적으로 작은 물고기 타입의 역삼각형 체형이다.
- **성격** – 남에게 지기 싫어하는 옹고집형으로 지도자 타입이다.
- **걸음걸이** – 상체에 비해 하체가 약해서 서 있는 자세가 불안하고 오래 걷거나 서 있지 못한다.

가슴 – 가슴 윗 부분이 근육질로 잘 발달되어 있다.

하체 – 옆구리와 허리가 가늘고 엉덩이가 작으며 다리도 가늘다.

- **손 · 발** – 왼쪽 손발이 오른쪽에 비해 약하고 다른 체질에 비해 기능이 떨어져 손과 발로 하는 능력이 떨어진다.

태 음 인

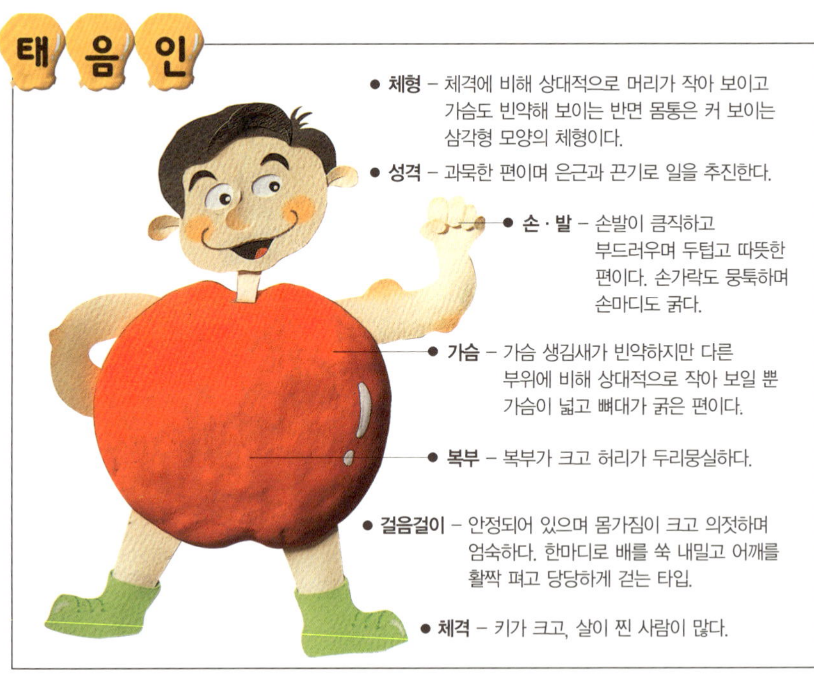

- **체형** – 체격에 비해 상대적으로 머리가 작아 보이고 가슴도 빈약해 보이는 반면 몸통은 커 보이는 삼각형 모양의 체형이다.
- **성격** – 과묵한 편이며 은근과 끈기로 일을 추진한다.

- **손 · 발** – 손발이 큼직하고 부드러우며 두텁고 따뜻한 편이다. 손가락도 뭉툭하며 손마디도 굵다.

- **가슴** – 가슴 생김새가 빈약하지만 다른 부위에 비해 상대적으로 작아 보일 뿐 가슴이 넓고 뼈대가 굵은 편이다.

- **복부** – 복부가 크고 허리가 두리뭉실하다.

- **걸음걸이** – 안정되어 있으며 몸가짐이 크고 의젓하며 엄숙하다. 한마디로 배를 쑥 내밀고 어깨를 활짝 펴고 당당하게 걷는 타입.

- **체격** – 키가 크고, 살이 찐 사람이 많다.

소 양 인

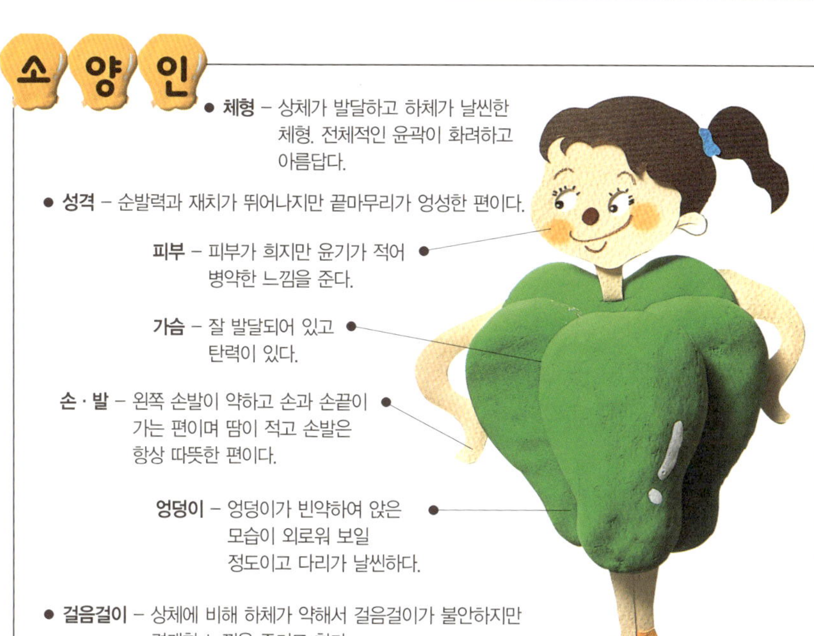

- **체형** – 상체가 발달하고 하체가 날씬한 체형. 전체적인 윤곽이 화려하고 아름답다.
- **성격** – 순발력과 재치가 뛰어나지만 끝마무리가 엉성한 편이다.
- **피부** – 피부가 희지만 윤기가 적어 병약한 느낌을 준다.
- **가슴** – 잘 발달되어 있고 탄력이 있다.
- **손·발** – 왼쪽 손발이 약하고 손과 손끝이 가는 편이며 땀이 적고 손발은 항상 따뜻한 편이다.
- **엉덩이** – 엉덩이가 빈약하여 앉은 모습이 외로워 보일 정도이고 다리가 날씬하다.
- **걸음걸이** – 상체에 비해 하체가 약해서 걸음걸이가 불안하지만 경쾌한 느낌을 주기도 한다.

소 음 인

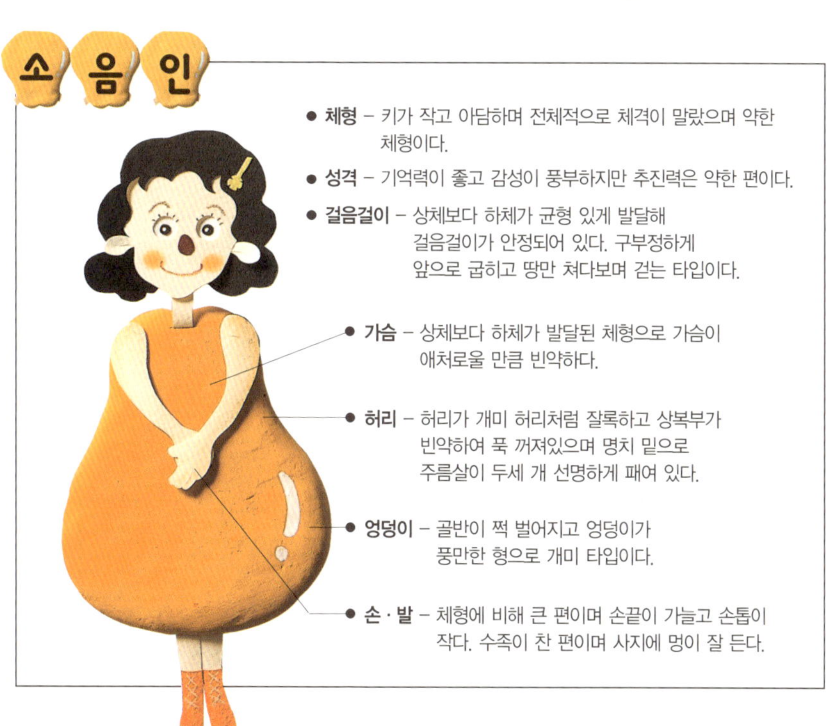

- **체형** – 키가 작고 아담하며 전체적으로 체격이 말랐으며 약한 체형이다.
- **성격** – 기억력이 좋고 감성이 풍부하지만 추진력은 약한 편이다.
- **걸음걸이** – 상체보다 하체가 균형 있게 발달해 걸음걸이가 안정되어 있다. 구부정하게 앞으로 굽히고 땅만 쳐다보며 걷는 타입이다.
- **가슴** – 상체보다 하체가 발달된 체형으로 가슴이 애처로울 만큼 빈약하다.
- **허리** – 허리가 개미 허리처럼 잘록하고 상복부가 빈약하여 푹 꺼져있으며 명치 밑으로 주름살이 두세 개 선명하게 패여 있다.
- **엉덩이** – 골반이 쩍 벌어지고 엉덩이가 풍만한 형으로 개미 타입이다.
- **손·발** – 체형에 비해 큰 편이며 손끝이 가늘고 손톱이 작다. 수족이 찬 편이며 사지에 멍이 잘 든다.

태양인

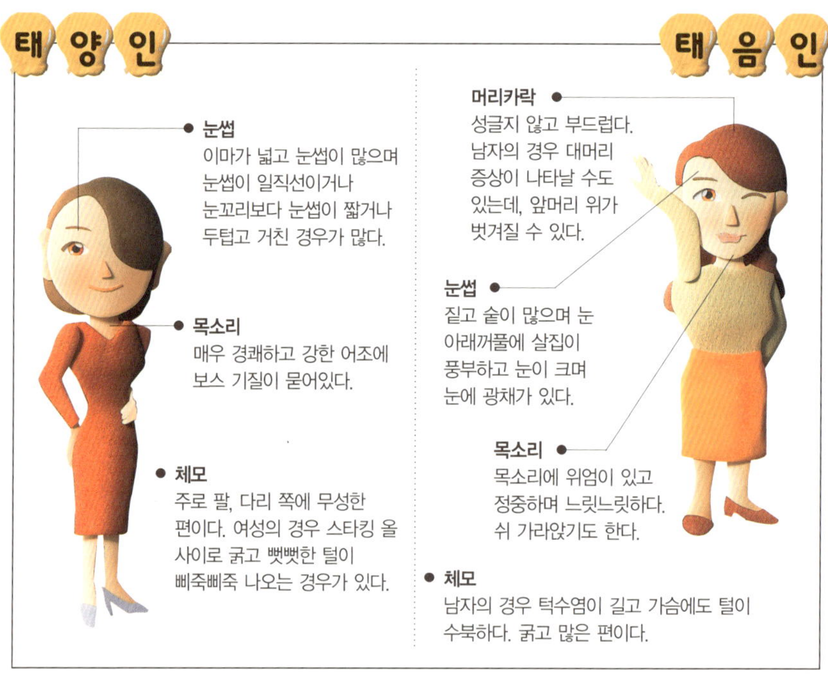

눈썹
이마가 넓고 눈썹이 많으며
눈썹이 일직선이거나
눈꼬리보다 눈썹이 짧거나
두텁고 거친 경우가 많다.

목소리
매우 경쾌하고 강한 어조에
보스 기질이 묻어있다.

체모
주로 팔, 다리 쪽에 무성한
편이다. 여성의 경우 스타킹 올
사이로 굵고 뻣뻣한 털이
삐죽삐죽 나오는 경우가 있다.

태음인

머리카락
성글지 않고 부드럽다.
남자의 경우 대머리
증상이 나타날 수도
있는데, 앞머리 위가
벗겨질 수 있다.

눈썹
짙고 숱이 많으며 눈
아래꺼풀에 살집이
풍부하고 눈이 크며
눈에 광채가 있다.

목소리
목소리에 위엄이 있고
정중하며 느릿느릿하다.
쉬 가라앉기도 한다.

체모
남자의 경우 턱수염이 길고 가슴에도 털이
수북하다. 굵고 많은 편이다.

소양인

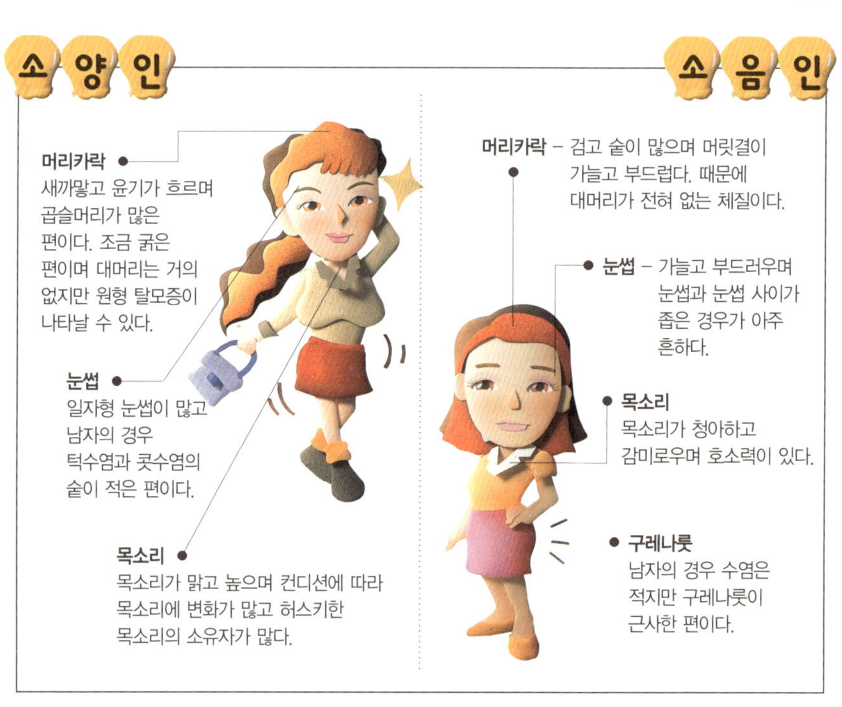

머리카락
새까맣고 윤기가 흐르며
곱슬머리가 많은
편이다. 조금 굵은
편이며 대머리는 거의
없지만 원형 탈모증이
나타날 수 있다.

눈썹
일자형 눈썹이 많고
남자의 경우
턱수염과 콧수염의
숱이 적은 편이다.

목소리
목소리가 맑고 높으며 컨디션에 따라
목소리에 변화가 많고 허스키한
목소리의 소유자가 많다.

소음인

머리카락 – 검고 숱이 많으며 머릿결이
가늘고 부드럽다. 때문에
대머리가 전혀 없는 체질이다.

눈썹 – 가늘고 부드러우며
눈썹과 눈썹 사이가
좁은 경우가 아주
흔하다.

목소리
목소리가 청아하고
감미로우며 호소력이 있다.

구레나룻
남자의 경우 수염은
적지만 구레나룻이
근사한 편이다.

체질 동의보감

자신의 체질을 알아 단점을 보완, 건강을 지키는 것이
사상체질의 실천 윤리이다

우리 한의학사에서 가장 뛰어난 의성(醫聖) 두 분을 든다면 구암 허준(龜岩 許浚)과 동무 이제마(東武 李濟馬)이다. 허준이 방대한 의학 자료를 정리한 편찬자요, 민족의학을 확립한 주체자요, 민초들을 질고에서 구해준 임상대가라고 한다면 이제마는 방대한 의학의 토양을 뒤흔든 반란자요, 제3의학을 개발한 창안자요, 새 의학의 지평을 연 외로운 파이오니아라고 할 수 있다. 그래서 혹자는 "우리나라 오천 년에 있어 산 문화를 든다면 세종대왕의 훈민정음과 동무 이제마의 사상의학이라고 할 수 있다. 이는 우리 조상들이 물려준 산 문화적 유산일 뿐 아니라 인류사회에 있어 크게 공헌한 획기적 사실이 아닐 수 없다."고 했다.

훈민정음에 버금간다는 이제마의 사상체질론은 이제까지의 추상적이요 관념적인 사고에서 탈피하여, 이제마 스스로 "이는 종래의 의학과 확연히 다르므로 먼저 그 뿌리를 찾은 연후에 가지와 잎사귀를 취할 것이다."라고 천명했듯이 독창적인 큰 획을 그은 구체적이요 합리적인 체질론이다.

이제마는 '태소음양인(太少陰陽人)의 장부기능이 대소 · 허실이 있음은 천부적으로 되어진 품성이니만치 재론의 여지가 없다' 고 체질의 선천적 고정론을 강조하면서 사상(四象)을 사원(四元) 구조로 구상화(具象化)

하여 대자연의 이치와 인간 생활의 양상과 여건을 하나의 동질적인 기초 위에서 상응 관계를 구현시켰다. 따라서 사상체질은 대단히 어려운, 그의 독창적인 의학적 철학이 담겨져 있으며, 사람이 타고난 천품적인 장부 이치는 희로애락의 성정(性情)에 의해 선천적 또는 후천적으로 지배되고 있으므로 이를 알고 바로 실행하는 이른바 지행(知行)을 쌓아 천명(天命)의 도(道)를 이루어야 인간적인 삶을 이룰 수 있다는 요지의 독창적인 실천 윤리학이 근간을 이루고 있다.

까닭에 자신의 체질을 안다면 자신의 장점과 단점을 확연히 알 수 있게 되며, 질병으로부터 자신을 보호하고 예방할 수 있으며, 설령 질병에 이환되었다고 하더라도 보다 손쉽게 치료할 수 있을 뿐 아니라, 자신의 단점을 보완하고 장점을 십분 활용하여 자신을 수양하여 인간적인 올바른 삶을 이룰 수 있는 것이다. 그래서 이 책에서는 우선 자신의 체질이 무엇인지를 알기 쉽게 풀이하면서 체질마다의 체형과 기상, 성기(性氣)와 정기(情氣), 그리고 이에 따른 장부기능의 생리적 병리적 변화와 장단점의 개선 방안에 대해 설명했다.

특히 흥미위주로 흐르기 쉬운 세속적 체질론의 폐해를 막기 위해서 이제마의 〈동의수세보원〉 원본을 토대로 비교적 충실한 주해서 역할을 하고자 했으며, 정말 꼭 알아야 하고 강조되어야 할 그의 의학적 철학을 부각시키려고 노력했다. 그러나 워낙 이해하는데 어려움이 따르리라는 생각을 떨칠 수 없어서, 다소나마 이해에 도움이 될 수 있게 사랑방 이야기 투로 풀어보았고, 체질과 운동이나 체질과 사랑·결혼·섹스 등 재미있는 소재를 다루기도 했으며, 우리가 가장 잘 알고 있는 생활 속의 여러 속담으로써 체질을 이해할 수 있도록까지 했다.

아무쪼록 이런 서술 방법들이 사상체질을 이해하는데 도움이 되기를 바라면서 이제마의 사상체질론에서 거듭 강조되는 실천윤리를 통해 천명지도(天命之道)를 이룰 수 있기를 또한 바란다. 그러나 각 질병에 따른 체질적 치료법과 〈동의수세보원〉의 처방까지 이 책에서 다루기에는 너무 분량이 많고, 그렇다고 이런 내용을 삭제할 수도 없어서, 체질에 적용되는 식품과 약재 및 이를 이용해 각종 질병을 치료하는 방법에 대한 해설을 〈체질음식궁합〉에 담았다. 이 책과 더불어 응용한다면 거의 완벽한 체질 감별과 체질 치료를 행할 수 있을 것으로 확신한다.

素兀軒에서　저자 신재용 씀

PART 1

내 체질을 알아본다

체질에 따른 연애작전

체질에 따라 달라지는 행복한 결혼생활 작전

당신은 어떤 섹스 타입일까?

체질 개선

음식과 약재로 체질을 개선한다

마음을 다스려 체질을 개선한다

체질적 단점을 고치면 체질을 개선할 수 있다

태양인

PART 7

이제마 선생의 체질별 경험 처방 135가지

PART 8

체질과 속담

내 체질을 알아본다

다음은 자기가 무슨 체질인지 스스로 체크해 볼 수 있는 보편적인 25개의 질문입니다. 각 질문 중 비교적 자기에게 맞는다고 생각되는 항목을 골라 표시하십시오. 되도록 1개씩 골라 표시하되, 각 질문마다 자기에게 해당되는 항목이 2~3개 된다면 모두 골라 표시하십시오.

● 내 체질을 알아보는 체크포인트

✱ 질문 하나에 2~3개 대답도 가능합니다.

질문 1	
얼굴형은 어떻습니까?	☐ 1. 둥근형, 또는 타원형이며 머리통이 체구에 비해 작다. ☐ 2. 턱이 가냘프게 뾰족한 달걀형이며 앞뒤 짱구이다. ☐ 3. 미남미녀 타입으로 얄상하고 갸름하며 오밀조밀하다. ☐ 4. 머리가 크고 둥근 편이며 목덜미와 뒷머리가 발달해 있고 하관이 빠르다.
질문 2	
이목구비는 어떤가요?	☐ 1. 눈, 코, 귀가 크고, 귓볼이 두터운 편이며 시원한 눈매에 안광이 순하다. ☐ 2. 입이 작고 입술은 얇으며 눈매가 예쁘고 반짝인다. ☐ 3. 눈, 코, 입이 크지 않고 입술이 얇다. ☐ 4. 귀가 크고 잘 생겼으며 눈이 작고 강렬한 광채가 있다.
질문 3	
체형은 어떤가요?	☐ 1. 근육, 골격이 큰 편이며 상체보다 하체가 충실하다. ☐ 2. 상체보다 하체가 약해 엉덩이 부위가 빈약해 보이고 어깨는 일자며 가슴이 넓다. 골격마다 연약하여 병약한 느낌을 준다. ☐ 3. 근육이 적으나 골격은 굵은 편이며 키, 몸집은 적되 균형 잡힌 몸매다. ☐ 4. 머릿골이 실하고 목덜미 등 상체는 듬직한 반면 하체가 약하다.
질문 4	
가슴은 어떤가요?	☐ 1. 가슴이 넓고 큰 편이다. ☐ 2. 가슴(유방)이 크게 발달해 있거나 아예 편평하다. ☐ 3. 가슴(유방)이 빈약하거나 다소곳하게 예쁘다. ☐ 4. 가슴이 근육질이다.

질문 5	
비만도는 어떤가요?	☐ 1. 어릴 때 토실토실했었고 비대한 편이며 특히 허리가 굵은 편이다. ☐ 2. 팔다리는 가늘지만 엉덩이에 먼저 살이 오르고 넓적다리 안쪽에 살이 찐다. ☐ 3. 살이 안 찌는 체질로 마른 편이지만 살이 찐다면 허리가 둥글고 엉덩이가 넓어진다. ☐ 4. 깔끔, 깐깐한 편이며 마른 편이지만 살이 찐다면 상체 비만형이다.
질문 6	
손발은 어떤가요?	☐ 1. 손발이 큰 편이며 두툼하고 따뜻하다. ☐ 2. 손아귀에 힘이 있고 항상 뜨거운 편이다. ☐ 3. 손이 작고 손이 차다. ☐ 4. 다리가 약해 오래 앉아 있거나 오래 걷지 못한다.
질문 7	
걸음걸이는 어떤가요?	☐ 1. 팔자걸음으로 느리고 배를 내밀고 안정성 있게 걷지만 굼뜨다. ☐ 2. 상체를 흔들면서 가슴을 펴고 어깨를 젖힌 채 먼 곳을 보고 가볍고 빠르게 걷는다. ☐ 3. 자연스럽고 얌전하나 힘이 없고 앞으로 굽은 채 밑을 보며 걷는다. ☐ 4. 걸음걸이가 어색하고 하체에 힘이 없어 걷기 어렵고 잘 넘어진다.
질문 8	
장기기능은 어떤가요?	☐ 1. 폐기능 저하로 쉽게 피로하다. ☐ 2. 방광 생식 기능이 약하다. ☐ 3. 신장기능이 좋고 비위기능이 약하다. ☐ 4. 간기능이 약하며, 여성은 자궁이 약하다.

질문 9	
피부는 어떤가요?	☐ 1. 피부가 검은 편이고 거칠며 두껍다. ☐ 2. 피부가 희면서 붉거나 누런 편이며 윤기가 적다. ☐ 3. 피부가 흰 편이고 부드러우며 윤기가 있지만 약하다. ☐ 4. 피부가 매우 건강색이며 모발도 풍성하다.
질문 10	
땀은 어떤가요?	☐ 1. 땀이 많고 땀을 많이 흘리면 몸이 가뿐하다. ☐ 2. 땀이 거의 없고 소변을 자주 본다. ☐ 3. 땀이 별로 없고 땀을 흘리면 피곤하다. ☐ 4. 땀은 적으나 소변 량이 많다.
질문 11	
감각 발달은 어떤가요?	☐ 1. 후각이 발달해 있다. ☐ 2. 시각이 발달해 있다. ☐ 3. 미각이 발달해 있다. ☐ 4. 청각이 발달해 있다.
질문 12	
목소리는 어떤가요?	☐ 1. 목소리가 의젓하고 굵고 힘있지만 무뚝뚝한 편이고 침묵하는 경향이다. ☐ 2. 목소리가 급하고 높고 가늘며, 하고 싶은 말을 참지 못하고 직설적인 표현을 잘한다. ☐ 3. 말에 힘이 없고 말수가 적지만 화술에 뛰어나고 가까운 사이와는 말이 많고 애교 있다. ☐ 4. 누구와도 거리낌없이 말하지만 말 속에 뼈가 있다.
질문 13	
수면은 어떤가요?	☐ 1. 잠이 많고 어떤 상황에서도 편히 잘 잔다. ☐ 2. 얕은 잠을 자며 주위환경에 따라 잘 깬다. ☐ 3. 늦게 잠자거나 아침에 잘 일어나지 못한다. ☐ 4. 잠깐 잠을 자도 숙면한다.

<table>
<tr><td>질문 14

체질적
특징은
어떤가요?</td><td>☐ 1. 점액질로 침착, 냉정하며 아기자기한 맛이 없다.
☐ 2. 다혈질로 몸에 열이 많고 화끈한 편이나 말이 앞서고 생활이 불규칙하며 통속적이다.
☐ 3. 우울질로 지난 일을 곱씹고 연민에 빠지며 소견 좁은 허약체질, 냉성체질이다.
☐ 4. 담즙질로 자기애가 지나쳐 교만, 자만하며 안하무인의 카리스마적 체질이다.</td></tr>
<tr><td>질문 15

자신의
성격 중
좋은 점은?</td><td>☐ 1. 가정을 중시하고 너그럽고 묵묵히 실천하는 집념과 끈기가 있다.
☐ 2. 재치있고 다정다감하며 판단이 빠르다.
☐ 3. 사색적이며 치밀, 착실하고 총명하며 예의 바르다.
☐ 4. 자존심이 강하며 진취적, 창의력이 있다.</td></tr>
<tr><td>질문 16

자신의
성격 중
나쁜 점은?</td><td>☐ 1. 도박성이 있으며 외곬 고집이며 속마음을 안 드러낸다.
☐ 2. 성질이 급하고 경솔하며 지기 싫어하고 감정의 변화가 심하고 울분을 못 참는다.
☐ 3. 내성적이며 남에게 피해를 주거나 받는 걸 싫어하고 자기 본위적이다.
☐ 4. 독선적이며 의욕과잉으로 주위와 화합이 잘 안 된다.</td></tr>
<tr><td>질문 17

이런 성격은
없는가요?</td><td>☐ 1. 세밀함이 부족하며 거짓꾸밈이 많아 음흉하며 게으르고 겁이 많다.
☐ 2. 사치스러우며 가정일보다 밖의 일을 더 좋아해 남의 일에 발벗고 나선다.
☐ 3. 온순하고 내성적이어서 오래된 친구하고만 어울린다.
☐ 4. 몰인정한 경향이 있고 공상적 사고를 잘한다.</td></tr>
</table>

질문 18	
이런 잘못을 저지르지는 않나요?	☐ 1. 보수적이고 부끄러움을 잃기 쉽다. ☐ 2. 앞뒤 생각 없이 말하며 판단력을 잃기 쉽다. ☐ 3. 치밀하고 꼼꼼함이 지나쳐 불쌍히 여기는 마음을 잃기 쉽다. ☐ 4. 책임을 남에게 돌리며 사양하는 마음을 잃기 쉽다.

질문 19	
생활태도는 어떤가요?	☐ 1. 리더십을 겸비해 경영에 자질 있고 명예와 재물 욕심이 많다. ☐ 2. 열정적, 손재주, 창조력이 있으나 일의 마무리가 부족. ☐ 3. 조직적, 사무적이지만 추진력이 부족하고 완벽주의며 질투 성향이 있다. ☐ 4. 독창적, 영웅적이며 남과 잘 사귀지만 독선적이고 물러서기 싫어한다.

질문 20	
평상시 어떤 병이 잘 걸리나요?	☐ 1. 호흡기 질환, 피부병에 잘 걸리고 고혈압, 중풍 등이 염려된다. ☐ 2. 요통, 비뇨 생식기 질환에 잘 걸리고, 협심증 등이 염려된다. ☐ 3. 소화기 질환, 상습복통, 우울증, 신경성 질환 등에 잘 걸린다. ☐ 4. 간장질환, 소화불량, 불임증, 근육무기력증 등에 잘 걸린다.

질문 21	
이런 증상은 없는가요?	☐ 1. 가슴 울렁거림이 잦다. ☐ 2. 저혈압인데도 건강상태를 유지한다. ☐ 3. 무의식적으로 한숨을 쉬며 손발이 떨리고 쥐나며 저리다. ☐ 4. 변비인데도 건강상태를 유지한다.

질문 22	
이런 조짐이 있고 난 후 병이 납니까?	☐ 1. 대변이 굳거나 땀이 없으면 병이 난다. ☐ 2. 구토, 설사가 있거나 피부가 건조해지면 병이 난다. ☐ 3. 헛땀이 나거나 인후가 아프거나 대변이 굳지 않으면 병이 난다. ☐ 4. 소변 색이 짙고 양이 적거나 땀을 많이 흘리면 병이 난다.
질문 23	
식성은 어떻습니까?	☐ 1. 폭음폭식하거나 가리지 않고 잘 먹으며 스트레스를 받으면 더 잘 먹는다. ☐ 2. 찬 음식, 채식, 커피를 즐기며 음식을 빨리 먹는다. ☐ 3. 더운 음식을 좋아하고 미식가이며 편식하거나 음식을 늦게 먹는다. ☐ 4. 찬것, 날것을 좋아하며 기름기 없는 담백한 음식을 즐긴다.
질문 24	
이런 식습관도 있나요?	☐ 1. 밀가루 음식을 잘 먹는다. ☐ 2. 맵거나 뜨거운 자극적인 음식을 싫어하고 채식을 즐겨 먹는다. ☐ 3. 비린 것, 지방이 많은 것을 피하고 청량한 음식을 싫어한다. ☐ 4. 육식을 과식하면 소화장애를 일으키거나 몸에서 열이 난다.
질문 25	
이런 음식을 좋아하나요?	☐ 1. 쇠고기, 견과류, 생선, 해조류 등을 좋아한다. ☐ 2. 돼지고기, 해삼, 게, 야채, 과일류 등을 좋아한다. ☐ 3. 닭고기, 개고기, 꿀, 인삼, 부추, 파 등을 좋아한다. ☐ 4. 모과, 곶감, 호두, 조개, 귤 등을 좋아한다.

- 1번 항목이 많으면 ―――――――――― 태음인
- 2번 항목이 많으면 ―――――――――― 소양인
- 3번 항목이 많으면 ―――――――――― 소음인
- 4번 항목이 많으면 ―――――――――― 태양인에 속합니다.

이제 자기 체질이 무슨 체질인지 정리해 봅시다.

각 항목마다 몇 개를 골랐는지 세어서 그 숫자에 4를 곱합니다. 그러면 각 항목마다 자신의 체질이 몇 %를 차지하는지 알 수 있게 됩니다.

예를 들어 질문 25개 중, 1번 항목을 6개 골랐다면 6×4를 해서 당신 체질은 태음체질이 24%라는 뜻이고, 3번 항목을 13개 골랐다면 13×4 해서 당신은 소음체질이 52%라는 뜻이 됩니다.

가장 많은 비율을 차지하는 항목이 자기의 체질입니다.

그러나 편차가 클수록 유의성이 있고, 편차가 작을수록 유의성이 없습니다. 예를 들어 2번 소양인이 60%가 나오고 3번 소음인이 20%가 나왔다면 소양인으로 확신하셔도 좋지만, 2번 소양인이 32%가 나오고 3번 소음인이 28%가 나왔다면 어느 체질이라고 속단할 수 없습니다.

어느 체질이건 100%가 나올 수는 없습니다. 누구에게나 이런 면이 있는가 하면 저런 면도 있기 때문입니다. 따라서 가장 많은 비율을 차지하면서 두 번째로 많은 비율을 차지하는 것과 편차가 클수록 자기 체질을 보다 정확히 알 수 있습니다. 그리고 자기 속에는 여러 체질적 특성이 혼재되어 있다는 것을 아셔야 합니다.

[이제마식 사상체질 분류]

사상체질은 태양인, 태음인, 소양인, 소음인으로 분류되며 체질에 따라 병과 치료법이 다르고, 약이 다르다는 것을 주장한 분이 이제마 선생이다.

그의 저서 중 <동의수세보원>에 실려 있는 이 내용은 한방의학에 기본 흐름이 되었으며 지금도 그 학설에 의해 사상의학이라는 새로운 학설이 형성되어 있다.

사상의학에 따르면 사람은 누구나 태어날 때부터 4가지 체질 범주 안에 있으며 이러한 체질의 차이는 사람의 생김새와 성격, 음성, 머리카락, 식성, 병증까지도 차이를 나타내므로 체질에 따라 건강관리를 하는 것이 바람직하다는 것을 주장하고 있다.

우선 내 체질이 무엇인지를 정확하게 알기 위해 체질별 특성을 일목요연하게 정리해 보았다. 내 체질을 알고 거기에 맞춰 건강관리를 하자.

chapter 1

체형을 보고 맞춘다

태양인의 체형

머리가 크고 몸통이 작은 역삼각형 체형입니다

태양인은 물고기 타입의 체질입니다. 잘 기억하고 계세요!

따라서 물고기처럼 머리가 상대적으로 크고 몸통이 작겠지요. 물고기가 꼬리 쪽으로 갈수록 가늘어지는 것처럼 몸통 중에서도 윗몸보다 아랫 몸, 특히 하체가 무척 약하답니다. 그러니까 전체 체형이 역삼각형이고, 상체 만 떼어내어 보아도 역삼각형이지요.

태양인은 얼굴이 마름모꼴로, 광대뼈가 툭 튀어나와 있습니다. 귀가 크 고 잘생긴데다가 머리가 크고 뒷머리가 불거져 나와있어 머릿골의 기운이 성한 형세입니다. 이렇게 큰 머리에 굵고 실한 목덜미 등 상체는 듬직한 반면 몸통은 이에 비해 빈약해 보인답니다. 한마디로 '상실하허'라고 할까 요. 몸통도 예외가 아니지요. 몸통 중에서도 가슴 윗부분이 발달하고 옆구 리, 허리가 가늘고 약하며 엉덩이는 작고 다리가 위축되어 매우 가늘며 약해 보이지요. 온통 '상실하허' 그대로입니다.

머리가 잘 발달되어 있습니다

상체가 하체보다 발달해 있기는 소양인도 태양인과 마찬가지입니다. 그런데 태양인은 머리가 잘 발달해 있고 소양인은 가슴이 잘 발달해 있습니다. 태음인은 태양인과 달리 허리는 잘 발달되어 있지만 머릿골은 덜 발달한 편이고, 소음인은 소양인과 달리 가슴둘레가 좁은 편이지요. 그래서 체형만 보아도 어느 정도 체질을 가늠할 수 있지요.

한편 태양인 여자는 타고난 몸체가 건실하지만 간장이 작고 옆구리가 협소하며, 자궁이 허약하답니다. 그래서 불임증이 되거나 임신이 된다 하더라도 손쉽게 출산하지 못하는 단점이 있답니다.

가슴이 근육질처럼 단단합니다

자, 이제 태양인의 특징을 아셨으니 하나하나 유추해 보세요.

우선 유방은 클까요, 작을까요? 예, 가슴이 발달했으니 당연히 크겠지요. 그러나 무지무지하게 크지는 않습니다. 소양인의 가슴보다 못하지요. 오히려 근육질처럼 단단하지요. 그리고 남녀 모두 유방과 젖꽃판이 단단한 응어리처럼 뭉치기도 하지요.

둘째로 태양인이 비만해진다면 어느 부위가 비만해질까요? 물론 상체가 더 비만해지겠지요.

하체가 약합니다

끝으로 태양인의 걸음걸이는 어떨까요? 어깨를 활짝 펴고 곧게 세우면서 걷는 경우가 많습니다. 기고만장한 독불장군의 성격 때문이지요. 그러나 태양인은 상체에 비해 하체가 약해서 서 있는 자세가 불안하고 오래 걷거나 서 있기가 불편하지요. 따라서 걸음걸이가 불안하여 자연히 어깨를 앞뒤로 흔들게 되며, 오리걸음처럼 엉덩이를 유난히 흔든답니다.

새끼손가락이 야위거나 구부러진 경우가 많습니다

이제 태양인의 손을 한번 봅시다. 다 그런 건 아니지만 많은 경우, 손가락 길이는 엇비슷하지만 유난히 새끼손가락이 야위거나 구부러져 있는 경우가 많답니다. 그리고 손바닥의 세 손금, 그러니까 두뇌선, 생명선, 감정선이 일반적이지 않고 다소 특이한 경우가 많답니다. 유난히 정상과 틀린 점이 많다는 거지요. 일반적으로 두뇌선과 생명선이 많이 떨어진 경우는 독단적이고 괴팍한 섹스를 무절제하게 즐기는 타입입니다. 두뇌선, 생명선, 감정선이 모두 붙어 나오다가 갈라진 경우는 저돌적 프리 섹스를 즐기는 타입이며, 감정선이 짧으면 냉혹한 자기 본위의 관능적 섹스를 하고, 지나치게 짧으면 더더욱 섹스 해소만 위주로 하며, 감정선이 이중이면 섹스 본능이 지나친 문란파입니다. 태양인에게 이런 경향이 두드러지지요. 글씨체는 갈겨쓰는 모가진 필체가 많습니다.

왼쪽 손발이 약합니다

또 왼쪽 손발이 오른쪽 손발에 비해 약하답니다. 따라서 다른 체질의 사람들보다 손발의 기능이 떨어져 손이나 발로 하는 여러 가지 능력이 떨어지는 편입니다.

● 태양인 체형의 특징 ●

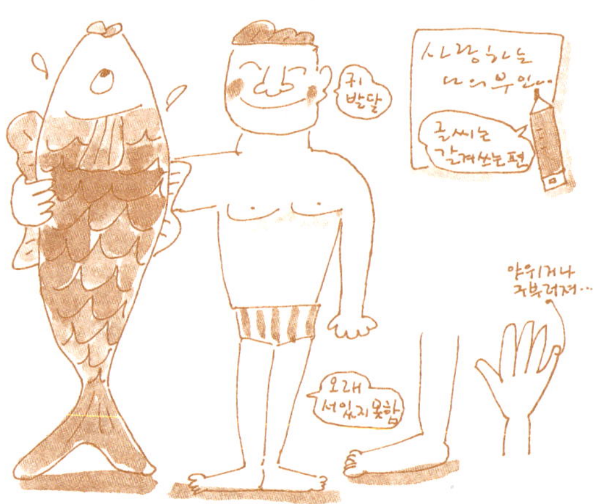

❶ 태양인은 머리가 크고 몸통이 작은 역삼각형 스타일이다. 가슴은 근육질처럼 발달되어 있으나 하체가 약해 다리에 유난히 힘이 없다. 새끼 손가락이 야위거나 구부러진 경우가 많다.

태음인의 체형

삼각형 모양의 체형입니다

한마디로 삼각형 모양의 체형이어서 체격에 비해 상대적으로 머리가 작아 보이고 가슴도 빈약해 보이는 반면 몸통은 커 보인답니다. 머릿골의 생김새가 빈약하다고 했지만 머리가 작은 건 아닙니다. 오히려 큰 머리인데도 몸통에 비해 상대적으로 작아 보인다는 거지요. 마찬가지로 가슴 생김새가 빈약하다고 했지만 가슴이 좁고 야위었다는 건 아닙니다. 복부나 허리, 엉덩이에 비해 상대적으로 작아 보인다는 거지요.

사실 태음인은 머리도 큽니다. 목덜미도 굵어서 언뜻 보아도 고혈압, 중풍 타입임을 느낄 수 있을 정도지요. 가슴도 넓고 뼈대도 굵고 복부가 크고 허리가 두리뭉실하지요. 키가 크고 살이 찌고 체격이 좋으며 허리 부위의 형세가 든든하여 서 있는 자세 또한 굳건하답니다. 이렇게 체형이 뚜렷해서 금방 태음인 체질임을 한눈에 알 수 있는 경우가 많습니다. 그러나 분명하지 않은 경우 또한 많습니다. 간혹 수척한 사람, 키 작은 사람도 있으니까요. 하지만 한 가지 틀림없는 것은 말랐든, 키가 작든 골격만은 건실하다는 것입니다.

얼굴은 둥글고 코와 입술, 귓볼이 두툼합니다

얼굴이 둥글고, 눈은 시원하고 범상한 인상을 주며 안광은 순한 빛이지요. 코와 입술과 귓불 등이 두툼하고, 귀도 큽니다. 그러나 귀는 커도 단단하지 않습니다. 또 오른쪽 눈과 귀가 왼쪽 눈이나 귀보다 약하고, 다른 체질의 사람들에 비해서 시력과 청력이 떨어집니다.

살결과 살갗은 질기고 튼튼하며 검은 편이고 살이 많고 근육은 물렁거
릴 정도로 부드럽습니다.

배, 허리, 엉덩이가 두툼해집니다

자, 이제 태음인의 특징을 아셨으니 하나하나 유추해 보세요.

우선 유방은 클까요, 작을까요? 예, 가슴이 넓다고 했으니 당연히 크겠
지요. 그러나 몸통에 비해 가슴이 빈약해 보인다고 했으니 유방이 크다해
도 납작하거나 탄력 없이 출렁이겠지요.

둘째로 태음인이 비만해진다면 어느 부위가 비만해질까요? 물론 상체보
다 복부, 허리, 엉덩이가 비만해지겠지요. 특히 허리가 두리뭉실해지면서
뱃살이 출렁거릴 만큼 나잇살이 배에 낀답니다. 여하간 태음인은 선천적으
로 비만해질 체질로 소아비만도 태음인에게 많고, 설령 어렸을 때 홀쭉했
어도 중년 이후에 비만해질 수 있으니까 주의해야 합니다.

걸음걸이가 안정되어 있으며 몸가짐이 의젓합니다

셋째로 태음인의 걸음걸이는 어떨까요? 무척 안정되어 있으며, 몸가짐
은 크고 의젓하며 엄숙하여, 한마디로 배를 불쑥 내밀고 어깨를 활짝 펴고
곧게 세우면서 당당하게 걷는 타입입니다. 대단히 자신만만한 자세이지만
대부분이 허세에 불과하며 실제 성격은 그렇지 않은 경우가 많습니다. 매
우 듬직한 인상을 주지만 성격상 융통성이 없는 면이 있고 외곬수적인 면
이 강하지요. 굼벵이 같다는 말을 들을 정도로 행동거지가 느리며, 신발
앞창이 먼저 닳는 경우가 많습니다.

손발이 큼직하고 부드럽습니다

이제 태음인의 손을 한 번 봅시다. 골격이 장대하듯이 손발도 마찬가지
로 큼직하고 부드러우며 두텁고 따뜻한 편이며, 손가락도 뭉툭하면서 손마
디도 굵습니다. 손톱 뿌리 부분의 홍자색을 띤 곳에 주름이 있거나, 손톱

의 길이가 손가락의 셋째 마디부터 손끝까지 길이의 2분의 1 이상이 될 정
도로 길거나, 위에서 보면 동그스름하며 손톱 폭도 넓고 손톱 끝 횡단면이
반달 모양이거나, 손톱 끝이 넓어 활짝 편 부채꼴 모양이거나, 손톱이 누
렇거나, 누런 반점이 많을 수 있습니다. 글씨체는 둥글둥글하지요.

배꼽이 늘어져 있는 경우가 많습니다

끝으로 태음인의 배꼽을 봅시다.

일반적으로 배꼽이 큽니다. 갸름한 편보다 둥글고 큰 편이지요. 그래서
‘호상의 배꼽’이라고 합니다. 또 반드시 그런 건 아니지만 태음인은 배꼽
이 얕고 늘어지고 아래쪽으로 처져 있는 경우가 많습니다.

● 태음인 체형의 특징 ●

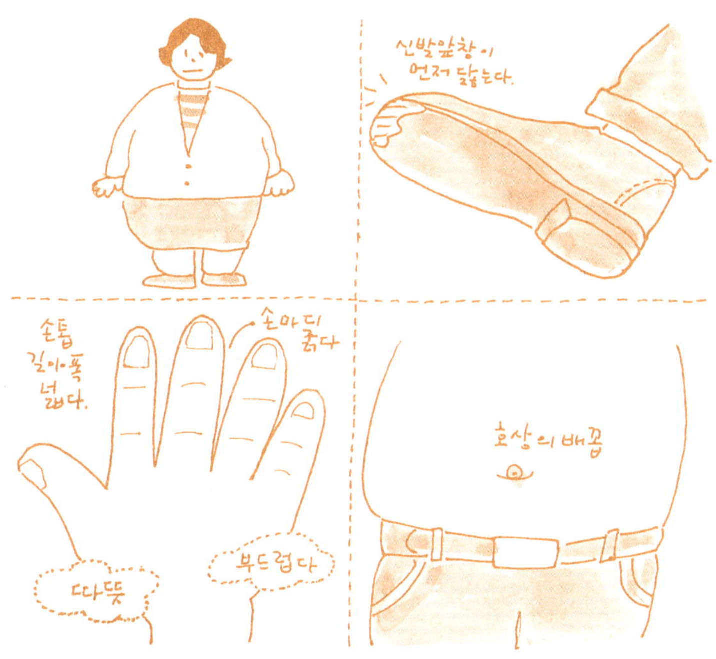

○ 태음인은 복부와 허리, 엉덩이에 살이 찌며 손발이 부드럽고 두툼하다.
배꼽은 둥글고 크며 아래로 처진 경우가 많은데 ‘호상의 배꼽’이라 불린다.

소양인의 체형

상체보다 하체가 약합니다

상체가 하체보다 발달해 있는 체질을 가진 사람은 태양인과 소양인이라고 했지요? 그런데 태양인은 머리가 잘 발달해 있고 허리는 약해 보이며, 소양인은 가슴이 잘 발달해 있고 방광이 약해 앉아 있는 자세가 외롭고 약해 보입니다.

그렇습니다. 소양인은 넓은 가슴에 비해 하체는 약하답니다. 가슴 부위가 성장하여 충실하나 엉덩이 부위가 빈약하여 앉은 모습이 외롭게 보이며, 하체가 가벼워서 날렵하지요. 까닭에 날렵하다 못해 말하는 모습이나 몸가짐이 민첩해서 경솔하게 보일 수도 있습니다.

피부가 하얗고 윤기가 없으며 병약한 느낌을 줍니다

골격도 연약한 편이지요. 피부는 희지만 윤기가 적고 골격마저 연약하여 매우 병약한 느낌을 줍니다. 쥐면 바스러질까, 불면 날아갈까, 하여간 그런 애련형이랍니다. 목뼈, 그러니까 7번 경추를 중심으로 한 어깨 주위에 살이 붙어 있는 경우가 많으며 어깨는 일자이지요. 이런 일자형 어깨를 '견한(肩寒)의 상' 이라고 하지요. '견한'이란 추울 때 목을 움츠리고 어깨를 올리듯이 목이 짧고 어깨가 일자인 것을 말합니다.

가슴이 크고, 탄력이 있습니다

자, 이제 소양인의 특징을 아셨으니 하나하나 유추해 보세요.

우선 유방은 클까요, 작을까요? 예, 가슴이 잘 발달해 있다고 했으니 당연히 유방이 크겠지요. 그것도 원추형, 반구형 유방이구요. 더구나 탄력도 좋답니다. 일반적으로 하수형 유방은 성적 기교나 지능이 그리 뛰어나지 못하며, 접시형 유방은 성적으로 담백하며 소극적이고 내성적인 편입니다만 원추형, 반구형 유방은 섹스에 민감하고 기교도 좋은 편이랍니다. 유방으로서 가장 이상적인 것은 팽팽하면서 적당한 크기의 반구형이나 원추형이고, 제 3~6늑골 사이에 위치하며, 유두는 제 5늑골보다 아래로 처져 있지 않고, 유두와 유두 사이가 20cm 이내로 좁아서는 안 되고, 좌우 유두는 서로 반대 방향을 향하면서 약간 돌출되어 있고, 유방 밑의 피부에 주름이 없어야 하는데, 바로 소양인의 유방이 비교적 이상적인 유방에 가장 가깝다고 할 수 있지요.

소양인이 비만해 진다면 엉덩이와 넓적다리 안쪽입니다

둘째로 소양인이 비만해 진다면 어느 부위가 비만해질까요? 엉덩이에 살이 오르고 넓적다리 안쪽에 살이 많이 찔 수 있습니다. 팔이 가늘고 손도 가늘고 종아리도 가늘고…. 옷 밖으로 나오는 부위는 몽땅 가는데, 옷 속으로 감추어지는 엉덩이나 넓적다리는 토실토실하니까 겉보기와는 전혀 다르지요. 겉으로는 연약하고 가냘프게 보이지만 사실은 그게 아닌 거지요. 이런 거 보고 뭐라고 하지요? '내숭'이라고 하지요. 그래요. 소양인은 체형 그대로 성격도 내숭인 편이랍니다.

어깨를 앞뒤로 출랑출랑, 엉덩이를 살랑살랑 흔들며 걷습니다

셋째로 소양인의 걸음걸이는 어떨까요? 어깨를 앞뒤로 출랑출랑 흔들며 걷습니다. 상체에 비해 하체가 약해서 걸음걸이가 불안하며 자연히 어깨를 앞뒤로 흔들게 되며, 오리걸음처럼 엉덩이를 유난히 흔들게 되는 겁니다. 경쾌한 걸음걸이로 낙천적인 성격으로 보이지만 경박한 면이 있어 비밀을 쉽게 누설하고 여기저기 돌아다니기를 좋아합니다. 특히 신발 뒤축이 먼저 닳는 것도 특징이지요.

왼쪽 손발이 약하고, 손끝이 가는 편이며 수족이 따뜻합니다

이제 소양인의 손을 한번 봅시다. 골격이 연약하니까 손도 가늘지요. 손발은 항상 따뜻한 편이며 땀이 적습니다. 손가락은 원추형이거나 손끝이 가는 편이며, 때때로 새끼손가락이 짧거나 휘어 있는 경우도 있습니다. 특히 엎드려 자야 편함을 느끼며, 목욕하고 나면 손에 주름이 잘 생기기도 하고, 때로 손톱이 번쩍번쩍 빛이 납니다. 손톱이 번쩍인다고 좋은 게 아니지만 말입니다.

소양인은 태양인처럼 왼쪽 손발이 오른쪽 손발에 비해 약하답니다. 따라서 다른 체질의 사람들보다 손발의 기능이 떨어져 손이나 발로 하는 여러 가지 능력이 떨어지는 편이지요.

● 소양인 체형의 특징 ●

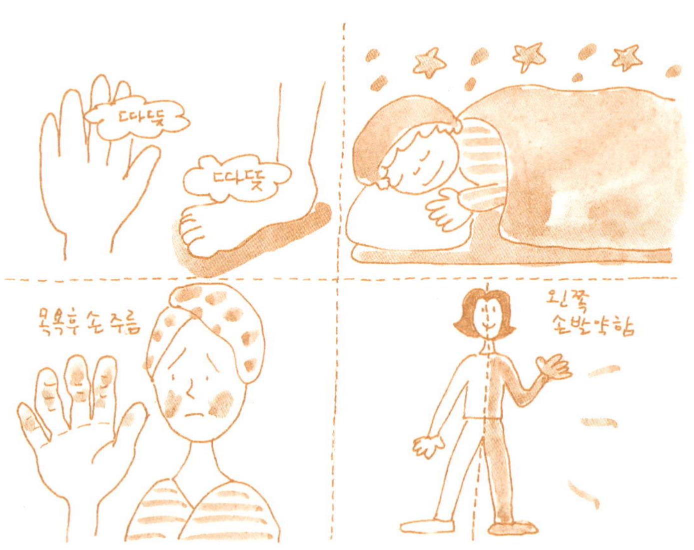

○ 소양인은 손발이 가늘고 따뜻하며 목욕 후 손에 주름이 많이 생긴다. 왼쪽 손발이 오른쪽에 비해 약한 편이며 엎드려 자야 편함을 느낀다.

소음인의 체형

키가 작고 아담하며 엉덩이가 풍만합니다

소음인은 개미 타입의 체질입니다. 잘 기억하고 계십시오!

따라서 상체보다 하체가 균형 있게 발달하였지요. 그러니까 가슴둘레가 빈약하고 어깨가 축 처진 느낌이 들어 앉은 자세만 본다면 외롭고 애처롭게 보인답니다. 때론 토끼 앞가슴이나 새가슴 같을 때도 있습니다. 허리도 개미허리처럼 잘록하구요. 상복부도 빈약하고 푹 꺼져 있으며 늑골이 매우 좁게 예각을 이루고 있거나 혹은 명치 밑으로 이마의 주름살 같은 주름, 즉 '추문'이라고 불리는 주름이 두세 개 선명하게 패여 있기도 합니다. 그러나 하복부는 펑퍼져 있지요. 골반이 쩍 벌어지고 엉덩이가 풍만하답니다. 보통은 키가 작고 아담한데, 소음인 중에도 드물게 장신이 있으니까 키만 보고 소음인이다, 아니다 속단하지 마세요. 여하간 소음인은 전체적으로 체격이 말랐으며 약한 체형입니다.

접시형 유방이 소음인에게 많습니다

자, 이제 소음인의 특징을 아셨으니 하나하나 유추해 보세요.

우선 유방은 클까요, 작을까요?

예, 가슴이 애처로울 만큼 빈약하다고 했으니 당연히 유방이 작겠지요. 소위 접시형 유방이 소음인에게 많습니다. 그래서 사고력도 소극적이며 무척 내성적인 경향을 갖지요. 그러나 같은 접시형 유방이라도 토끼 앞가슴이나 새가슴인 경우는 섹스에 대한 관심이 많습니다.

둘째로 소음인이 비만해진다면 어느 부위가 비만해질까요?

일반적으로 소음인은 키가 작고 아담하며 여위고 약한 체질이라고 했으니까 전혀 비만체질이 아니므로 걱정할 필요가 없습니다. 다만 위장장애나 대사장애로 비만해질 수 있으니까 주의하되, 설령 비만해졌더라도 쉽게 개선할 수 있습니다.

걸음걸이가 안정되고 달리기도 잘합니다

셋째로 소음인의 걸음걸이는 어떨까요?

등을 구부정하게 앞으로 굽히고 땅만 쳐다보면서 기울어지듯이 걷는 타입입니다. 그러나 상체에 비해 하체가 튼튼하므로, 걸음걸이가 안정되고 달리기도 아주 잘 합니다. 단거리 육상선수나 마라토너들 가운데 소음인이 많은 것도 이런 이유입니다.

손발이 큰 느낌을 주지만 손끝이 가늘고 손톱이 작습니다

이제 소음인의 손을 한번 봅시다.

작은 체형에 비해 의외로 손발이 큰 느낌을 주지만 손끝이 가늘고, 손톱은 작고 위축되어 있는 경우가 많습니다. 때로 손톱이 활 모양으로 뒤집히고, 희끗한 백반이 많으며, 반월이 없고, 손톱에 세로 주름도 많으며 얇고 창백하고, 손톱을 누르면 눌린 자국이 희어지기도 합니다. 엄지손가락 쪽 손바닥 살집은 물고기 배를 닮았다고 해서 '어복'이라고 하는데, 이 어복이 도톰하고 색이 좋아야 하는데, 소음인은 거의가 이곳의 살집이 얇고 푸른색이 도는 경우가 많습니다.

또 사지에 스스로 멍이 잘 들고, 사지가 무력하고 저릿저릿하거나 마비감이 생기며 무겁고 심하면 붓기도 합니다. 또 손의 살집에 힘이 없고, 손의 폭이 좁으며, 수족이 찬 편이지요.

소음인은 남자도 여자도 성생활에 부족함이 없는 체질입니다

끝으로 소음인 남자의 경우는 몸통에 비해 음경이 커 보이는 편이고, 음낭이 검은 편입니다. '소녀묘론'에는, 훌륭한 음경이란 작고 단단한 것을 가리키며 오히려 크고 길고 검은 음경은 천하게 여겼습니다. 그러나 음낭은 검은 것이 좋고 여기에 가는 주름살이 있으면서 따스하고 양감이 있는 것을 최상으로 쳤습니다.

　한편 소음인 여자는 다른 체질에 비해 음순의 발달이 확실히 좋은 편이랍니다. 일반적으로 소음순의 길이, 두께는 비만한 여성이 나쁘고 날씬한 여성이 좋습니다. 지방에 눌려서 소음순의 발육도 방해받기 때문이지요. 또 불두덩이 윗변과 양넓적다리 선을 만드는 역삼각형 밑에 사이가 뜨면 대음순이 발달되어 있다는 증거인데요, 비만할수록 대음순 발육이 좋지 못하고 날씬할수록 대음순의 발육이 좋습니다. 그래서 소음인일수록 음순의 발달이 좋은 편이랍니다.

● 소음인 체형의 특징 ●

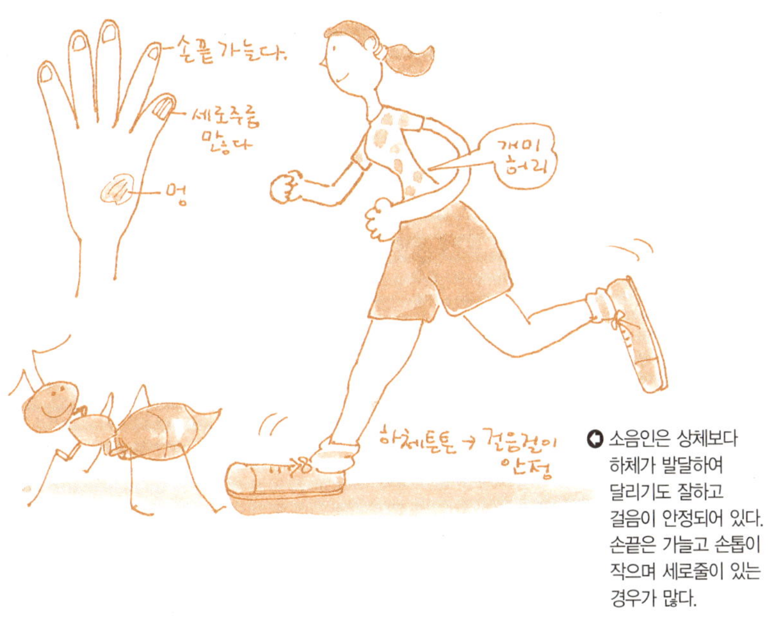

소음인은 상체보다 하체가 발달하여 달리기도 잘하고 걸음이 안정되어 있다. 손끝은 가늘고 손톱이 작으며 세로줄이 있는 경우가 많다.

chapter 2

얼굴형을 보고 맞춘다

태양인의 얼굴형

몸통에 비해 머리가 큽니다

태양인은 물고기 같은 체질입니다. 물고기는 일반적으로 몸통에 비해 머리가 큰 편 아닙니까?

태양인은 이처럼 몸통에 비해 머리가 크답니다. 그것도 그냥 큰 것이 아니라 마름모꼴 얼굴로 광대뼈가 툭 튀어나와 있어서 어마어마하게 커 보이는 게 특징이지요. 그뿐 아닙니다.

소위 '도끼머리'로 불리울 정도로 정수리가 솟아 있고, 이마도 넓으면서 툭 불거져 있답니다. 이마가 지나치게 발달해 있으니까 시간에 대해 강박관념을 갖지요.

목덜미와 뒷머리도 두툼합니다. 뒷머리가 지나치게 발달해 있으니까 자만심이 지나쳐 안하무인이요, 고집이 너무 세며, 자신의 잘못을 그대로 받아들이지 못하고, 한번 정한 목표는 무슨 일이 있어도 수정하지 않고 옹고집으로 밀고 나가려는 무모함을 가지고 있습니다.

귀가 크고 깁니다

귀도 잘 생겼다고 할 만큼 크면서도 귀 중앙부가 울퉁불퉁하게 튀어나왔고, 물고기 아가미처럼 단단합니다. 대개 귀가 큰 사람이 야채를 좋아한다는 말이 있습니다. 태양인이 그런 경향이지요. 또 예로부터 귀가 크고 긴 사람은 성격이 담대하다고 합니다. 태양인이 그렇습니다.

인중이 짧고, 여성의 경우 불임이 많습니다

태양인 여자의 경우에는 두 눈썹 사이의 인당 부위가 아주 좁으면서 이 부위의 색깔이 좋지 못한 경우가 많아요. 또 인중 부위가 짧고 희미하거나 지저분한 색깔이 끼거나 기름을 바른 것 같이 번들거릴 때도 있지요. 인중은 코밑과 윗입술 사이에 나 있는 홈을 말합니다. 그래서 태양인 여자는 몸은 건실한데도 불임증이 되는 수가 많은 것입니다. 얼굴은 약간 붉은 빛을 띠고, 나이 들면 얼굴이 온통 주름투성이가 되기도 합니다.

우리나라에 도깨비가 있듯이 일본에는 '갑빠'라고 불리는 상상동물이 있습니다. 〈수호고략〉에 의하면 이것들은 오리발처럼 손발에 물을 헤치는 살이 붙어 있답니다. 물에서 살기 때문입니다. 물론 뭍에서도 사는데, 빠르기가 원숭이 같다고 합니다. 주둥이가 뾰족하다니까 인중이 발달해 있지 않은가 봅니다. 여하간 갑빠는 아주 작고 몸도 가볍다는데, 캥거루처럼 배에 주머니를 달고 다니면서 이 속에 이것저것 탐나는 것이라면 모두 챙겨서 넣고 다닌답니다. 뭍의 어느 커다란 동물이든 욕심만 나면 이 작디작은 갑빠들은 겁도 없이 모두 물 속으로 끌어들여서 생피를 빨아먹는 욕심쟁이랍니다. 가끔 제 모습을 바꾸는 변신을 해서 사람을 호리기도 한다는데, 때로는 몸 색깔을 붉은빛, 초록빛으로 바꾸고, 때론 주름투성이로 바꾸기도 합니다.

어떠세요? 갑빠는 생김새는 물론이요, 하는 짓거리나 성격까지도 태양인과 꼭 닮았습니다. 그렇다면 역사적 인물 가운데 갑빠를 딱 닮은 전형적인 태양인으로 누가 있을까요?

바로 도요토미 히데요시가 떠오르지 않습니까? 원숭이처럼 빠르다는 갑빠, 그리고 원숭이 얼굴을 닮았다는 남자. 작고 가벼워 보잘것없다는 갑빠, 그리고 작고 살집 없었다는 남자. 뾰족한 주둥이에 타원형의 접시 같은 걸 정수리에 얹고 있다는 갑빠, 그리고 주둥이가 튀어나오고 접시 모양의 관을 얹은 남자. 욕심쟁이에 놀라운 힘이 있다는 갑빠, 그리고 야욕에 불타며 놀라운 힘을 지녔던 남자. 갑빠에서 분명 도요토미 히데요시를 느낄 수 있습니다.

도요토미 히데요시는 태양인의 전형입니다. 물고기를 닮아 머리가 크고 몸통과 하체는 빈약하고, 마름모꼴 얼굴에다 갑빠를 닮아 야심가이면서 원숭이를 닮아 간교한 일면도 지니고 있는 체질, 이것이 바로 태양인의 특성입니다.

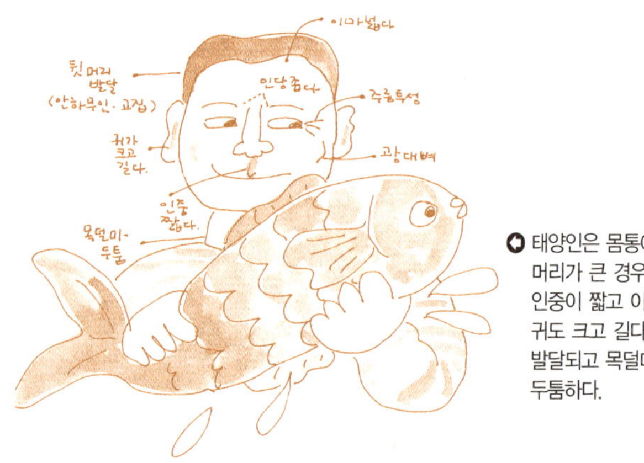

◑ 태양인은 몸통에 비해 머리가 큰 경우가 많고 인중이 짧고 이마가 넓다. 귀도 크고 길다. 뒷머리가 발달되고 목덜미가 두툼하다.

태음인의 얼굴형

몸통도 크고, 머리통도 큽니다

태음인은 코끼리 같은 체질입니다. 코끼리는 현존하는 육지 동물 중에서 가장 큰 짐승으로 검은 잿빛의 피부는 두껍고, 코는 원통형으로 길며, 커다랗고 선한 눈을 꿈벅거리면서 느릿느릿 하루종일 먹을 것을 찾아다니다가 가끔씩 커다랗고 유연한 귀를 부채처럼 펄럭펄럭 부쳐댑니다.

태음인은 코끼리처럼 모든 게 큽니다. 물론 소음인 가운데도 키가 팔에서 구 척이나 될 정도로 장대한 사람도 있으며, 태음인 가운데도 키가 육 척도 되지 않는 사람도 있지만, 태음인은 보편적으로 장대하고 몸통도 거대한 덩치랍니다. 게다가 몸통에 비해 상대적으로 머리도 크답니다.

코도, 눈도, 입도 큼직합니다

네모꼴 얼굴로 크고 넓적하면서도 약간 울퉁불퉁한 느낌을 주지요. 둥글넓적한 코도 큼직하고, 윤기 흐르는 둥근 눈은 크고 시원한 느낌을 주거나 범상한 인상을 주는데, 눈빛은 일반적으로 순하디 순한 느낌을 줍니다. 눈꼬리가 아래로 처진 경우에는 참으로 선량하게 보이지요. 귀도 크면서 귓볼도 두툼하고 아래로 축 늘어져 있어서 부처나 신선, 혹은 왕후장상의 기품이 서려 있습니다. 그러나 코끼리 귀처럼 귀는 커도 단단하지 못하지요. 입이 크고 입술도 두툼하답니다. 피부도 코끼리처럼 질기고 두터우며 검은 빛을 띠고 있답니다. 물론 허여멀금한 얼굴에 상기된 듯 불그스름한 빛이 감도는 경우도 있습니다. 이마, 콧등에 주름이 잘 잡히는 것도 코끼리를 닮았답니다.

태음인을 나쁘게 표현하면 장화홍련전의 허씨나 심청전의 뺑덕엄마를 닮았다고 할 수 있습니다. '양 뺨은 한 자가 넘고, 눈은 풍방울 같고, 입은 메기요, 주둥이를 썰면 열 사발이며, 머리는 돗태솔 같고, 허리는 두 아름이요, 발은 수종다리'인 게 허씨의 모습이요, 심청전의 뺑덕엄마는 '됫박이마, 움펑눈, 주먹코, 메주볼, 대문입, 북통허리, 수종다리'의 모습이 아닙니까?

그렇다면 태음인을 좋게 표현하면 누굴 닮았다고 할 수 있을까요? 산타클로스 할아버지나 관운장을 닮았다고 할 수 있지 않을까요? 배불떼기에 축 처진 볼이 빨갛게 홍조를 머금은 산타할아버지는 영락없는 태음인이기 때문이지요. '유비냐 울기도 잘 한다'는 속담처럼 변덕쟁이냐 하면 그렇지 않고, '장비더러 풀벌레 그리라'는 게 무리인 듯 단순한 맹장에 불과하지 않았던 관운장!

관공은 옷을 걷고 오른팔을 내보였다. 한참을 이리저리 살피던 화타가 걱정스레 말했다. '장군이 맞으신 화살촉에는 오독(烏毒)이 발라져 있어 바로 뼛속으로 스며들었습니다. 일찍 치료하지 않으시면 이 팔은 영영 쓰시지 못하게 될 것입니다. … 먼저 조용한 곳을 골라 든든한 기둥을 세우고 거기다가 쇠로 된 고리를 박아 두도록 하십시오. 그런 다음 그 쇠고리에 군후의 다친 팔을 끼우고 온몸을 동아줄로 꽁꽁 묶은 뒤 앞을 볼 수 없게 머리에도 무엇을 덮어 쓰셔야 합니다. … 듣기만 해도 끔찍한 수술이었으나 관공은 눈썹 하나 까딱 안 했다. 오히려 껄껄 웃으며… 곧 좌우에 영을 내려 술상을 차리게 했다. 술과 안주가 나오자 관공은 아무 일 없는 것처럼 화타에게 잔을 권하고 자신도 마셨다… 그리고는 다시 바둑판을 내오게 하더니 마량과 바둑을 두기 시작했다… 이에 화타는 칼로 살갖을 쪼개고 팔을 갈라 뼈가 드러나게 했다. 화살촉에 바른 독이 스며 뼈는 이미 시퍼랬다. 화타는 칼날로 뼈를 긁어냈다. 조용한 방안에 뼈를 긁어내는 소름 끼치는 소리만 가득했다. 장막 안팎에서 보고 있던 사람들은 모두 낯빛이 햴쑥해져 두 손으로 눈을 가렸다. 그런데 실로 놀라운 것은 살이 갈리고 뼈가 긁히는 당사자인 관공이었다. 관공은 한 팔은 화타에게 맡겨 둔 채 술을 마시고 고기를 씹으며 바둑을 두는데 조금도 아픔을 느끼는 것 같지 않았다. (이문열 평역 '삼국지')

관운장, 대추빛 얼굴에 아름다운 수염을 나부끼며 청룡도를 휘두르는 의리의 명장 관우가 바로 전형적인 태음인입니다. 중국의 마오쩌뚱, 덩샤오핑, 그리고 장쩌민도 모두 전형적인 태음인이랍니다.

<h3 align="center">● 태음인의 얼굴형 ●</h3>

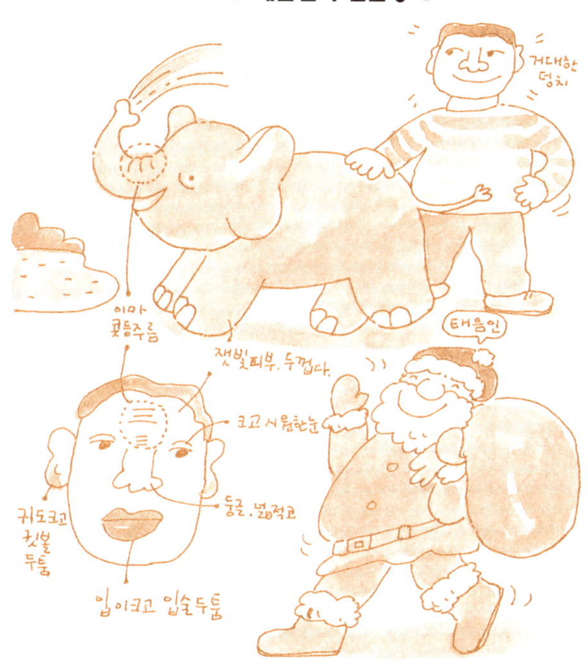

○ 태음인의 얼굴형은 좋게 말해서
산타클로스 할아버지 상이다. 입도 눈도
귀도 큼직하고 이마와 콧등에 주름이 있다.
몸통도 머리통도 큰 편이다.

소양인의 얼굴형

얼굴형이 역삼각형입니다

소양인은 불새(화조) 같은 체질입니다. 스트라빈스키의 음악으로 잘 알려진 '불새'는 이반 왕자가 길을 잃고 헤매던 중 불새의 도움으로 마귀를 죽이고 공주를 구출하여 아내로 맞는다는 내용이지요. 소양인은 이 음악, 이 발레의 주인공처럼 밖으로 돌아다니기를 좋아하고 남의 일에 발벗고 나서기 좋아하며, 환상적이며, 화려하고, 또 아름답습니다.

그러면서도 새를 닮은 체질이지요. 훨훨 자유분방하게 날아다니는 새, 머리가 작고 눈알이 초롱초롱 반짝이는 새, 주둥이가 가냘픈 새, 턱이 없는 새 말입니다. 그런데 새는 새인데 불새 같은 것이지요. 활활 불타는 가슴을 주체하지 못하는 새 말입니다.

불새를 닮은 소양인은 불새처럼 머리가 좁은 편이며 머리 위쪽만 넓고 턱으로 갈수록 좁아지지요. 그러니까 역세모꼴 얼굴로 턱이 좁게 빠져 있어 '하관이 빠르다'고 표현할 만큼 가냘프디 가냘픕니다.

눈썹이 곱고 눈빛이 강렬합니다

눈썹이 초생달처럼 곱고, 동그란 눈은 아름다우며 눈빛이 매우 강렬합니다. 눈동자에서 초롱초롱 빛이 반짝입니다. 시신경이 뛰어나서 아이 쇼핑을 즐기는 편이며 그만큼 사치스러운 경향이 있습니다. 몸이 안 좋으면 금방 눈두덩이 부어오르며, 눈 아래에 검은빛이 엷게 돌거나 눈 아래 살집이 축 늘어지기도 합니다.

입술이 얇고 콧대가 날카롭습니다

입이 작아 앵두 같고, 입술이 얇습니다. 그러나 윗입술이 아랫입술보다 상대적으로 튀어나와 있는 듯 보이기도 합니다. 콧대가 날카롭거나 아니면 낮거나 짧은 경우도 있고 매부리코나 콧구멍이 드러나 보이는 경우도 있고, 귓바퀴는 얇은 편입니다. 눈가에 주름이 잡히거나 법령이라고 해서 콧망울로부터 입가로 길게 새겨진 주름이 때로 깊게 파이는 수도 있지만, 그래도 나이를 분간 못할 만큼 동안인 게 특징입니다. 여하간 얼굴 전체의 윤곽이 매우 섬세하답니다. 그러나 피부는 윤기가 적고 희지만 약간 누런 빛이 혼합되어 있어 매우 병약한 느낌을 줍니다.

고대 이집트의 조각 '네페르티티 왕비'를 보신 적 있습니까?

이 조각은 무척 화려합니다. 그러면서도 얄상하고 부드러우며 차분한 분위기를 자아내고 있습니다. 그것은 그녀의 아름다움에서 잔잔히 흘러나오는 분위기일 것입니다. 그녀는 전형적인 소양인 체질에 속합니다. 선이 분명한 얼굴의 윤곽에 고운 화색이 돌아 훨씬 고혹적인 여자로 보이게 하며, 갸름한 얼굴과 탱탱한 피부에서 언제까지나 늙지 않고 영원히 젊음을 구가할 여인의 모습을 상상하게 됩니다. 깔끔한 이마에서 그녀의 정갈한 성품을 엿볼 수 있고, 살집 적게 다듬어진 곧은 코에서 그녀의 깐깐한 성격을 읽을 수 있고, 웃는 듯 아닌 듯한 진한 붉은 입술에서 그녀의 관능적 정념을 느낄 수 있습니다. 그리고 하관이 빠르고 날카로운 턱, 길게 쪽 곧은 목, 이런 것들이 그녀의 매력을 더하고 있습니다. 그런데 이 조각에서 빼놓을 수 없는 것이 눈입니다. 상감한 유리 눈의 푸르름이란 표현할 수 없는 감흥을 줍니다. 파란 하늘의 흰 구름이 여기에 머무는 듯하고, 맑은 쪽빛 지중해가 넘실대는 듯합니다. 금방이라도 눈물을 왈칵 쏟아낼 것 같은 슬픔이 담겨 있고, 영원을 향한 염원과 인간적 삶의 희구가 한데 어우러져 녹아 있는 듯합니다. 바로 소양인의 아름다움을 이 조각에서 그대로 볼 수 있습니다.

그렇다고 소양인이 절대적인 미를 고스란히 지니고 있는 체질이라고 속단하지는 마세요. '고흐의 자화상'을 보신 적 있습니까? 그림 속의 고흐 역시 소양인이니까 말입니다.

러시아의 푸틴 대통령이 어떻게 생겼는지 아시지요? 스탈린이나 고르바초프와는 전혀 이미지가 틀린 얼굴이지요? 바로 푸틴 대통령이 전형적인 소양인입니다.

혹시 김홍신의 '인간시장'을 읽으신 적 있습니까? 소설의 주인공 장총찬도 돈키호테적 소양인입니다. 물론 잔다르크 역시 외로운 파이오니아적 소양인이고, 김시습이나 김삿갓 역시 탈속의 낭만추구 행위로써 저항의식을 표현한 소양인입니다.

● 소양인의 얼굴형 ●

○ 소양인은 역삼각형 얼굴에 콧대가 높고 귓바퀴와 입술이 얇으며 전체적으로 가냘픈 몸매를 갖고 있다. 시신경이 발달해 아이쇼핑을 즐기기도 한다.

소음인의 얼굴형

달걀형의 미남, 미녀가 많습니다

소음인은 개미 같은 체질입니다. 개미는 머리, 가슴, 배의 세 부분으로 확연히 구분되어 있습니다. 다른 말로 해서 상초, 중초, 하초로 구분되어 있다는 것이며, 소위 '개미허리'라는 말이 있듯이 잘록한 몸통 아래로 하초가 커다랗게 부풀어 잘 발달해 있습니다. 여왕개미의 모습을 상상하면 됩니다. 여왕개미는 생식력이 놀라울 정도입니다. 또 개미는 턱이 잘 발달해 있고 '개미 메 나르듯' 부지런하며 질서 있게 집단생활을 하지 않습니까?

소음인이 꼭 개미 같습니다. 후술하겠지만 하초가 풍만하여 생식력이 좋고 개미처럼 부지런하되 시계추 같은 생활을 하며 사회생활을 잘 영위해 갑니다.

여하간 소음인은 달걀형 얼굴로 미남미녀 타입입니다. 탤런트 배종옥이 소음인이며, 드라마 '허준'에 나왔던 예진이가 소음인입니다. 일반적으로 사극의 경우 의젓하고 후덕한 대왕대비 역에는 태음인이 제격이요, 질투심 강하고 앙팡진 여우같은 여인 역은 소양인이 제격이고, 고전적 미녀 타입으로 비운의 여인 역을 맡는 데는 소음인이 제격입니다. 그러니까 소양인이 현대적 또는 서구적 미남미녀 타입이라고 한다면, 소음인은 고전적 또는 동양적 미남미녀 타입이라고 할 수 있지요.

뒤통수가 납작합니다

그러니까 소음인은 둥글둥글 모난 데 없이 생겼다는 말입니다. 그러나 모난 데가 없다 보니까 넓적, 납작한 느낌도 줍니다. 그래서 소위 '넙치머리'라고 불리기도 하지요. 특히 뒤통수가 눌러 놓은 것처럼 납작한 경우도 있습니다. 뒤통수가 지나치게 빈약한 까닭에 시간에 대한 관념이 없어 약속을 곧잘 어기는 경향이 있고, 자기를 비하하기도 하고, 의타심이 강한 데다가 참을성이 모자란다는 말을 듣기 십상입니다.

소음인의 얼굴은 달걀처럼 둥글면서도 약간 갸름하지요. 이마 위로는 달걀처럼 갸름한 대신 턱과 볼기가 풍만하여 아래 볼이 약간 부푼 듯 합니다. 이것은 생식기 못지 않게 입의 발달이 좋다는 것이지요.

입술이 잘 틉니다

소음인은 입술이 붉지 않고 누렇거나, 창백하고 입안이 텁텁하며 단내가 나고 입맛이 없다고 하는 경우가 자주 있습니다. 입술이 때로 건조해져서 잘 트기도 합니다. 아랫입술이 빈약한 경우도 있고, 때로는 윗입술이 너무 빈약하고 쑥 들어가 있는 경우도 있습니다. 그렇다고 소양인의 입술처럼 얇고 작은 것도 아니고, 태음인의 입술처럼 두툼하면서 커다랗지도 않습니다. 그리고 입 주위에 주름이 잘 생기기도 합니다.

눈가에 주름이 잘 생깁니다

물론 눈가에 주름이 잘 생기기도 하고, 눈밑이 거무스름해지거나 잘 붓기도 합니다. 눈이 안으로 쑥 들어간 옴팡눈인 경우도 흔하며, 특히 오른쪽 눈이 왼쪽 눈보다 약합니다. 귀도 오른쪽 귀가 왼쪽 귀보다 약합니다. 그래서 다른 체질의 사람들에 비해서 시력과 청력이 떨어지지요.

귀가 작고 귓밥도 짧으며 얇습니다

귀도 작고 귓밥도 짧으며 얇습니다. 귀가 작은 사람이 육류를 더 좋아하며 진한 음식물을 잘 먹는다는 말 들어보셨어요? 맞아요. 소음인이 그렇습니다. 귀가 작은 사람이 감수성이 풍부하다는 말 들어보셨어요? 예, 맞습니다. 소음인이 그렇습니다. 때로는 교활한 면이 있기도 하고 매우 이기적인 면이 있기도 하지요.

코가 잘 생겼습니다

소음인의 코는 잘 생긴 편이랍니다. 날카롭지도 않고 뭉툭 코도 아닙니다. 적당히 살이 붙어 '복 코'라고 하지요. 그러나 콧대가 휜 경우도 있고, 콧등이 불룩 튀어나오거나 콧등에 기미가 잘 앉거나, 코에 검은 색이 약간 나타나거나 할 때도 있습니다. 이것은 몸 안에 비생리적 체액인 '담음'이 있다는 증거입니다.

피부는 부드럽습니다

피부는 부드러워요. 그러나 마치 부은 듯 푸석푸석한 느낌이 들 때도 있지요. 피부색은 비교적 깨끗한 흰빛일 때가 많습니다. 그래서 '씻은 배추 줄기' 같다고도 하고 '깎은 밤' 같다고 하기도 합니다. 물론 때로 안색이 붉은 사람도 있습니다. 수염이 난 사람은 드뭅니다.

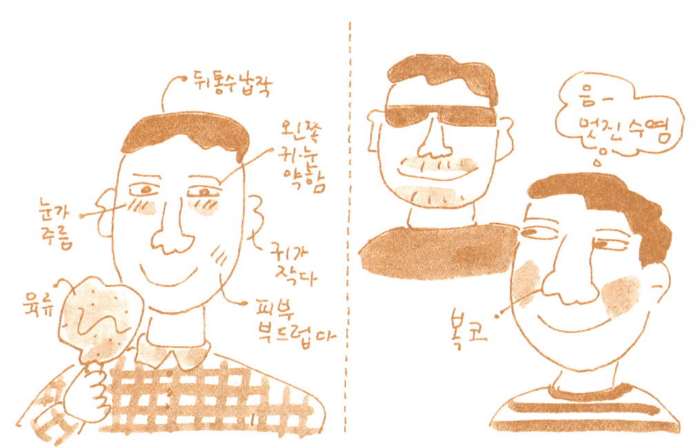

◑ 소음인은 뒷통수가 납작하고 눈가에 주름이 잘 생기며 귀가 작고 피부가 희고 부드럽다. 코가 잘 생긴 편이어서 '복코'라 불리는 경우가 많다.

chapter 3

성격을 보고 맞춘다

태양인의 성격

한번 정한 일은 물러서지 않는 옹고집형입니다

자립심이 강한 의지적 실행가로서 자신감이 넘쳐 무슨 결정이든 속결하고, 결정한 이상 머뭇거리지 않고 실행에 옮기며, 실행에 옮기면 결코 물러서지도 한눈 한번 팔지도 않고 꼭 이루는 과단성 있는 타입입니다. 그래서 적극적으로 자신의 인생을 개척하지요.

그러나 자신의 잘못을 그대로 받아들이지 못하는 편이며, 항상 한 번에 무엇이든 다 이루려고 하며, 한 번 정한 목표는 무슨 일이 있어도 수정하지 않고 앞으로 나아가려고만 하고 물러서지 않으려는 옹고집형입니다. 때로 무모하고, 때로 융통성과 타협성이 없어 의견 대립이 많고, 다소 변덕스럽고 독선적이고 계획성이 적으며 치밀하지 못한데다가 졸속한 실천력으로 시행착오를 겪을 수 있습니다. '자만의 마음'과 '방종의 마음'으로 제멋대로 행동하고 후회할 줄 모릅니다.

사물을 식별하는 관찰력이 뛰어납니다

태양인은 겉보기에도 머리가 큽니다. 머리는 지혜의 창고며 신의 거처이기 때문에, 머리가 큰 태양인은 식견이 뛰어나지요. 지식과 견문, 그리고 사물을 식별하는 관찰력이 어느 누구보다 뛰어나다는 겁니다. 특히 시공간 개념을 파악하는 능력과 위치에 대한 감각이 뛰어나고 기억력이 남다르지요.

그래서 능력을 옳게 쓰면 옳은 일을 하지만 능력을 옳게 쓰지 못하면 빈틈없이 재략을 발휘해야 할 때도 남몰래 방책을 꾸미는 일에 능숙한 수완을 발휘합니다. 그러니까 권모술수의 경향이 있는 겁니다. 때로는 공리공론에 치우치기 쉽고, 자만심이 지나쳐 안하무인으로 비치기도 하고, 고집이 너무 세지요.

남에게 지는 것을 싫어하는 지도자 타입입니다

항상 영웅적이고, 남에게 지는 것을 싫어하여 우두머리가 되려고 하는 지도자 타입으로 수컷다운 행세를 하고자 하며 암컷 같은 행세는 하려 하지 않습니다. 그래서 표면에 나서지 않고 그늘에서 노력하는 일은 결코 안 어울리는 타입입니다. 보스 기질이 강하여 자기를 따르는 사람을 잘 보살펴 주는 면이 강합니다. 나쁘게 이야기하면 독재자형입니다.

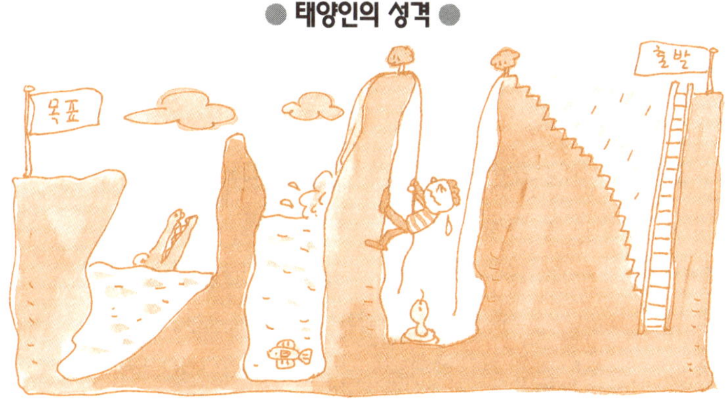

❶ 태양인은 남에게 지는 것을 싫어하고 한 번 정한 일은 물러나지 않는 옹고집형이다.

사무능력은 뛰어나지만 남들과 잘 못 어울리는 흠이 있습니다

어쨌든 태양인은 사무에는 능하지만 교우에는 약합니다. 맡은 일을 충실히 처리하는 사무능력은 뛰어날지 몰라도 독불장군처럼 남들과 잘 어울리지 못하는 흠이 있으며, 겸손히 물러서는 마음이 없어 예의를 저버리기 쉽습니다.

예스, 노가 분명합니다

좋은 것, 싫은 것이 명확하여 예스, 노가 확실하지요. 정에 끌려서 손해 보는 행동은 안 하는데, 만일 일이 제대로 되지 않으면 남에게 화를 잘 냅니다. 한번 화나면 물불 안 가리지요. 때로 이런 '급박의 마음'이 드러나서 일을 그르치고 건강을 망치는 경우가 많습니다.

너무 솔직해서 남에게 상처를 주기도 합니다

태양인은 조직사회에 반항하거나 모반을 잘 하며, 손윗사람의 눈에서 벗어나는 경우도 흔합니다. 때로 자신의 선행을 뽐내는가 하면, 정의를 사랑하는 '정의 사자'로 자처하면서도 어느 때는 덕을 어기고, 어느 때는 극도의 절제와 윤리를 고집하는 이중성을 보이곤 하지요.

때로 아이들처럼 솔직한 면이 있는데, 너무 솔직해서 자기 기분대로 남의 결점이나 약점까지 지적하면서 말할 때가 있어 상대에게 깊은 상처를 줄 때도 많습니다.

자기 의견에 반대하는 것을 참지 못합니다

노골적으로 언중유골의 발언을 잘 하며, 주위 의견을 무시하고 상대의 의견이나 말을 묵살하거나 잘라먹고, 말을 함부로 할 때가 많고 남을 헐뜯는 소리를 잘 하는데 남이 자기를 헐뜯거나 둘레로부터 업신여김을 당하거나 자기 의견에 반대하는 의견에는 분노를 참지 못합니다. 결단코 자신의 잘못을 인정 안 하는 타입이지요.

태음인의 성격

과묵하고 표정의 변화가 없습니다

태음인은 거대한 체구라고 했습니다. 근육질이든 물렁살이든 상관없이 뼈대가 굵은 게 태음인의 특징입니다. 예를 들어 허우대 좋은 야성미의 스타들, 존 웨인이나 찰톤 헤스톤이나 찰스 브론손 같은 명우들이 대표적인 태음인들이지요. 물론 '지하실의 멜로디'의 장 갸방도 빼놓을 수 없습니다.

그런데 장 갸방은 무슨 매력이 있는 걸까요? 결코 미남이 못 되는 용모, 울퉁불퉁 빚어진 모습의 덩치 큰 이 무뢰한 타입인 사나이는 잘 웃지 않는 것이 첫째 매력이요, 말 적은 게 둘째 매력이요, 무표정이 셋째 매력입니다.

바로 이 사나이가 갖고 있는 세 가지 매력이 태음인의 특징입니다.

그러니까 대체로 잘 웃지 않고, 말수가 많지 않고, 표정의 변화가 거의 없다는 것입니다. 마음까지 느긋하고 과묵하여 말을 많이 하지 않으며, 한다 해도 조리 없이 훈계조로 하니 무드가 있을 턱이 있겠어요?

성생활을 할 때도 달콤한 말을 속삭이지 않습니다

섹스 때도 이런 특징이 나타나지요. 태음인 여성은 섹스 때 애교를 부리거나 아기자기하게 굴지는 않고, 태음인 남자도 점잖고 고전적인 섹스에서 벗어나지 않으며 달콤한 말을 속삭이지도 않습니다.

그러니 무뚝뚝하다느니, 거만하다느니, 억지 위엄을 부리며 거들먹거린다느니 하는 말을 듣지 않겠어요?

침착하게 맡은 일을 꼭 성취하는 타입입니다

또 의리가 두터운 '의리의 사나이'로 비밀 누설은 절대 안 하는 자물통이요, 모르쇠가 바로 태음인입니다. 그러니 속내를 알 수 없어 때로는 의뭉스럽다는 말도 듣습니다. 융통성이 적고, 음흉하게 내숭떨고 있다는 말을 듣게 되지요.

또 움직임도 둔하고 머뭇머뭇 답답합니다. 나쁘게 말하면 게을러터진 사람이요, 좋게 말하면 때를 기다릴 줄 아는 지혜를 지닌 사람이라고나 할까요? 하여간 묵묵히 탐색, 숙고하는 능력이 뛰어나고, 게으른 듯 둔한 듯 느긋하다가도 때가 되면 꾸준하게, 침착하게 맡은 일을 꼭 성취하려고 성실하게 밀고 나가지요. 일종의 현실타협적 실리형이요, 끈기와 집념파이며, 신념과 확신과 기회가 완전히 맞아떨어질 때까지는 수동적인 듯이 행동하는 타입입니다.

성실하고 인내심이 강하며 고집이 셉니다

그래서 성실하다, 인내심이 강하다는 말을 하면서도 참 고집스럽다는 말들도 합니다. 때로 어리석어 보일 수도 있으나 사실은 뛰어나서 남을 가르치며 유도하는 능력을 갖추고 있으며, 비록 지극히 못난 태음인이라 하더라도 사람들의 근면과 나태를 분별할 줄 압니다.

불쾌한 일은 곧 잊어버립니다

그리고 태음인은 불쾌한 일을 곧 잊어버리는 성격입니다. 그러니 부부싸움인들 오래 갈 것이며, 주변 사람들과 적이 되고 원수질 일이 있겠습니까? 얼마나 좋은 성격입니까! 통 큰 호남형이지요. 그러다 보니 일상의 사사로운 일에 구애 안 받지요.

자연히 보수적이어서 어떤 변화든 싫어하여 새로운 것을 잘 받아들이려 하지 않습니다. 자신의 거처와 처지만을 지키려는 경향이 있다는 겁니다. 그래서 호걸이니 낙천가니 하는 평도 듣지만 한편으로는 무능한 겁쟁이라는 말도 듣게 됩니다.

물욕이 강하고 비속한 취미에 몰두하는 경향이 있습니다

태음인은 물욕에 빠지기 쉽고, 무절제한 생활을 하기 쉽습니다. 도박에 몰입하는 수가 종종 있어 밤이 가는지 날이 새는지 모르고 몰입하기도 합니다. 바둑, 장기, 당구… 이런 것은 물론이요 아주 비속한 취미에도 몰두하는 경향이 있지요. 그러니 못 하는 게 없을 정도요, 한다 하면 푹 빠져 말 그대로 삼매경이지요.

여하간 팔방미인으로 꼽힙니다. 술고래에 체인 스모커이기도 합니다. 그만큼 술이나 담배도 무척 탐닉하여 절제하지 못한답니다. 그렇다면 먹는 건 어떨까요? 물론 음식도 탐닉하여 과식하는 경향이 있습니다.

● 태음인의 성격 ●

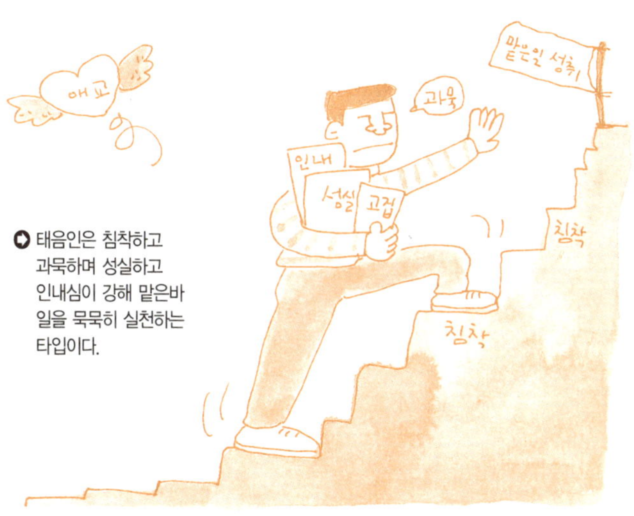

◗ 태음인은 침착하고 과묵하며 성실하고 인내심이 강해 맡은바 일을 묵묵히 실천하는 타입이다.

소양인의 성격

충동적 열정가요, 기본을 무시하는 성격입니다

  도올은 '충동적 열정가' 스타일인데… 가장 결여된 부분은 '꾸준한' 논리적 성향이다. … 도올의 학문적 성취는… 그의 충동적 열정에 의해 밀려나온 감정의 퇴적층이라고 하는 편이 더 정확할 듯 싶다… 도올은 그 특유의 감정을 드라마틱하고 과장되게 표현한다… 그의 인생에서 중요한 일들은 '순간적인' 감정적 확신에 의해 결정된다… 그래서 그의 깨달음엔 확신이 더하다. 감정적 근거는 논리적 근거보다 더 강렬한 에너지를 가지기 때문이다… 도올은 강한 정서 체험을 중히 여기는 성향 때문에 객관적 사실조차 자신의 주관적 느낌에 맞게 재구성하는 경우가 많다. 자신의 주관에 일치하는 자료에만 초점을 맞추는 '감정적 경향' 때문이다… 감성과 논리를 동시에 갖춘, '뜨거운 얼음' 처럼 동거가 불가능한 둘이 공존하는 독특하고도 아슬아슬한 매력을 보는 기쁨이라고 할까. 감정적인 사람은 논리적인 사람을 '답답하고 창의력이 없는 사람' 으로 여기고 논리적인 사람은 감정적인 사람을 '천박하고 기본을 무시하는 사람' 으로 규정한다.

  김용옥의 TV강의를 보고 정신과의사 정혜신이 동아일보에 기고한 글입니다. 한마디로 도올 김용옥은 전형적인 소양인입니다. 그리고 이 글만큼 소양인의 성격을 가장 잘 묘사한 글도 드물 것입니다. 이 글 그대로 소양인은 충동적 열정가요, 감정을 드라마틱하고 과장되게 표현하며, 자신의 주관에 일치하는 것에만 초점을 맞추며, 천박하고 기본을 무시하는 감정이 강합니다.

순간순간 자신의 감정에 충실합니다

그래서 소양인은 하고 싶은 말을 참지 못하며, 하고 싶은 말을 이성의 체에 거르지 못하고 순간의 감성 그대로 말을 내뱉습니다. 때로 직설적인 표현을 해서 대인관계에 금이 가거나 구설수에 오르내리기도 합니다. 항상 '입이 방정'일 때가 많습니다. 더구나 기쁨, 노여움, 슬픔 등 감정 변화가 심한 성격이어서 금방 기쁘다가도 금방 화나고 금방 슬퍼져서 순간순간 하는 말이 다 다릅니다. 매 순간마다 자신의 감정에는 충실한 것이지만 주변 사람들을 매우 당혹하게 만들지요.

손재주와 창조력이 뛰어나지만 끝마무리가 엉성합니다

종종 버릇없고 신변을 깔끔하게 정리정돈을 못 하고 낭비벽이 심하며, 수양과 인내력이 부족하다는 평을 듣습니다. 손재주와 창조력은 뛰어나지만 일을 벌여 놓을 줄만 알았지 끝까지 마무리짓지 못하는 경우가 많습니다.' 다른 사람의 의견에 쉽게 승복하지만 어느새 그 의견을 자기의 의견으로 수렴하기도 합니다. 그래서 고집이 세다는 평을 받기도 하지요. 그러나 자기가 하고 싶은 일이라면 누가 반대해도 반드시 해 내는 성격입니다.

순발력과 재치, 두뇌회전이 빠릅니다

호기심이 강하고 움직임이 빠르고 눈치도 빠르며 두뇌 회전이 너무너무 빠릅니다. 직관이 빠르지요. 그러니까 좋은 말로 하면 무슨 일에든 민첩하게 대응할 수 있는 순발력과 재치를 겸비한 사람이요, 나쁘게 말하면 한곳에 일정 시간 집중하지 못하는 사람이지요.

또 분위기에 휩쓸리기 쉬운 성격입니다. 걸핏하면 무드 잡으며 무드 있는 사람처럼 티내기를 의식적으로 잘 합니다. 항상 들떠서 경박스럽고 사치스럽습니다. 화려한 분위기를 무척 좋아하지요. 때문에 화려하고 눈에 띄기 쉬운 일로 성공할 가능성은 크지만 혼자 앉아 남이 알아주지 않는 일에 목숨을 걸지 않으며 설령 그렇다해도 성공하지 못하지요. 그러니 시골

생활보다 도시생활이 더 어울립니다.

잘난체를 잘하지만 자신을 스스로 비하시키기도 합니다

스스로 모든 사람의 우상이 되고 싶어 은근슬쩍 자신이 이런 사람이라고 내세우길 잘 합니다. 남의 재주를 시기하면서도 제 재주 펴는 데는 게으르며, 마치 저 잘난 듯 남 앞에서는 다른 사람을 헐뜯다가도 혼자 되면 나는 왜 이렇게 모자랄까 하면서 스스로 자기를 비하시키기도 잘 합니다.

사교적인 것처럼 보이나 사실은 사람을 무척 가리는 편입니다. 남의 일이라면 자신의 시간을 아끼지 않고 발벗고 나서기도 하고 희생을 아끼지 않습니다. 그렇다고 박애주의자는 아닙니다. 남을, 특히 자신이 싫거나 하찮게 보이는 사람을 경멸하는 경향이 있지요.

● 소양인의 성격 ●

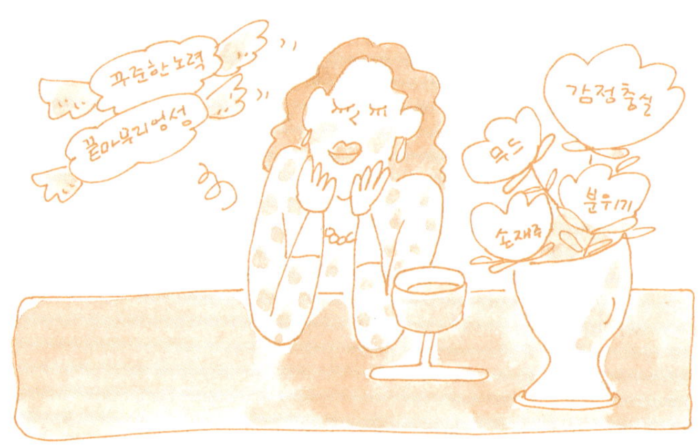

○ 소양인은 자기 감정에 충실하여
충동적이고 순발력이 있으며 손재주와
창의력이 뛰어나지만 끝마무리가
엉성하고 노력하지 않는 경향이 있다.

소음인의 성격

격조 있으면서도 명쾌한 성격입니다

음악가 중에 '젊은 독수리'로 불리던 브람스는, 빌리 폰 베케리트의 스케치를 통해서도 알 수 있듯이 상실하허의 전형적 태양인으로 보여집니다. 그렇다면 헨델, 슈만, 구노 등은 태음인에 속할 것이고, 바그너나 도니젯티는 소양인에 속할 것입니다. 특히 도니젯티의 초상화를 보면 전형적인 소양인은 어떻게 생겼을까 하는 것을 잘 알 수 있을 정도이지요.

그렇다면 소음인의 대표적인 음악가로는 멘델스존을 들 수 있지 않을까요? 멘델스존의 초상을 보면 마치 여자 초상화가 아닐까 할 정도로 너무 예쁘고 우아하지요. 남자인데도 여자다운 모습, 제임스 워른 차일드가 그린 그의 초상은 축 내려진 좁은 어깨와 펑퍼짐한 엉덩이, 그리고 섬세한 손… 등이 영락없이 여자입니다. 그런데 이 체형이 바로 소음인 특유의 체형인 거 아시지요?

그의 음악은 감미롭습니다. 귀족적으로 격조 높으면서도 명쾌합니다. 맑은 정서와 로맨틱한 시정이 듬뿍 담겨 있지요. 이것이 바로 소음인 특유의 성격입니다.

감미롭고 개성적인 삶을 추구합니다

소음인 성격은 바로 내성적이고 여성적이지요. 감성이 풍부하고, 감미롭습니다. 격조 높고 시적입니다. 예술적 재질을 갖고 있으며, 개성적 삶을 추구하며 사는 타입이지요. 인생을 여유롭게 살고 싶어합니다.

허나 모든 일에 뭐든지 깊게 생각하고 조심하며, 모든 사람과 모든 상황에 유순하게 대응하고 언제나 침착합니다.

공상을 잘하고 적극성, 추진력이 약합니다

그래서 사려 깊은 사람, 앞을 내다볼 줄 아는 사람이라고 평들을 합니다. 그렇지만 남보다 생각에 깊이 빠지는 경향이 있어 공상가라는 평도 듣습니다. 생각하는 시간이 너무 길어서, 뚜렷한 목표를 못 정해서, 아무 행동도 못 하면서 무심히 시간을 낭비하는 경우도 있으며, 적극성이 적고 추진력이 약합니다. 하찮은 모험도 꺼려 크게 성취할 수 있는 기회를 놓치고 마는 경우가 많습니다.

작은 일에도 정성을 다하고 절약형입니다

그러나 작은 일 – 물론 큰 일을 도모하기에는 성격상 부족하지만, 여하간 작은 일에도 정성을 다 하는 성격입니다. 끊임없이 노력하고 부지런하며 작은 것도 티끌 모아 태산을 이루는 타입입니다. 대단한 절약가입니다. 허나 때로 즐거움에 빠지기 쉽고, 그 즐거움에 탐닉하려는 경향은 천만인이 감당키 어려울 정도라고 합니다. 성적인 탐닉도 강하며, 특히 갈등이 생기면 먹을 것에 탐닉하지요.

소극적이고 짜증도 잘 내며 질투심도 강합니다

수줍음이 많고, 소극적이며, 질투심이나 시기심이 많고, 의기소침하고, 항상 마음이 편치 않아 신경불안 증세를 보이며, 괜히 짜증내고 신경이 예민해지고, 감언이설을 일삼고 인색합니다. 그러나 자부심과 자만심도 크지요. 한번 감정이 상하면 오랫동안 풀리지 않습니다. 이런 성격 때문에 내 편, 네 편 식으로 편을 가르는 짓을 곧잘 하지요.

가정적이고 아기자기한 면이 있습니다

그리고 개인주의나 이기주의가 강하여 남의 간섭을 싫어하고 이해타산에 자주 얽매입니다. 그저 조용히 누워 쉬거나 혼자 있기를 원하며 항상 집안에만 들어앉아 있으려고 합니다. 누군가 자신만의 세계로 침범하는 것을 싫어해 경계하는 경향이 무척 큽니다. 자기 자신을 소중히 보호하는 편이며 자기만의 시간을 소중하게 여기지요. 다시 말해서 소음인은 평면적 생활에 뛰어나 삶의 터전에 집착하고 안일함을 추구하는 경향입니다. 그래서 가정적이며 아기자기한 면이 있습니다.

기억력이 좋고 논리적이며 분석력이 뛰어납니다

시간에 대한 관념이 없어 약속을 잘 어기는 경향이 있지만, 논리적이며 깔끔하고 꼼꼼하며 정직합니다. 기억력이 좋고 상상력이 풍부하며, 예민한 분석력이 있으며, 단정하고 침착하며, 논리정연한 말을 아주 침착하고 설득력 있게 하지요. 그러나 어딘지 쓸쓸한 성격이며, 현실보다 이상적이고, 상대에게 너무 완벽한 것을 원하면서 관용이 적기 때문에 때로 부딪치기도 합니다. 그러면 쉽게 좌절하지요. 좌절과 비관에 빠지면 금방 헤어나지 못하며, 때로는 스스로 불행을 예상하고 자초해 나가는 자기감응력이 큰 경향까지 있습니다.

● 소음인의 성격 ●

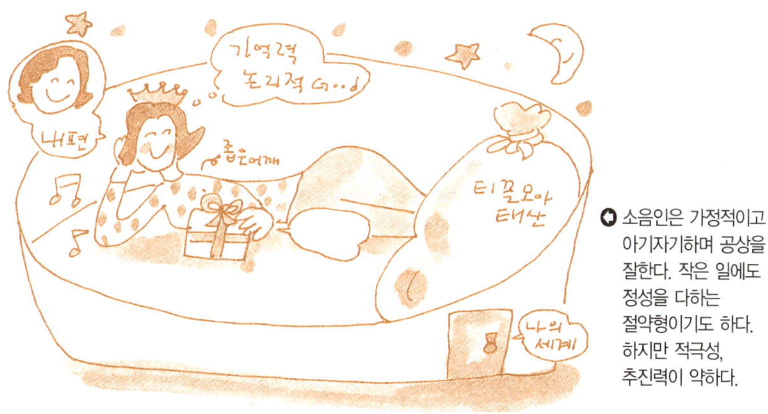

◆ 소음인은 가정적이고 아기자기하며 공상을 잘한다. 작은 일에도 정성을 다하는 절약형이기도 하다. 하지만 적극성, 추진력이 약하다.

이런 희한한 체질도 있어요

'태조 왕건'이 고의로 질외사정을 하자 동침녀가 돗자리에 떨어진 정액을 손으로 훔쳐 마셨다고 한다. 이렇게 하여 낳은 아들의 얼굴에는 돗자리 자국이 항상 선명했다고 한다. 잠자고 나면 얼굴에 돗자리 자국처럼 주름잡히는 분들이 있다. 이런 분들은 **산성체질**로 쉽게 피로해지고, 벌레에 잘 물리고, 얼굴이 검어지고, 기미나 주근깨가 잘 생긴다.

산성체질 외에도 **삼출성체질**로 보드랍고 흰 피부가 잘 짓무르거나 감기 기운만 있으면 가래가 끓고 숨이 거칠어지며, 경련성 체질로 잘 놀라고 짜증내고 경련을 일으키는가 하면, 알레르기성 체질로 반점, 두드러기 등이 잘 생기거나 콧물, 재채기, 천식을 일으킨다. 또 **아토피체질**도 있는데 아토피는 '아토피아', 즉 '이상한 병'이라는 뜻이다.

체질 중에는 벼락 맞기 쉬운 희한한 체질도 있다. 미국 버지니아의 설리번은 일곱 차례나 벼락을 맞았다고 하며, 몸에서 강력한 전기를 발산하는 중국의 서득보는 손가락으로부터 750볼트의 전류를 내기 때문에 부인은 화상까지 입었다고 한다. 폴란드 소스노비치의 요한나라는 13세 소녀는 체온이 섭씨 45도로 의사가 심전도를 측정하려고 하자 계측기의 표시창이 깨져버리고 기록 바늘이 극심하게 흔들렸다고 한다. 이런 희한한 체질 때문에 인간의 체질을 다 이해한다는 것은 어려운 것이다.

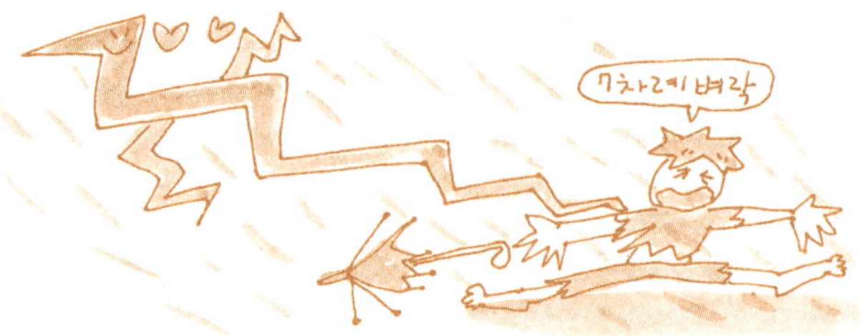

❍ 체질 중에는 전류의 흐름이 강해 벼락을 잘 맞는 체질도 있다.

chapter 4

머리카락과 음성으로 맞춘다

태양인의 머리카락과 음성

대머리가 많습니다

머리 꼭대기, 그러니까 정수리 부위를 '백회'라고 부릅니다. 태양인은 이 부위가 불거져 있을 정도로 살집이 좋습니다. 그래서 소위 '도끼머리'라고 불리지요. 양기가 이 부위에 잔뜩 몰려 있는 겁니다. 그래서 태양인은 동물적 성욕이 강하여 때로는 음란한 색정광으로까지 비약하기도 하고, 앞뒤 가리지 않고 육욕만 채우려하며, 악바리에다가 자만심이 강하고, 고집불통에 융통성이 없고, 자기 주장이 강하며, 광신적인 열정으로 물불을 가리지 않는답니다. 그래서 태양인은 정수리 좌우 양옆이 벗겨지기 쉽습니다.

대머리가 되어도 철저히 벗겨지는 완전 대머리가 될 확률이 높고 그렇지 않으면 모발이 무성할 대로 무성해질 타입입니다.

머리카락은 굵고 단단합니다

일반적으로 머리카락은 굵고 단단합니다. 그리고 새치가 전혀 없이 까만 머리를 유지하거나 아니면 아예 온통 백발을 휘날릴 수 있는 타입입니다. 태양인은 성격 그대로 극과 극을 달리기 쉽지요.

태양인은 이마가 넓으며 눈썹이 많은 편입니다. 그러나 눈썹이 일직선이거나 눈꼬리보다 눈썹이 짧거나, 눈썹이 두텁고 거친 경우가 많습니다. 그러나 수염은 적습니다.

혹시 '삼국지'를 읽으셨다면 방통 봉추선생을 기억하고 계세요? 눈썹 숱이 많고 시커멓고, 코는 들창코요, 얼굴은 검고, 수염은 짧아 그 형상이 괴기하기 짝이 없다던 봉추선생 말입니다. '복룡과 봉추 두 사람 중 한 사람만 얻어도 천하를 평안케 할 수 있으리라' 던 바로 그 대현사 봉추선생이건만, 누가 감히 이런 모습을 후상이니 귀상이니 하겠습니까? 조조에게 연환계를 올려 오나라로 하여금 적벽대전에서 화공으로 대승을 이루게 한 으뜸 공로자였는데도 불구하고 오나라 손권도 그의 괴이쩍은 생김새에 기가 질려 그의 재주를 쓰지 않았다지 않습니까. 유비 역시 그의 외양을 달갑지 않게 여겼으나 박절하게 대할 수 없어 겨우 작은 고을 현령 자리를 줄 정도로 박대했다지 않습니까.

누구도 봉추선생의 모습에 기가 질리지 않을 수 없었다는데, 현명한 사람 중에서도 우러러봐야 할 대현사 봉추선생이 그렇다는 건 아니고, 일반적으로 이런 모습의 사람은 격정적 성격에 능동적 행동파요, 독점욕이 강하고, 성격이 매섭고 불같으며, 저돌적이며, 경박스럽고 질투심이 강하며, 감언이설로 유혹하고는 쉽게 배반할 타입이기도 합니다. 바로 태양인의 모습입니다.

팔다리에 털이 많습니다

체모는 주로 팔다리 쪽으로 무성한 편입니다. 〈태청경〉에는 '만일 털이 거꾸로 자라거나 팔과 다리에 거친 털이 있으면 이 여자는 남자를 해친다.

이런 여성과 한번 결합하면 다른 이유로 행위의 상대로 부적당한 여자와 한번 관계를 맺은 것보다도 백 배나 해롭다'고 했으니 팔다리 쪽에 체모가 많은 건 그리 좋은 편이 아닌 듯 싶습니다. 그래서 그런지 팔다리에 털이 많아 때로 스타킹 올 사이로 굵고 뻣뻣한 털이 삐죽삐죽 나와 있는 태양인 여자는 몸은 매우 건실한데도 아이를 갖지 못하는 경우가 허다하지요.

허나 음모는 색깔의 농도가 옅고, '음모 새치'가 있을 수 있으며, 그리 무성하지 못한 편입니다.

매우 경쾌하고 강한 어조입니다

한편 태양인의 음성은 어떨까요?

혀끝과 윗니 사이에서 발음되는 음이 좋으며, '도레미파솔라시도'의 음계로 본다면 '미'에 해당되는 음에 해당됩니다. 약간 울림소리이기는 하지만 매우 경쾌하고 강한 어조를 즐기며 목소리에 보스 기질이 묻어 있습니다. 그러나 흥분했을 때, 특히 분노에 들떴을 때는 초상집에서 곡하는 사람처럼 목소리가 변합니다. 목에 뭔가 막힌 듯하거나 목이 쉬어 소리가 안 나거나 갑자기 음성이 안 나오는 수도 있습니다.

● 태양인의 머리카락과 음성 ●

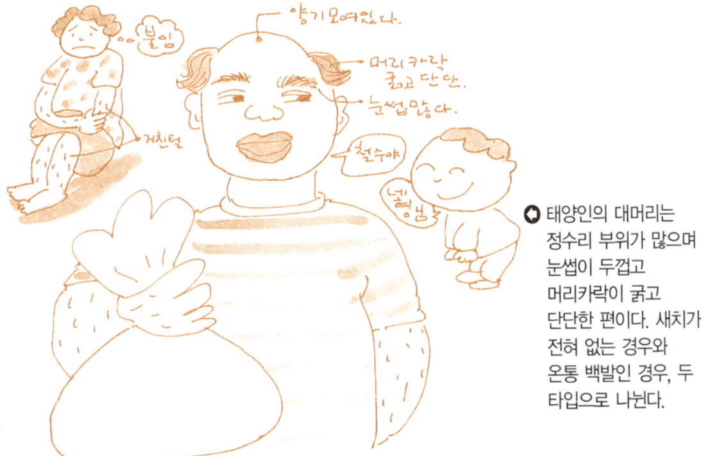

○ 태양인의 대머리는 정수리 부위가 많으며 눈썹이 두껍고 머리카락이 굵고 단단한 편이다. 새치가 전혀 없는 경우와 온통 백발인 경우, 두 타입으로 나뉜다.

태음인의 머리카락과 음성

머릿결이 굵고 부드럽습니다

장폭지수란 머리 위쪽에서 폭을 중심으로 수치를 낸 것이고 장고지수란 머리 측면에서 높이를 중심으로 수치를 낸 것입니다. 소위 '메주머리'는 장고지수가 작은 것이지요. 태음인의 머리형이 바로 이렇습니다.

한국 초창기 영화사에서 빼놓을 수 없는 명배우인 '대부'의 김승호가 바로 태음인이요, 그분의 아들인 배우 김희라 역시 아버지를 빼닮은 태음인이지요. 그분들의 두형을 보세요. 실례된 표현이지만 메주머리 그대로 아닙니까? 그리고 그분들 머리카락을 보세요. 뻣뻣해 보여요? 대머리입니까? 아니지요.

바로 그겁니다. 태음인의 머리카락은 뻣뻣하거나 성글거나 잘 벗겨지지 않습니다. 태음인의 머리카락은 가늘고 부드럽거나 굵고 부드럽습니다,

대머리가 된다면 앞대머리가 될 수 있습니다

약간의 대머리 증상은 나타날 수 있지만 완전한 대머리가 되는 경우는 흔치 않습니다. 대머리가 된다면 앞대머리가 될 수 있겠지요. 혹은 앞머리보다 조금 위가 벗겨지거나 정수리 좌우 양옆이 벗겨지거나 하겠지요. 심할 때는 머리카락만 빠지는 게 아니라 눈썹이나 수염마저 빠지며, 빠진 머리카락이 좀처럼 다시 나지 않는 게 태음인형 대머리의 특징이라고 할 수 있습니다.

그러나 새치가 생길 경우는 많습니다. 앞이마 윗머리, 정수리, 뒷머리카락 끝 부분 등에 새치가 생길 가능성이 높습니다.

눈썹의 숱이 많은 경향이 있습니다

태음인은 눈썹의 숱이 많고 짙은 경향을 띱니다. 눈 아래꺼풀에 살집이 풍부하고, 눈이 크고 서글서글한 광채가 있으며, 눈동자가 검고, 아울러 눈썹과 눈썹 사이의 살집이 좋고 넓으면서 눈썹의 숱이 많고 짙기 때문에 매우 호감가는 인상입니다. 그러나 경우에 따라서는 눈꼬리가 위로 치올라 가서 범상 같은 인상을 주어 두려움을 느끼게 하지요.

또 턱수염도 길고 아름답게 휘날리거나 굵고 많이 돋아납니다.

'여든두 근 청룡도를 비껴 들고 하늘에서 내려온 신장같이 아홉 자 거대한 키에 얼굴은 무르익은 대추빛이요, 두 자 넘는 검은 수염을 가슴까지 드리운 장한' 이라면 누가 생각나세요? 예, 관우지요. 〈삼국지〉에 나오는 관운장 말입니다. 관운장이 바로 태음인이라는 것은 이미 앞에서 밝힌 바 있지요? 체형이 그렇고, 성격이 그렇고, 또 수염이 그렇기 때문이지요.

조조가 관운장의 수염을 보고 물었지요.

"운장의 수염이 몹시 볼 만하구려. 헤아려 보신 적이 있소?"

그러자 관운장은 자랑스럽게 말했지요.

"아마도 수백 뿌리는 되는가 봅니다. 매년 가을이 되면 너덧 뿌리씩 빠지는데 겨울에는 더 심하기 때문에 검은 비단으로 싸 둡니다."

두 자 넘는 수염이니 빠질세라 비단으로 감싸며 애지중지하는 것도 이해할 만합니다. 그래서 조조는 관운장에게 멋진 수염주머니를 하나 만들어 선물하지요. 이걸 보고

"참으로 수염이 아름답구려! 그대를 미염공이라 불러야겠소."

라고 하며 천자 헌제도 감탄했다고 하지요.

태음인의 수염이 이렇습니다. 마치 '미염공' 으로 불리던 관운장처럼 말입니다. 물론 수염도 짙고 숱이 많으며, 가슴에도 털이 수북하고, 팔다리의 체모도 굵고 많은 편이지요.

음모의 농도 역시 짙으면서 검고, 부드러우면서 굵고 단단하며, 곱슬의 정도 역시 좋은 편입니다. 게다가 위로는 배꼽까지, 아래로는 회음 내지

항문까지 털이 난 게 아주 좋습니다. 일종의 다이아몬드 모양을 이룬 것인데, 이를 첨규형 음모라고 합니다.

한편 태음인의 음성은 어떨까요?

목소리가 조급한 느낌이 들거나 목이 쉬 가라앉습니다

어금닛소리를 발음하는 데 좋으며, '도레미파솔라시도'의 음계로 본다면 '솔'에 해당되는 음에 해당됩니다. 매우 길게 끄는 어조를 즐기며 정중하고 위엄 있는 목소리로 느릿느릿 말하는 게 특징입니다. 그러나 몸이 안 좋을 때면 약간 울림소리가 나거나 혀와 잇몸의 작용으로 이루어지는 소리를 내는 데 어렵습니다. 혹은 목소리가 몹시 조급한 느낌이 들거나 말하기 싫어하며, 말을 한다 해도 말소리가 작고, 목도 쉬 가라앉으며, 억지로 말을 계속하려면 피로와 권태가 심해지고 땀이 저절로 흐르는 경향도 있습니다.

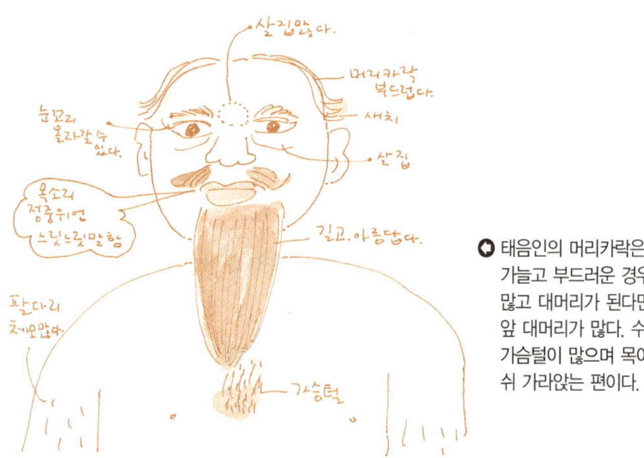

● 태음인의 머리카락과 음성 ●

◐ 태음인의 머리카락은 가늘고 부드러운 경우가 많고 대머리가 된다면 앞 대머리가 많다. 수염, 가슴털이 많으며 목이 쉬 가라앉는 편이다.

소양인의 머리카락과 음성

머리카락이 새까맣고 윤기가 있습니다

머리카락 올은 조금 굵은 편이지만 새까맣고 까마귀 날개처럼 푸른 윤기가 돌며 길게 늘어져 빛나고 있다. 야릇하고 야성적인 아름다움에 처음에는 당황하게 되나 도저히 잊을 수 없는 얼굴이었다. 특히 그 눈은 음란하면서 동시에 사나운 표정을 지니고 있었다. 하여간 그녀는 내가 지금까지 만나 본 그의 동족 어느 여자들보다 아름다웠다.

메르메는 '카르멘'을 이렇게 묘사했습니다. 키는 평균 165cm, 피부는 매끄러운 황갈색, 머리카락은 진흑색의 장발이며, 눈동자는 암색의 그윽함을 지니고 있다는 집시. 선천적으로 음악과 무용에 뛰어났으며, 놀기를 좋아한다는 집시. 바로 집시를 닮은 체질이 소양인입니다.

그래서 소양인의 머리카락은 카르멘처럼 굵고 까맣고 윤이 나지요. 갑상선 호르몬이 과잉된 경우가 많아서 그런지 일반적으로 모발이 무성한 편이랍니다.

대머리가 잘 안 됩니다

까닭에 대머리가 잘 안 되지요. 설령 대머리가 된다 해도 약간 나타날 뿐 완전한 대머리가 되는 경우는 흔치 않습니다. 그러나 정신적 자극이 심하면 혈액이 뜨거워져서 갑자기 원형이나 타원형으로 탈모되면서 그 부위가 번쩍거리고 약간의 가려움증이 있는 경우도 있죠.

곱슬머리가 많습니다

더구나 곱슬머리, 특히 이마 양쪽 가장자리 털이 몹시 곱슬거리는 경우가 많답니다.

동의보감을 비롯해서 옛 의서에 의하면, 곱슬머리이거나 빨간 머리 혹은 노란 머리카락이거나 머리카락이 거꾸로 서서 자라는 경우, 또는 윗입술에 남자의 수염과 같은 긴 털이 있거나, 눈썹이 짧고 가늘며, 턱이 뾰족하게 빠졌고, 콧대나 코끝에 살집이 없고, 눈과 귀 사이 '태양혈' 부위(눈썹 끝에서 귀 사이 검붉은 핏줄이 있는 곳)가 너무 움푹 파인 여자는 안 좋다고 했습니다. 여러 모양새로 보아 소양인과 꼭 닮았군요. 너무너무 예쁘게 생긴 여자이면서도 성질이 불같아서 남자를 들볶을 뿐 아니라 성적 욕구가 강하다는 뜻입니다.

'귀여운 작은 망아지'가 바로 소양인입니다. 물론 고수머리의 남자도 예

<h2 align="center">● 소양인의 머리카락과 음성 ●</h2>

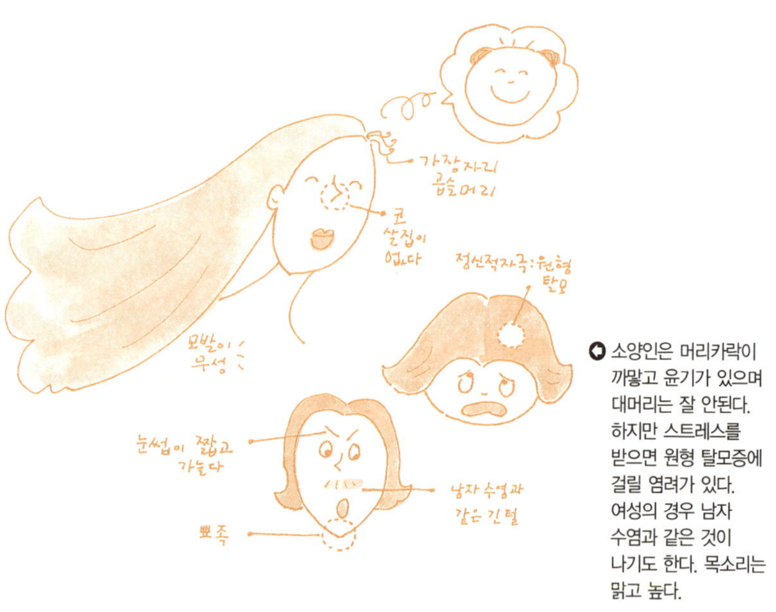

◆ 소양인은 머리카락이 까맣고 윤기가 있으며 대머리는 잘 안된다. 하지만 스트레스를 받으면 원형 탈모증에 걸릴 염려가 있다. 여성의 경우 남자 수염과 같은 것이 나기도 한다. 목소리는 맑고 높다.

외는 아닙니다. 대단한 난봉꾼이라고 하지요.

일자형 눈썹이 많고 턱수염과 콧수염이 적습니다

앞뒤 짱구로 동물성 경향이 짙고, 역삼각형 얼굴로 정열적인 소양인은 얼핏 보아 이마가 반반한 것 같지만 손으로 만져 보면 뼈가 울퉁불퉁한 경우가 많습니다. 질투심이 강하다는 증거이지요. 그래서 그런지 눈썹도 일자형이 많고, 턱수염과 콧수염이 적은 경우가 많습니다. '충맥'이 발달되지 않았기 때문이지요. '충맥'이 발달되지 않았기 때문에 소양인에게는 자연히 무모증도 많은 편이랍니다.

무모증이라 하더라도 아주 거울같이 매끈한 무모증으로부터 치골 부위에는 없으나 그 밑에 한두 올씩 수줍은 듯 가늘고 짧으며 색이 옅은 음모가 숨어 있는 치모무모증도 있습니다.

무모증은 흔한 게 아니고 일반적으로 소양인의 음모는 역삼각형이 많고, 치골로부터 부채꼴을 이루면서 음모 윗면이 수평인 경우가 많습니다.

한편 소양인의 음성은 어떨까요?

목소리가 맑고 높습니다

입안에서 나오는 김을 막았다가 입술을 터뜨리면서 내는 입술소리를 발음하는 데 뛰어나며, '도레미파솔라시도'의 음계로 본다면 '시'에 해당되는 높은 음에 해당됩니다.

매우 경쾌하고 맑은 음성이며 드라마틱하고 과장된 표현을 즐기며, 다소 목소리에 기품이 없어 경박하게 느껴질 때가 많고 '재잘재잘거린다' 혹은 '악을 쓴다'고 느껴질 때도 많습니다. 섹스 때는 희열의 교성을 유난히 질러대는 수도 많습니다. 그러나 몸이 안 좋으면 금방 목소리에 힘이 없으면서 자주 가라앉고 잘 쉬기도 합니다. 그래서 일부 소양인의 경우는 평소에도 여성적인 목소리가 아니고 남자 목소리 같은 경우가 많으며, 또는 허스키한 목소리일 때도 많습니다.

소음인의 머리카락과 음성

머리카락이 검고 숱이 많습니다

그 젊은 여인은 키가 크고, 그 큰 키에 알맞는 완벽한 우아함을 지니고 있었다. 검고 숱 많은 머리카락은 광채를 내며 햇빛에 번쩍이고 있었고, 얼굴이 뛰어나게 예쁘고 얼굴빛이 깨끗하기도 했지만, 짙고 뚜렷한 눈썹과 깊숙한 검은 눈동자가 강한 인상을 풍겨 주고 있었다.

나다니엘 호돈의 〈주홍글씨〉의 여주인공 헤스터 프리인이 사생아를 낳은 후 간통죄로 재판을 받게 되어 보스턴 시의 광장으로 나왔을 때의 모습입니다. 이 소설은 여러분이 잘 알다시피 끝끝내 사생아의 아버지 이름을 밝히지 않은 그녀에게 재판 결과 '간음'을 상징하는 주홍빛 'A'라는 글자를 평생토록 가슴에 달고 다니라는 언도를 받습니다. 그후 사생아인 딸 퍼얼과 함께 사는 그녀는 '병적인 의도를 가진 그 애의 어머니는… 자기가 구할 수 있는 한 가장 화려한 옷감을 구해서 자신의 상상력이 허용하는 한 가장 완벽한 솜씨를 부려 옷을 꾸미고 치장하여 어린아이에게 입혀 사람들 앞에 내놓았다… 이 한 어린애 속에 농부의 아기가 갖는 야생화 같은 아름다움에서부터 작은 공주님이 갖는 화려함에 이르는 풍부한 면모가 다 깃들어 있었다'고 합니다.

'주홍글씨'의 여주인공 헤스터 프리인은 전형적인 소음인입니다. 손재주가 좋아 요리나 바느질을 잘하는 것도 그렇고, '구할 수 있는 한' 최선을 다하고 '허용하는 한' 상상력을 풍부하게 활용하면서 때로 '병적인 의도'

를 펼쳐 보이는 게 소음인 그대로의 모습입니다. 일반적으로 소음인은 키가 작지만 때로 키가 날씬하게 큰 경우도 있으므로 이건 차치해 놓고, 예쁘면서도 깨끗한 것이 특징입니다. 여기에다 검고 숱 많은 머리카락, 짙고 뚜렷한 눈썹, 깊숙한 검은 눈동자의 소유자가 바로 소음인입니다.

머리카락이 가늘고 부드럽습니다

그렇습니다. 소음인의 머리카락은 가늘고 부드러우며 빽빽하게 숱이 많습니다. 이것은 정서가 풍부하다는 표현입니다. 그래서 대머리가 전혀 없지요. 그러나 혈액이 부족해지거나 영양상태가 좋지 못해지면 머리카락이 가늘어지고 정수리나 이마 양쪽 위로 벗겨지며 두피에 진득진득한 비듬이 끼고 가려움을 느낄 때가 있습니다. 아주 천천히 지속적으로 대머리가 진행되면서 확대되어 가는 타입이에요. 또 머리카락이 건조해지면서 윤기가 없어 잘 부서지고 잘 끊어지며 탈모가 눈에 띄게 일어나기도 합니다.

● 소음인의 머리카락과 음성 ●

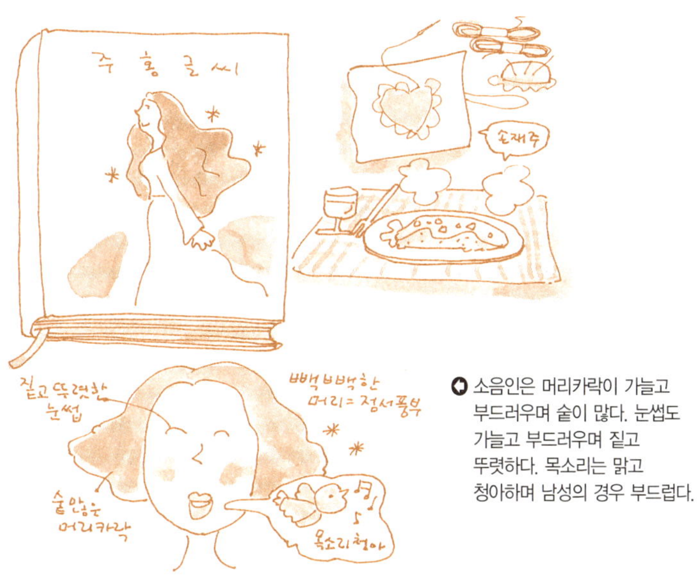

○ 소음인은 머리카락이 가늘고 부드러우며 숱이 많다. 눈썹도 가늘고 부드러우며 짙고 뚜렷하다. 목소리는 맑고 청아하며 남성의 경우 부드럽다.

눈썹이 가늘고 부드럽습니다

머리 꼭대기에 살집이 없고 빈대머리에 넙치머리인 단두형이기 때문에 바람기가 심하고 변덕이 심하며, 식물성 경향이 짙어 감각적 섹스를 즐기려 하고 은밀한 내연의 관계를 유지해 나가기도 하면서 때로는 자기 비하가 심하거나 신경질이 많고 툭하면 비관에 빠지곤 하는 소음인은 그래서 그런지 눈썹이 가늘고 보드라우며, 눈썹과 눈썹 사이가 좁은 경우가 아주 흔합니다.

구레나룻이 근사한 편입니다

수염은 적으며 구레나룻은 근사한 편이고, 음모는 하복부 정중선을 따라 줄을 져서 상행하는 시상형 음모일 경우가 많습니다. 물론 치골부로부터 하복부로 넓게 확산되어 지도 모양을 이루고 있는 분산형 음모일 때도 있습니다.

여성적이고 감미로운 목소리입니다

한편 소음인의 음성은 어떨까요?

내쉬는 숨으로 목청을 마찰하여 내는 음을 발음하는 데 뛰어나며, '도레미파솔라시도'의 음계로 본다면 '레'에 해당되는 음에 해당됩니다. 다소 중탁한 감도 있지만 목소리가 청아한 편입니다. 그러나 여성적인 목소리에 가깝고 감미롭기도 합니다. 마치 음악을 듣는 듯합니다. 논리적이면서 말재간이 뛰어나 청중을 감동시키기도 하고 호소력을 갖고 있습니다.

대체로 힘이 없어 보입니다. 까닭에 몸이라도 안 좋으면 금방 목소리에 힘이 싹 빠져버리면서 마치 요들송처럼 떨립니다. 몸이 더 안 좋으면 빈 독에 입을 대고 소리치는 것 같은 음성이 됩니다.

[동서양의 또 다른 체질 분류법]

- 황제내경식 체질분류

- 동의보감식 체질분류

- 히포크라테스식 체질분류

- 칸트의 체질분류

- 뷔르단의 살집 체질론

- 비오라의 키 체질론

- 크레츠머의 골상 체질론

- 셀덴의 배엽 기원설

오행에 맞춘 황제내경식 5가지 체질 분류

〈황제내경〉은 황제가 의학자인 기백 등과 더불어 인체의 생리, 병리 그리고 침술을 비롯한 치료에 대해 문답한 것을 기술한 가장 오래 된 의서입니다.

〈황제내경〉은 원래 '소문', '침경(영추)', '명당'의 3부작이었으나, 현재는 18권으로 '소문'과 '영추'로 나뉩니다. '소문'은 생리와 병리학설과 섭생, 양생을 주로 다루었으며, '영추'는 해부, 생리를 비롯해서 경락과 침구에 관한 서술이 주요 내용입니다.

물론 황제가 전설상의 인물인 것처럼 〈황제내경〉도 황제의 저술이 아닙니다. 지은이를 모르는 책, 지어진 시기도 분명치 아니한 책, 그러면서도 가장 오래된 의서로 지금까지 한의학의 근간을 이루고 있는 책, 이름 그대로 불가사의 한 비서가 바로 〈황제내경〉입니다. 대략 춘추전국시대에 황제의 이름을 위탁하여 이루어진 것으로 추정되고 있습니다.

〈황제내경〉 '영추 통천편'에 체질과 성격을 오행에 맞추어 다음과 같이 다섯 가지 체질로 분류하였습니다. 이것을 '오태인'이라고 합니다.

● 음양화평체질

이 체질은 상당히 의젓한 체질입니다. 위엄이 있습니다. 그러나 온화하고 인자합니다. 욕심이 없고 신의와 충효를 지킵니다. 모든 게 순리대

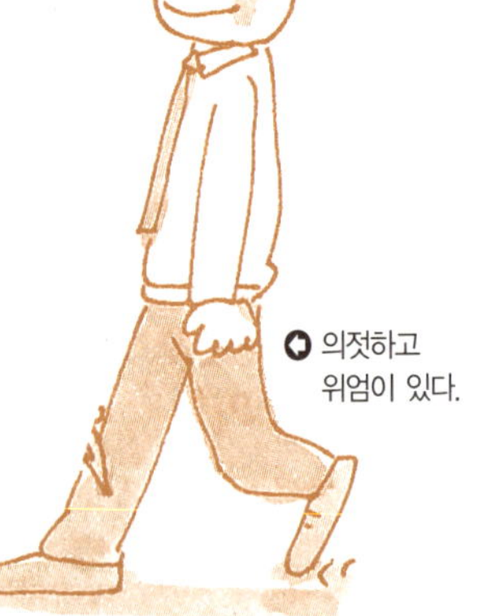

로 움직이게 합니다. 음에 치우치지도, 양에 치우치지도 않게 조화를 지킵니다.

생김새도 잘 조화되어 있습니다. 특히 눈매가 매우 부드럽습니다. 단, 비현실적 경향이 있는 것이 단점입니다.

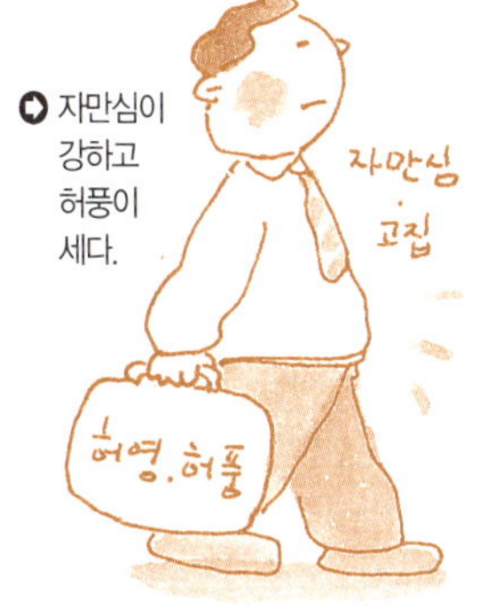

● 자만심이 강하고 허풍이 세다.

● 태양체질

꼭 임신부처럼 걷습니다. 어깨를 뒤로 척 젖히고 배를 불쑥 내밀고 걷는 겁니다. 양이 많고 음이 적습니다. 그래서 자만심이 대단합니다. 상대 알기를 우습게 여기며, 타협심이 적습니다. 제 고집을 끝까지 관철하려고 합니다. 또 허영, 허풍이 심한 것이 단점입니다.

● 태음체질

꼭 장승 같은 인상입니다. 장승처럼 체구가 크고 곧습니다. 허리와 등이 쭉 뻗어 있습니다. 의젓한 것 같고, 공손한 것 같으나, 살이 검고 탐욕이 많습니다. 인자한 면이나 융통성이나 타협심이 적지만, 겉으로는 제법 겸손한 티가 납니다.

청렴결백한 듯싶지만 욕심 많은 이기주의자입니다. 그렇다고 조급하게 욕심을 채우려고 하지는 않습니다. 은근하게, 남이 알지 못하게, 느릿느릿, 의뭉하게 일을 처리합니다.

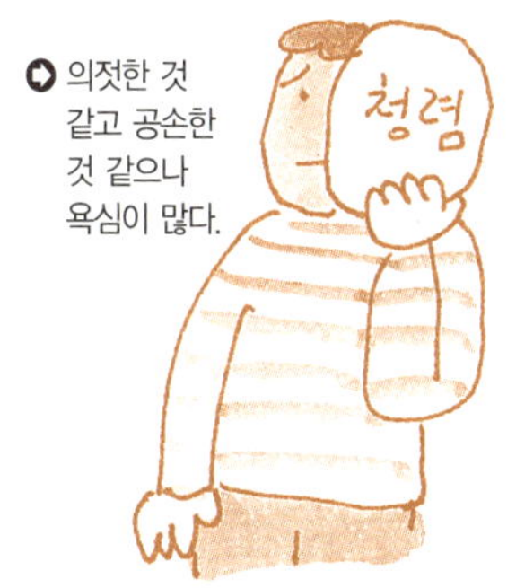

● 의젓한 것 같고 공손한 것 같으나 욕심이 많다.

폐기능이 약해 혈액 중의 산소량도 부족합니다. 그래서 신진대사에 장애가 많습니다. 또 간장기능이 너무 좋다고 무리하는 바람에 간기능마저 약화되는 게 단점입니다.

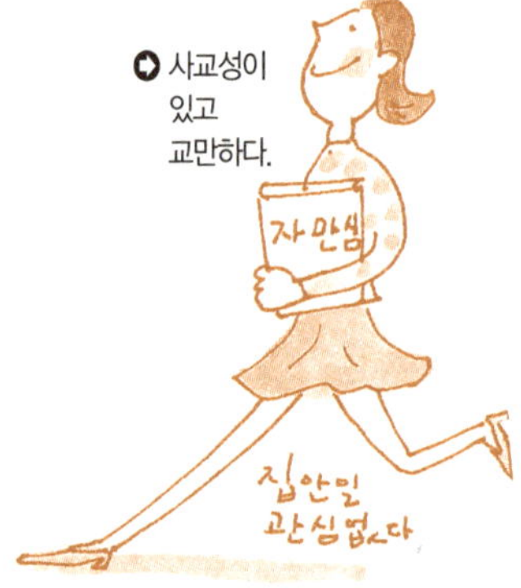

● 소양체질

경박하고 교만한 모습입니다. 고개는 쳐들고, 어깨는 깐달깐달 흔들며 경박스러우면서도 교만한 모습으로 걷습니다. 재주와 총명함이 있기 때문에 자만심도 대단합니다. 사교성이 있으나 집안일에는 관심이 적습니다. 그래서 기를 꺾는 약물요법을 쓰는 게 좋습니다.

● 소음체질

풀 죽은 쭉정이 자세로 걷습니다. 패기라고는 어느 구석에서도 찾아볼 수 없도록 잔뜩 몸을 구부리고 힘 없이 걷습니다. 그러나 일면에는 청아한 선비의 자태가 보이고, 일면에는 쌀쌀하고 깐깐한 모습도 보입니다. 질투심과 시기심이 많아 자비가 없으며, 때로 남이 이득 보면 괜히 자기가 손해본 듯 배 아파합니다.

소화기관의 기능에 있어서 위는 약한데 소장은 항상 극성해서 균형을 잃고 있습니다. 그래서 기혈이 모두 손상되기 쉽습니다.

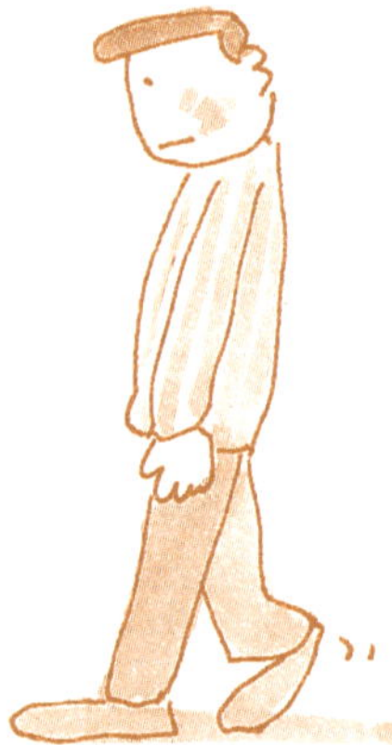
청아한 선비형이지만 힘이 없고 쌀쌀하고 깐깐한 모습을 보인다.

오행에 맞춘 25가지 체질

《황제내경 영추·음양이십오인편》에서는 사람의 성질·체질을 오행 (木·火·土·金·水)으로 분류하고, 다시 그것을 오음(宮·商·角·徵· 羽)과 연계하여 각각 다섯 가지로 세분하여 스물다섯 가지로 나누어 언급 하고 있습니다.

다시 말해 '목(木)' 체질은 간장 기능과 관련 있는데, 오음 중에는 '각 (角)' 음과 연계되며, 이를 다섯 가지로 세분하였습니다. '화(火)' 체질은 심 장 기능과 관련 있는데, 오음 중에는 '치(徵)' 음과 연계되며, 이를 다섯 가 지로 세분하였습니다. '토(土)' 체질은 비장 기능과 관련 있는데, 오음 중에 는 '궁(宮)' 음과 연계되며, 이를 다섯 가지로 세분하였습니다. '금(金)' 체질 은 폐장 기능과 관련 있는데, 오음 중에는 '상(商)' 음과 연계되며, 이를 다 섯 가지로 세분하였습니다. '수(水)' 체질은 신장 기능과 관련 있는데, 오음 중에는 '우(羽)' 음과 연계되며, 이를 다섯 가지로 세분하였습니다.

그 내용을 살펴보면 다음과 같습니다.

목(木)체질

[외형] 피부가 푸르스름하고, 머리는 작고 얼굴이 길며, 어깨가 크게 벌 어지고, 몸은 작지만 수족의 조화가 잡혀 있습니다.

[성격] 재능이 많으나 힘이 약하고, 마음이 피곤하여 근심이 많으며, 만 사에 걱정하기 쉽습니다.

[**건강**] 봄과 여름의 양기(따뜻한 기운)에는 건강에 별 문제가 없지만, 가을과 겨울의 음기(추운 기운)에는 체력이 견디지 못하여 질병에 걸리기 쉽습니다.

[**세분**] 상각(上角)·태각(太角)·좌각(左角)·체각(釱角)·판각(判角)의 다섯 가지 음계에 비유하여 구분합니다.

❶ **'목상각' 체질** '간장 경락의 혈기가 왕성하므로, 언제나 스스로 평안한 태도를 취한다'고 했습니다. 다시 말해 피부의 결이 곱고 눈빛이 또렷하며 가슴과 옆구리가 균형 잡혀 있으며, 특히 고급 중추신경의 활동이 강하여 항상 평안한 태도를 취합니다.

❷ **'목태각' 체질** '왼발의 담낭 경락의 혈기가 왕성하며, 그 경맥의 상부에 외견상의 특징이 나타나고, 또 언제나 유연한 태도를 취한다'고 했습니다. 다시 말해 눈 아래가 적당히 팽윤되어 있고, 손톱이 단단하며 곧고 흰빛을 띠며 주름이 없고, 콧대 옆의 색깔이 좋으며, 옆구리가 균형 잡혀 있으며 살집도 좋은데, 특히 중용의 마음가짐을 갖고 있어서 항상 유연한 태도를 취합니다.

❸ **'목좌각' 체질** '오른발의 담낭 경락의 혈기가 왕성하며, 그 경맥의 하부에 외견상의 특징이 나타나고, 언제나 순종하는 태도를 취한다'고 했습니다. 다시 말해 종아리 측면이나 발목, 발등, 발바닥의 근육이 좋으며, 특히 마음을 겸손히 낮추어 항상 순종하는 태도를 취합니다.

❹ **'목체각' 체질** '오른발의 담낭 경락의 혈기가 왕성하며, 그 경맥의 상부에 외견상의 특징이 나타나고, 언제나 진보적인 태도를 취한다'고 했습니다. 다시 말

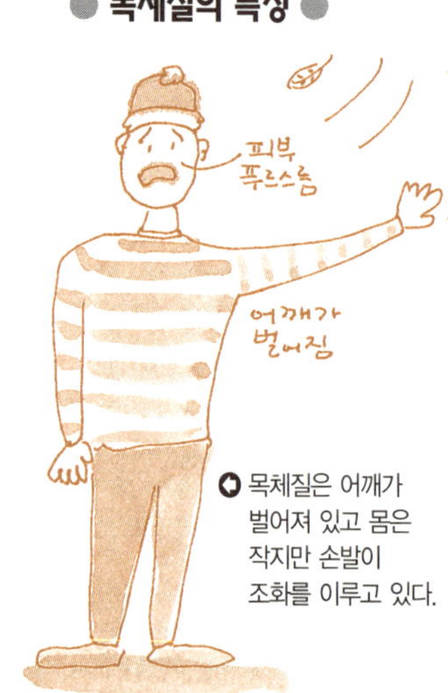

● 목체질의 특징 ●

◑ 목체질은 어깨가 벌어져 있고 몸은 작지만 손발이 조화를 이루고 있다.

해 눈 아래 잠와 부위가 지나칠 정도로 잘 발달해 있고, 콧대 옆의 색깔이 짙으며, 옆구리의 살집이 듬직하게 풍부하여 마치 '목태각' 체질과 외형이 비슷하지만, 특히 겸손히 낮추어 순종하기보다는 오히려 결단력이 있어서 항상 진보적인 태도를 취합니다.

❺ '목판각' 체질 '왼발의 담낭 경락의 혈기가 왕성하며, 그 경맥의 하부에 외견상의 특징이 나타나고, 언제나 긴장된 태도를 취한다'고 했습니다. 다시 말해 다리 측면과 발의 살집이 좋으며 '목좌각'의 외형과 비슷하지만, 특히 지나치게 중용의 마음가짐을 지키려 하기 때문에 마음이 피곤하여 항상 긴장된 태도를 취합니다.

화 (火) 체질

[**외형**] 피부가 불그스름하고, 등은 살집이 풍만하고 엷으며, 얼굴은 뾰족하고 머리가 작으며, 어깨와 등 쪽 혹은 허리나 복부 부위의 조화가 잘 잡혀있고, 손발은 많이 굵지 않고 알맞은 편이며 걸음걸이가 안정되어 있습니다.

[**성격**] 급하며, 행동을 취할 때는 어깨의 근육이 동요하며 기백이 있으나, 금전을 가벼이 여기므로 신용이 적은 편입니다. 생각이 많아서 사물의 이치에는 밝고 붙임성이 있으나 조급한 성미이므로 수명을 다하지 못하고 사고로 죽는 수가 많습니다.

[**건강**] 봄과 여름의 양기에는 태연하지만, 가을과 겨울의 음기에는 견디기 어려우므로 음기에 손상되는 수가 많습니다.

[**세분**] 상치(上徵)·질치(質徵)·소치(少徵)·우치(右徵)·질판(質判)의 다섯 가지 음계에 비유하여 구분합니다.

❶ '화상치' 체질 '심장 경락의 혈기가 왕성하며, 언제나 성실하다'고 했

습니다. 다시 말해 얼굴이 윤택하고 피부의 결이 곱고, 모발이 윤택하고, 쇄골 위 결분 부위가 적당히 옴폭 파져 있으며, 가슴뼈인 전흉골의 길이가 길고 그 뼈의 생김새가 단정하며, 검상돌기가 적당히 돋아 있고, 특히 마음이 단정하고 잘 조화되어 있어서 항상 성실합니다.

❷ '화질치' 체질 '왼손의 소장 경락의 혈기가 왕성하며, 그 경맥의 상부에 외견상의 특징이 나타나고, 언제나 유연한 태도를 취한다'고 했습니다. 다시 말해 입술이 도톰하고 인중이 길며, 귀 앞의 뺨의 살집과 색깔이 좋으며, 목에 있는 경동맥 혈관이 탄탄하면서도 부드럽고, 특히 맑고 탁한 것을 잘 가름할 줄 알므로 항상 유연한 태도를 취합니다.

❸ '화소치' 체질 '오른손의 소장 경락의 혈기가 왕성하며, 그 경맥의 하부에 외견상의 특징이 나타나고, 언제나 기쁨에 찬 태도를 취한다'고 했습니다. 다시 말해 새끼손가락이 휘지 않고 단정하며, 어깨의 골격이 균형 잡혀 있으며 살집이 좋고, 견갑골이 단정하며, 특히 통창(通暢)이 원활하게 이루어지므로 항상 기뻐합니다.

❹ '화우치' 체질 '오른손의 소장 경락의 혈기가 왕성하며, 그 경맥의 상부에 외견상의 특징이 나타나고, 언제나 돌격적인 태도를 지닌다'고 했습니다. 다시 말해 '화질치' 체질과 외형은 비슷하지만, 통창하려는 성격이 지나쳐서 오히려 매우 돌격적인 태도를 보입니다.

❺ '화질판' 체질 '왼손의 소장 경락의 혈기가 왕성하며, 그 경맥의 하부에 외견상의 특징이 나타나고, 언제나 지레 짐작을 하는 경향이 있다'고 했습니다. 다시 말해 '화소치' 체질과 외형은 비슷하지만, 맑고 탁한 것을 가름하려는 성격이 지나쳐서 오히려 지레 짐작하는 경향이 있습니다.

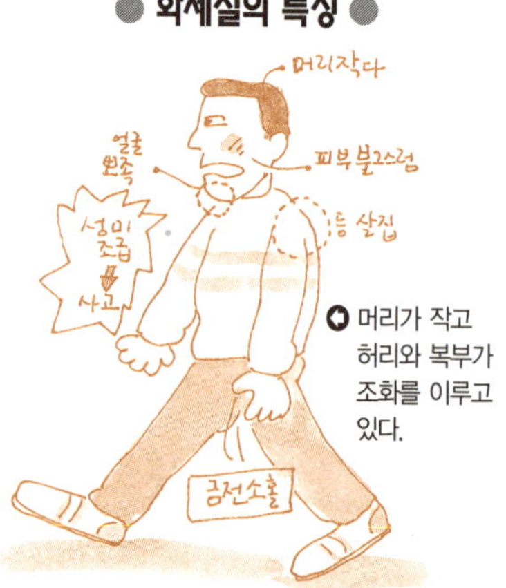

토(土)체질

[외형] 피부가 황색이고 얼굴은 둥글며 머리가 크고 어깨와 등 부위는 보기 좋게 균형이 잡혀 있고 복부가 풍만하며, 수족은 날씬하여 굵지 않고 살집이 좋으며, 상반신과 하반신이 조화를 이루고 행동은 안정적이며, 발은 민첩한 편입니다.

[성격] 마음이 풍족하여 타인에게 친절하며, 권력을 휘두르는 것을 좋아하지 않고, 다른 사람의 의견에 잘 따릅니다.

[건강] 가을과 겨울의 음기에는 태연하지만, 봄과 여름의 양기에는 손상되기 쉽습니다.

[세분] 상궁(上宮)·태궁(太宮)·가궁(加宮)·소궁(少宮)·좌궁(左宮)의 다섯 가지 음계에 비유하여 구분합니다.

❶ **'토상궁' 체질** '비장 경락의 혈기가 왕성하며, 그 태도는 언제나 유유하고 침착하다'고 했습니다. 다시 말해 수족이 날씬하면서도 살집이 좋고, 피부의 결이 고우며, 입술 주위가 윤택하고 색깔이 좋고 형태가 단정하며 탄력이 있고, 뱃가죽이 탄탄하며 복부가 풍만합니다.

❷ **'토태궁' 체질** '왼발의 위장 경락의 혈기가 왕성하며, 그 경맥의 상부에 외견상의 특징이 나타나고, 언제나 원만한 태도를 취한다'고 했습니다. 다시 말해 이마나 콧구멍 옆 또는 입주위의 색깔이 좋으며, 목덜미가 굵고, 흉곽이 발달해 있으며, 유방 발육이 좋고, 특히 기화(氣化) 작용이 원활하여 항상 원만한 태도를 취합니다.

❸ **'토가궁' 체질** '왼발의 위장 경락의 혈기가 왕성하며, 그 경맥의 하부에 외견상의 특징이 나타나고, 언제나 기뻐하는 태도를 취한다'고 했습니다. 다시 말해 심와부가 좁지 않고 늑골이 예리하지 않으며, 명치 밑부터 배꼽까지 요철이나 기복, 주름이 없고, 배꼽 밑이 볼록하며 복벽이 두껍고 복부 근육이 견실하며, 특히 혼탁한 것을 하강시키는 작용이

원활하므로 항상 기뻐합니다.

❹ '토소궁' 체질 '오른발의 위장 경락의 혈기가 왕성하며, 그 경맥의 상
부에 외견상의 특징이 나타나고, 태도는 언제나 믿음직하게 보인다'고
했습니다. 다시 말해 '토태궁' 체질과 외형이 비슷하지만 매우 믿음직스
럽습니다.

❺ '토좌궁' 체질 '오른발의 위장 경락의 혈기가 왕성하며, 그 경맥의 하
부에 외견상의 특징이 나타나고 언제나 태연자약한 태도를 나타낸다'
고 했습니다. 다시 말해 '토가궁' 체질과 외형이 비슷하지만 매우 태연
자약합니다.

금 (金) 체질

[**외형**] 피부색은 희고 얼굴은 모가 나고 머리가 작으며, 어깨와 등 부위
도 크지 않고 복부도 작으며, 수족이 가느다랗고 발뒤축 같은 데
는 뼈가 불거지며 골격도 작습니다.

[**성격**] 언제나 깨끗하고 성급하며 가만히 있을 때는 평온한 것처럼 보여
도 행동할 때는 마음이 급해지는 상태이므로 관리에 적합합니다.

[**건강**] 가을과 겨울의 음기에는 태연하지만, 봄과 여름의 양기에는 지치
기 쉬워 질병이 발생하기 쉽습니다.

[**세분**] 상상(上商)·체상(鈦商)·우상(右商)·좌상(左商)·소상(少商)의 다
섯 가지 음계에 비유하여 구분합니다.

❶ '금상상' 체질 '폐장 경락의 혈기가 왕성하며, 그 태도는 유유하고 침
착하다'고 했습니다. 다시 말해 피부의 결이 곱고, 어깨나 등이 크지
않지만 잘생겼고 두툼하며, 겨드랑이가 움푹하고, 옆구리는 크지 않지
만 단정하며, 눈썹이 윤택하고 부드러우며 무성하고, 특히 기의 유통이

원활하여 유유하고 침착합니다.

❷ '금체상' 체질 '오른손의 대장 경락의 혈기가 왕성하며, 그 경맥의 상부에 외견상의 특징이 나타나고, 태도는 언제나 모가 나 있다'고 했습니다. 다시 말해 얼굴이 희면서 윤택하고, 콧구멍의 길이가 길며, 코에서 아랫니 방향으로 살집이 좋고 색이 좋으며, 성격이 항상 모가 나 있습니다.

❸ '금우상' 체질 '왼손의 대장 경락의 혈기가 왕성하며, 그 경맥의 하부에 외견상의 특징이 나타나고, 태도는 언제나 완만하다'고 했습니다. 다시 말해 어깨나 팔꿈치 등의 뼈 생김새가 단정하고 복벽이 탄력 있으며, 전체적으로 복부가 이완되어 배가 크며, 피부가 두툼하면서도 부드러우며, 성격이 항상 완만합니다.

❹ '금좌상' 체질 '오른손의 대장 경락의 혈기가 왕성하며, 그 경맥의 상부에 외견상의 특징이 나타나고, 언제나 무엇이든 빠뜨리고 간과하는 듯한 태도를 나타낸다'고 했습니다. 다시 말해 '금체상' 체질의 외형과 비슷하지만 성격이 너무 느슨하여 항상 뭔가 빠뜨리고 간과하는 듯한 태도를 나타냅니다.

❺ '금소상' 체질 '오른손의 양명대장경의 혈기가 왕성하며, 그 경맥의 하부에 외견상의 특징이 나타나고 엄연한 태도를 취한다'고 했습니다. 다시 말해 '금우상' 체질의 외형과 비슷하지만 엄연한 태도를 보입니다.

수(水)체질

[**외형**] 피부가 거무스름하고 얼굴의 기상이 깊고 머리가 크며 턱이 모가 나고 어깨가 작으며 배가 크고 행동할 때는 항상 신체를 흔들고, 허리 아래가 길고 등도 길어서 장신처럼 보입니다.

[**성격**] 윗사람을 경외하지 않고, 자주 타인을 기만하므로 타인으로부터

해를 입는 일이 흔히 있습니다.

[**건강**] 가을과 겨울의 음기에는 태연하지만 봄과 여름의 양기에는 견디기 어려워 질병이 발생하기 쉽습니다.

[**세분**] 상우(上羽)·태우(太羽)·소우(少羽)·중우(衆羽)·질우(桎羽)의 다섯 가지 음계에 비유하여 구분합니다.

❶ **'수상우' 체질** '신장 경락의 혈기가 왕성하며 언제나 거리낌없이 제멋대로 행동을 취한다'고 했습니다. 다시 말해 피부가 검지만 피부의 결이 곱고, 귀가 단정하게 잘생겼으며 단단하고 청각이 뛰어나고, 모발이 무성하고 광택이 있으며, 치아가 단단하며, 뼈가 탄탄한데, 부하(負荷) 능력이 있고 창조성 기교가 뛰어나서 항상 제멋대로 행동하는 경향이 있습니다.

❷ **'수태우' 체질** '오른발의 방광 경락의 혈기가 왕성하며, 그 경맥의 상부에 외견상의 특징이 나타나고, 언제나 득의만만한 태도를 취한다'고 했습니다. 다시 말해 눈 둘레나 콧등의 색깔이 맑고 콧바람이 세며, 경추 7번 주위의 목덜미 살집이 풍성한데, 특히 두루 넓게 방달(旁達)하는 성격이 두드러져서 항상 득의만만합니다.

❸ **'수소우' 체질** '왼발의 방광 경락의 혈기가 왕성하며, 그 경맥의 하부에 외견상의 특징이 나타나고, 언제나 침울한 태도를 취한다'고 했습니다. 바지 뒷주머니에 해당되는 엉치의 살집이 좋고, 그곳 뼈의 생김새가 단정하며, 넓적다리 뒷면과 종아리 뒤의 살집이 좋고 혈액의 흐름이 좋아 정맥류 같은 것이 없으며, 무릎 뒤 오금의 색깔이 좋으며, 발등의 살집도 좋은데, 항상 침울합니다.

❹ **'수중우' 체질** '오른발의 방광 경락의 혈기가 왕성하며, 그 경맥의 상부에 외견상의 특징이 나타나고, 언제나 스스로 고고한 태도를 취한다'고 했습니다. 다시 말해 '수태우' 체질의 외형과 비슷한데, 득의만만할 정도가 아니라 스스로 고고한 체 합니다.

❺ **'수질우' 체질** '왼발의 방광 경락의 혈기가 왕성하며, 그 경맥의 상부에 외견상의 특징이 나타나고 힘써 일하지 않고 언제나 안일과 향락에 탐닉하는 태도를 취한다'고 했습니다. 다시 말해 '수중우' 체질과 외형이 비슷하지만, 성격상 일하는 것보다 놀기 좋아하고, 검소하기보다 사치를 즐기며, 항상 안일과 향락에 탐닉합니다.

꼭 그런 건 아니지만 '목체질'은 태음인 혹은 소음인에게 많으며, '화체질'은 소양인에게 많고, '토체질'은 소음인에게 많으며, '금체질'은 태양인에게 많고, '수체질'은 소양인이나 태양인에게 비교적 많습니다.

● **수체질의 특징** ●

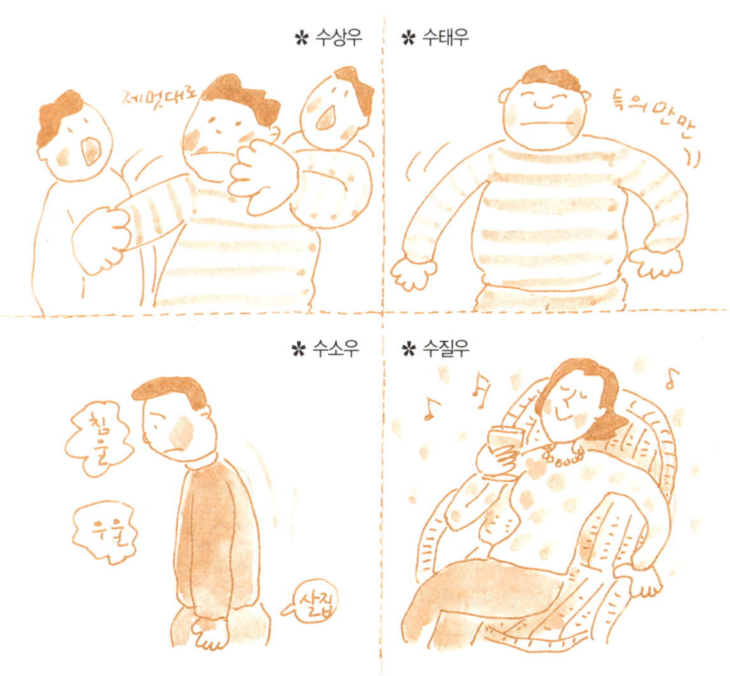

↪ 수체질은 상우, 태우, 소우, 질우로 구분되는데 대체로 피부가 검고 머리가 크며 어깨가 좁고 허리 아래와 등이 길다. 윗사람을 경외하지 않고 타인을 기만하는 단점이 있다.

목체질	피부가 푸르스름하고, 머리는 작고 어깨가 크고, 몸은 작지만 수족이 조화롭습니다. 재능은 많으나 힘이 약하고, 근심과 걱정이 많습니다. 추운 계절에는 체력이 견디지 못하여 질병에 걸리기 쉽습니다. 　'상각' 체질은 평안한 태도, '태각' 체질은 유연한 태도, '좌각' 체질은 순종하는 태도, '체각' 체질은 진보적인 태도, '판각' 체질은 긴장된 태도를 취합니다.
화체질	피부가 불그스름하고, 얼굴은 뾰족하고 머리가 작으며, 어깨와 등 혹은 허리나 복부에 균형이 잡혀있습니다. 사물의 이치에 밝고, 붙임성이 있으나 조급하므로 수명을 다 못하는 수가 많습니다. 가을, 겨울에 음기에 손상되기 쉽습니다. '상치' 체질은 성실하고, '질치' 체질은 유연하며, '소치' 체질은 기뻐하고, '우치' 체질은 돌격적이고, '질판' 체질은 지레 짐작하는 경향이 있습니다.
토체질	피부가 황색이고 얼굴은 둥글며 머리가 크고, 어깨와 등이 균형 잡혀 있고, 복부가 풍만합니다. 행동은 안정적이고, 발은 민첩하며, 친절하며, 권력을 휘두르는 것을 좋아하지 않고, 다른 사람의 의견에 잘 따릅니다. 봄, 여름 양기에 손상되기 쉽습니다. '상궁' 체질은 침착하며, '태궁' 체질은 원만하며, '가궁' 체질은 기뻐하고, '소궁' 체질은 믿음직스럽고, '좌궁' 체질은 태연자약합니다.
금체질	피부색은 희고 얼굴은 모가 나고 머리가 작으며, 어깨와 등이나 복부도 작으며, 평온한 것 같아도 급합니다. 봄, 여름 양기에 지치기 쉽습니다. '상상' 체질은 유유하고 침착하며, '체상' 체질은 성격이 모가 나 있고, '우상' 체질은 완만한 성격이요, '좌상' 체질은 항상 뭔가 빠뜨리고 간과하는 듯하며, '소상' 체질은 엄연한 태도를 보입니다.
수체질	피부가 검고, 머리가 크며 턱이 모나고, 어깨가 작으며 배가 크고, 행동할 때 몸을 흔들고, 허리 아래가 길어서 장신처럼 보입니다. 윗사람을 경외하지 않고, 봄, 여름 양기에 못 견딥니다. 　'상우' 체질은 제멋대로 행동하고, '태우' 체질은 득의만만하며, '소우' 체질은 침울하고, '중우' 체질은 고고한 체 하며, '질우' 체질은 안일과 향락에 탐닉합니다.

동의보감식 체질 분류

비만형은 '습체질', 수척형은 '화체질' 이라 했습니다

주로 양생(養生:생명 경영법)을 다루고 있습니다. 여기에 다음과 같은 말이 나옵니다.

첫째, 비만형은 체내에 '습'이 많고, '혈액은 많은데 기운이 약하다'고 했습니다.

둘째, 수척형은 체내에 '화'가 많고, '기운은 강한데 혈액은 적다'고 했습니다.

이렇게 인체의 강함과 약함, 그리고 비만함과 수척함은 내장기 기능과 기혈의 성쇠와 상응한다고 본 것입니다.

아울러 이런 말이 나옵니다. 피부와 머리카락으로 폐기능을 알 수 있고, 기육(肌肉)으로써 비장기능을, 맥(脈)으로써 심기능을, 근(筋)으로써 간장기능을, 뼈(骨)로써 신장기능을 알 수 있다는 것입니다.

따라서 이것을 사상체질에 대입해 보면 태양인은 '폐대간소'의 체질이므로 피부와 모발은 건실한데 근육은 약한 편이요, 태음인은 '간대폐소'의 체질이므로 근육질 타입이지만 피부가 약하고 맥도 부실한 편이고, 소양인은 '비대신소'의 체질이므로 살은 단단하지만 뼈가 약한 편이요, 소음인은 '신대비소'의 체질이므로 뼈는 강하지만 살이 연약하고 메마른 편이라는 이야기가 됩니다.

까닭에 동의보감에서 밝힌 바와 같이 '사람들은 나름대로 형색이 다르고 장부도 다르며, 외형은 비록 꼭 같다 해도 치료방법은 사람에 따라서 다르다'는 말을 명심해야 합니다.

선천적으로 다른 체질을 갖고 태어난다고 했습니다

〈장자〉에는, 사람의 태어남은 '기'의 취합에 의한 것이라고 하였습니다. 즉 '기가 모이면 생하고 흩어지면 죽는다'는 것입니다. 〈장씨유경〉에도 '생성과 변화의 도는 '기'를 본으로 하며, 천지만물이 이것에 의존치 않음이 없으니, 사시만물의 생성과 성장, 갈무리 등이 모두 '기'의 작용이고, 사람의 생명 또한 '기'에 의존한다'고 하였습니다. 한편 〈황제내경〉 '영추'에는 '정'과 '신'이 모여 생명을 이루고 있다고 하였습니다.

동의보감에서는 천지의 정기로써 만물이 생성하고 형체로 변화되는 것과 같이 인간이 태어나는 것도 아비의 정기와 어미의 정기가 각각 혼백이 되어 잉태한다고 하였습니다. 따라서 생명현상이란 정, 기, 신의 상응과 변화에 의한 발전과정이라고 할 수 있습니다.

● 동의보감식 체질분류 ●

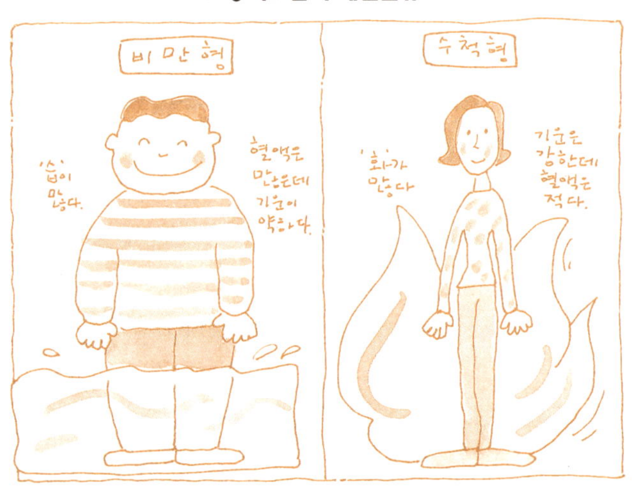

◑ 비만형은 습체질로 혈액은 충분하지만 기운이 약하다.

◑ 수척형은 화체질로 기운은 강하지만 혈액이 적은 편이다.

동의보감에서는, 만 306일과 만 296일 안에 출생하는 아이는 모두 '상기(上器)'에 속한다 하여 달을 지나서 낳는 아이는 부귀와 장수를 겸한다 하였고, 256일과 246일 사이에 출생하는 아이는 모두 '하기(下器)'에 속한다 하여 열 달을 채우지 못하고 낳는 아이는 빈천하고 빨리 죽는다고 했습니다.

사람의 생명 현상은 정, 기, 신으로 이루어지며, 이것들의 조합에 의하여 선천적으로 부귀와 장수 체질과 빈천과 요절 체질이 갈라진다고 본 것입니다.

형기(形氣)가 체질을 가름한다 했습니다

동의보감에는, '형기(形氣)는 상호 균형을 이루어야 장수하고 조화를 이루지 못하면 요절한다'는 뜻의 말이 있습니다. 이때의 '형'이란 인체의 기질적 물질이며, 이때의 '기'란 인체의 기능적 에너지입니다.

그러니까 인체를 구성하는 구조적 물질과 기능적 에너지가 상호 균형을 이루면 장수하고, 그렇지 않고 구조적 물질이 지나치게 많고 생명활동을 추진하는 원동력이 적으면 장수할 수 없다는 것입니다.

또 피부와 기육의 발달이 균형을 이루면 장수하고 그렇지 못하면 요절한다고 했으며, '혈기와 경락이 '형'의 우위에 있으면 장수하고 그렇지 못하면 요절한다'고 했습니다.

혈관, 경락의 유통, 기능적 조절이 인체의 기질적 물질을 능가하는 유리한 상태로써 밸런스를 유지한다면 장수할 수 있고, 그렇지 못하여 혈관, 경락이 이들 기질적 물질의 축적, 저해 등에 불리한 상태가 이루어진다면 요절할 수 있다고 밝힌 것입니다.

비만하면 빨리 죽고, 말라도 기력이 강하면 장수할 수 있습니다. 그래서 '곡기가 원기를 이기면 체구가 너무 비대하여 장수하지 못하고, 원기가 곡기를 이기면 수척해도 장수한다'고 했습니다. 즉 곡기나 원기가 정도보다 과잉되어 균형이 깨진다면 몸과 혈관 등이 비대, 경화되어 장수할 수 없으며, 그렇지 않은 경우엔 비록 수척할지라도 장수할 수 있다고 한 것입니다.

한편 수명은 신기(腎氣)의 강약, 성쇠에 상관됩니다. 그러나 정신적 요소도 매우 중요합니다.

그래서 ‘성질이 급하면 맥이 급하고, 성질이 느긋하면 맥 또한 완만한데, 대저 맥이 완만하고 느리면 장수하고 맥이 급하고 빠르면 요절한다’고 하면서 개체의 성질이 장수와 단명을 좌우하는 큰 인자가 된다고 밝혔습니다.

정신적으로 안정되고 인생을 관조하는 느긋함이 필요하다는 것을 역설한 것이요, 장수의 요건으로 치심(治心)이 매우 중요하다는 것을 갈파한 것입니다.

동의보감에는 비만을 세 타입으로 나누었습니다

❶ **비질인(肥質人)** 지방이 과잉 축적되어 있으나 신체용적은 작으며, 피부가 섬세하면 몸이 덥고, 피부가 거칠면 몸이 냉하다고 했습니다.
❷ **고질인(膏質人)** 지방 과잉 축적으로 아랫배가 축 처진 게 특징입니다. 추위를 잘 견디지만, 살집이 부드러울수록 더위를 이겨내기 어렵다고 했습니다.
❸ **육질인(肉質人)** 근육과 피부가 분리되지 않고 붙어 있어 살집을 집어 꼬집으려 해도 어려우며 신체 용적이 큽니다. 그리고 기온 변화에 적응은 잘 하지만 사소한 움직임에도 쉽게 피로해 한다고 했습니다.

한편 비만체형을 지방 축적 부위에 따라 분류하면 다음과 같습니다.

1형은 배가 살쪄서 불룩하고 허리 둘레가 두리뭉실한 체형으로, 살찌지 않은 부분만이 옷 밖으로 보여 결코 살쪄 보이지 않습니다. 2형은 가슴과 엉덩이에 지방이 많아 글래머처럼 보이지만 좀 둔한 체형이며, 3형은 온몸에 지방이 균형 있게 분포된 체형입니다. 그리고 4형은 상반신과 엉덩이에 지방이 축적된 체형이며, 5형은 하반신을 중심으로 지방이 축적된 체형입니다.

이렇게 볼 때 동의보감의 '비질인'은 2형 또는 4형 비만 체형과 비슷합니다. '고질인'은 1형 비만 체형과 비슷합니다. 또한 '육질인'은 3형 또는 5형 비만 체형과 비슷합니다.

한편 동의보감에 '피부가 검고 마른 사람은 병이 들어도 치료가 쉽지만, 비만하고 피부가 붉으면서 흰 사람은 병들면 치료하기 어렵다'고 했습니다. 또 '비인다중풍(肥人多中風)' 즉 비만하면 중풍이 많다고 했습니다.

음체질, 양체질이 있다고 했습니다

동의보감에 인체는 소우주와 같다고 하면서 이렇게 설명하고 있습니다.

'인체 내에도 우주 규율에 따라 수많은 생리적, 병리적 변화가 끊임없이 이루어진다. 그런데 개인차가 현저해서 갑옷 입고 칼창을 휘두르며 말을

● 동의보감식 비만 분류 ●

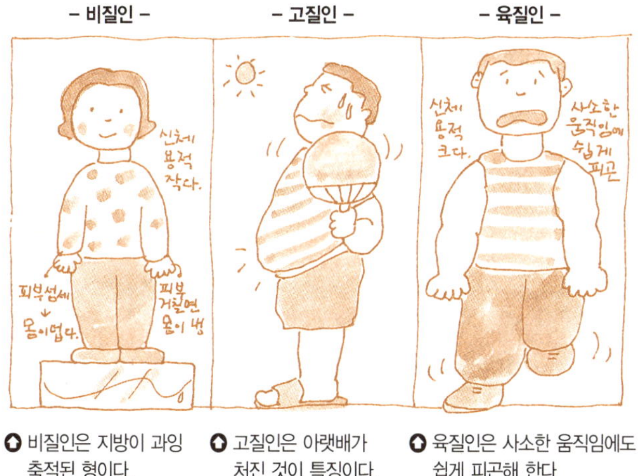

❖ 비질인은 지방이 과잉 축적된 형이다.　❖ 고질인은 아랫배가 처진 것이 특징이다.　❖ 육질인은 사소한 움직임에도 쉽게 피곤해 한다.

타고 달려도 땀이 안 나는 사람이 있는가 하면, 문 밖만 나가도 피곤하여 잘 걷지 못하는 사람도 있으니 선천적 체질에 따라 서로 다른 것이 백 가지 천 가지뿐이 아니다'.

이렇게 개인차가 심하나, 이를 집약하면 크게 음체질과 양체질로 나눌 수 있습니다.

'갑옷 입고 칼창을 휘두르며 말을 타고 달려도 땀이 안 나는 사람'은 양체질이요, '문 밖만 나가도 피곤하여 잘 걷지 못하는 사람'은 음체질입니다.

그렇다면 음체질은 어떤 체질일까요?

봄과 여름을 좋아하여 추위를 못 이기고 '봄 타는 병'을 잘 앓습니다. 또한 손발이 차고 저리며, 아랫배가 냉하고 자궁분비물이 심하며, 뱃속에서 꾸르륵거리는 경향이 있습니다. 음식은 맵고 자극성 있는 것을 좋아하고, 술과 담배에 탐닉하며, 조용히 쉬는 걸 즐깁니다. 성격적으로는 용감하지 못하고 누굴 잘 원망하며, 자기연민에 잘 빠지고 이를 즐깁니다.

대개 음성체질, 즉 태음인과 소음인 체질의 특성이 두드러지게 나타나는 타입입니다. 그 중에서도 특히 소음인의 특질이 강한 편입니다.

그렇다면 양체질은 어떤 체질일까요?

가을과 겨울을 좋아하지만 '여름 타는 병'을 잘 앓습니다. 열이 있고 뱃속에 활활 타는 난로라도 들어 있는 것처럼 소화가 잘 됩니다. 더구나 쉬 배고파져 먹어도 배고파 자꾸 더 먹으려 하며, 갈증이 나서 냉수를 찾습니다. 그리고 변비가 되거나 또는 소변이 붉거나 탁하고 농축되어 양이 적고 지린내가 심합니다. 맥박은 빠르고 강하며, 들이쉬는 숨보다 내뿜는 숨이 강하고 야욕도 강합니다. 또한 변화가 극렬하고 적극적이며 동적인 취미를 지니고 있습니다.

대개 양성체질, 즉 태양인과 소양인 체질의 특성이 두드러지게 나타나는 타입입니다. 그 중에서도 특히 소양인의 특질이 강한 편입니다.

히포크라테스식 체질 분류

시고의 기질 체질론

히포크라테스(기원 전 460~337)는 4액체병리설을 중심으로 네 가지 체질을 주장한 바 있습니다. 4액체는 혈액, 흑담즙, 황담즙, 점액입니다. 이 4액체의 과다, 과소에 의해 특징적인 체질이 형성된다는 것이 히포크라테스의 주장입니다.

이 주장을 이어받아 이를 바탕으로 4기질을 접합시킨 것은 갈레누스(기원전 199~129)입니다. 이러한 히포크라테스의 4액체와 갈레누스의 4기질에 각각 맞추어서 시고(1914년)는 소화기형, 호흡기형, 근육형, 두뇌형을 배열했습니다.

● 시고의 기질 체질론 ●

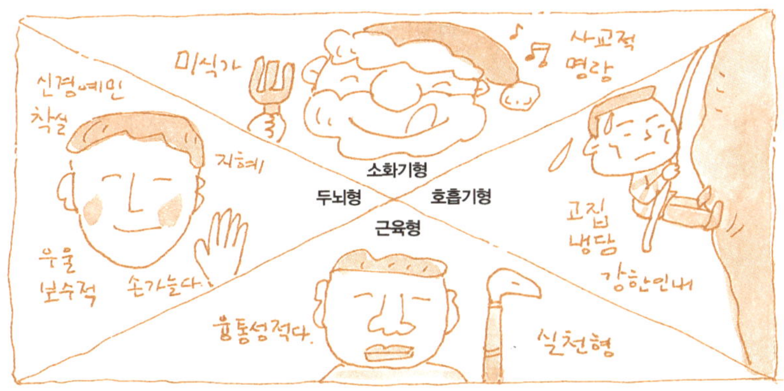

○ 소화기형 체질은 대단한 미식가이고 사교적이며, 호흡기형은 고집스럽지만 의지가 강하고, 근육형은 융통성이 적지만 묵묵히 제 할 일을 하고, 두뇌형은 신경이 예민하며 논리적, 분석적이다.

● 소화기형 체질

아랫볼이 부푼 얼굴이며, 영양질형입니다. 그런거 있지요? 동글동글한 얼굴에 생글거리는 얼굴, 산타클로스 할아버지 얼굴이 연상되지요. 마음씨 좋은 동화책 속의 할머니 같은 인상이지요. 로빈 윌리암스 타입입니다. 대단한 미식가이며, 사교적이고 명랑한 타입입니다.

● 호흡기형 체질

마름모꼴의 얼굴로 광대뼈가 튀어나와 있고, 산악인 같은 강한 의지와 인내를 지녔습니다. 그러나 고집스럽고 냉담합니다

● 근육형 체질

사각형 얼굴로서 울퉁불퉁한 편이고 털이 많으며, 손가락도 뭉툭하면서 손마디도 굵습니다. 농사짓는 사람처럼 묵묵히 제 할 일만 실천하는 성격이며 융통성이 적습니다. 아놀드 슈왈츠제네거 타입입니다.

● 두뇌형 체질

역삼각형의 얼굴로 머리 윗부분이 잘 발달해 있으며 윤곽이 섬세하고 손도 가늡니다. 신경이 예민하고 착실하며, 지혜롭고 분석적이며 논리적입니다. 우울한 경향이 있고 보수적입니다. 니콜라스 케이지 타입입니다.

벤데의 힘과 키의 체질론

벤데(1934)도 히포크라테스의 4체질에 기초를 두고 키의 장단과 힘의 강약을 배합해서 4체질을 밝혔습니다

● 무력단신형 체질

힘이 약하고 키가 작은 타입으로 혈액질형이며, 다혈질 타입이요, 따라

서 흥분이 빠릅니다. 사상체질로는 **소양인**에 가깝습니다.

● 강력단신형 체질

힘이 강하고 키는 작은 타입으로 점액질형이며, 종교적 인내심이 강합니다. 사상체질로는 **태음인**에 가깝습니다.

● 강력장신형 체질

힘이 강하고 키도 큰 타입으로 황담즙질형이며, 영웅호걸의 기질이 있어 용맹하고 객관성이 뚜렷합니다. 사상체질로는 **태양인**에 가깝습니다.

● 무력장신형 체질

힘이 약하고 키는 큰 타입으로 흑담즙질형이며, 우울질 타입이요, 따라서 지성적이지만 신경질적 경향을 갖고 있습니다. 사상체질로는 **소음인**에 가깝습니다.

● 벤데의 힘 체질론 ●

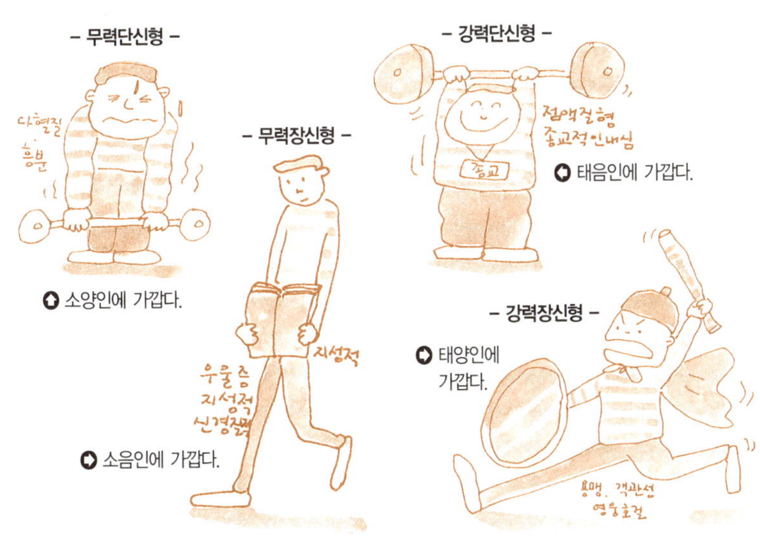

칸트의 체질 분류

철학자 칸트는 히포크라테스의 4액체설을 근간으로 하여 인간의 기질을 분류한 바 있습니다.

그는 인간의 기질을 **감정의 기질**, **활동의 기질**(의지적 기질)로 크게 나누었습니다. 그리고 그 하위 분류로 각각을 생명력의 흥분, 이완과 결합시켜 4기질로 나눈 것입니다.

쉽게 말해서 다음 같은 네 가지입니다. 감정의 기질과 생명력의 흥분, 즉 다혈질 타입입니다. 감정의 기질과 생명력의 이완, 즉 우울질 타입입니다. 활동의 기질과 생명력의 흥분, 즉 담즙질 타입입니다. 활동의 기질과 생명력의 이완, 즉 점액질 타입입니다.

● 다혈질 체질

경쾌한 성격에 사교적이며, 일보다는 놀이에 탐닉하고, 자신을 돌보기보다 남을 돕되 박애주의자는 아닙니다. 만사에 낙천적이고, 말이 행동보다 앞섭니다. 생활이 불규칙한 편이고 통속적 경향을 갖습니다.

사상체질 중 **소양인** 체질에 가깝습니다. 상향적 적극적 기질입니다.

● 우울질 체질

전진발전 지향적 성격이 아니라 지나치게 신중하고 보수적이며 불행했던 지난 일을 곱씹으면서 회상하는 성격입니다. 우울, 불신, 의혹에 얼룩진 탓으로, 의도적으로 자신을 더 불쌍히 보이려는 행동이 엿보이고, 타인과의 협조체제보다 독자적 행동을 주로 합니다. 생활이 고정된 습관 아래 이루어지는 편이고 변덕스러우며 소견이 좁습니다. 그러나 종교에 빠지면 광신도가 됩니다.

사상체질 중 **소음인** 체질에 가깝습니다. 하향적 소극적 기질입니다.

● **담즙질 체질**

자기애가 지나쳐서 교만합니다. 자존심이 크다 못해 자만에 휩싸여 있습니다. 안하무인의 불손한 태도 때문에, 때로는 많은 사람들로부터 아부에 가득 찬 찬사를 듣기도 하지만, 때로는 엄청난 저항을 받는 수도 있습니다. 추종자를 거느리고 전광석화처럼 일을 처리해 나가는 솜씨가 뛰어나서 항상 다사다망하지만, 끈기 있게 실행하는 성격은 아닙니다.

생활은 규율적이며 카리스마적이고, 화는 내지만 뒤끝이 없다는 평판을 듣습니다.

사상체질 중 **태양인** 체질에 가깝습니다. 상향적 적극적 기질입니다.

● **점액질 체질**

무감각적이고 무활동적이며 냉혈적인 요소를 많이 갖고 있어서 소극적 경향을 보이지만, 그만큼 침착하고 냉정하며 깊이 있는 사고를 통해 행동을 완벽하게 하기 때문에 언행이 일치하고 실수가 거의 없습니다. 중용을 지키는 것처럼 보이지만, 자신의 의지가 견고합니다. 만사에 충실하며, 지혜롭게 대처해 나가며, 자신의 감정에 휘말리지 않는 불혹의 경향이 있습니다.

생활은 열정적인 자극이 적어 아기자기한 맛은 없지만, 일단 뜨거워지면 그 뜨거움이 오래 가기 때문에 가장 안정된 사랑과 생활을 지속할 수 있게 됩니다.

사상체질 중 **태음인** 체질에 가깝습니다. 하향적 소극적 기질입니다.

뵈르단의 살집 체질론

● 비후형 체질

소위 비만형입니다. 그래서 내장형, 또는 영양형이라고 할 수 있습니다. 구심력이 강해 소비보다는 축적을 이루는 체질입니다. 그러다 보니 자연히 대사가 잘 이루어지지 않을 수 있습니다. 혈액의 순환이 안 되어 어혈을 형성할 수 있고, 이것으로 인해 병이 올 수 있는 체질입니다. 다혈질형입니다. 사상체질 중에 **태음인**에 속하는 체질입니다.

● 근골형 체질

뚱보도 홀쭉이도 아닙니다. 근육질이 적당히 형성된 체형입니다. 구심력과 원심력이 적당히 균형을 이루는 체질이기 때문에 소비와 축적이 조화를 이루는 편이요, 그래서 살이 찌지도 않고 살이 여위지도 않는 것입니다. 심폐기능이 좋은 편이지만 외감성 풍독이나 음식에 의한 식독이나 수분대사에 문제 있는 수독 등이 결합된 독성 인자에 의한 병이 올 우려가 있습니다. 사상체질 중에 **태양 · 소양인**에 속하는 체질입니다.

● 수척형 체질

소위 홀쭉이형입니다. 원심력이 강해 축적보다는 소비가 더 많은 체질입니다. 동화작용보다는 이화작용이 더 큰 타입입니다. 그러다 보니 허열이 들뜨게 되고 만성 소모성 질환을 앓기 쉽습니다. 감각적이요, 신경질적인 경향이 있으며, 흑담즙질형에 속합니다. 사상체질 중에 **소음인**에 속하는 체질입니다.

비오라의 키 체질론

비오라(1933년)는 키의 장단에 따라 체질을 셋으로 분류했습니다.

● 단구형 체질

키가 작은 이 체질은 옆으로 퍼진 타입입니다. 그래서 데굴데굴 굴러갈 것처럼 보이는 체형입니다. 고집 세고 곧잘 흥분하는 경향이 있습니다. 위 확장 등이 있기 쉽고, 자연히 거대한 내장기 체질이라고 합니다. 소위 뇌졸중 타입입니다. 사상체질 중에 **태음인**에 속하는 체질입니다.

● 정상형 체질

작지도 크지도 않은 체형으로 비교적 균형 잡힌 체질로 분류하고 있습니다. 사상체질 중에 **소양인**에 속하는 체질입니다.

● 장구형 체질

키가 큰 이 체질은 위아래로 가냘프게 길기만 한 타입입니다. 소위 전봇대 같은 체형입니다. 때로 역마직성이 있어 쏘다니기 좋아하고 화려한 걸 좋아하며 사랑타령을 곧잘 하는가 하면, 때로 소심하고 세심하며 잔정이 많고 예술적 감성을 표현하길 잘 합니다. 위하수 등이 있기 쉽고, 자연히 왜소한 내장기 체질입니다. 소위 **결핵** 타입입니다. 사상체질 중에 **소음인**에 속하는 체질입니다.

크레츠머의 골상 체질론

크레츠머(1921년)는 독일의 정신과 의사였습니다. 그는 사람의 골격 등 외형을 보고 체질을 셋으로 분류한 바 있습니다.

● 비만형 체질

얼굴과 두개골이 크고 둥글며 윤곽이 뚜렷한데 오각형 같아 보입니다. 얼굴이 항상 붉으며 피부가 두껍고 살집이 많고 부드럽습니다. 흉곽 주위가 커서 역삼각형 모양을 하고 있으며 뼈나 근육 발달은 보통입니다. 일종의 순환기질이므로 고혈압, 뇌졸중, 심장병 등 심혈관계 질환을 앓기 쉽습니다. **조울증 기질**입니다. 사상체질 중에 **태음인**에 속하는 체질입니다.

● 투사형 체질

얼굴과 두개골이 긴 타원형으로 광대뼈가 나왔고, 뼈나 근육 발달이 좋아서 근육형이라고 봅니다. 가슴도 늠름하고, 어깨나 복부가 잘 발달해 있습니다. 안색도 좋고 피부도 좋습니다. 간질 같은 정신병을 앓기 쉽습니다. **점액질성 기질**입니다. 사상체질 중에 **태양 · 소양인**에 속하는 체질입니다.

● 수척형 체질

얼굴과 두개골이 작고 가냘픈 달걀형으로 측면이 발달되어 있습니다. 안색이 희고 피부는 건조하며 빈혈 경향이 있습니다. 어깨와 가슴이 좁고 섬세하며 깁니다. 손발도 가늘고 약하며, 뼈와 근육도 빈약한 편입니다. **정신분열증** 등을 앓기 쉽습니다. 사상체질 중에 **소음인**에 속하는 체질입니다.

셀덴의 배엽(胚葉) 기원설

셀덴(1940년)은 배엽 기원설을 주장했습니다. 그는 인간이란 대체로 여섯 살 때에 체질이 결정된다고 했습니다. 1940년, 그는 정상적인 학생 4천 명을 일정한 조건 아래 앞, 뒤, 측면을 사진으로 찍어서 신체 구조를 그렇게 나눈 것입니다.

● 내배엽형 체질

태생기의 내배엽으로부터 생기는 내장의 발달로 복부가 잘 발달해 있다고 했습니다. 그래서 **'내장 긴장형'** 타입이라고 했습니다. 따라서 이 체질은 잘 먹습니다. 영양질형이 됩니다. 미식가이며 식도락을 즐깁니다. 술도 즐기며, 유동식 음식을 좋아합니다.

사교적이며, 많은 사람들로부터 귀여움을 받습니다. 아울러 더 큰 사랑과 더 큰 칭찬을 받고 싶어 합니다. 괴로움이 있으면 곧잘 남의 도움을 받고 싶어 하며, 상대에게 의지하고, 상대의 관심에 마음을 씁니다. 어릴 때부터 남의 관심에 들려고 노력합니다. 말도 잘 하고 분위기도 잘 잡습니다. 동작이나 반응이 느리지만, 찬찬히 일을 잘 꾸려갑니다.

수면 시에는 깊이 잠드는 타입입니다.

● 중배엽형 체질

태생기의 중배엽으로부터 먼저 발달되어 몸체의 폭이 비교적 넓고 근육도 견고합니다. 그래서 **'신체 긴장형'** 타입이라고 했습니다. 근육 발달이 비교적 좋은 근골형입니다. 자연히 움직이기를 좋아합니다. 동작이 많고 능동적이며 운동에 취미가 많습니다. 자연히 모험을 즐기고, 경쟁적이 되며, 투쟁적이 됩니다. 때로는 공격적이고 냉혹한 일면을 보이고, 술에 취하면 기고만장해서 다툼질을 하려고 합니다. 괴로울 때도 침울해 있기보다는 활동을 즐깁니다.

그러나 밀폐공포가 있으며, 소란이나 고통을 잘 견디지만 육체적, 정신적 안정이 결여되기 쉽습니다. 잠도 잘 자는 타입입니다.

● 외배엽형 체질

태생기에 이미 외배엽부터 발달되어 신경계통이 무척 발달된다고 했습니다. 그래서 **'두뇌 긴장형'** 타입이라고 했습니다. 이 타입은 수척하며, 감각적인 타입이며, 정신분열증적 소양이 있는 왜소내장형에 속합니다.

내향적이며, 고독과 우울에 잘 빠집니다. 억제력이 적고, 감정적 표현 또한 적습니다. 광장공포증이 있으며, 사랑에도 수동적이고, 사교성이 적습니다. 동작은 주저하는 경향이 많지만, 반응은 지나치게 예민합니다.

정신분열증이 오기 쉽고, 소화기 하수 등으로 식사에 별로 큰 관심을 갖지 않습니다. 쉽게 피로해 하며 결핵이나 두통에 약합니다. 죽음, 인생의 말년 등에 관심이 많습니다. 숙면이 잘 안 되는 타입입니다.

동양의 세 체질

사람을 세 유형으로 나눈다면 첫째는 '근골조실형(筋骨粗實型)'이 있습니다. 골격이 크고 기육이 충실하며 상체는 역삼각형이고 광대뼈가 튀어나오고 모발이 빳빳하고 숱이 많으며 음성은 힘 있고 무겁습니다. 자존심 강하고 자신의 의지를 관철해 나가는 데는 투철하지만 융통성이 없습니다. 저항력도 강해 설령 병에 걸려도 예후가 양호합니다. 대개 '태양인' 체질의 특징이 많이 나타나는 타입입니다.

둘째는 '형반기허형(形珊氣虛型)'이 있습니다. 형체는 비만하고 근육은 물렁거릴 정도로 부드럽습니다. 모발도 숱이 많고 부드럽습니다. 손등도 두툼하고 목소리 역시 부드러우나 약간 느리고 끝맺음이 명료하지 않습니다. 온순하고 융통성이 있지만 변덕이 심하고 언행불일치가 많습니다. 기혈의 순환이 원활치 못해 내장기 기능이 허약해져서 기력이 약해지고 끈기와 의지, 투지가 없고, 정신적 피로의 경향을 띠게 됩니다. 중풍에도 잘 걸립니다. 대개 '태음인' 체질의 특징이 많이 나타나는 타입입니다.

셋째는 '형수음허형(形瘦陰虛型)'이 있습니다. 형체가 메말라 가늘고 약하며 흉곽이 키에 비해 왜소해 보이며 어깨가 축 처져있고 얼굴이 창백하며 피부가 거칠어 나이에 비해 늙어 보이는 경향이 있습니다. 머리 위 부분은 넓지만 턱은 좁고 입술도 얇고 귓볼도 얇으며, 손끝이 가늘고 섬세하며 손금은 잔주름이 많아 복잡합니다. 음성은 작지만 명료합니다. 논리적이요, 꼼꼼하고 정직하며 상상력이 풍부합니다. 정신신경계가 울체되기 쉬워 속칭 '화병'을 일으키며, 때로 밤 잠자리에서 땀을 흘리기도 합니다. 대개 '소음인' 체질의 특징이 많이 나타나는 타입이지만 '소양인' 체질의 특징도 다소 엿보입니다.

사람의 전성기는 40세까지라 합니다

첫째, 인간은 몇 살까지 살 수 있을까요?

동물의 수명은 성숙에 걸리는 기간의 5~10배라고 합니다. 〈연수서〉에 사람은 만물의 영장이니 수명이 본래 43200여 일, 즉 120세라 했으며, 〈소문〉에는 인간의 원래 수명이 100세라고 했고, 〈장자〉에도 상수는 100세요, 중수는 80세요, 하수는 60세라 하여 인간의 수명을 100세로 보고 있습니다. 그러나 인간의 수명을 가장 좋은 체질과 환경에서 자라난 경우의 '가능 생존연령'으로 보면 115세라고 하는 설도 있습니다.

둘째, 몇 살부터 노년기로 볼까요?

이제마는 〈동의수세보원〉에서 16세까지를 유년으로, 33세까지를 소년으로, 33세에서 48세까지를 장년으로, 그리고 49세에서 64세까지를 노년으로 보았습니다. 혹설에는 정자와 난자가 수정한 때부터 죽을 때까지의 생체의 모든 변화 과정을 통틀어 '노화'로 보는가 하면, 45세에서 가감 5를 한 나이를 초로기 — 즉 노화기가 시작하는 것으로 보고, 70세에서 가감 10을 한 나이를 노쇠기로 정의하기도 합니다. 〈내경〉에는 50세 이상을 노년기로 보고 있습니다. 따라서 의학상으로는 40세 이후를 노인성 변화가 나타나는 연령으로 보고, 보통 노인이라면 65세 이후를 가리킵니다.

셋째, 노화는 어떤 과정으로 나타날까요?

10대에는 오장이 비로소 안정하고 혈기가 통하며 '기'가 아래에 있어 달음질을 잘 합니다. 20대에는 혈기가 비로소 왕성하고 살집이 바야흐로 강장해집니다. 30대에는 오장이 크게 안정되고 살집이 견고하고 혈기가 충만하므로 걸음을 잘 걷습니다.

40대에는 음기가 스스로 반으로 줄어 기거하는데 나태해지고, 살갗이 성그러지며 생체의 영화로움이 쇠락하기 시작하므로 모발이 희어지고 기혈이 평성하여서 동요하지 않으므로 곱게 앉아 있기를 좋아합니다. 50대에는 체중이 늘고 이목도 총명치 못해지고, '간장기능'이 쇠하고 담즙이 비로소 적어지고 눈도 밝지 못해집니다. 60대에는 음경이 위축되고 기력도 크게 쇠해지고 인체의 아홉 구멍이 불리해지며 하초는 허해지고 상체는 실해져 콧물, 눈물이 많아집니다. '심장기능'이 비로소 쇠하고 근심 걱정이 많아지며 혈기가 풀리고 떨어져 눕기를 좋아합니다.

70대에는 '비장기능'이 허하므로 피부가 마릅니다. 60~70대를 거치면서 노화가 심화되어 노화현상과 질병과의 구분이 명확치 않을 수도 있습니다. 이후부터는 노화 자체로서도 질병을 일으킬 수 있습니다.

80대에는 '폐장기능'이 쇠하여 혼백이 떠나므로 말에 조리가 없어집니다. 90대에는 '신장기능'이 마르므로 장부와 경락이 모두 공허해집니다. 100세에 이르면 오장이 다 허하고 정신적 에너지가 쇠하여 육체적으로 껍데기만 남은 것 같으니 종국에는 인생의 마지막 말년이 되는 것입니다.

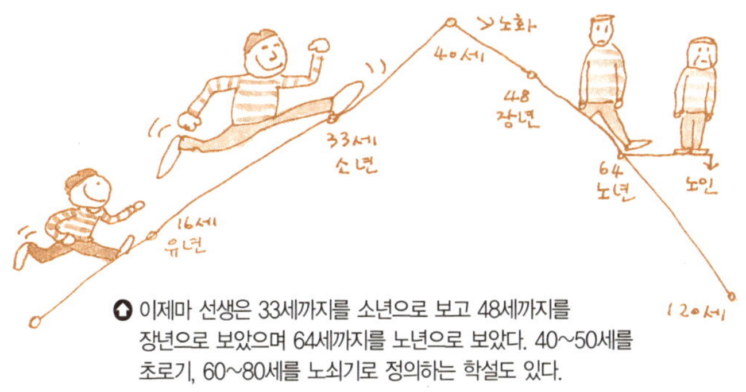

✪ 이제마 선생은 33세까지를 소년으로 보고 48세까지를 장년으로 보았으며 64세까지를 노년으로 보았다. 40~50세를 초로기, 60~80세를 노쇠기로 정의하는 학설도 있다.

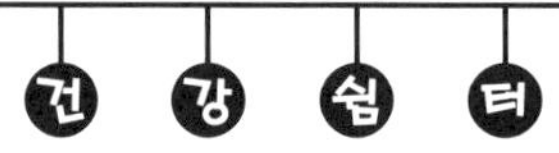

체질과 소질의 관계

● 태양인

사회적 관계에 뛰어나며, 모험심이 강하고 목표가 거대하여 역사 현상을 변화시키려는 혁명가적 인식을 갖고 있다. 영웅심, 자긍심, 독립심이 대단하며, 강한 의지와 인내를 지녔다. 명석한 두뇌와 진취적 실천력이 있어 독창적인 이념과 발명에 조예가 깊다. 따라서 혁명가, 정치가, 창작인, 발명가의 소질이 있다. 그러나 독선적이고 자만심에 찬 인물로 간주되는 수도 있다. '천재와 천치는 종이 한 장 차이'라는 말처럼 천재적 소질을 발휘하지 못한 태양인은 멸시받는 '천치'의 소행을 벌이다 요절하는 수도 있다.

● 태음인

인간관계에 뛰어난 실천가이며 경영 능력이 뛰어나 상부상조를 기뻐하고 무리끼리의 생활을 즐기며, 남을 가르치고 유도하며 잘 리드한다. 웬만한 경영난은 자신의 지구력과 투지로 헤쳐 나간다. 물론 행정적인 일에도 능란하다. 예로부터 영웅과 열사 가운데는 태음인이 많다. 따라서 정치가, 경영인, 교수, 장군의 소질이 있다.

● 소양인

제도적인 집단내에서의 인간관계가 뛰어나 그 관계를 잘 유지하고 생소한 사람과의 사귐을 즐긴다. 따라서 사람을 많이 상대하는 직업이 알맞다. 또 섬세한 감성이 때로 예술 분야에 발휘되거나 손재주를 발휘할 수 있다. 따라서 디자이너를 비롯한 예술가의 소질이 있다.

● 소음인

사람을 잘 조직하는 재간이 있다. 세심하고 부드러워 사람들을 모으는 능력이 있고 작은 구석까지 살펴 계획을 세운다. 컴퓨터처럼 일을 깔끔하게 잘 처리하며 순서 있고 논리 정연한 말을 아주 침착하게, 설득력 있게 잘 하는 것도 재간이다. 더구나 조직사회에서 남이 자기를 도와주는 것을 기뻐하는데, 실제로 부러울 만큼 인덕이 있다. 따라서 프로그래머, 작가, 교수, 방송인, 요리사 등이 알맞다.

당신에게 잘 맞는
체질 궁합

체질과 사랑·결혼·섹스

당신은 어떤 사람과 사랑을 나누고 결혼생활을 하고 싶습니까?

당신은 어떤 사람과 사랑을 나누고, 결혼생활을 하고 싶습니까? 우선 미남, 미녀를 만나고 싶지 않습니까?

때로 지나치게 잘 생긴 남성은 싫다는 여성이 있으며, 때로 지나치게 예쁜 여성은 싫다고 하는 남성이 있습니다. 그러나 이 말은 거짓일 때가 많습니다. 그런 말을 하는 사람의 심중에도 미남, 미녀에 대한 동경이 가득한 경우가 많습니다. 단지 자신이 성취하기 어려운 것에 도전했다가 받아야 할 쓰라린 시련을 예견하고 마음을 움츠리는 것뿐이거나, 혹은 미남이나 미녀들이 자칫 갖기 쉬운 교만함이나 방종이 두려울 뿐입니다.

여하간 많은 사람들의 진심에는 미남, 미녀에 대한 선호 의식으로 가득차 있다고 단언합니다. 다만 어떤 남성이 미남이고, 어떤 여성이 미녀냐하는 객관적인 가늠자가 사랑에는 존재하지 않을 뿐입니다. 다시 말해 제 눈에 미남으로 보이면 이 세상에 둘도 없는 미남이며, 제 눈에 미녀로 보이면 이 세상에 둘도 없는 미녀입니다.

그래서 사랑의 마력은 상대방의 외양에서 비롯되는 것이 아니라 바로 당신 자신의 마음에서 비롯되는 것입니다.

그러나 사상체질에 따라 선천적으로 타고 나는 특징적인 외양이 있기 마련이므로, 우선 그 특징적인 외형에 대해 간단히 재론할까 합니다.

태양인은 고귀한 이상에 불타는 정열적인 사람입니다

태양인은 머리가 커서 과분수를 연상시킵니다. 그러나 깔끔한 인상을 줍니다. 강렬하고 매서운 인상입니다. 하관이 빠르고 눈이 작으며, 그 작은 눈에 상대방을 압도하는 무서운 광채가 있습니다. 고귀한 이상에 불타는 정열적인 사람으로 보입니다. 따라서 당신이 이런 특징을 좋아한다면 태양인 남성이나 여성은 당신의 눈에 미남, 미녀로 비춰질 것입니다.

태음인은 관대한 남성, 후덕한 여성입니다

태음인은 그저 두리뭉실하며, 의젓해 보이고, 믿음직스러워 보입니다. 얼굴도 둥글둥글하며, 눈도 큼직, 코도 큼직, 귀도 큼직, 입도 큼직, 근육과 골격도 큼직큼직하여 관대한 남성, 후덕한 여성으로 보입니다. 따라서 당신이 이런 특징을 좋아한다면 태음인 남성이나 여성은

체 · 질 · 과 · 궁 · 합

연예계의 찰떡궁합

태양인은 독불장군 스타일이기 때문에 서로 부족한 것을 채워주는 태음인 스타일이 가장 잘 어울린다. 연예인 부부 중에 태양인-태음인 커플이 바로 소문난 잉꼬부부로 알려진 최수종-하희라 커플과 차인표-신애라 커플이다.

당신의 눈에 미남, 미녀로 비춰질 것입니다.

소양인은 물찬 제비, 꼬리치는 여우형입니다

소양인은 뾰족한 턱에, 입술은 얇고 입은 작습니다. 얼레빗으로 빗어 올린 듯 긴 속눈썹 안으로 맑고 예쁘고 큰 눈이 광채를 띱니다. 금방이라도 눈물이 왈칵 쏟아질 듯한 눈 속에 광채가 번뜩입니다. 남성은 물찬 제비 같고, 여성은 꼬리치는 여우 같아 보입니다. 따라서 당신이 이런 특징을 좋아한다면 소양인 남성이나 여성은 당신의 눈에 미남, 미녀로 비춰질 것입니다.

소음인은 선비 같은 남성, 얌전한 여성입니다

소음인은 예쁜 눈이 한없이 순해 보이며, 동그라니 얄상한 윤곽에 오밀조밀 잘 짜여진 인상입니다. 키와 몸집은 대체로 작은 편이지만, 몸매에

● **소음인 남성과 여성의 특징** ●

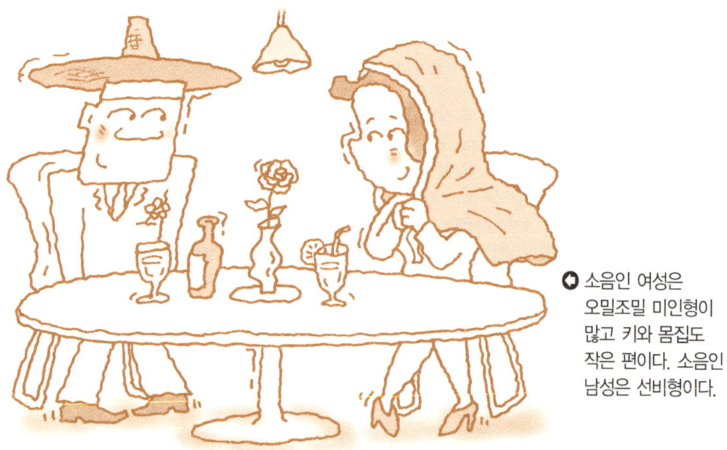

● 소음인 여성은 오밀조밀 미인형이 많고 키와 몸집도 작은 편이다. 소음인 남성은 선비형이다.

균형이 잡혀 있고, 몸매만큼 얌전하고 온화한 인상이지만 병색 같은 나약
함이 보입니다. 선비 같은 남성, 얌전한 여성으로 보입니다. 따라서 당신
이 이런 특징을 좋아한다면 소음인 남성이나 여성은 당신의 눈에 미남, 미
녀로 비춰질 것입니다.

그래서 다시 한 번 더 강조합니다. 사랑의 마력은 상대방의 외양에서 비
롯되는 것이 아니라 바로 당신 자신의 마음에서 비롯되는 것입니다!

태양인은 열정적으로 자기를 표현합니다

사람을 쉽게 좋아하지는 않지만 첫눈에 홀랑 반해 갑자기 사랑에 빠지
며, 일단 사랑하면 끝없이 빠지지요. 얼마나 열중하는지 한 번 사랑에 빠
지면 땅에 발이 닿지 않을 만큼 열중하지요.

자신의 손길이 닿는 것은 반드시 모든 게 반짝이기를 강력히 원하며, 원
하는 일이 있으면 죽기로 작정하고 치러내는 체질이므로, 열정적으로 자기
를 표현하면서 강한 정신력으로 이성의 감정을 사로잡습니다.

까탈스럽지 않고 통이 크며 시원시원하면서도 굵고도 화끈하게 강력한
힘으로 밀어붙여 사랑의 불길을 활성화시키는 집념이 대단합니다. 사랑의
에너지를 맘껏 발휘하여 적극적인 추진력으로 사랑의 어떤 난관도 돌파해
나갑니다.

사랑의 상대는 합리적이며 신뢰할 수 있는 상대를 이상형으로 여기고
있으며, 특히 동지적 관계에 관심이 많습니다. 다시 말해서 숭고한 목적을
위해 함께 할 활동적인 파트너를 원합니다.

태음인은 마음을 허락하면 변치 않는 사랑을 합니다

사랑의 표현을 정열적으로 또는 노골적으로 잘 하지 않는 타입입니다.
그러나 마음을 허락하면 결코 변하지 않고 의리를 지키며, 깊은 이해심으

로 상대를 보호하려는 본능을 발휘하며, 꾸준하고 침착하게 사랑을 꼭 성취하려는 집념과 끈기, 목표를 향한 추진력과 의욕이 강한 체질이기 때문에 사랑의 어떤 난관에도 쉽게 좌절하거나 포기하지 않습니다.

호탕한 낙천적 기질이어서 털털함과 수더분함, 큰 스케일과 관대함, 그리고 크게 주고 크게 거두어 가는 사랑을 합니다.

일반적으로 결혼제도를 좋아하지 않지만 한 사람의 인간으로서 결국은 그것을 따르는 타입이므로 결혼이 비교적 늦어지는 경향이 있습니다.

태음인 남성은 '주제 모르는 여자'를 싫어하고, 태음인 여성은 '절도 있고 자기 마음을 헤아려 주는 남자'를 원하기 때문에, 보편적으로 태음인 남녀는 낙천적이고 관대한 배우자를 원하는 편입니다.

소양인은 물불 가리지 않는 사랑을 합니다

아름다운 모든 것을 사랑하며, 가치 있는 모든 걸 소유하려 하기 때문에 현실 같은 꿈, 꿈 같은 현실이 몽마(夢魔)같이 엉겨 마치 환영(幻影)에 취한 듯 사랑합니다. 도깨비불 같은 사랑, 무지개 같은 사랑, 그래서 사랑은 실제보다 크고 아름답게 보이며, 사랑은 소양인의 '.우아한 정신적 취미'로까지 보일 정도입니다.

섬세한 연애 감정, 명랑하고 시원스러우며 적극적인 성격, 그래서 사랑을 착수하는 데 별

체 · 질 · 과 · 속 · 담

'똥 마려운 계집 국거리 썰 듯' 하는 소양인

소양인의 급한 성격을 꼬집는 속담. '갓 쓰고 똥 누는' 타입이자 '장사 지내러 가는 놈이 시체 두고 간다'는 속담도 소양인의 이런 덤벙대는 성격을 두고 하는 말이다. '똥 마려운 계집 국거리 썰 듯'이란 말은 정성껏 일 하지 않고 덤벙댄다는 뜻이다.

어려움이 없습니다. 그리고 사랑한다 하면 정말 절절한 사랑에 빠질 뿐 아니라 사랑을 참지 못하는 제 성격 탓으로 밤낮, 물불 가리지 않고 사랑에 빠집니다. 혹은 활기 넘쳐 가만히 있지 못하고 모험심이 강해 세상이 깜짝 놀랄 사랑을 합니다.

남이 감히 생각도 못할 사랑을 눈 하나 깜짝하지 않고 태연히 할 수 있는 체질! 특히 정에 약해서 외롭고 괴롭고 힘들어하는 상대라면 부드럽고 상냥하게 그 외로움을 포근히 감싸며, 상대를 채우고, 상대에 동화되려고 애를 쓰기 때문에, 찬미의 헌신 또는 연민에 의한 결합이 잘 이루어집니다.

사랑의 상대는 우아한 매너를 사랑하는 상대를 사랑합니다.

소음인은 '러브스토리' 같은 사랑을 합니다

사랑, 그 자체를 즐깁니다. 소설처럼, 영화처럼 사랑하고 싶어합니다. 사랑하는 사람과 함께 연출해 가는 '러브스토리' 같은 사랑을 사랑하는 것입니다. 눈물이 펑펑 쏟아지는 그런 사랑, 비 쏟아지는 공원 나뭇가지 밑에서 흠뻑 젖은 채 떨면서 사랑하는 사람을 기다리며 사랑을 호소하는 등 꿈을 만들어내려고 합니다. 꿈이 없는 사랑은 사랑 같지 않아서 꿈 같은 사랑을 동경합니다. 한 사람을 깊이 사랑하며, 사랑 하나 하나를 깊은 추억으로 간직하며 귀하게 여기는 경향이 있습니다.

상대를 위할 줄 아는 심성이기 때문에 사랑하는 사람의 입장이 되어 생각하며, 사랑하는 사람이 내심 원하는 것을 쉽게 이해하면서, 그 원하는 바를 해주고 싶어합니다.

사랑하는 상대는 세심하면서 부드럽고, 깔끔하고 예의바르며, 우아한 상대를 원합니다. 오직 진지하게 구애하는 상대만 고려의 대상이 되어 열애에 빠지지만, 예상보다 만혼의 경향이 있습니다. 배우자와 나이 차가 있는 것을 좋아해서 책임감 있는 젊고 지적인 파트너를 찾기도 합니다.

체질별 특징과 문제점

태양인은 사랑의 배신에 반드시 복수합니다

냉정한 성격이어서 좀처럼 마음을 주지 않으며, 사랑을 표현할 때도 군더더기 말을 생략하거나, 감정 표현을 하지 않고 가슴에 담아두기 때문에 어떤 생각을 품고 있는지 알 수 없는 경우가 많습니다. 그러나 사랑하는 사람에 대해 무관심하지 않는 한 사랑하는 사람의 생각이나 느낌까지도 섬뜩하리 만치 파악하고 있습니다.

또 상식을 초월한 지성과 독창성, 괴팍함, 엉뚱함, 갑작스러움, 공격성… 형언하기 어려운 이런 체질적 특성이 때로는 경련성 발작 같이 한순간에 폭발하여 사랑하는 사람의 마음속에 어떤 긴박감이나 혼란을 일으키기도 합니다.

사랑을 주기보다는 받기를 원하거나, 상대를 편하게 해주기보다는 상대를 통해 자신의 안정을 얻으려고 하는 경향이 있으며, 혹은 필부의 꿈인 일상적인 행복에 가치를 두지 않고 일확천금, 벼락출세를 원하다 보니 때로 사랑하는 사람을 자신의 목표 달성을 위한 수단으로 삼는 경우가 있습니다.

사랑한다, 또는 사랑해야겠다 하고 일단 마음먹으면 때가 무르익기 전에 성급하게 행동하면서 상대가 한눈 파는 걸 용납 못하고, 자신이 원하는 대로 안 되면 피에 굶주리고 목마른 칼 같이 짧고 예리하게 충동적인 보복을 서슴지 않습니다. 불같은 성질로 극단적인 복수까지 마다하지 않는 경향이 큽니다.

혹은 사랑의 배신이나 사랑이 뜻대로 안 되면 조울증, 분노, 과대망상, 과음 등으로 폐인처럼 생활하기도 합니다. 이렇게 사랑의 에너지가 왜곡될 때 주위는 물론 자신까지도 해치고 재앙을 초래하는 경우가 흔합니다.

태음인은 사랑보다 우정이 취향에 맞습니다

이성관계에 커다란 흥미를 못 느끼는 체질입니다. 어느 누구와도 깊은 사적 친교를 안 갖고, 감정적으로 자유를 누리며 우호적 관계를 유지하기를 바라는 체질입니다. 다시 말해서 감정적으로 얽혀드는 것을 두려워하는 체질인 것이지요. 따라서 미묘하고 불안정한 애정보다 지속적인 우정이 취향에 맞는 체질입니다.

설령 사랑한다 해도 좀처럼 속마음을 안 보여 줘 도대체 얼마나 사랑하는지 본심을 읽기가 쉽지 않은 체질입니다. 나쁘게 말해서 음흉스럽고 의뭉하다 하겠고 좋게 말해서 심지 굳다 하겠지요. 또 나쁘게 말해서 무뚝뚝하고 좋게 말해서 과묵하며, 나쁘게 말해서 애교 없으며 좋게 말해서 의젓한 체질이라 할 수 있습니다.

그래서 한편으로는 사랑에 잔재미가 전혀 없고, 한편으로는 사랑에 믿음이 갑니다. 그러나 사랑하는 사람이 태음인을 믿을 수는 있어도 태음인은 사랑하는 사랑을 믿지 못하는 마음이 큽니다. 의심이 선천적으로 많은 게 태음인 체질이기 때문입니다.

겉으로 어떻게 보이더라도 무척 보수적 뿌리가 깊어서 태음인이 주장하며 내세우는 고상함과 정숙함의 기준은 엄청 높습니다. 그리고 그것을 갖추지 못한 상대에게는 차갑게 응대하는 경향이 있습니다. 때로는 이처럼 편협한 생각을 끝까지 고집하여 전혀 융통성을 보이지 않는 경우도 있습니다.

또 좋게 말해서 생각이 깊으며 나쁘게 말해서 조심성이 지나칠 정도이기 때문에 위험을 감수하면서까지 사랑의 불길에 날아가는 부나비가 아니지만, 때로는 행동의 자유를 왜곡하여 분주하고 다망한 연애에 빠져 스캔들을 만들기도 합니다.

한편 결혼에 의한 재산상 이득이나 신분의 상승을 꾀하려는 경향도 있어서 돈이나 지체 높은 혼처를 구하기도 합니다.

소양인은 사랑에도 계산적 두뇌를 굴립니다

접근하기 용이한 타입으로 보입니다. 실제로 호기심이 남다르고, 불안정해 보일 정도로 좀이 쑤시며, 하고 싶은 일은 다 하면서 에너지가 완전히 소모될 때까지 맹렬한 기세로 자신의 열정을 불태우려는 체질이기 때문에 이성의 접근이 비교적 용이한 게 사실입니다. 더구나 남 앞에 나서는 걸 좋아하는 '무대체질' 이요, 이때 생애 최고의 보람을 느끼는 오지랖넓은 체질이기 때문에 이성 친구가 자연히 많을 수밖에 없고, 특히 나약하고 몽상적인 선천적 기질 때문에 이성의 유혹에 넘어가기도 쉽습니다.

때로는 파트너를 찾는 일에 모든 노력을 다 하는 경향도 있습니다. 결혼은 소양인의 이상이며, 목표이기 때문입니다. 소양인은 혼자 있는 걸 견딜 수 없기 때문입니다. 자기에게 알맞은 것이 있으면 거기에 의존하는 게 평안을 찾는 길이기 때문입니다. 그래서 타고난 매력과 술수로 대상을 획득하려고 안달하며, 까닭에 소양인의 사랑은 무분별한 애욕으로 흐르기 쉽습니다.

'남의 잔치에 감 놓아라 배 놓아라' 하는 소양인

'문 돌쩌귀에 불 날' 정도로 바깥일에 열중하면서 지나치게 남의 일에 나서는 게 소양인이다. 따라서 '남의 잔치에 감 놓아라 배 놓아라' 쓸데없는 참견도 잘 한다. 비슷한 속담으로 '남의 싸움에 칼 빼기' 한다는 말도 있다.

그러나 상대를 완전히 손에 넣을 수 없다고 느껴질 때는 흥미를 잃습니다. 한편 또 다른 유혹이 있을 때는 거기에도 저항을 하지 않으며, 자신과 접촉하는 모든 것에 대해 가벼움을 원칙으로 하며, 오래 얽매이지 않습니다.

특히 부유하며, 사치스럽고, 화려한 환경 속에서 남에게 추앙 받는 걸 즐기려 하며, 생산적인 일보다 사교술에 의해 별로 힘 안 들이고 삶을 영위하려고 하기 때문에 정숙함이나 지조와는 거리가 멀게 살 수 있으며, 세상이 깜짝 놀랄 사랑, 남은 감히 생각도 못할 사랑을 눈 하나 깜짝하지 않고 저지를 수 있는 체질이기 때문에 유부남이나 유부녀와 사랑에 빠지기도 합니다.

그러나 어느 경우든 남의 눈에 돋보이는 상대, 이름을 얻어 남들이 알아보는 상대, 돈이 있어 편안하게 해 줄 상대를 원합니다. 사랑에도 계산적 두뇌를 굴리는 타입이지요.

소음인은 사랑의 도피행까지 감행합니다

모험보다는 안전제일 주의로 무리 없이 연애하려고 합니다. 그래서 적극성이나 추진력이 부족하며, 매사에 신중합니다.

세심하여 매사 신중하며, 내성적이고 수줍음이 많아 자신의 사랑하는 마음을 노골적으로 표현하지 못하고 혼자 속앓이를 하는 경우도 많습니다. 때로는 상대를 주도면밀하게 관찰하고 흠이 있으면 오히려 안도의 한숨을 내쉬고 다시 자신의 위치로 돌아가는가 하면, 때로는 자신의 본심과는 달리 이성에 대해 점잖게 굴거나 새침한 면모를 보이기도 합니다.

이해타산에 자주 얽매이며, 사랑의 열정을 잘 이해 못하여, 사랑의 모든 격렬한 감정을 두려워합니다. 갑옷으로 무장한 합리적 사고로 자신의 사랑의 감정을 응축시키고 통제하여서 사랑을 경계까지 합니다. 그래서 연애운이 저조할 때가 많습니다.

혹은 애정의 대상에 너무 집착해서 일방적인 애정을 쏟아 붓거나 독점욕으로 애정의 울타리에 가둬두기 때문에 오히려 사랑하는 사람을 질식시키기도 합니다.

한편으로는 열애에 빠져 사랑의 도피행을 감행하는가 하면, 비현실적인 순애보를 연출하려고도 하며, 때로 어떤 경우에는 '연애란 즐거운 유희' 라고 생각해서 사랑의 방관자처럼 사랑을 관람하면서 즐길 때도 있습니다.

실연을 당했거나 자기가 무시당했을 때는 충격이 엄청 큽니다. 슬픔과 갈등으로 좌절하거나 자학하며, 혹은 사랑하던 사람에 대한 원망과 증오로 횟병을 일으킬 정도입니다. 이것은 소음인 특유의 과거 집착력과 함께 작은 일에도 쉽게 마음을 풀지 못하는 소심함과 옹졸함에서 비롯된 것입니다.

<h2 align="center">● 소음인의 사랑관 ●</h2>

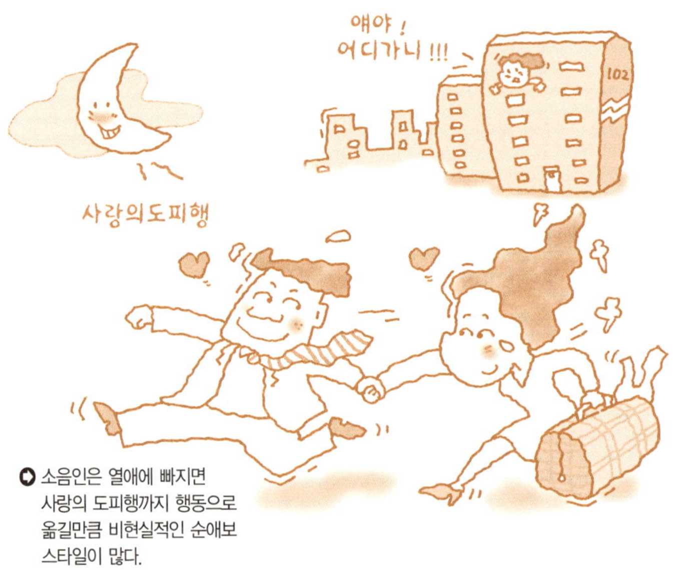

◑ 소음인은 열애에 빠지면 사랑의 도피행까지 행동으로 옮길만큼 비현실적인 순애보 스타일이 많다.

나의 짝으로 어울리는 체질 찾기

당신의 짝은 어떤 체질이 잘 어울릴지, 그러니까 어떤 체질과 어떤 체질이 만나면 궁합이 잘 맞아 잘 살게 될지 궁금하실 겁니다.

그러나 결론적으로 말해서 어떤 체질도 장점만 갖고 있는 게 아니어서 어떻게 조합을 했든 내 단점과 네 단점이 부딪히기 마련이기 때문에 고금은 물론 동서를 막론하고 별탈 없이 사는 부부보다는 허구한날 티격태격 산다, 못 산다 하거나 애탕끌탕 속끓이는 부부가 훨씬 더 많습니다.

그래서 여기서는 어떤 체질과 어떤 체질이 잘 어울리는가 하는 점도 밝히지만, 그보다 각 체질의 조합에 따른 부조화를 더 부각시키려고 합니다.

어떻게 짝을 이루든 이런 부조화는 다 있구나 하는 것을 알게 된다면 지금의 내 짝과의 부조화는 별 거 아니라는 것을 새삼 다짐할 수 있을 것이며, 내 짝 외에 더 이상적인 짝이 따로 존재하지 않음을 또한 알게 될 것입니다.

더구나 어떤 체질과의 조합에서도 부조화가 항존할 수 있다는 점을 통해서 궁합이 잘 맞는 진정한 내 단짝은 오로지 '내 마음의 거듭 태어남'에 의해서만 가능하다는 것을 알게 될 것입니다.

태양인과 태양인의 궁합은 '깨어진 유리조각에 비치는 햇살' 같습니다

태양인과 태양인의 조합은 '동지'적 관계로 이루어지는 경우가 많습니다. 숭고한 목적을 위해 함께 할 상대가 바로 그들의 이상형이며, 신뢰할 수 있는 상대이기 때문에 그들은 자신의 조합이야말로 합리적인 조합으로 생각합니다.

그들의 목표가 혁명투사이거나 빨치산 투쟁이거나 운동권 투쟁이거나, 혹은 열악한 환경을 개선하는 운동이거나 미래복지사회 건설을 위한 노력이거나, 혹은 학문을 위한 매진이거나 그들은 한몸, 한마음이 되어 서로에게 힘이 되어 '동지'로서의 고초와 영광을 함께 할 수 있습니다. 이것은 이 조합이 조화를 이루었을 때의 일입니다.

이렇게 이 조합이 조화를 이루면 막강한 추진력으로 작용합니다. 낡은 것, 그릇된 것을 갱신하며 파괴하려는 욕구가 상존하는 체질끼리의 조합이므로 서로의 기능을 항진시키는 관계를 이루게 되어 자신들의 영혼이 속인들로는 감히 상상을 불허하는, 보다 높은 차원의 삶을 꾸려갈 수 있습니다.

그러나 이 조합이 속인들조차 상상할 수 있는 초라한 영혼으로 추락했을 때는 서로의 강한 자아를 통제하지 못하고, 각자의 뚜렷한 생각과 행동이 상대의 뚜렷한 생각과 행동 속에 갈등을 빚게 되어 자주 분쟁을 일으키게 됩니다.

이 조합의 분쟁은 상대가 뭘 원하고 어떻게 느끼는가 하는 일은 중요치 않고 오직 밀어붙이기 분쟁입니다. 그래서 한쪽에서는 압력에 굴복하지 않으려 하고, 다른 한쪽에서는 목표에만 마음을 뺏겨 위험을 살피지 않고 발작적으로 폭발합니다. 결국에는 양쪽 다 상대를 무분별하게 파괴하던가 혹은 스스로 파괴될 때까지 미친 듯 야단을

<table>
<tr><td>체 · 질 · 과 · 속 · 담</td></tr>
</table>

'과부집 문고리 빼어들고 엿장수 부르는' 태양인

태양인은 혁명가나 공상가, 반항아의 성격이 있어 안하무인격으로 일을 추진하기 때문에 크게 승리하거나 크게 실패하는 이판사판형 성격이다. '과부집 문고리 빼어들고 엿장수 부른다'는 속담도 태양인의 이런 물불 가리지 않는 성질을 빗대어 일컫는 말이다.

피웁니다.

상당히 급한 성격의 체질끼리 조합된 것이므로 이들의 분쟁은 일상적인 사고 방식에 따르지 않으며, 매우 충동적이어서 투쟁도 짧게! 단호하게! 결말을 내고자 합니다. 그러나 때로는 자기에게 유리한 때가 오기를 기다리며 기회를 살펴 파괴 공작을 벼락처럼 짧게! 화끈하게! 결말내려고 합니다.

여하간 이 조합은 너무 강렬하여 원칙상 오래 지속되기 어려운 관계이며, 그 결말은 '깨어진 유리조각에 비치는 햇살' 처럼 섬뜩하면서도 예리한 악몽만 남게 됩니다.

태양인과 태음인의 궁합은 '우아함 속에 감춰진 칼날' 같습니다

태양인은, 태음인의 보수적이며 변화를 싫어하여 무언가 새로운 일을 시작하려 하지 않는 것이 취향에 맞지 않습니다.

불길 같은 에너지로 삶을 태워가며 사는 태양인의 관점에서 본다면 태음인의 에너지는 가치 없는 에너지이며 태음인의 행동은 무력증 그 자체일 뿐입니다. 태양인의 열정적인 불꽃이 옮겨 붙어 태음인을 발화시키기에는 태음인이 너무 고정적인 기질을 갖고 있어서 태양인은 견딜 수 없어 합니다.

그러나 태양인 부인의 영웅적이며 혁명적인 정열은 지나치게 사실적이며 현실적이요 안일한 태음인 남편을 각성시키는 효과가 있습니다. 결국 태음인 남편은 선천적 특질인 온화함을 잃게 되지만 소위 '놀라운 변신의 성공' 을 누릴 수 있습니다. 태양인 부인이 태음인 남편의 실천적 기반이 된 것입니다.

한편 일상적 욕구에 민감한 태음인은, 태양인이 하나의 목표를 꿰뚫기 위해 모든 걸 희생하려는 치열함이 취향에 맞지 않습니다.

태양인의 활화산 같은 에너지, 상식을 초월한 지성과 독창성을 태음인의 관점에서 본다면 이것은 괴팍함이요, 엉뚱함이요, 백일몽이요, 공격적이며 반항적 그 자체일 뿐입니다. 일관성 없이 마음내키는 대로 하는 돌출 행동이나 '나는 나, 너는 너'라는 직선적이요 극단적 행동을 태음인은 견딜 수 없어 합니다.

그러나 태음인의 소유욕과 물질주의가 태양인의 무모함에 의해 부정적 측면으로 드러날 수 있다 하더라도 태양인이 이룰 수 없는 물질적 성취와 현실적 성과에 원동력이 되어줄 수 있습니다.

그렇지만 때때로 태음인은 타협과 균형을 요구할 것이며 따라서 태양인은 자신의 에너지를 맘껏 발휘할 수 없게 될 것입니다. 태음인의 초연성, 이성적 기질이 태양인의 영감과 열정에 찬물을 끼얹게 되어 태양인은 명쾌한 행동력을 잃을 수도 있습니다.

태양인에게 날개를 거세하는 꼴이므로 불만이 쌓여 불화가 되고, 불화가 쌓여 투쟁적으로 발전하다가 견디지 못해 폭발하게 되며, 결국 모든 것을 박차버리고 제멋대로 날뛰게 될 것입니다. 이해심 많고, 끈기 있고, 관대한 태음인이 이를 잘 견뎌 나가지만 격정의 태양인에게 태음인의 친절이 뿌리 내리기는 힘이 듭니다.

따라서 이 조합은 겉으로 아무리 우아한 커플로 보이더라도 자기 주장의 기회를 강력하게 찾고 있는 태양인이 한발도 물러서지 않는 '우아함 속에 감춰진 칼날'처럼 거기에는 항상 공격성이 내재되어 있습니다.

태양인과 소양인의 궁합은 '야생마 탄 귀부인' 같습니다

태양인은, 소양인의 변덕과 호화사치와 무절제한 낭비 습관이 취향에 맞지 않습니다.

더구나 밖의 일을 더 좋아하고 집안 일을 등한시 하며, 소위 사회활동을 한답시고 남편에게 정성을 소홀히 하는 소양인 부인을 태양인 남편은 견딜 수 없어 합니다. 태양인 남편은 부인이 무조건적으로 순종해 주기를 바라며, 부인으로부터 사랑 받기를 바라고, 부인을 통해 안정을 얻어 자신의 목표를 달성하길 바라기 때문입니다. 따라서 태양인 남편은 독신이 더 편하다고 생각하게 되며, 그렇지 않아도 독선적인 체질인데 상부상조의 정신마저 결여되어 갑니다.

그러나 눈치 빠르고 전광석화처럼 두뇌 회전이 얄밉도록 빠른 소양인 부인이 가만히 있을 리 없습니다. 일부러 일상을 탈피한 깜찍한 돌발 행동을 저질러 매력을 발산함으로써 태양인 남편에게 사랑을 듬뿍 받게 됩니다. 견딜 수 없을 정도로 앙증맞은 행동, 예쁜 눈이 끌어당기는 강력한 자력, 몸에서 우러나는 관능, 강한 성적 매력, 정열적인 사랑을 체질적으로 타고 난 소양인 부인을 끌어안고 태양인 남편은 바들바들 떨면서 귀여워 죽습니다.

그러나 '멀리 하면 원망하고, 가까이 하면 불손'해지는 소양인 특유의 기질로 남편에게 기어오르면 당장 불호령이 떨어지고, 저 귀여워해 주니까 저 잘 난 체 우쭐거려 밖으로 나돌면 소유욕 강한 태양인 남편으로부터 의 처증에 시달릴 수 있으며, 여차 한 눈 팔면 앙심의 화신인 태양인 남편의 무서운 저주와 복수를 감내해야 합니다. 그래서 결국 감미롭고도 쾌적하고

● 태양인과 소양인의 궁합 ●

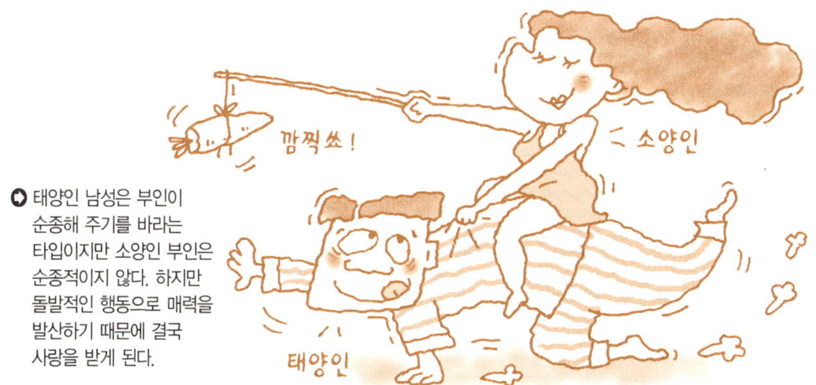

○ 태양인 남성은 부인이 순종해 주기를 바라는 타입이지만 소양인 부인은 순종적이지 않다. 하지만 돌발적인 행동으로 매력을 발산하기 때문에 결국 사랑을 받게 된다.

금니는 태양인과 소양인에게 맞지 않는다

어떤 환자가 치통을 호소하며, 얼마 전에 치과에서 금니를 해 넣은 후로 이상하게 머리가 계속 지끈거리고 아프다고 해서 진단해 보니, 그 환자는 소양인 체질이었다. 기본적으로 금니는 태음인과 소음인에게 좋고 소양인과 태양인에게는 은니가 맞는다.

도 부드러운 소양인 부인의 특질은 태양인 남편의 강한 햇볕에 빛을 잃을 수 있습니다.

한편 소양인은, 크든 작든 자기를 둘러싼 세계에서 왕처럼 군림하며 강력한 힘을 구사하고, 영웅적인 강한 자존심으로 독선을 일삼는 태양인이 취향에 맞지 않습니다.

또한 배우자의 능력을 과소평가하거나, 비난하며, 배우자의 치부나 약점을 들춰내어 서슴없이 공격하면서, 배우자를 우러러보기보다는 항상 내려다보기를 좋아하는 태양인의 성격을 견딜 수 없어 합니다.

참으로 희한한 것은 둘 다 많은 호기심을 갖고 있어서 끊임없이 서로를 알고 싶어하고, 서로 많은 애정과 많은 관심을 쏟으면서 양성체질답게 둘 다 정열적으로 서로를 탐닉하면서도 지나친 사랑의 열정 때문에 오히려 사랑을 잃을 수 있는가 하면, 혹은 둘 다 성질이 급해 사랑한다느니 결혼하자느니 하다가 둘 다 쉽게 싫증내는 체질이므로 사랑이 금방 식을 수도 있습니다.

공격성의 태양인 남편과 세련된 우아함의 소양인 부인은 '야생마 탄 귀부인' 처럼 조화를 이루지 못한 채 방향을 잃은 상태로 어디로든지, 어떻게든지 쉴 새 없이 뛰어갈 것입니다. 그러나 서로 자기 자신이 가장 사랑스러운 존재, 가장 영예스러운 존재라고 철저히 믿고 있기 때문에 자기애 또는 이기적인 사랑을 유지할 수 있습니다.

아름다움과 안락함을 추구하며 부드러운 사랑과 평화가 공존하는 귀부인 같은 소양인과 가열한 내면적 투쟁으로 부글거리며 음침하고 두려운 야생마 같은 태양인은 결국 부조화의 조합입니다.

태양인과 소음인의 궁합은 '물에 젖은 화약' 같습니다

태양인은, 부드럽고 단정하고 감각적이며 사랑스러운 것을 좋아하며 집 안 일에 충실한 소음인에게 호감을 갖습니다. 그러나 하찮은 일에도 관심을 기울이며, 세심한 것까지 챙기려 들면서 잔소리가 심한 것을 견딜 수 없어 합니다.

한편 소음인은, 태양인의 폭발력 강한 에너지가 취향에 맞지 않습니다. 때도 없이 올바른 것도 아닌 잣대로, 자신의 입장에서만 판단하고, 이를 맹종하기를 강요하는 태양인의 몰지각하며 교만하며 충돌적인 행동을 견딜 수 없어 합니다.

태양인을 만난 소음인은 세 가지 반응을 보입니다.

첫째, 소음인의 소심함과 공포감이 태양인에 의해 가중되며, 그렇지 않아도 자신감 없는 체질인데 열등감만 조장되어 더욱 자신감을 상실하게 됩니다. 때로 처음에는 태양인처럼 개성적이지 못한 것에 대해 가치 있는 인간으로 존재되기를 바라며, 그렇게 되기 위해 무리하게 노력하지만 태양

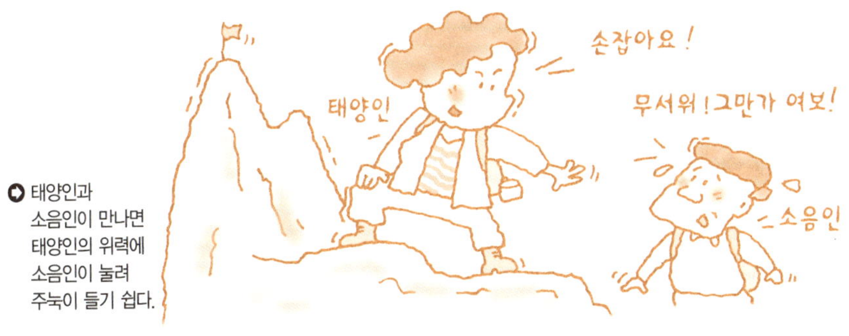

태양인과 소음인이 만나면 태양인의 위력에 소음인이 눌려 주눅이 들기 쉽다.

인의 드높은 이상과 열정에 주눅이 들고 태양인의 위력에 눌리면서 노력은 수포로 돌아갑니다. 그래서 소음인 특유의 안일함에 빠져 죽지 못해 살면서 끽 소리 한 번 내지 못하며, 가족마저 내 편은 하나 없이 나는 항상 '홀로'라는 것을 느끼면서 외로워합니다.

둘째, 자신과 가족의 미래를 염려하여 안정 기반을 다지고 재산을 축적하며 그 관리에 지나친 에너지를 쏟습니다. 살길은 오직 이 길 뿐이기 때문에 자신과 가족이 살아남기 위해서 자신의 모든 것을 희생해 갑니다. 그래서 소음인 특유의 이해심과 따스함은 사라지고 수전노의 경지까지 이르게 됩니다.

셋째, 끈질긴 인내력으로 자기를 통제하면서 한편으로는 모성본능으로 태양인 남편을 감싸면서 험난하게 자기 길을 개척해 갑니다. 이런 소음인 부인 앞에서는 태양인 남편의 에너지는 물에 젖은 화약 같이 불발에 그치고 마는 수가 많습니다. 사기충천했다가 그만 기진맥진, 개구쟁이 아들놈이 엄마 앞에 무릎 꿇는 꼴이 됩니다. 때로는 그 애정에 질식당하고, 어떤 때는 거기서 충동적으로 행동하지만 어머니의 위대한 사랑 앞에 눈물을 떨구며 회개하는 사형수처럼 평안과 정화가 이루어집니다.

따라서 태양인의 맹렬한 에너지, 성급한 행동, 함부로 화를 내고 남을 공격하던 못된 버릇들이 소음인의 지속성과 목적 의식으로 물들어 가면서 냉정하게 통제되어 조심스럽게 계획을 짜고 서두르지 않는 노력과 실천으로 목표를 향해 모든 것을 희생하면

'산신 제물에 메뚜기 뛰어들 듯' 일하는 태양인

일에 겁 없이 달려들어 시작하고, 시작한 이상 물불 안 가리고 추진하는 체질이 태양인이다. '모사는 재인이요, 성사는 재천'이라는 마음가짐으로 의지력과 투지, 집념, 끈기를 다하는 것까지는 좋지만 오만불손한 게 흠이다.

서 나아가 결국에는 세속적인 성공으로 정상에 오를 수도 있습니다.

까닭에 소음인의 절대적 희생만 따른다면 태양인-소음인 커플은 그런 대로 성공의 가능성, 정확히 말한다면 태양인의 성공 가능성이 있습니다.

태음인과 태음인의 궁합은 '탐욕에 빠진 잉꼬부부' 입니다

태음인 부부는 성격이 일치하고, 목적의식이 일치하며, 방향감각이 일치하여 확실한 양식 있는 삶의 방식을 영위해 나갑니다. 서로 존중하며 각자 주어진 일을 헤쳐갑니다.

태음인은 둘 다 무뚝뚝하고 애교도 없습니다. 그러나 없으면 없는 대로 태음인 남편은 친구 같이 다정다감하게 부인을 사랑하며, 자신을 믿고 따르는 부인에게 잘 해줍니다. 태음인 부인 역시 본바탕이 믿음직할 뿐 아니라 부부생활에 생기 넘쳐나게 자기의 몫에 최선을 다 합니다. 또 태음인은 둘 다 가정부양에 힘씁니다.

그래서 천생연분이요, 잉꼬부부입니다. 가장 행복함을 느낍니다. 사랑의 평온과 간섭 없는 휴식이 잔잔히 흐르는 가정, 경제적으로 풍요롭고 현세적으로 안락한 가정, 현명하고 실속 있는 가정, 정말 부러울 것 없는 가정을 꾸려갈 수 있습니다.

그러나 이 조합에도 네 가지 문제가 있습니다.

첫째, 둘 다 욕심이 많다는 게 흠입니다. '탐욕에 빠진 잉꼬부부' 입니다.

어느 한쪽에서도 둘 사이에 한없이 커가기 쉬운 탐욕을 통제할 수 없어 문제가 생기게 됩니다. 자신의 소유물에 지나치게 과장된 가치를 부여하면서 극단적인 집착을 보이는 게 흠입니다. 이렇게 되면 자식들마저 잘못된 가치관을 형성하여 방종한 방향으로 빠질 우려가 있어서 행복이 가득한 가정이 어느 날 폐허가 될 수도 있습니다.

둘째, 둘 다 게으른 게 흠입니다.

물론 일을 벌리면 스케일 크게 벌리고, 경영을 잘 하며, 어떤 난관이 있더라도 끝을 보며, 최선을 다 하기 때문에 걱정은 안 되지만, 어느 한쪽도 어느 한쪽을 격려하면서 먼저 성큼 다가서지 못하기 때문에 새로운 일을 착수하기 어렵고, 따라서 서로를 퇴보시킬 우려가 있습니다.

셋째, 태음인 남편과 살다보면 태음인 부인이 가정을 리드하는 경우가 많아져 태음인 부인의 몰이해가 생길 수 있는 게 흠입니다.

이렇게 되면 태음인 부인이 태음인 남편을 편안하게 해 주지 않고 의심하거나 질투하며, 사니 안 사니 입씨름을 해대기 쉬워집니다. 가정의 고독은 여기서 올 수 있습니다.

넷째, 태음인 남편의 모친에 대한 애착이 지나친 게 흠입니다.

자기 엄마 자기가 아끼고 사랑하는 게 죄 될 일은 아니지만 그 정도가 지나친 게 혹시 탈을 일으킬 수 있습니다. 소아 때 형성된 습관을 개선하지 못해 세 살 버릇 여든까지 갈 수 있는 것도 모친에 대한 애착에서 비롯되는 경우가 흔합니다. 그렇지만 태음인 부부는 서로가 서로에게 잘 불평하지 않기 때문에 참 다행입니다.

● 태음인과 소양인의 궁합 ●

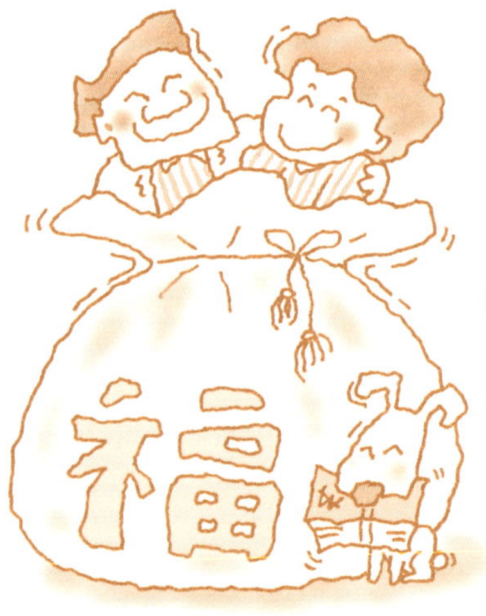

◐ 태음인과 소양인이 만나면 긍정적인 커플이 될 수도 있고 그 반대가 될 수도 있다. 하지만 대개 태음인은 소양인에게 안정감을 주고 소양인은 물질적 감각을 크게 발달시킨다.

태음인과 소양인의 궁합은 '행복한 성공의 돈주머니' 같습니다

태음인과 소양인이 만나면 어느 한쪽의 기가 죽을 때가 있고, 어느 한쪽 혹은 둘 다 기가 살 때가 있습니다. 다시 말해 이 조합은 긍정적인 커플이 될 수도 있고, 부정적인 커플이 될 수도 있다는 것입니다.

첫째, 긍정적인 면에서 보면 희한하게도 태음인과 소양인의 조합은 서로가 서로의 기질과 기능을 강화합니다.

태음인은 소양인에게 안정감을 주고, 소양인은 자신의 우아한 취미와 균형 감각을 첨가하여 여기에 물질적 가치 감각을 크게 발달시킵니다. 태음인은 소유욕이 강하여 자신의 것을 지키고 보존하는데 수고와 노력을 아끼지 않고, 소양인은 이런 물질적 것들 속에서 완벽성을 추구합니다.

태음인의 여유로운 지구력과 무리 없는 안정성은 신경이 예민하고 흥분하기 쉬운 소양인을 달래고 아득함과 편안함을 줌과 함께 소양인의 특성과 매력을 적절히 발휘하게끔 해 줍니다.

만일 돈이 많은 태음인 남편이라면--이런 남편감이야 말로 소양인 여성이 눈에 불켜고 찾는 절대적 이상형이며, 신기하게도 이런 남편감을 잘 찾아내기도 하지만--이승의 현실과 삶의 진미를 소양인에게 한껏 맛보여 줄 겁니다. 눈에 보이고 손으로 만질 수 있는 아름답고 가치 있는 모든 걸 사랑하는 경향이 짙은 소양인의 욕망도 충족시켜 줄 것이며, 화려한 의상을 걸치고 소위 성공한 사람들

체 · 질 · 과 · 인 · 물

이 사람이 바로 소양인!

집념이 강하고 불의를 못 참는 진취적이고 투쟁적인 역사 속 인물들은 모두 다 소양인 체질이다. 김홍신의 소설 '인간시장'에 나오는 장총찬, 쟌다르크, 매월당 김시습 등이 그렇다. 다혈질인 소양인의 열을 식혀주는 음식으로 '된장'이 있다.

과 어울려 자신의 우아함과 세련미를 과시하면서 그런 사람들과 동등한 ‘행복한 성공’을 만끽하고 싶어하는 소양인을 신데렐라처럼 만들어 줄 것입니다.

소양인에게는 이 이상 바랄 것이 없습니다. 그러니 이 조합은 잘 어울리는 조합이 아닐 수 없으며, 여기에 행복한 소양인은 감사의 마음--그렇다고 ‘행복의 대가’라고 꼭 집어 말하는 것은 아닙니다--으로 태음인의 기운을 샘솟게 합니다. 그래서 태음인은 희망과 확신이 넘칩니다.

둘째, 부정적인 면에서 보면 이지적이요, 현실적이요, 세세한 것에 관심이 많은 소양인과 스케일이 크고 추상적인 태음인은 원천적으로 잘 안 맞는 사이입니다.

항상 들떠있고 경박한 소양인이 못마땅하지만, 태음인은 뜸단지 붙인 듯 말과 거동이 적은 편이라 시시비비 가리고 따지고 하는 것을 싫어합니다. 자질구레한 것에 관심을 가지면 어울리지 않을 태음인이 귀찮음을 피하려고 진지해야 할 것들조차도 경솔하게 처리해버릴 수 있습니다. 그러다 보니 소양인이 기가 살아서 앙칼져도 보통 앙칼지지 않게 대들기를 잘 합니다. 황소 눈처럼 순한 눈만 꿈벅꿈벅거리던 태음인도 정도가 지나치면 화를 내는데, 그 화내는 정도가 천둥 같이 무섭습니다.

소양인의 욕망이 충족되지 않는 한 태음인 남편은 당할 것이며, 돈 떨어진 태음인 남편에 대한 소양인 부인의 열광 역시 오래가지 못합니다. 그래서 다급할 때는 믿을 수 없는 존재입니다.

한편 두 체질 중 누가 남편이든, 누가 부인이든 상관없이 태음인이 호기심 많은 소양인 쪽으로 관심이 확대되어 갑니다. 그래서 나타날 수 있는 것이 두 가지인데, 하나는 긍정적인 면이요 다른 하나는 부정적인 면입니다.

우선 긍정적인 면이 있습니다.

소양인은 태음인을 속세에 물들지 말고 조용한 행복을 누리거나 겸허한 마음으로 봉사하면서 살아가도록 유도하기도 합니다. 그래서 세속적인 태음인이 봉사정신의 화신인 소양인의 이끌림으로 보다 차원 높은 삶을 살 수 있는데, 너무 찰떡 궁합일 경우에는 둘 다 봉사에만 몰두하거나 혹은 자신들이 돕고자 하는 사람들과 똑같은 마음으로 봉사하면서 살아가기도 합니다.

다음은 부정적인 면입니다.

방종하며 즐기는 것에 잘 빠지는 태음인을 소양인이 통제하지 못하고, 사치스럽고 향락적이며 밖으로 나돌기 좋아하는 소양인을 태음인이 통제하지 못하면 가정 평화에 대한 갈망은 요원해집니다. 더구나 부부도박단처럼 둘이 한꺼번에 놀아나다가 패가망신할 수도 있습니다.

그래서 결론은 태음인과 소양인은 잘 만나면 여느 조합에서는 볼 수 없을 정도로 정말 멋진 부부가 될 것이지만 잘 못 만나면 여느 조합보다 못하다 못해 패가망신할 것입니다. 돈이 있어 '행복한 성공의 돈주머니' 역할을 할 수 있는 태음인 남성이라면 소양인 여성과 짝을 이루어 보세요.

태음인과 소음인의 궁합은 '씨족주의의 혈거생활' 같습니다

태음인과 소음인은 둘 다 음성체질이기 때문에 크게 다툴 것 없는 평범한 궁합인 것은 사실이지만 통 큰 태음인은 소음인에게 벅찬 상대이며, 통 작은 소음인은 태음인에게 답답한 상대입니다.

안락함과 부드러움을 요구하는 감상적인 소음인은 정확성과 엄격함에 공감과 정서가 부족하면서 특히 이 풍진 세상을 등진 듯 초연히 살아가고자 하는 태음인과 어울리기가 어렵습니다.

더구나 태음인과 만난 소음인은 궁전은 고사하고 초가삼간도 아니고, 불모지 같은 산 정상의 동굴에서 혈거생활을 해야 한다는 것이 부담됩니다. 태음인 중에는 열 두 대문 궁전 같은 집에서 번쩍거리는 살림살이를 입이 벌어지게 차려놓고 사는 사람이 있는데, 이런 사람은 거의 소양인과 조합되는 경향입니다. 태음인 중에는 불모지 산 정상의 동굴에서 혈거생활을 하듯 세상만사 무관심 속에서 태연자약하게 살아가는 사람이 있는데, 이런 사람은 거의 소음인과 조합되는 경향입니다.

소음인에게 그 동굴은 너무 냉정하고 두려운 곳입니다. 그 동굴까지 산행한다는 것 자체도 힘겨운 일입니다. 지극히 현실적이요, 가정적인 소음인 입장에서는 매우 극단적인 경우이기는 하지만 인생의 기반인 보금자리를 전혀 갖기 못할 것 같은 두려움에 휩싸이기도 합니다. 궂은 날을 대비하여야 하며 가족과 자신의 노년을 위해 장기적인 계획의 필요성을 절감합니다.

그래서 가정생활과 그에 관련된 모든 것에서 커다란 감정적 만족을 구합니다. 외부 세계의 어떤 사람도 허용하지 않으려는 보수적인 씨족주의를 지키려고 합니다. 그야말로 '씨족주의의 혈거생활'을 하면서 자식 소유욕이 강하고 과잉보호하며, 성장 후에도 필요 이상으로 간섭하려고 합니다.

한편으로 태음인은 삶에 대해 깊은 이해와 관대한 여유를 보이면서 소음인의 협소한 초점과

'갑작 사랑 영 이별' 하는 소양인

'얻기 쉬운 계집 버리기 쉽다' 는 속담이나 '갑작 사랑 영 이별' 이라는 속담처럼 소양인의 사랑은 갑작 사랑이요, 이별도 순식간에 결정한다. 이별을 결정했다 하면 '내 뛰기는 주막집 강아지' 요 '삼십육계 줄행랑이 으뜸' 이라고 철저히 내뺀다.

소심한 면을 개선해 보려고 합니다만, 천성이 워낙 두리 뭉실하여 강요는 하지 않고, 안 고쳐지면 안 고쳐지는 대로 그저 살아갑니다.

그러나 근심스러운 기질, 인색하다고 할 정도로 검소하면서 현실적으로 냉정한 소음인은 무한한 자유를 구가하는 태음인을 억제해 보려고 노력하며, 영리하면서도 위험부담은 질색인 기질의 소음인은 태연자약하게 살아가려는 태음인을 부추겨서 부유를 도모하고자 노력합니다. 그래서 안락한 생활과 태평한 성품인 태음인이 실질적으로, 세속적으로 성공할 수 있도록 내조하기도 합니다.

그러나 이런 과정에서 태음인이 견디어내지 못하는 경우도 생길 수 있습니다. 태음인이 질식할 것 같아서 다툽니다. 너무 치밀해서 세부 사항에 치중하는 소음인 때문에 태음인은 전체적인 판단력을 잃을 수도 있습니다. 또 소음인의 어둡고 우울함, 그리고 회의주의를 긍정적으로 극복하지 못하면 태음인의 낙천성이 빛을 잃습니다.

소양인과 소양인의 궁합은 '거지왕자와 성급한 천사' 같습니다

소양인은 '두 얼굴'의 체질입니다.

한쪽 얼굴은 왕자와 공주처럼 멋진 얼굴입니다. 귀티 나는 그 얼굴은 설령 째지게 가난할지라도 가난하게 봐줄 사람이 전혀 없습니다. 굶는 한이 있어도 치장 안 하고는 못 사는 체질입니다. 그래서 거지 왕자, 거지 공주의 신세이건만 자태만은 항상 부티 나고, 까닭에 항상 '부자처럼 사는 사람'으로 불립니다.

그 모습은 사치스럽고 낭비벽이 심한 모습입니다. 그런데 한사람으로 모자라 소양인 둘이 조합을 이루면 그 호화치사함이 얼마나 클 것이며, 그 낭비가 얼마나 크겠습니까! 한쪽이 다른 한쪽을 통제하는 사이가 되어야 진정 잘 맞는 궁합이라고 할 수 있는데, 집 한 채 없어도 고급 승용차 한 대는 굴려야 하고 헬스나 골프에 끼어야 하며 고급 레스토랑에서 와인 잔을 기울여야 하고 파티를 열고 옷을 사고, 소위 '카드깡' 까지 하면서 쓰고 볼 판이요, 한쪽이 말리기는커녕 한쪽이 돈 쓰면 나라고 못 쓸 것 같으냐 하면서 펑펑 쓸 판이니, 이 조합이야말로 빚지고 살 커플입니다.

그렇다고 빚쟁이에게 쪼들릴 부부가 아닙니다. 빚진 주제에도 거지 왕자, 거지 공주처럼 꾸미고 살기 때문에 빚쟁이마저 이들이 정말 돈이 없는 줄 모릅니다. 그래서 일부는 사기를 칠지 모릅니다. 원래 소양인에게 사기꾼, 도둑놈, 소매치기가 많습니다만, 이들은 잘 생기고 번듯한 외모에 부티 나는 모습으로 부부사기단 행세를 할지도 모릅니다.

한편 소양인의 '두 얼굴' 중 다른 한쪽 얼굴은 천사의 얼굴입니다.

박애, 헌신, 동정의 화신입니다. 착한 일을 위해 태어난 듯 도움을 필요로 하는 사람을 거절하지 못하고 희생합니다. 아니면 신비주의적 성향을 갖고 종교적 삶을 지향합니다. 이런 성향을 천부적으로 갖고 태어난 소양인이 다른 체질과 조합을 이루면 때로 억제 당할 수 있습니다. 이기적이며 탐욕적인 체질은 소양인의 '퍼주기' 헌신을 못 마땅하게 여겨 통제하려 할 것이기 때문입니다. 그렇게 되면 소양인은 날개가 하나 뿐인 천사처럼 날지 못하고 자신의 의향대로 선행을 베풀 수 없습니다.

● 소양인과 소양인의 궁합 ●

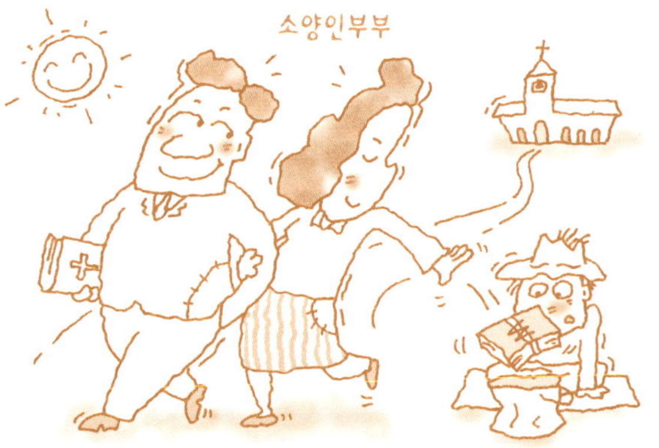

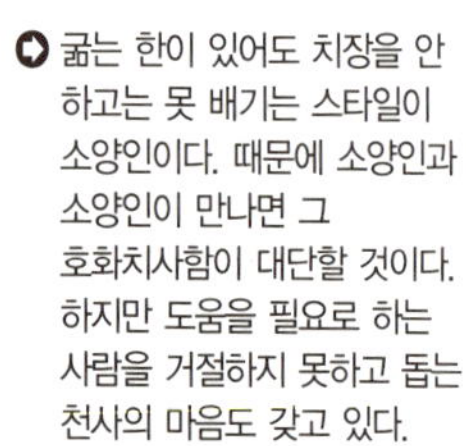

❱ 굶는 한이 있어도 치장을 안 하고는 못 배기는 스타일이 소양인이다. 때문에 소양인과 소양인이 만나면 그 호화치사함이 대단할 것이다. 하지만 도움을 필요로 하는 사람을 거절하지 못하고 돕는 천사의 마음도 갖고 있다.

그런데 같은 성향을 가진 소양인 둘이 조합을 이루면 날개 둘 달린 천사처럼 맘껏 선행을 베풀 수 있을 것이니 어찌 잘 어울리는 조합이라고 말하지 않을 수 있겠습니까.

이들은 성질이 급한 체질입니다. 생각났다 하면 당장 일을 벌려야지 뜸을 들이면서 기다리지 못하는 체질입니다. 그래서 이들은 천사는 천사이되 '성질 급한 천사' 입니다.

선행을 하는 데는 기다릴 필요가 없을 것입니다. 헌데 이들이 평소에도 성급함을 자제하지 못한다면 둘 사이는 언제 감정의 폭발이 있을지 모를 일입니다. 치고, 받고, 던지고…. 싸워도 요란법석 떨면서 싸울 조합입니다.

소양인과 소음인의 궁합은 '베짱이와 개미' 같습니다

이 조합은 서로가 서로의 기질이 발휘되도록 도울 수 있습니다. 비슷한 체질적 공감대를 이루고 있기 때문에, 그 가능성이 매우 큽니다.

소양인의 특징은 남에게 뭔가 확신시키기 위해 최선을 다 해놓고도 자기 스스로 그것을 믿을 수 없는 듯한 태도를 보입니다. 입이 실천보다 빠르고 두뇌 회전이 자신의 마음보다 빨라서 자기 말--남에게 확신시키려고 최선을 다해 한 그 말--의 의미가 뭔지 조차 자신이 모르는 경우가 많습니다.

여기에 반해서 소음인의 특징은 남에게 자신을 확신시킬만한 충고를 해달라고 조르고, 열심히 경청하면서도 실제로 실천에 옮기지 않습니다. 이것은 소음인의 본성이 나쁜 게 아니라 소심하고 실천력이 모자라는 소음인 특유의 심정 때문에 빚어지는 현상입니다.

따라서 소음인은 남편이 되었든, 부인이 되었든 스스로 실행하지도 않을 조언을 소양인에게 끊임없이 구하면서 다람쥐 쳇바퀴 돌듯 할 뿐 망설이고 주저하면서 단호히 결심을 못해 미결 상태에서 계속 머무는 경향이 있습니다. 그런데 소양인은 남편이 되었든, 부인이 되었든 가만히 있지 못하고 활동하기를 좋아하므로 운신의 폭이 좁은 소음인의 기능을 발휘하도록 도울 수 있습니다.

허나 허구와 현실을 분간하기 어렵고, 추상적이고 불명확한 것들, 영감이 넘치고 도저히 갈피를 잡을 수 없는 것들에 현혹된 듯 생활하는 소양인을 사실 위주로 분석하는 소음인 입장에서는 이해할 수 없기 때문에 조화를 이루기 어려울 때가 많습니다.

개념과 계획들이 경계선도 없이 복잡 미묘하게 얽혀 있는 체질, 특히 자신의 직관을 지나치게 자신하는 나머지 자신의 직관에 의해 모든 걸 판단하려는 소양인을 소음인이 이해하고 함께 생활하려면 어려움이 많을 수밖에 없습니다.

소양인은 자기 중심적인 불합리한 야심을 가지고 자신에게 동조하여 모든 일이 자신의 소망대로 되어가기를 바라는 경향이 상당히 짙습니다. 만일 그대로 안 되면 자신의 생각이 불합리하다는 생각을 하기 전에 소음인, 너 때문에 되는 일이 없구나 하고 상대를 타도하려고 듭니다.

소양인은 소음인의 정밀성을 해칠 수 있으며, 또 소음인은 소양인의 부정적 기질과 자포적 영향을 받아 소음인 자체도 소양인처럼 세상만사, 만나는 주변 사람, 심지어는 부부지간의 모든 것까지를 부정적 시각으로 바라보면서 자포자기하는 태도를 취하는 경우도 있습니다.

아울러 소양인의 맹목적인 에너지에 소음인이 신중함과 방향감각을 줄 수 있습니다. 물론 소양인이 소음인의 그 마음을 이

해했을 때에야 비롯될 수 있는 일이지만.

마찬가지로 소음인은 타고난 냉정한 성격 탓으로 소양인에게 때때로 자주 찬물을 끼얹었습니다. 그래서 소양인 특유의 온기를 잃어갈 수 있습니다. 그래서 자기 표현도 어려워지고, 사랑을 전달할 수 없으며, 사랑을 받아도 거기에 응답하기 어려워집니다.

이쯤 되면 소양인의 입이 가만있을 수 없습니다. 자신이 그 동안 얼마나 많은 일을 참았는가를 주위에 알리고 싶어 안달이며, 배우자 때문에 자기 가슴의 따스함을 잃은 것을 주위로부터 치렛말이라도 들어서 위로 받고자 합니다.

그러나 아무리 소음인이 찬물을 끼얹어도 소양인의 지배욕은 약화되지 않습니다. 설령 소양인 가슴의 힘은 억압당할 수 있을지 모르지만 말입니다. 그래서 이 조합에 문제가 생기면 소양인은 가슴에 한기를 품은 채 따스한 감화력이 없이 경외감을 일으키는 태도로 상대를 지배하려고 합니다. 이런 상태가 되면 위기입니다.

한편 다양한 변화만이 천부적 추구거리인 소양인은 진지할 게 하나 없습니다. 따분함, 지겨움…. 견딜 수 없는 한적함…. 그런 것만 견디기 어려울 뿐입니다. 그래서 찬바람 불면 어떻게 살아갈 것인지 생각해 보라고 소음인이 제 아무리 말하고, 충고하고, 통제해도 그저 놀고, 노래만 부르는 베짱이처럼 저 하고 싶은 일을 다 합니다.

그러나 사서 고생할 정도로 생각할 게 많고, 고민거리가 많고, 할 일이 많은 소음인은 그렇게 산다고 백 년을 살겠냐, 늙어 근심은 늙었을 때 하고, 추위 걱정은 추워졌을 때 하라고 소양인이 아무리 꾀어도 부지런히 먹이를 물어다 저장하는 개미처럼 부지런히 저 일을 합니다.

이렇게 둘 다 고집스럽게, 마치 앙숙인 것처럼 제 일을 밀고 나갑니다. 그러나 베짱이가 겨울에 개미집에서 편히 지낼 수 있듯이 여름이면 개미는 베짱이의 노래를 들으며 힘을 얻을 수 있습니다.

영원한 앙숙, 그러나 각기 따로 존재할 때보다 좀더 많은 것을 이루어낼 수 있는 조합, 바로 소양인과 소음인 커플입니다.

소음인과 소음인의 궁합은 '우리는 수전노 연인' 같습니다

소음인은 정서적으로 상대를 세심하게 보살필 줄 아는 체질입니다. 만지면 터질까, 불면 꺼질까 너무 소중하게 살핍니다. 이리 봐도 내 사랑, 저리 봐도 내 사랑, 너무 사랑합니다. 소음인은 그런 체질입니다. 그런데 그런 체질 둘이 만나면 오죽하겠습니까!

눈빛 하나만으로도 알 수 있는, 몸짓 하나만으로도 알 수 있는, 말없음 속에서도 무슨 말을 하고 싶은지 다 알 수 있는, 어둠 속에서도 너의 표정을 다 그려낼 수 있는 그런 짝꿍이 되겠지요. 바로 '우리는 연인' 같은 짝꿍입니다.

소음인은 안정을 희구하며, 현실적인 것을 추구하며, 실용적인 것을 지향하기 때문에 서로가 서로를 이해하고 감싸며 아우르며 격려한다면 항상 차분함과 진지함을 유지할 수 있으며, 바로 이때 가장 큰 행복을 만끽할 수 있을 것입니다. 또 완벽주의자인 소음인은 서로에게 주어진 일을 사랑하며 서로 겸양, 순종할 때 가장 좋은 조합을 이룰 수 있을 것입니다.

그러나 한쪽이 아끼면 한쪽은 베풀면서 조화를 이루어 나가야 하는데, 어느 쪽도 베풀기보다는 아끼려고만 하기 때문에, 자신들의 껍데기 속에 웅크리고 자신들을 보호하기에 여념이 없

체 · 질 · 과 · 운 · 동

소음인에게 효과 있는 베넷의 운동법

베넷의 운동법은 베개를 베지 않고 똑바로 누워 배꼽 밑에 힘을 주어 단단하게 한 뒤 머리와 어깨를 힘껏 일으킴과 동시에 배꼽 밑을 두 주먹으로 북을 치듯 빨리 두들긴 다음 숨을 조용히 내쉬고 원래 위치로 돌아가는 운동이다.

어서 주변 사람들에게 사랑의 감정을 제대로 표현하지 못하고 냉정한 태도를 취하게 되며, 가족의 미래를 염려하여 안정된 기반을 다지고 재산을 축적하며 관리하는 데에만 지나치게 에너지를 쏟습니다.

우리를 건들지 마라, 우리도 너희를 건들지 않을게, 너희 때문에 우리가 고민할 게 없고, 또 우리도 너희에게 폐가 되지 않을게, 그러면 우리끼리 알콩달콩 재미있게 살 수 있을 것이라고 믿으며, 또 그렇게 주장합니다. 그래서 이들 부부는 인간적인 이해심과 따스함이 없이 오로지 미래의 불안정만을 두려워하면서 '불행' 하게도--물론 그들은 '불행' 이라고 생각하지 않습니다만--수전노의 경지까지 이를지도 모릅니다. 그야말로 '우리는 수전노 연인' 같은 짝꿍이 될 것입니다.

소음인은 소심하고, 겁이 많은 체질입니다. 그런 체질 둘이 만나면 더욱 소심해질 것이며, 공포감이 서로에게 가중될 것입니다.

때로는 하찮은 일에 휩싸여 서로 토라진 채 며칠, 몇 달이고 말 한마디 건네지 않고 남남처럼 지낼지도 모릅니다. 서로 시기하고, 서로 질투하며, 서로 의심하여 스트레스와 초조감이 함께 따르는 경향이 생길지도 모릅니다. 서로 잔소리하고, 서로 간섭하여 서로의 여린 마음에 상처가 생길지도 모르는 조합입니다.

● 소음인과 소음인의 궁합 ●

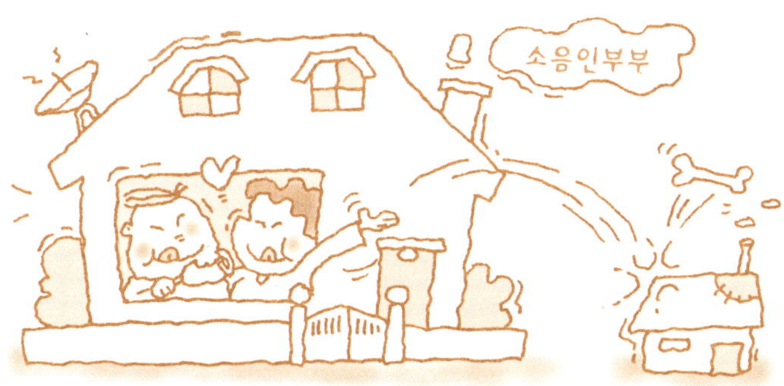

○ 소음인은 베풀기보다는 아끼려고만 하는 스타일이어서 소음인과
소음인이 만났을 때는 '우리는 수전노 연인' 이 되기 쉽다.

체질에 따른 연애 작전

태양인과 연애에 성공하려면 '진심' 뿐입니다

태양인은 어떤 결혼 상대를 원할까요?

태양인은 외모나 과거에 아랑곳하지 않습니다. 국경이나, 나이도 초월하는 사랑을 합니다. 그래서 자식 뻘쯤 될 한참 연하의 상대, 부모 뻘쯤 될 한참 연상의 상대에게 사랑을 고백할 수 있는 게 태양인입니다.

따라서 당신이 외모에 자신이 없어도 괜찮습니다. 당신이 설령 과거 있는 몸이라 해도 괜찮습니다. 당신의 고향이 어디든, 당신의 나이가 몇이든 따질 필요도 없습니다. 태양인은 이런 것에 연연하지 않습니다.

오직 자신의 사상과 취미에 동조하고 같이 걸을 상대가 바로 당신이라는 걸 느끼게 되는 순간 태양인은 당신에게 프로포즈할 것입니다. 그것도 아주 열정적인 구애이기 때문에 처음에 당신은 어리둥절해질 것입니다. 그러나 그 사랑의 표현이 너무 급작스럽다 해서 진실이 결여된 게 아닐까 의심할 필요는 전혀 없습니다. 성질이 급한 것뿐이지 가식된 사랑은 아니기 때문입니다.

당신이야말로 진심에는 없으면서 호감 가는 듯한 모습을 보여서는 안 됩니다. 태양인은 그런 당신의 모습을 진실로 믿을 수 있기 때문입니다. 그런 태양인에게 뒤늦게 당신의 본심을 호소한다면 당신은 보복을 감수해야 합니다. 특히 태양인 남성은, 사랑을 위해서는 폭력적 강간도 마다 아니할 성격입니다.

여하간 태양인은 모험적인 사랑을 마다하지 않습니다. 그것은 태양인의 우월감과 영웅주의에서 비롯되는 것입니다. 따라서 당신이 태양인을 사랑하고 있다면 태양인의 우월감을 부추기며 태양인의 영웅주의를 숭배하면서 열정적인 표현을 자제하고 사랑의 진심만 넌지시 전하기만 하면, 그 사랑은 반드시 이루어집니다.

태음인과 연애에 성공하려면 '성실' 뿐입니다

태음인은 어떤 결혼 상대를 원할까요?

보수적인 뿌리가 깊은 태음인의 결혼 상대는 발랄한 수다쟁이가 아니라 상냥하고 성실한 상대입니다.

우선 당신이 발랄하고 명랑하더라도 경박할 정도로 수다쟁이라면 태음인과 연애에 성공하기 어렵습니다. 처음에는 재미있는 남자, 또는 귀여운 여자로 여겨져서 태음인의 관심이 집중될 수는 있어도 머잖아 태음인은 당신을 가벼운 남자, 또는 저질의 여자로 단정하고 지겨워 할 수 있습니다.

그러니 당신이 태음인을 사랑하고 연애에 성공하기를 바란다면 발랄함을 자제하고 명랑하면서도 상냥한 모습으로 다가가야 합니다. 성실한 사람임을 느끼게 해줘야 합니다. 말보다 실천이 앞서며, 약속한 것은 반드시 지키고, 맡은 바 일을 잘 하며, 허황된 꿈에 들떠있지 않고 현실적인 문제에 충실하며, 화려하고 사치스러운 것보다는 멋스

체 · 질 · 과 · 궁 · 합

태음인은 태음인끼리 잘 맞아요

태음인 여성은 근검 절약형이고 자신을 치장하는 스타일이 아니다. 수동적이고 보수적이다 보니 적극적으로 변화를 받아들이는 스타일과는 많이 부딪친다. 태음인 여성인 경우 태양인 남편이 좋지만 태음인 남성은 태음인 여성을 만나는 것이 좋다.

'동아 속 썩는 것은 밭 임자도 모른다' 는 태음인

태음인은 '뜸단지 붙인 듯' 이라는 말에서 보여지듯 거동이 적은 편이다. 여간해서는 이렇다 저렇다 시시비비 아니하며 '동아 속 썩는 것은 밭 임자도 모른다'고 그 속마음을 읽을 수 없을 정도로 음흉한 일면도 있다.

러우면서도 검소하고, 조직사회나 가정에 매우 유용한 일꾼임을 보여줘야 합니다.

이렇게 한다면 당신은 당신이 사랑하는 태음인의 관심을 충분히 끌 수 있습니다.

그러나 태음인은 막상 그런 상대를 만나도 꾸어다 놓은 보릿자루처럼 말없이 무뚝뚝하게 지켜보는 타입입니다. 천성이 과묵한 이유도 있지만 믿지 못하는 마음과 생각이 깊으며 조심성이 지나칠 정도의 성품을 지니고 있기 때문입니다.

태음인의 그런 태도를 마치 태음인이 당신에게 별 관심이 없는 것으로 속단해서 당신의 사랑을 포기하거나 혹은 이제껏 보여줬던 당신의 상냥하고도 성실한 모습을 돌변시킨다면, 정말 태음인의 사랑을 잃을 수 있습니다. 이럴수록 당신의 사랑과 당신의 모습을 고수해야 합니다. 그렇게 되면 태음인의 믿지 못하는 마음과 조심성이 걷히게 됩니다. 그러면서 당신을 사랑하는 태도를 보일 겁니다. 그러나 워낙 과묵하기 때문에 태음인의 사랑 표현은 노골적이지 못합니다. 바로 이 순간을 포착해서 당신이 사랑을 표현해 보십시오. 당신의 사랑은 반드시 이루어질 것입니다.

소양인과 연애에 성공하려면 '이성' 뿐입니다

소양인은 발랄하고 명랑합니다. 그래서 주변사람들로부터 귀여움과 사랑을 받습니다. 소양인을 사랑하는 당신 또한 주변의 무리 중 하나일 뿐입니다.

따라서 당신이 정말로 소양인을 사랑한다 해도 냉정한 이성을 지킬 필요가 있습니다. 덩달아 감정에 휩싸이면 사랑도 실패하고, 당신은 만신창이가 될 수 있습니다.

소양인은 세상에 제가 제일 잘난 듯 싶어 이성에게 콧대 세우고, 제가 한번 다가가면 뭇 이성들이 죄다 무릎꿇을 것으로 자신해서 여기도 쿡! 저기도 쿡! 진담 반, 농담 반으로 사랑을 흘리며 다닙니다.

따라서 당신에게 사랑의 몸짓으로 다가오는 소양인을 보고, 진실된 사랑인 줄 알고 서둘러 당신의 마음을 열어서는 안 됩니다. 당신이 소양인을 사랑하기 전에 냉정한 이성을 지킬 필요가 있습니다.

소양인 남성은 때때로 라이벌이 있으면 몰아내고서라도 연인을 강탈해 내고서 희열에 빠져 보고, 소양인 여성은 때때로 성실한 남성을 제 손안의 공깃돌처럼 조롱해 보면서 희열에 빠지기도 합니다. 때때로 성질이 급한 소양인은 '새벽 호랑이가 중이나 개를 헤아리지 않듯이' 물불 가릴 여유 없이 만난 지 열 손가락 다 꼽지도 못한 주제에 '덴 소 날치 듯' 서둘면서 '쇠뿔도 단김에 빼어 번갯불에 회쳐 먹듯' 갑작 사랑을 하다가 이게 아니다 싶을 때는 주막집 강아지처럼 꼬리를 말고 철저히 내뺍니다. 절대 미련을 두지 않습니다.

따라서 당신이 소양인을 사랑하든, 당신이 소양인으로부터 사랑을 받든, 당신은 냉정한 이성을 지킬 필

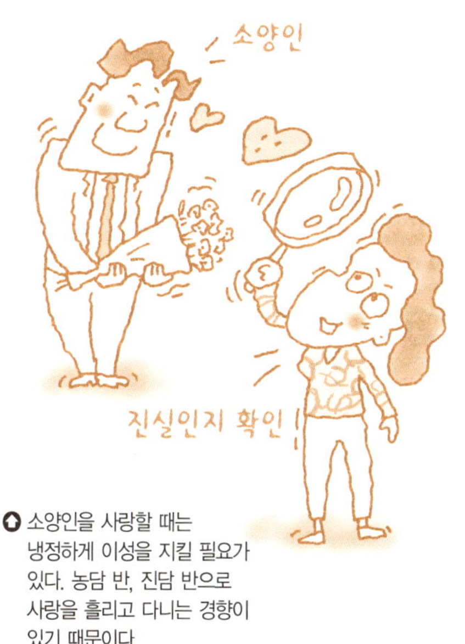

❍ 소양인을 사랑할 때는 냉정하게 이성을 지킬 필요가 있다. 농담 반, 진담 반으로 사랑을 흘리고 다니는 경향이 있기 때문이다.

요가 있습니다.

소양인은 데이트 중에 상대가 한참 무드잡고 열올리면서 이야기하면 제법 잘 듣는 듯 하다가도 어느새 스피커로 흘러나오는 음악에 맞춰 고갯짓을 하며 흥얼대기도 하고, 산만하여서 연신 여기도 보고 저기도 둘러보며 두리번거립니다. 데이트도 엿장수 마음처럼 제멋대로 예정을 갑자기 바꾸기를 식은 죽 먹듯 합니다.

따라서 당신이 이미 소양인을 사랑하고, 소양인도 이미 당신을 사랑하고 있다면, 당신은 소양인의 이런 모습을 그대로 받아주어야 합니다. 당신을 무시하는 게 아니라 소양인의 타고난 성격이기 때문입니다. 이 성격을 이해하고 받아주면서 당신도 다양하게 변화를 보인다면, 당신의 사랑은 반드시 이루어질 것입니다.

소음인과 연애에 성공하려면 '감미로움' 뿐입니다

소음인은 꿈 같은 사랑을 동경합니다. 가녀린 음률에 콧등이 시큰해지는 사람입니다. 러브스토리 같은 영화를 즐기는 사람입니다. 은밀한 분위기를 조성하고 촛불 아래 와인을 준비해두고 첫 만났던 날을 함께 추억해보고 싶어하는 사람입니다.

따라서 당신이 소음인을 사랑한다면 소음인의 취향에 맞춰주어야 합니다. 당신도 교양 있게, 침착한 어조로, 시적이며 음악적으로 간지럽게 속삭이는 사

체 · 질 · 과 · 인 · 물

소음인 남편은 페미니스트

소음인 남자는 큰돈은 못 벌어도 개미처럼 조금씩 재산을 불리는 스타일이다. 그리고 굉장히 가정적이기 때문에 아내 사랑, 자식 사랑이 끔찍하다. 소음인 남편 중에는 페미니스트들이 많다. 하지만 아내가 자유분방하고 혼자 결정하는 것에 대해선 굉장히 자존심 상해 한다.

랑을 해야 합니다.

당신이 소음인을 사랑한다면 당신의 행동, 말씨, 외모, 모든 것에서 세심함과 부드러움과 깔끔함과 예의 바름과 우아함과 단정함을 갖추고, 무리 없이 서서히 다가가야 합니다. 적극적인 공세는 별로 좋아하지 않을 뿐 아니라 때로 크게 경계하는 편이며, 매사에 신중한 완벽주의이기 때문에 당신을 선뜻 신뢰하지 못할 것입니다. 따라서 서서히 자신의 존재를 인식시키며 조심스럽게 다가서다가 적극성을 띠고 사랑의 마음을 전할 기회를 보아야 합니다.

소음인은 내성적이며, 수줍음을 타고, 의존적이며, 소극적인 성격입니다. 그래서 자상하고 포근한 여성, 늠름하고 믿음직한 남성을 원합니다. 그리고 자기에게 잘 어울리는 이런 이성의 접근을 은근히 기대하면서 꿈을 꿉니다. 어느 날 백마 탄 왕자처럼 그렇게 홀연히 나타나 사랑을 고백해 주기를 바라는 타입입니다.

따라서 당신은 그런 모습으로 나타나 소음인에게 감미롭게 사랑을 고백해야 합니다. 만일 당신이 남성이든, 여성이든 가릴 것 없이, 당신이 소음인을 사랑한다면 당신이 먼저 사랑을 고백해야 사랑이 이루어질 수 있습니다. 소음인도 당신을 사랑하고 있다면 당신의 사랑 고백을 듣는 순간 푹 빠져서 아마도 조절하지 못할 것이며, 설령 소음인이 당신을 별로 좋아하지 않는다 해도 당신이 진심으로 사랑해서 사랑의 절절한 심정을 부드럽게 고백한다면 당신의 사랑은 이루어질 것입니다. 소음인은 진심 어린 공세에는 약해서 자신이 그다지 좋아하지 않아도 사랑을 받아줄 타입이기 때문입니다.

소음인은 한번 기분이 상하면 돌변하여 좀처럼 풀리지 않고 당신과 결별도 불사할 것입니다. 만일 당신이 소음인을 진정 사랑한다면 여기서 주저앉으면 안 됩니다. 소음인은 남에게 상처 주는 일을 못하는 타입이므로 용서를 빌면서 다시 한번 당신의 외롭고 괴로운 마음과 함께 진실된 사랑의 마음을 표현한다면, 당신의 사랑은 반드시 이루어질 것입니다.

체질에 따라 달라지는
행복한 결혼생활 작전

태양인과 함께 잘 살려면 순종과 인내뿐입니다

결혼을 해도 태양인의 우월감과 영웅주의의 천품은 변치 않습니다.

자신의 개성을 통해 배우자가 좌우 당하기를 바라지 배우자가 자신의 개성을 얕잡아 보는 것을 허용하지 않습니다. 항상 자기의 우월성을 배우자가 인정하며 따르기 바라며, 그렇지 않을 때는 힘으로 처리하려는 습관이 그대로 반영됩니다. 힘으로 처리하려는 습관은 태양인의 무의식적 심층에 이미 배어 있는 습관이기 때문입니다. 태양인의 목표는 힘이며, 가장 두려워하는 것은 힘을 잃는 것이므로. 극한 상황까지 몰고 가는 한이 있어도 자신의 강인함을 확인하고 싶어합니다.

따라서 태양인은 남편이나 부인에게 쥐어 살 사람들이 아닙니다. 일단 자기 마음이 정해지면 배우자의 말을 듣지 않고, 배우자의 입장을 고려하지 않으며, 배우자를 예속시키고, 배우자를 자기의 목적 달성을 위한 수단으로 쓰려고 합니다.

태양인 남편의 경우, 출세욕을 가진 남편의 경우라면 친정이 왜 자기를 밀어주지 않느냐고 야단을 피우며, 정치가 남편이라면 자신의 유세를 위해 부인도 불철주야 같이 뛰어주기를 바라고, 허무맹랑한 짓이나 발명에 몰두하는 남편이라면 성공할 때까지 잔말 말고 입 다물고서 경제력이나 뒷받침해 주길 바랍니다. 태양인 부인도 이와 다를 바 없습니다.

그래서 태양인은 배우자가 자기 뒷바라지를 못할 경우 배우자의 능력을 과소 평가하고, 이를 비난하거나 공격하기 쉬우며 배우자의 치부나 약점을 들춰내어 서슴없이 공격하기 일쑤입니다.

따라서 태양인과 행복한 가정생활을 함께 꾸리려면 방법은 오직 하나뿐입니다. 태양인 배우자에 순종하면서 오로지 인내하는 것입니다. 때로 차분한 설득이 먹혀들 때도 있지만, 이것이 미봉책이거나 고식적인 수단일 때는 오히려 역효과입니다.

태음인과 함께 잘 살려면 대등함과 정중함뿐입니다

결혼을 해도 태음인의 무뚝뚝함과 자만과 조심성의 천품은 변치 않습니다. 천성이 과묵한 태음인이라 해도 배우자가 앞에서 수다를 떨거나 공연히 말장난을 하거나 경박하고 졸렬한 행동을 하면, 매우 강압적인 태도를 보입니다.

심지어는 사랑의 표현까지도 노골적으로 하지 않습니다. 그래서 태음인 부인은 남편이 졸렬하게 잔달거리면 제일 싫어합니다. 경박하고, 낯간지럽게 사랑해요, 운운하면서 분위기라도 잡는 남편을 가소롭게 쳐다보면서 소름 돋는다고 말할 정도입니다.

아니 태음인은 어떤 면에서는 사랑에 대해 다소 무관심한 경향도 있습니다. 그래서 태음인 남편은 아내 생일을 아예 잊을 수도 있으며, 태음인 부인은 자기의 결혼기념일 따위는 안중에 없을 때도 많습니다.

태음인 남편들은, 자기의 부인이 상냥하고 정숙하게 가정 일을 알아서 잘 처리하고, 남편에게 내조를 아끼지 않기를 바랍니다. 사소한 문제, 또는 자녀의 교육문제나 살림 걱정 따위를 의논하거나, 이런 문제로 시시비비를 가리고자 하면 싫어합니다. 물론 털털하고 수더분하면서도 때때로 지저분한 편인 태음인 남편은 부인이 화려하면서도 섹시한 옷차림으로 외출하는 것도 싫어할 정도입니다.

태음인 부인들도 마찬가지입니다. 남편에게 예속되기보다는 대등한 관계에서 부부생활을 하자고 주장하는 타입입니다. 자기 일을 방해하지 말고, 동반자처럼 대등한 입장에서 정중하게 대해 줄 것을 원합니다.

태음인 부인은 생김새대로 애교가 전혀 없습니다. 야들야들, 하늘하늘, 간들간들, 얄상한 것이 전혀 없습니다. 그러나 과묵한 현모양처입니다. 아이 잘 낳고, 아이 잘 키우고, 건강하게 집안 살림 잘 할 여성입니다. 바가지 긁거나 투기하거나 꼬리치며 바람 필 여성이 아닙니다. 그러면서도 자신의 능력을 과신하는 경향이 있어서 자기 고집이 대단합니다. 배우자의 의견이나 충고를 무시하는 경우도 종종 있습니다. 때때로 옷이나, 장신구 등 모양내기에 수고를 아끼지 않는 경우도 있습니다.

여하간 태음인은 남편이든 부인이든 배우자의 웬만한 잔소리쯤은 웃어넘깁니다. 막내둥이 응석 받듯 합니다. 물구지인지 닭의 똥인지 그저 두리 뭉실 넘어갑니다. 그러니 도대체 부부 싸움이 이루어지지 않아 재미가

과묵한 맏며느리감인 태음인 여자

태음인 여자는 피부가 검고 두꺼우며 골격도 크고 손발과 입술이 두툼하다. 허리도 굵으며 생김새 그대로 애교도 없다. 허나 '가마가 검기로 밥도 검을까' 라는 속담처럼 겉보기와는 다르게 맏며느리감이자 현모양처 감이요, 아이 잘 낳고, 건강하게 살림 잘 할 타입의 여자다.

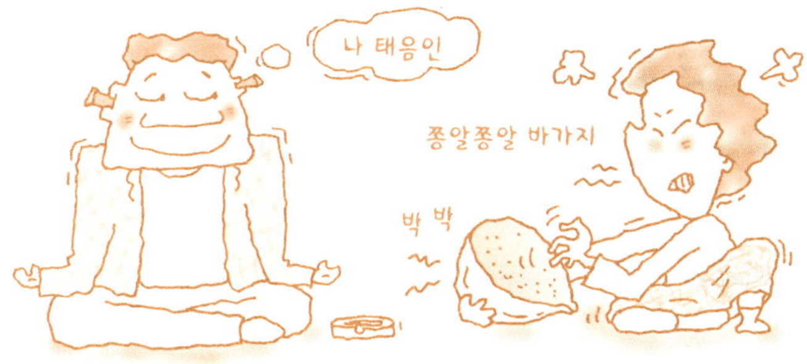

○ 태음인은 사소한 문제로 시시비비 가리는 것을 싫어한다. 또한 배우자의 웬만한 잔소리쯤은 웃어넘겨 싸움이 되지 않는다.

없을 정도입니다.

그러나 배우자가 너무 따지면서 자기의 권위를 무시하면 싫어합니다. 딱딱하기는 삼 년 묵은 물박달나무 같다 할 정도로 고집이 세서 부부싸움에 지지 않습니다. 무골호인처럼 싸움질도 싸움질답지 못하여 더운물에 찬물 탄 듯 미지근해도 흥정은 잘 한다고 자기 주장을 관철합니다. 그러나 당연히 논의하여 담판할 일에는 입을 열지 않고 구렁이 담 넘어 가듯 합니다.

소양인과 함께 잘 살려면 이해와 수용뿐입니다

결혼을 해도 소양인의 경박함과 호기심과 자만의 천품은 변치 않습니다. 감정 표현이 다양하며 수다떠는 것도 제법 잘 합니다. 물꼬 트듯 얘기 보자기를 풀어놓을 때가 많습니다. 얘기 보자기를 풀다 말고 가지치고, 다시 풀다 줄거리를 가위질해서 잘라먹으면서 혼자 웃고 혼자 슬퍼하며 술술 잘도 풀어나갑니다. 방정맞다 할 정도로 입 빠른 말도 잘 합니다.

그러니 소양인과 잘 살려면 수다떠는 걸 잘 받아줘야 합니다. 그러면서 호기심을 발동시켜 주어야 합니다. 소양인은 호기심을 잃어버리면 곧 싫증 내기 때문입니다. 화제도 다양하게 맞장구 쳐주어야 합니다. 그렇다고 규칙적이며, 일상적이며, 상투적인 맞장구를 쳐서는 안 됩니다. '깜짝쇼'처럼 의외성을 표출해 주어야 합니다. 진득하지 못한 성격이므로 변화를 줘야 하기 때문입니다.

아울러 소양인의 배우자는 소양인의 몇 가지 특질을 바로 알고, 이를 수용하는 노력을 해야 합니다.

첫째, 소양인은 야무진 이성, 야하며 섹시한 이성을 좋아합니다. 발랄하고 개성 있고, 화제 풍부하고, 말 잘하는 이성을 원합니다. 우물거리거나 무뚝뚝한 이성을 싫어합니다.

둘째, 소양인의 부부관은 '부부는 같이 즐기는 반려자'입니다. 그냥 친구 마냥 같이 즐기며 사는 것이 부부라고 여깁니다. 그러니 예속 당하려고 하지 않습니다. 물론 자기는 예속 당하려고 하지 않으면서 자기는 상대를 예속하려고 하지요.

셋째, 소양인은 쉽게 싫증을 느끼며, 따분하고 힘든 일은 싫어하고, 세부적인 것도 싫어하며, 오직 우아한 정신적 취미에서 만족을 누리려 합니다. 그러나 세상 어떤 것에서도 만족을 잘 모르는 게 소양인입니다.

소양인의 배우자는 이상의 몇 가지를 충분히 알아야 합니다. 그렇지 못하면 부부싸움이 그칠 날 없을 것입니다.

소양인은 부부싸움을 신나게 하는 타입입니다. 살인 날 정도로, 미친 사람처럼 길길이 뛰고 야단입니다. 그러나 '과붓집에서 바깥양반 찾듯' 이치에 안 맞는 소리를 해대며 싸움질을 곧잘 합니다. 그러다가도 '물 건너 온 범처럼' 앙금 없는 마음으로 쉽게 돌아서기도 잘 합니다.

제 집안 싸움만 하는 게 아니라 옆집 부부싸움에도 쌍지팡이 짚고 나서서 '감 놓아라 배 놓아라' 야단법석 간섭하기도 합니다.

소음인과 함께 잘 살려면 사랑과 무드뿐입니다

결혼을 해도 소음인의 의존적이며 꿈꾸며 치밀하고 깔끔한 천품은 변치 않습니다.

소음인은 사색을 즐기며, 외출을 별로 좋아하지 않지만 외출을 한다 해도 조용한 곳, 은밀한 곳으로 부부가 함께 가기를 원합니다. 노래를 들어도 감미롭고도 조용한 노래, 가사를 음미할만한 노래를 좋아합니다. 영화를 봐도 애정 영화, 눈물을 짜는 영화를 좋아합니다. 부부간에 이게 맞지 않으면 결국 부부가 따로 놀 수밖에 없습니다.

소음인 남편은 부인이 남편의 자존심을 존중해 주기를 바라며, 집안을 쓸고 닦고 깔끔하게 정돈하며 가정적이기를 바랍니다. 때로는 아기자기한 사연을 적은 부인의 메모 쪽지 하나에도 가슴이 찡해서 사랑의 징표가 되는 선물이라도 준비하려고 할 정도입니다. 그러나 자유분방한 것을 못 미더워하기 때문에 부인의 옷매무새마저 간섭하여 우아한 옷차림을 좋아하

● 소음인이 추구하는 행복한 결혼생활 ●

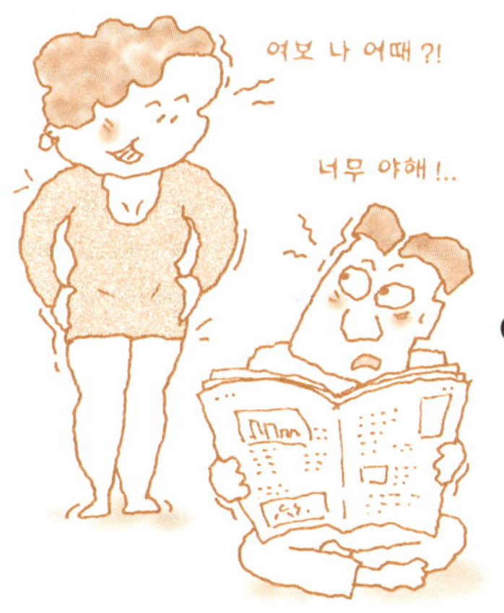

● 소음인 남편은 아내가 가정적이길 바라며 자유분방한 것을 싫어해 아내가 섹시한 차림으로 외출하는 것을 가장 싫어한다.

며, 섹시한 옷차림으로 외출하는 걸 가장 싫어합니다.

소음인 부인은 남편의 사랑을 무척 바랍니다. 제 잘난 체, 사람 무시하거나, 무뚝뚝하고 무관심한 남편을 싫어합니다. 매너 없고 무드 없는 남편, 비오는 날이나 눈이 펑펑 내리는 날이나 심지어는 생일이나 결혼기념일에도 무관심한 그런 남편을 싫어합니다. 그러면서도 아가 같이 외로운 남편을 모성본능으로 감싸주기를 또한 좋아합니다. 목타게 아내의 사랑을 원하는 남편을 좋아합니다.

여하간 소음인은, 불면 꺼질까 쥐면 터질까 배우자를 끔찍하게 사랑합니다. 그러나 소심하고 꽁하고 결단력 없어 어떤 일이든 선뜻 결정 내리지 못하는 제 주제는 아랑곳하지 않으면서 배우자가 어떤 일을 저 혼자 결정하면 매우 싫어합니다.

약간의 비판이나 어떤 암시적 언사에도 과민반응을 보이며, 쉽게 마음의 상처를 받으며, 모욕을 영영 잊지 못하며, 지나간 잘못을 되짚어 음미하는 성향이 있습니다. 그래서 부부싸움이 시작될 수 있으며, 이런 천성적인 성향이 부부싸움 때 고스란히 나타납니다.

부부싸움은 치고 받는 육탄전이 아니라 누구 말발이 더 세고 더 합리적이냐 하는 말싸움이 특징입니다. 장마 도깨비 여울 건너가는 소리처럼 중얼중얼 푸념했다가, 투덜투덜 화를 냈다가 미주알 고주알 밑두리 콧두리 다 캐가며 새우 벼락 맞던 이야기부터 쇠뼈다귀 우려먹던 사소한 옛일까지 몽땅 끄집어내면서 싸우는데, 오늘도 싸우고, 내일도 싸우고, 오늘도 그 말하고, 내일도 그 말 하면서 끝없이 질질 끌며 싸웁니다. '변죽을 치면 복판이 울고, 기둥을 치면 대들보가 울린다'고 상대의 말 한 마디로부터 열 가지, 백 가지 사연들을 줄줄이 연상해 내어서 '날카로운 말의 손톱'을 세워 깐죽깐죽 말질을 해대며 긁습니다. 그러다가 때로 사람의 뼈를 부스러뜨리는 소리를 해서 싸움판을 크게 벌이기도 합니다.

당신은 어떤 섹스 타입

태양인은 '굉음과 함께 터지는 폭죽' 같은 섹스 타입입니다

태양인은 자기 일이나 목표에만 몰두할 뿐 섹스에는 무관심한 편입니다. 특히 '폐대간소'의 체질이기 때문에 섹스와 관련이 있는 간 기능이 약하고 옆구리가 협소하여 태양인 남성은 정력이 약하고, 태양인 여성은 자궁발육 잘 안 되어 성감이 떨어지거나 불임증이 되는 경우도 흔합니다. 그러니까 태양인은 천성적으로 섹스에도 무관심하고 스태미나도 떨어지는 타입입니다.

그러나 본능적으로 뭔가 행동해야 삶의 활력을 느낄 수 있는 체질입니다. 항상 뭔가 일을 벌려야 사는 보람을 얻을 수 있는 체질이라는 것입니다. 어떻게 보면 태양인의 끊임없는 행동은 권태감에서 비롯된 것일 겁니다.

그래서 권태감으로부터의 해방을 위해 태양인은 섹스를 자주 벌리며, 이것은 마치 태양인이 성욕에 충만해 있는 것처럼 비치게 되는 것입니다. 따라서 자연히 성 문제에 강박관념을 갖게 합니다. 때로 금욕주의를 표방하는가 하면, 때로 색다른 로맨스나 갑작스럽게 색다른 만남

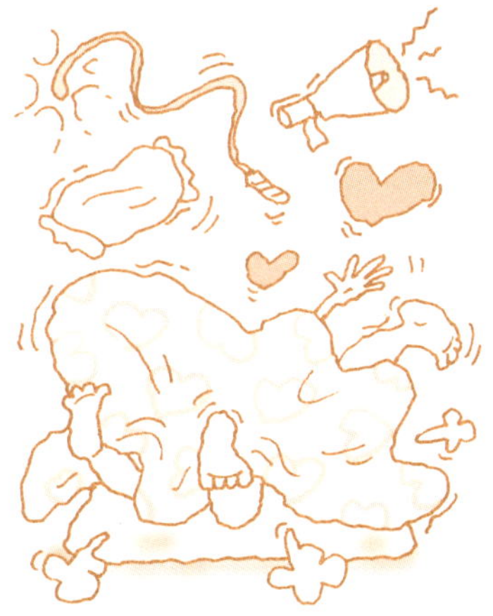

● 태양인의 잠자리 스타일 ●

⬆ 태양인은 천성적으로 섹스에 무관심하고 스태미나도 떨어지지만 폭력적인 섹스를 즐기기도 한다.

을 엮어가기도 하고, 때로 활동적인 파트너를 통해 성의 자유를 실현하기도 하며, 때로 비정상적인 성 모럴에 빠지기도 하며, 때로 동성애 성향으로 나타날 수도 있습니다.

여하간 부부의 섹스에서도 폭력적인 강간 같은 섹스를 구사하거나, 광란의 열정을 연출하거나, 수간(獸姦)을 방불케 하는 병적 섹스를 강요하기도 합니다. 특히 섹스 중에 애성(愛聲)을 지르거나 혹은 애성 듣기를 유난히 좋아하는 타입입니다. 그래서 격심한 감탕질에 굉음이 터져 나오고 그 속에서 영웅처럼 내달립니다. 박차를 가하며 질풍노도처럼 내달립니다. 목표만을 향해 돌진할 뿐 후퇴나 우회를 모르고 오로지 내달립니다. 그러다가 일순간 무서운 굉음을 터뜨리며 폭죽처럼 공중으로 치솟다가 산산조각 불꽃이 되어 일순간 추락합니다.

태양인의 섹스는 수직 상승, 수직 하강의 타입입니다. 배우자는 안중에 없습니다. 이제 돌아누워 코를 골면 편할 뿐입니다.

만일 태양인 남편과 소양인 부인이 함께 산다면 소양인 부인은 태양인 남편에 점점 길들여져 섹스에 변화를 추구하고, 수치심 없이 광란의 섹스를 유발할 능력이 있기 때문에 길들여진 후 함께 병적 섹스를 즐길 수 있습니다. 그러나 태양인 남편의 정력이 의외로 약하기 때문에 만족을 얻을 수 없습니다.

태양인 남편과 태음인 부인이 함께 산다면 태음인 부인 역시 태양인 남편에 점점 길들여져 갑니다. 그러나 남편을 만족시켜주기 위해 길들여지는 것이

체 · 질 · 과 · 인 · 물

태양인은 대통령 체질!

카리스마가 있고 언변이 뛰어나며 상황판단이 빠르고 대중 앞에서 자신의 이야기를 설득시킬 수 있는 뛰어난 능력의 소유자들이었던 우리 나라 전직 대통령들의 체질을 조사한 결과, 노태우 대통령을 제외한 모든 대통령들이 전부 태양인 체질이었다.

며, 이것은 봉사입니다. 태음인 부인은 항상 평범한 섹스를 원하기 때문에 때로 태양인의 별난 섹스를 거부하기도 하지만, 그 거부를 인정할 태양인 남편이 아닙니다. 그러나 평소 섹스에 큰 관심 없는 태음인 부인은 태양인 남편의 약한 정력 때문에 고심하는 일이 없습니다.

태양인 남편과 소음인 부인이 함께 산다면 소음인 부인은 태양인의 별난 섹스에 길들여지지 못해서 엉엉 울며 못 산다고 친정으로 도망칠 여자입니다. 그러면 태양인 남편은 당장 부엌칼을 들든, 마당의 작대기를 꼬나쥐든, 아니면 성냥불을 당기든 하여간 일을 벌일 것이며, 그렇게 되면 소음인 부인은 신발도 못 신고 꼼짝없이 끌려갈 판입니다. '과붓집 문고리 빼어들고 엿장수 부르는' 인물인 태양인을 이겨낼 도리가 없습니다.

태음인은 '잿불 속의 불씨' 같은 섹스 타입입니다

태음인은 '성력'이 좋은 편입니다. '성력'은 성의 능력을 뜻하지만, 테크닉을 말하는 게 아닙니다. 정력이요, 스태미나입니다.

그러니까 태음인은 남성이든 여성이든 스태미나가 넘치는 정력가인 셈이지만, 테크닉에서는 그리 뛰어나지 못하다는 이야기입니다. 그래서 사족 못쓰게 감탕질을 충동시키는 불꽃은 약해도, 풀무질만 하면 언제나 따사로운 불꽃으로 살아날 수 있는 '잿불 속의 불씨' 같은 강한 힘이 내재되어 있다는 말입니다.

특히 태음인 남편은 성적 관심이 많은 편이며 비교적 건강한 체질이기 때문에 성력도 좋은 편입니다. 더구나 '간대폐소'의 체질로 섹스와 연관 있는 간 기능이 좋고 옆구리가 풍만하며, 허리가 발달해 있어서 스태미나가 좋습니다. 그러나 건강하다는 자부심으로 지나치게 과로를 많이 할 수 있기 때문에 건강을 해치고 성력이 떨어져 섹스에 무관심해질 수도 있습니다. 그렇다고 걱정할 게 없습니다. 조금만 몸을 추스르고 풀무질을 하면 잿불 속의 불씨는 다시 살아날 수 있기 때문입니다.

그러나 태음인 남편은 섹스의 전희나 후희를 몽땅 생략하려고 하는 타입입니다. 전희나 후희는 이름 그대로 유희에 불과한 것이고, 섹스는 이름 그대로 실제 행위를 가리키므로 본희만이 진정한 섹스 행위로 인식하고 있기 때문입니다. 따라서 타고난 성력으로 오로지 섹스 행위를 수행하기 위한 동작만 할뿐이지 사족 못쓰게 감탕질을 충동시키는 테크닉을 구사하는 데는 하잘 것 없어 마치 버선 신고 발바닥 긁기 같습니다.

여하간 본희만은 충실하게, 점잖게 의무를 다 합니다. 매우 고전적으로 섹스를 합니다. 전통과 상식의 테두리를 크게 벗어나지 않습니다.

한편 부인이 지나치게 섹스에 적극성을 띠면 별로 안 좋아하는 타입이지만, 향수 냄새에 유혹적이기 때문에 부인이 섹스 때 향수를 살짝 발라 은은하게 향기를 풍기면 꽤 좋아하는 편입니다.

태음인 여성은 '간대폐소'의 체질로 섹스와 연관 있는 간 기능이 좋고 상체보다 하체가 더 충실하며, 체력이 좋고, 특히 엉덩이가 발달하여 펑퍼짐해서 성력이 좋은 편입니다. 그러나 섹스를 싫어하지는 않지만 섹스를 밝히는 편이 아닙니다.

타고나기를 애교 있거나 아기자기한 맛이 도통 없는 체질이어서 섹스라고 다를 게 없지요. 섹스 무드, 기교… 뭐 하나 손꼽을만한 게 없습니다. 그러나 남편에게 만족을 주기 위해 자기의 의무를 다 하는 타입입니다. 섹스는 영육일치에 바탕을 둔 행위이기 때문에 사랑 없는 섹스는 있을 수 없다고 믿으며, 마음의 사랑을 그대로 육체의

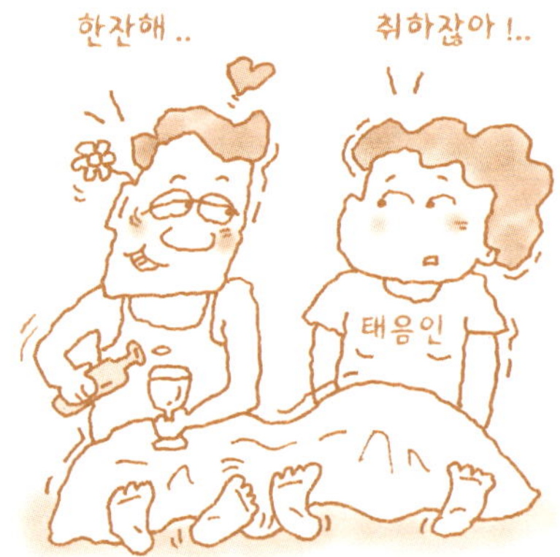

❶ 태음인은 도통 애교나 아기자기한 맛이 없다. 이런 성격은 잠자리에서도 나타난다. 다만 남편에게 만족을 주기 위해 자기 의무를 다할 뿐이다.

사랑에 직결시키고, 육체의 사
랑을 마음의 사랑에 또한 직결
시키기 때문에 남편의 만족을
위해 의무를 다 하는 것입니다.
따라서 이때의 의무는 봉사가
아니라 사랑입니다.

한편 태음인 부인은 피부접촉
에 의한 감성적 만족을 얻으려
하는 경향이 있습니다. 그래서
태음인 부인은 애성을 지르거나
야단법석 요란을 떠는 섹스를
좋아하지 않는 편입니다.

'미친 체하고 떡판에 엎드리는' 태음인 여자

'싫은 매는 맞아도 싫은 음
식은 못 먹는다'고들 하지만
이건 매가 모자라고 배가 덜
고파 하는 '거덜이 방치 같
은' 짓이니 매 더 맞고 배 더
골아야 한다'며 '미친 체하고
떡판에 엎드리는' 게 태음인
여자이다.

소양인은 '햇살 아래 장작불' 같은 섹스 타입입니다

소양인은 선천적으로 색을 무척 밝히는 체질입니다. 그래서 불같은 성에
너지, 안개 속에 방향 잃을 것 같은 몽롱한 성적 환상이 소양인 특유의 향
락주의와 방종과 결합하면 노을처럼 타오르고, 무지개처럼 찬란하며, 신기
루처럼 아찔합니다.

그래서 소양인의 섹스는 눈요깃거리 풍부하고 요란하며, 변화무쌍한 기
교와 요상한 체위를 몽땅 구사하면서 장작불 같은 열정을 보입니다. 화사
한 교태가 난무하는 화려한 섹스 파티가 밝은 햇살 아래에서 장작불 같이
열정을 태웁니다. 그러면서도 그 안에는 무섭도록 섬뜩한 소기(沼氣) 같은
것이 서려 있습니다.

'그의 음성은 언제보다도 더 구슬펐고 그의 몸둥아리는 뼈도 살도 없는
율동으로 화한 듯 취한 양 얼이 빠진 양 구경하는 여인들의 숨결은 모화의

쾨잣자락만 따라 오르내리었고 모화의 쾨잣자락은 모화의 숨결을 따라 나붓기었고 모화의 숨결은 물속에 살아진 김씨 부인의 청승을 따라 기뻤고…'

〈무녀도〉와 같은 '소기'가, 취한 양 얼이 빠진 양 숨결만 가파라지는 도무(蹈舞) 속에 시퍼렇게 서려 있습니다.

소양인은 선천적으로 색을 무척 밝히는 체질이라고 했습니다. 섹스를 좋아하고 호기심이 강하다고 했습니다.

그러나 소양인 남편의 섹스는 질이 떨어집니다. 질적으로는 섹스가 안 좋고 약하다는 말입니다. 그래서 소양인 남편은 야성적인 섹스를 추구하고 무궁무진한 제갈양의 팔진도 같은 변화를 도모하고자 하며, 으스대며, 자기를 과장 표현하려고 하며, 자기 도취에 곧잘 빠지게 되는 것입니다. 고전적이고 보편적인 섹스보다 호기심에 가득 찬 섹스에 탐닉하며, 시각의 만족을 노리는 변태적 방법을 중시하고, 이에 탐닉하는 경향까지 있습니다. 그래서 성적 매개물을 즐기려고 하며, 그래서 과색하는 경향까지 있습니다.

심지어는 고자 처가 다니듯 싱겁게 자주 섹스를 하지만 요긴한 몫을 다하지 못해 안타까울 때도 있습니다. 이쯤 되면 알코올의 힘을 빌리려 하거나 혹은 약물에 의존하여 빠지기도 하며, 외간 여성을 도피처로 삼는 경우도 생깁니다. 장난이 아이 된다고 충동적으로 도피하려고 했던 게 그만 장난이 아닌 불장난이 되어 가정을 파탄으로

소양인 남자는 똘똘하고 야무진 소양인 여자를 좋아한다

소양인 남자는 똘똘하고 야무지고 이야기도 잘 하는 여자를 좋아한다. 그 때문에 수줍음을 잘 타는 소음인이나 무뚝뚝한 스타일의 태음인보다는 같은 성격의 소양인 여성을 좋아하고 또 성격도 잘 맞는 편이다.

몰고 갈 수도 있습니다.

따라서 '아이 좋다니까 씨암탉 잡는' 게 소양인이므로 한편으로는 소양인 남편을 칭찬하고, 한편으로는 지나치게 격렬하게 탐닉하는 것을 차분히 가라앉히고, 한편으로는 느긋하게 조절하면서 부인이 소양인 남편과 덩달아 부화뇌동하지 않는다면 의외로 좋은 결과를 얻을 수 있습니다.

'골 나면 보리 방아 더 잘 찧는' 타입이 소양인이기 때문입니다.

소음인은 '어둠 속의 촛불' 같은 섹스 타입입니다

소음인은 무드 섹스파입니다. 그래서 거친 섹스를 싫어합니다.

무드만 잡히면 은은한 요염을 다 부릴 줄 압니다. 어둠 속에서 가물거리며, 할랑거리며, 꺼질 듯 꺼질 듯 하다가 너울너울 타오르는 촛불 같이 부드러움과 열정을 적절히 구사하며 섹스를 맛깔스럽게 즐기는 타입입니다.

촛불이 제아무리 밝다해도 어둠 속의 촛불은 어둠을 다 몰아낼 수 없습니다. 소음인의 섹스가 제아무리 맛깔스럽다해도 초콜릿처럼 녹아드는 사랑의 목마름을 다 가시게 할 수 없습니다. 그래서 소음인은 어둠 속에 촛불을 다시 켭니다. 다시 가물거리고, 할랑거립니다. 다시 꺼질 듯 하고, 너울거립니다. 촛불을 또 켭니다…. 자꾸 켭니다…. 그래도 사랑의 목마름은 가시지 않아 소음인은 자꾸 섹스에 빠집니다. 그렇게 섹스를 좋아합니다.

어둠 속의 촛불이 이쪽으로 춤을 출 때면 이쪽 어둠은 사라지고 저쪽이 어두워지며, 촛불이 저쪽으로 춤을 출 때면 저쪽이 밝아지고 이쪽이 어둠에 싸입니다. 하고 또 해도 싫지 않은 섹스, 그러나 한편으로 어둠이 사라지면 한편으로 어둠이 싸여 애가 탑니다. 촛농이 떨어지듯 애가 녹아 떨어집니다.

그래서 소음인의 섹스는 하룻밤을 자도 만리장성을 쌓는 타입입니다. 단술 먹은 여드레만에 취한다고 그 정감 있는 섹스에 두고두고 취합니다. 사라진 어둠만큼 둘러싸는 어둠에 발바닥까지 가렵도록 취합니다. 분위기 넘치는 촛불잔치에 혼자 취하고, 영혼과 육체의 일체감에 혼연히 취하며, 새 털처럼 가볍게 두둥실 가벼운 떠오름에 어찔어찔 취하고, 은밀히 나눈 정이 끈끈하여 또한 취합니다. 녹아 떨어지는 애 때문에 더욱 취합니다.

소음인은 한번 맛을 알면 무섭게 탐닉합니다. 나이 많은 말이 콩 마다 할까 말할 정도로 중년에 접어들고, 초로에 접어들어도, 혹은 늘그막에도 섹스 맛을 아는 한 섹스를 마다하지 않을 타입입니다.

역시 '신대비소'의 체질, 신장기능이 강합니다. 그러다 결국 색에 골아 병 져 눕기도 합니다.

<h2 style="text-align:center">● 소음인의 잠자리 스타일 ●</h2>

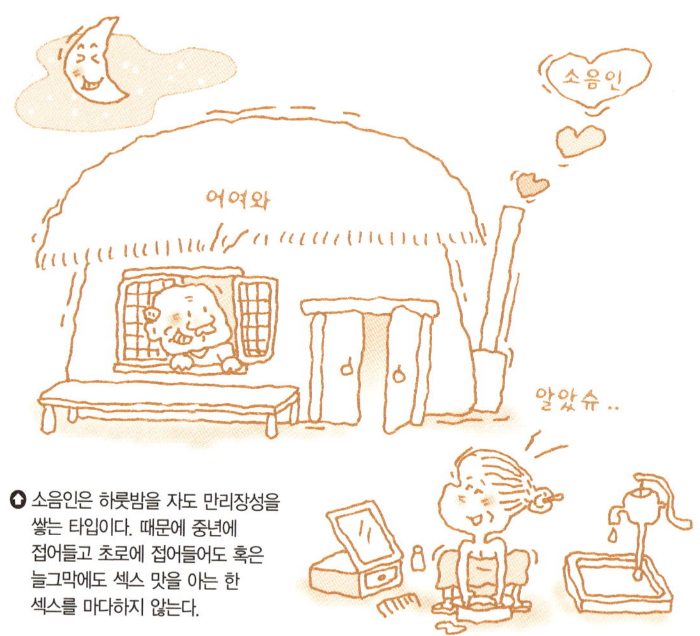

⬆ 소음인은 하룻밤을 자도 만리장성을 쌓는 타입이다. 때문에 중년에 접어들고 초로에 접어들어도 혹은 늘그막에도 섹스 맛을 아는 한 섹스를 마다하지 않는다.

p · a · r · t **❸**

체질과 혈액형

체질과 혈액형의 분포 비율

이제마의 〈동의수세보원〉 '사상인변증론'에 이렇게 기록되어 있습니다.

'태음, 소음, 태양, 소양인은, 요즈음 눈으로 보아 한 고을 인구의 숫자가 대략 1만 명이라면, 태음인이 5천, 소양인이 3천, 소음인이 2천 명 정도다. 그에 비하여, 태양인의 숫자는 극히 적어서 한 고을 중에 3~4명 혹은 10여 명에 지나지 않는다'.

다시 말해서 체질의 분포는 태음인--소양인--소음인--태양인의 순서이며, 태음인이 압도적으로 많고, 소양인과 소음인은 엇비슷한 분포율을 보이며, 태양인은 극히 소수라는 것입니다. 그러나 최근의 어느 논문에 의하면 태음인이 44.5%, 소양인이 12.2%, 그리고 소음인이 오히려 소양인보다 더 많아서 42.2%에 달한다고 했습니다.

그렇다면 혈액형의 분포는 어떠할까요?
한국인 중 A형은 32.5%이며, B형은 대략 27%에 달하고, AB형은 11%에 불과하며, 34.1%가 O형입니다. O형이 한국인의 혈액형 중에 가장 넓은 분포를 보입니다. 미국의 인류학자 스나이터는 순수혈통의 인디언은 O형이 92.3%라고 했으며, 일본인은 O형이 29%로 A형 32%보다 적습니다.

꼭 그런 건 아니지만 O형 중에 태음인이 비교적 많은 편이고, A형 중에 소양인이 비교적 많은 편이며, AB형 중에 소음인이 비교적 많은 것을 보면, O형이 한국인의 혈액형 중 가장 넓은 분포를 차지하듯이 한국인의 체질 분포상 태음인이 가장 보편적입니다.

　인종으로 보면 인디언에서는 태음인이 압도적이며, 일본인들은 태음인보다 소양인이 다소 우세한 편임을 알 수 있습니다.

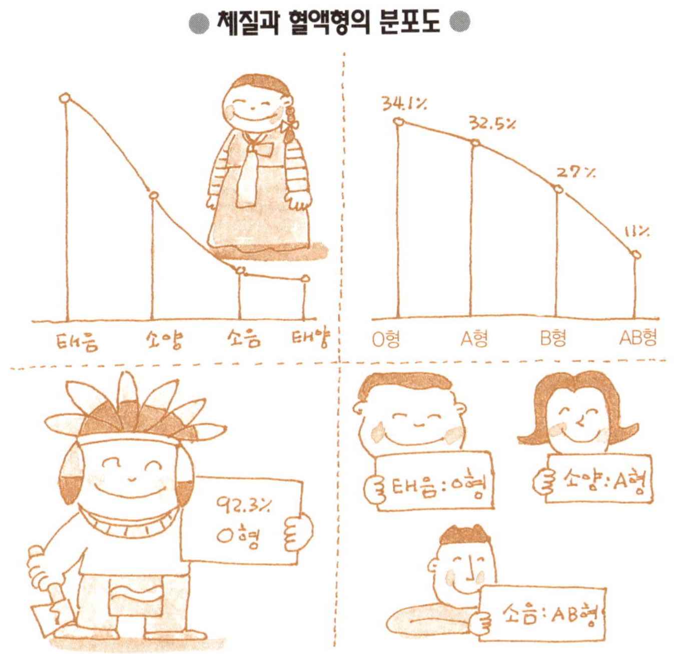

🔼 한국인의 혈액형 중 가장 넓은 분포를 차지하는 것은 O형이고, 체질 분포로 보면 태음인이 가장 보편적이다.

체질과 혈액형에 따른 성격 분류

체질에 따라 성격상 특징이 있습니다

체질에 따라 성격이 다르고 장단점이 있습니다. 예를 들어 태음인이 '현실타협적 실리형'이라면, 소양인은 '현실비판형'이며, 소음인은 '낭만추구형'이라고 할 수 있습니다.

서울대학교 학생들을 대상으로 라이프 스타일을 조사한 결과가 발표된 적이 있습니다. 그 결과 '현실타협적 실리형'이 가장 두드러지고, 다음이 '학업지향형'과 '낭만추구형'이며, 네 번째로 '현실비판형'이 나타났다고 합니다. 물론 이것은 대학을 둘러싸고 있는 정치사회적 환경 요인의 변화에 따라 얼마든지 변할 수 있는 성향이라고 보여집니다만, 이것을 체질과 연계시켜 볼 수 있다는 것이 흥미롭습니다.

소음인은 보수적이고 고루하며, 겸손하고 규칙을 잘 지킵니

> 꼭 · 알 · 고 · 싶 · 어 · 요
>
> ### 춘향이와 이도령은 무슨 체질일까요?
>
> 성춘향과 이몽룡은 둘 다 소양인에 속한다. 정의파이며, 투쟁적이고, 현실에서의 좌절과 저항을 탈속의 낭만추구 행위로써 표현하기도 한다. 또한 소양인은 외모가 수려한데, 이들이 첫 눈에 반한 것은 바로 소양인의 수려한 외모 때문일 수도 있다.

다. 수동적이며, 메시아를 언제까지나 기다리고만 있을 사람이고, 때로는 비겁한 지식인이거나 위선적인 기회주의자입니다. 그러니까 도서관에 묻혀 학업만 지향하거나, 또는 시나 예술을 통해 낭만을 추구합니다.

소양인은 진취적이고 투쟁적이며, 정의파이고 파격적입니다. 때로 경솔하게 행동하거나 현실에 맞지 않은 돈키호테 컴플렉스를 갖거나, 이상 실현을 위한 외로운 파이오니아이며, 현실에서의 좌절과 저항을 때로 탈속(脫俗)의 낭만추구 행위로써 표현하기도 합니다.

태음인은 끈기와 집념이 있습니다. 수동적도 능동적도 아니며, 신념과 확신과 기회가 삼위일체될 때까지는 남보기에 수동적이지만 일단 삼위일체가 이루어지면 매우 능동적입니다. 소음인처럼 한없이 고루한 수동적 태도를 지키지 않으며, 소양인처럼 파격적 투쟁으로 능동적 태도를 거침없이 표출하거나 막연히 부화뇌동이나 탈속의 저항행위도 하지 않습니다. 거시적 신념으로 그저 의젓할 뿐입니다.

다시 말해 '실리형'이 소음인이요, '현실비판형'이 소양인이라면, '현실타협적인 실리형'이 태음인인 것입니다.

혈액형에 따라 성격상 특징이 있습니다

체질에 따라 성격이 다르고 장단점이 있는 것과 마찬가지로 혈액형에 따라서도 성격이 다르고 장단점이 있습니다. 일본의 고가와라는 학자는 혈액형을 객관적으로 판정하여, 이를 기초로 체질을 분류하고 감정하고자 시도했는데, 그에 의하면 A형은 '감상형'이요, B형은 '이지형'이요, O형은 '의지형'이요, AB형은 '혼합형'이라고 했습니다.

혈액형에 따른 성격상의 특징을 잠시 살펴보기로 합시다.

생활 속에서 항상 변화를 추구합니다

A형은 무드를 즐깁니다. 사상, 이념, 이론 따위는 따분하게 느끼고 지루해 합니다. 그래서 공부할 때도 이해력은 뛰어나지만 공식을 따지고, 이치를 캐고, 암기, 기억하는 것은 딱 질색입니다.

오히려 공상하고, 그 공상을 창조의 과정으로 형상화시키거나, 자기의 사고나 기분에 따라 응용하고 변화시키는 게 더 어울립니다.

생활 속에서도 항상 변화를 추구하게 됩니다. 깨끗한 것을 추구하며, 실내의 꾸밈새를 금방 바꾸려 하고, 복장도 세밀한 데까지 눈이 미칩니다. 심미안의 특질이 있어서 상당히 멋스러움을 창출하고 변화시킵니다.

그렇다고 자기가 처해 있는 환경까지도 변화시키려 드는 타입은 아닙니다. 환경의 안정을 무척 갈구하는 편이기 때문이며, 따라서 생활 속의 각종 꾸밈새를 변화시키려는 연출 역시 부지런해서이기보다는 성격상 특질 때문입니다.

알뜰살뜰 살림꾼은 아닙니다

A형은 원래 생활면에서 그리 부지런한 편은 아닙니다. 실내의 꾸밈새를 바꾸어 신선함을 추구한다고 해서 살림꾼은 아닙니다. 살림의 요모조모, 집안의 구석구석까지 알뜰하게 꾸려 나가는 살림꾼은 아닙니다. 살림꾼 같은 움직임은 싫어합니다. 자신의 즐거움을 위해 단지 변화를 추구하는 데 불과한 것입니다.

여자의 경우를 봅시다. 가사는 마무리가 깔끔합니다. 그렇다고 모든 게 그런 건 아닙니다. 자기의 브래지어나 속옷이 장롱 속에 어지럽게 틀어박혀 있는 경우도 허다하며, 깔끔한 부엌 앞면과는 대조적으로 뒷면에는 잡다한 살림도구들이 쓸모 없이 뒤엉켜 있기 일쑤입니다.

요리도 맛보다 멋을 추구합니다

요리도 예술적입니다. 맛보다는 멋이 더 일품입니다. 무드를 즐기는 타입이기 때문입니다. 산뜻하고 보기 좋은 분위기의 식사를 식구들에게 제공합니다. 자기가 먹는 취미보다는 가정적으로 다른 사람에게 먹이려는 마음이 앞서기 때문에, 이런 예술적 요리를 만들 수 있는 것입니다.

이 말을 거꾸로 하면 혼자 있을 때는 귀찮아서 요리할 생각도 안 한다는 말이 됩니다. 그저 대충 한두 가지 반찬으로 끼니를 때우고 마는 것입니다. 아니면 무드 있는 장소에서 커피까지 한 잔 하면서 식사하려고 합니다. 돈 관념이 아주 인색한 편이 아니기 때문에, 이런 외식도 쉽게 생각할 수 있는 것입니다.

자식에 대한 애정도 그렇습니다. 잘 돌봅니다. 그러나 자식과 같이 친구처럼 놀아주는 것은 못합니다. 왜 자식과 친구가 될 수 없을까요? 여자건 남자건 A형은 친밀감을 더해주고 애정을 높이기 위해 마음을 터놓는 일에 서툴기 때문입니다. 이것이 A형의 성격적 특질입니다.

그렇다면 아주 냉담한 성격이란 말일까요? 아니면 표현력이 부족하단 말일까요? 그렇지도 않고, 그렇지 않은 것도 아닙니다.

A형은 '차분한 성격'이요, '단정한 인품'이요, '다정다감한 인정'을 지니고 있습니다.

성격이 차분합니다

남의 얘기도 잘 들어줍니다. 가볍게 고개마저 끄덕이며 긍정적인 태도를 보입니다. 웃어주기도 합니다. 그러나 과잉반응도 없고 표정도 크지 않습니다. 세심하며, 인내심도 강합니다. 그러나 이것은 표면적일 때가 많습니다.

표면적으로는 놀랄 만큼 평정을 유지하지만, 안으로는 회복이 어려울 만큼 상처받는 경우가 더 많습니다. 혼란에 빠지기 쉬우며, 초조하거나 울적할 때 혼자의 시간을 갖고 싶어 합니다.

단정한 인품입니다

행동이 신중하고 새로운 행동에 세심합니다. 극단적인 것보다 보편적 행동에 따르며, 일종의 사명의식을 갖고 행합니다.

다정다감한 인정도 있습니다

여행 때는 선물을 듬뿍 사들고 오는 타입입니다. 항상 남의 걱정을 잘 해줍니다. 이상의 A형의 행동적 특성들에서 묘한 공통점을 추출해 낼 수 있을 것입니다. 즉 식구를 위해 예술적인 요리를 만들고, 자식을 잘 돌보지만 잘 놀아주지는 못하고, 남의 얘기를 잘 들어주고 고개를 끄덕이거나 웃어주기도 하지만 그 표현이 작으며, 인내심은 있지만 상처받기 쉽고, 정신신경계의 혼란 때는 혼자 있고 싶어하며, 사명의식을 갖고 행동하고, 남을 걱정하고, 선물도 잘 할만큼 정감이 있다는 점 등등을 통해 확인할 수 있는 것은 '타인을 의식하는' 것이라는 점입니다.

● A형 성격의 특징 ●

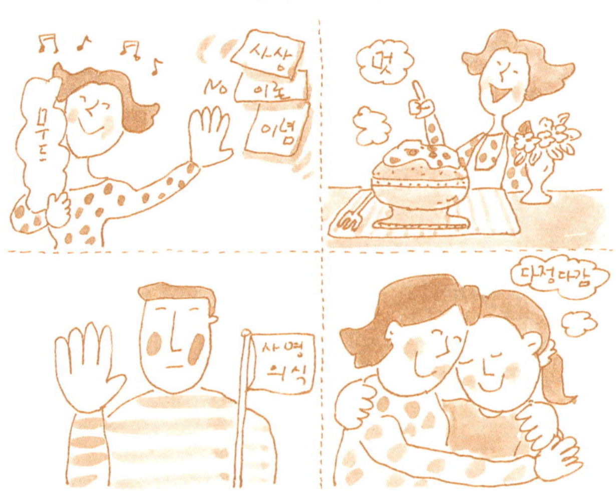

○ A형은 무드를 즐기며 요리 하나도 예술적으로 볼품 있게 만든다. 모든 일에 사명의식을 갖고 행동하며 남을 배려하고 남의 얘기를 잘 들어주며 선물도 잘 하는 등 타인을 의식하는 타입이기도 하다.

그렇다고 '타인을 의식하는' 것이 타인을 전적으로 사랑하는 것과는 다릅니다. 냉담한 성격이 저변에 깔려 있는 것이며, 이기적 사고가 내재되어 있는 것입니다. 그래서 주변의 인간 관계에 신경을 쓰는 A형은 항상 그것에서 해방되고자 안간힘을 씁니다.

손으로 무엇인가를 하는 취미생활은 성공합니다

첫째 '타인을 의식하는' 게 아니고 타인을 사랑하는 것이라고 스스로 자신을 확신시키기 위해 '사랑의 수단'을 활용하는 것입니다. 섹스가 사랑의 수단이요, 예술적 요리가 사랑의 수단이요, 선물이 사랑의 수단입니다.

둘째 '타인을 의식하는' 자기 스스로의 함정에서 이러한 자각을 망각시키려고 '자아몰두의 수단'을 활용하는 것입니다. 운전이 몰두의 수단이요, 취미가 몰두의 수단이요, 일이 몰두의 수단입니다.

그래서 A형은 운전을 통한 스피드로써 스트레스가 풀린다고 말들을 합니다. 취미는 동물이나 화초를 가꾸기도 하지만 동물이 타인을 대신할 수는 없기 때문에 동물사육은 번번이 실패하며 화초 역시 보는 건 좋아하지만 가꾸는 건 싫어하기 때문에 실패하는 수가 많습니다.

오히려 손으로 무언가를 하는 취미는 성공합니다. 완전히 몰두할 수 있기 때문입니다. A형이 실내의 꾸밈새에 변화를 주는 일에도 몰두할 수 없는 이유는 이런 것들을 일로써 하지 않기 때문입니다. A형에게 일이란 창조적인 일, 사업 또는 스포츠입니다.

B형의 특징

행동 우선주의입니다

착상을 하면 곧 행동에 옮깁니다. 민첩하고 날램이 장점이지만, 신중함이 부족해서 실수가 많습니다. 일이나 행동도 주위나 환경 조건에 구애받

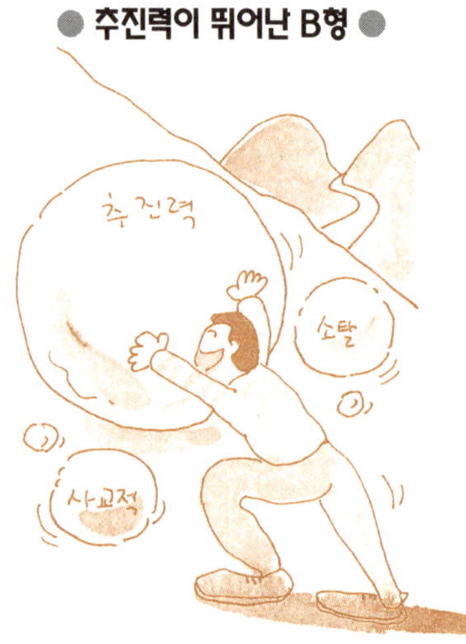

○ 무서운 추진력을 가진 B형은 안되는
것도 되게 하는 투지도 갖추고 있다.

으려 하지 않고 내 방식대로 하고 싶어합니다. 나 좋은 일 내가 하는데 무슨 간섭이냐 하면서 주위의 권고를 듣지도 않습니다. 내 돈 내가 쓰는데 왜 아니꼬운 눈초리로 보느냐 하면서 자신의 무절제한 행동을 환경 조건에 맞추려 하지 않습니다. 돈도 별로 없는 주제에 골프 치러 다닌다고 껍죽거리는 꼴을 옆에서 자제시키면 오히려 화를 벌컥 내고 속박당하거나 틀에 박히기를 극도로 싫어합니다.

계산적이고 기억력이 뛰어납니다

그렇다고 일에 실패하고, 대인관계에 실패하느냐 하면, 그건 또 아닙니다. 신중하지 못하고 덤벙대는 것 같지만 계산적이고, 기억력이 뛰어납니다. 특히 기호적 기억에 뛰어나서, 숫자 같은 것으로 무슨 일을 하는 데는 우수합니다.

차분히 공부하는 학자 타입도 아니고, 세심하게 계획을 세워서 차근차근 추진하는 타입도 아니지만, 속칭 '통박 굴리는' 명수이기 때문에 순간적인 머리 회전이 빠르고, 무서운 추진력을 지녀서, 실수는 있을지 몰라도 일을 아예 그르치거나 실패할 우려는 극히 적습니다.

스스로 흥미 가진 일에 열중합니다

사업도 그렇고, 스포츠도 그러하며, 다른 취미도 그렇습니다. 그만큼 열중하니까 사업에 실패할 이유가 없습니다. 되는 건 더 잘 되게 하고, 안 되는 건 되게 하는 투지마저 있습니다.

주저앉아서 한숨이나 푹푹 내쉬고, 내 탓이니, 네 탓이니, 조상 탓이니 하면서 팔자소관 운운하는 법이 없습니다. 돌진하는 성격이기 때문에, 어느 날 갑자기 출장 다녀오겠다는 전화 한마디만 하고는 호랑이 굴로 뛰어듭니다. 좌충우돌 일을 성사시키고 맙니다.

규범·규칙·법률 따위를 지키려는 경향이 A형에 비해 낮은 편이기 때문에, 법을 어기거나, 법망을 교묘히 피하거나, 지인의 먼 친척까지 동원해서라도 일을 이루고야 맙니다.

그래도, 그래도 안 되면 어떻게 하느냐구요? 미련 없이 등돌리고 잊어버립니다. 커다란 충격도 없습니다. 속상한 것도 잠시일 뿐, 금세 새사람으로 돌변합니다.

스스로 흥미 가진 일에 열중한다는 것은 다른 말로 뒤집으면 스스로 흥미 없거나 골치 아픈 일에는 무관심하다는 것입니다. 일을 추진했는데도 이루지 못한 것에는 쉽게 흥미를 잃습니다. 그러면 무관심해집니다. 무관심한 것 때문에 속상해 할 필요가 없습니다. 충격받을 것도 없습니다. 그러

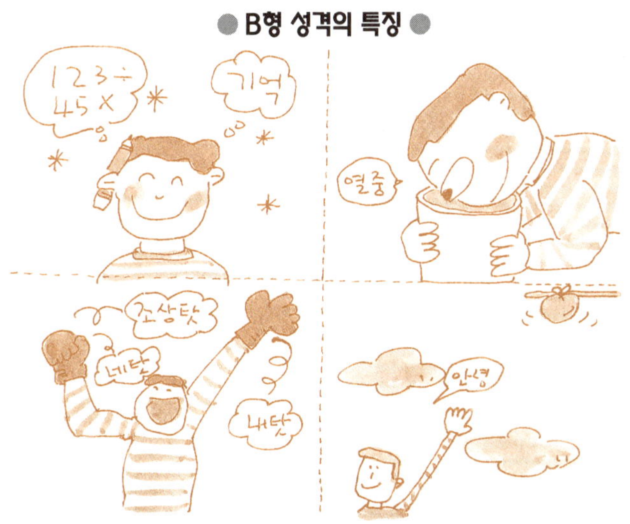

◉ B형은 계산적이고 기억력이 뛰어나며 흥미를 가진 일에 무섭게 열중한다.
팔자소관 운운하거나 한숨을 내쉬는 일도 없고 능력이 닿지 않는 일은 과감히
포기하며 이에 대해 연연해하거나 속상해 하지도 않는다.

니 새사람으로 돌변하게 되고, 사업은 실패할 리가 없습니다.

대인관계에도 실패하지 않습니다

비록 속박되고 틀에 박히는 것을 싫어하며, 타인의 의식 속에 구애되거나 환경조건에 억눌리는 것을 싫어한다지만, 이것 자체가 아주 훌륭한 장점이 될 수도 있습니다. 투지 있고 배짱 있으며, 심지 있는 인물로 인정될 수 있기 때문입니다.

그래서 윗사람에게 잘 보이게 됩니다. 하는 일이 쇳소리 나게 야무져 딱딱 부러지니 윗사람이 싫어할 리 없습니다. 아이디어도 풍부하고, 차트 글씨도 잘 쓰며, 브리핑 재료도 멋지게 장만하는 솜씨가 있으니, 인정받지 않을 수 없습니다.

아랫사람에게는 매우 냉정합니다. 눈물이 펑펑 쏟아질 만큼 다그치고 나무랍니다. 원한 살 만큼 야멸찬 면이 있지만, 결코 원한을 사지 않습니다. 오히려 아랫사람들이 따릅니다.

왜일까요? B형의 성격 때문입니다. 의외성·비일상성의 장점이 있기 때

● B형 성격의 특징 ●

○ B형은 속박되는 것을 싫어하며 윗사람에게 사랑받게 행동하지만 아랫사람에겐 매우 냉정한 면이 있다. 하지만 아랫사람을 다루는 기교가 뛰어나 결코 원한을 사는 일이 없으며, 동료의식이 투철하다.

문입니다. 아랫사람을 다룰 때 깜짝 놀라게 하는 기교를 부릴 줄 압니다.

동료들과는 어떨까요? 그야 한마디로 좋습니다. 성격이 영 안 맞는 동료도 있지만, 그 동료가 무관심해지고 수동적이 될지언정 B형은 결코 그 동료에게 무관심해지거나 수동적이 되지 않습니다. 술김에 의견이 충돌해서 한바탕 싸워도 B형은 훗날 그 동료에게 관심을 보이고 능동적으로 접근합니다. 성격이 맞는 동료라면 더 말할 게 없습니다.

왜 이렇게 적극적으로 동료의식을 갖는 것일까요? 결론은 둘입니다. 첫째는 이익상 동료가 필요하기 때문이며, 둘째는 성격 탓입니다.

동료의식이 투철합니다

B형은 동료의식을 가져야 할 성격입니다. 아내 없이는 살아도 동료 없이는 못 사는 타입입니다. 소외감이 생기면 폭발하는 경향까지 갖고 있습니다. 그래서 B형은 수없이 동료를 만듭니다. 잡기에 능하기 때문에, 화투판 동료도 있고, 볼링 동료도 있고, 골프 동료도 있으며, 동료의 동료마저 자기 동료가 되고, 아랫나이도 동료며, 윗나이도 동료입니다.

이렇게 전반적으로 대인관계가 무난하므로 대인관계의 실패는 절대 없습니다. 더구나 능동적·개방적·사교적이고, 얼굴이 두터운 편이라서, 어느 모임이든 뒷전에서 쭈뼛거리는 법이 없습니다. 앞장서서 그 모임을 주도합니다.

잡기에 능합니다

술렁이는 느낌, 재미있는 느낌을 조성하면서 즉흥 사회자가 되기도 합니다. 잡기를 포함한 기예면에 뛰어나기 때문에, 노래와 춤과 익살을 맘대로 구사해가면서 그 모임을 유쾌하게 이끌어갑니다.

가정생활이 무난합니다

부인이 바가지를 긁어도 그만, 집안이 어수선해도 그만, 반찬이 별 볼일

없어도 그만, 옷을 챙겨주지 않아도 그만입니다. 그러니 다투고 씹고 뱉을
게 없습니다. 미식가이기도 하지만 식사에 까다롭지 않고 잘 먹습니다. 대
식가가 많습니다. 옷도 화려한 복장을 좋아하지만, 때로는 바지 지퍼가 열
려 있는 것도 모르는 소탈한 성격입니다. 결혼기념일이나, 아내의 생일도
깜빡하는 수가 많지만 얼렁뚱땅 얼버무리는 수단 역시 좋습니다.

　제 손으로 커피를 타서 아내에게 권하는 의외성도 있지만, 마시고 난 빈
커피잔을 치우는 적은 없습니다. 마무리까지 하는 데는 무관심하기 때문입
니다.

자식들에게 자상하지는 않습니다

　자식들에게는 자상한 아빠가 아닙니다. 세밀하게 가려운 데 긁어주고,
부드럽게 감싸주며, 자상하게 보살피는 타입이 아니기 때문입니다. 자식과
얘기해도 항상 결론을 앞세우는 버릇을 버리지 못합니다. 자기 얘기에 혼
자 신이 나서 웃을 뿐, 자식의 얘기를 경청하려고 하지 않습니다. 하지만
자상한 아빠는 못 되어도 친구 같은 아빠는 됩니다.

AB형의 특징

분석적이고 도덕적입니다

　AB형은 꿈과 현실, 속됨과 성스러움을 엄격히 구분하는 도덕률을 가지
고 있습니다. 어떠한 사고와 행위, 나아가 타인의 그것까지도 자신의 도덕
률의 틀에 맞아야 합니다.

　분석적이요, 이해력이 빠르기 때문에 어떠한 사고나 행위도 금세 컴퓨터
에 의한 분석처럼 세밀하게 분류한 다음, 이것을 자신의 도덕률의 틀에 맞
추어 보려고 합니다.

　한마디로 자신도 피곤하고, 상대도 피곤하게 하는 것이지만, 자신은 별

로 피곤해하지 않습니다. 그리고는 비합리적이고 위선적인 세계를 용납 못하는 그 근본 기질 탓에 매우 합리적인 것만을 추구하게 되고, 그렇지 못한 것에 대해서는 빈정거립니다.

빈정댄다는 것은 본심을 덜 털어놓는다는 뜻이며, 변죽 울리기를 즐긴다는 뜻이며, 환경과 때에 따라 자신의 의견을 다채롭게 구사할 능력이 있다는 뜻이고, 상대를 무척 의식한다는 뜻입니다.

상대를 무척 의식한다는 것은 결국 그 자신이 자신의 도덕률에 대해 알레르기성 과민반응을 일으킨다는 말이 됩니다. 뚜렷한 도덕률을 가지고, 상대마저 그 틀 속에 가두어 두려는 경향이 있으면서도, 그 도덕률에 스스로 과민반응을 일으키기 때문에 상대를 지나치게 의식하는 것입니다.

상대를 의식하는 경향이 짙습니다

AB형은 언제나 웃고 있지만 자신의 기분이 좋아서 웃는 게 아니라 상대를 의식하고 웃는 것입니다.

의상도 그렇습니다. 좋아하는 것이 있어도 주변 사람에 맞추어 옷을 입는 경향이 있습니다. 상대를 지나치게 의식하는 경향은, 결국은 AB형으로 하여금 남이나 사회에 봉사하는 일에 삶의 보람을 느끼게 만듭니다.

상대를 의식하는 탓은 어릴 적에 낯가림을 많이 했기 때문이며, AB형은 어린이를 좋아합니다. 남에게서 부탁을 받으면 싫다는 말 한마디 못하고, 남이나 사회, 또는 어린이를 위해 헌신적으로 봉사합니다.

도덕률에 대한 과민반응은 상대에 대한 태도에서만 나타나는 게 아닙니다. 자기 스스로에 대해서도 과민반응을 나타냅니다. 스스로가 자기의 도덕률을 깨뜨릴지 모른다는 불안감, 그 도덕률을 강하게 지켜야 한다는 스스로의 의무감 때문입니다.

그래서 수시로 이를 확인하려고 합니다. 일기를 통해서, 기도를 통해서, 또는 교육을 통해서 이를 확인하려 하며, 이를 더 강렬하게 표현하는 행위를 통해서 자신을 더욱 더 도덕률의 틀 속에 묶어두려고 합니다.

그러다 보니 편집증적인 성격이 되고, 인간에 대한 불신감이 생기게 되며, 사생활의 진폭이 커지고, 취미는 비현실적이고 환상적인 취미를 추구하게 되며, 여러 가지 일을 동시에 벌여 놓고 바빠서 안달하게 되고, 사회와 자기와의 위화감이 생기면 좌절을 쉽게 합니다.

좌절과 충격을 받아도 주저앉지 않습니다

자기가 무시당했을 때도 충격이 큽니다. 그러나 좌절과 충격을 한껏 받더라도, 결코 주저앉지 않습니다. B형처럼 주저앉지 않고 좌충우돌 찧고 다투겠다는 건 아닙니다. AB형의 도덕률에는 이런 행위가 용납될 수 없기 때문입니다.

AB형의 여자는 요리솜씨가 좋습니다. AB형은 멋보다 맛깔스런 영양 요리를 하는 편입니다. 꿈 같은 환상파이기도 하지만 합리적 사고가 농후하기 때문에 맛과 영양을 중시하는 것입니다. 때로는 영양을 더 우선하기 때문에 맛을 고려하지 않는 고집도 부리지만, 워낙 요리솜씨가 있기 때문에 맛이 없을 리 없습니다.

대단히 합리적으로 사고하기 때문에 필요한 실내장식에는 돈을 뭉턱 잘라내어서라도 장식하지만 필요 없는 실내장식에는 아예 무관심한 편입니다. 어느 면에서는 경제관념도 대단합니다. 인색하다 할 정도로 돈에 대

● AB형 성격의 특징 ●

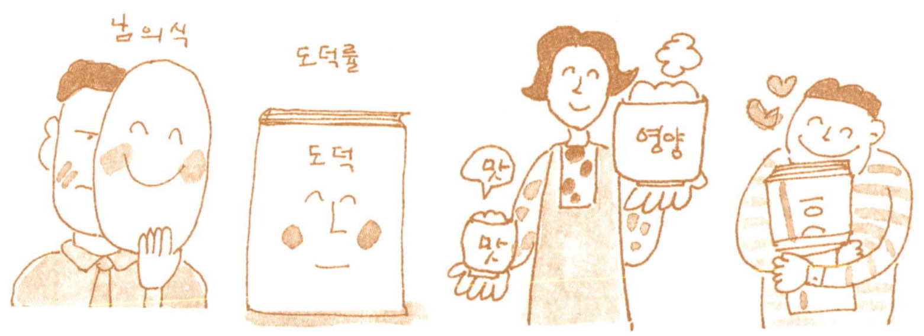

○ AB형은 자신의 도덕률의 틀 속에 자신과 남을 가두어두려 한다. 합리적이므로 여자는 요리솜씨가 뛰어나고 경제관념도 탁월하다

해서는 발발 떱니다. 그러니 경제생활이 불안정하면 무척 두려워합니다.

의지, 투지가 강하고 개성적입니다

O형은 외부에 대한 경계심이 강합니다. 외부에 대한 경계심이 강하다는 말을 거꾸로 뒤집으면 자신의 내부에 대한 의지력이 강하다는 말이 될 수도 있습니다.

좋게 표현하면 의지, 투지가 강하고 개성적이라고 하겠는데, 이것은 O형 중에서도 '외향성 O형'에게서 볼 수 있습니다.

나쁘게 표현하면 옹고집, 편벽심이 강하고 이기적이라고 하겠는데, 이것은 '내향성 O형'에게서 많이 나타납니다.

외길 인생을 걷는 타입입니다

하여간 이런 성격 때문에 O형은 '외길 인생'을 살아가는 인상을 줍니다. 큰돈을 못 버는 직업인데도 천직인 줄 알고 평생을 몸바치려는 태도입니다. 변화를 시켜라, 시켜라 하고 주위에서 권해도 변화시킬 마음조차 없는지 묵묵부답입니다. 그러나 본인의 마음에는 변화를 시키려는 바람이 있습니다. 다만 결정에 이르기까지는 너무나 느긋하게 완만할 뿐입니다.

논리적이고 이론적입니다

O형은 목적이 분명하지 않으면 불안정합니다. 목적이 분명하면 한 원칙을 고수해서 일을 추진해 나갑니다. 한마디로 이데올로기형이며, 직선적 사고요, 그 직선도 수직적입니다. 때문에 논리성을 좋아합니다. 이념이니, 이론이니, 논리니 하는 따위를 지극히 따분해 하는 A형과는 대화가 쉽지 않습니다. 허나 A형은 비교적 대화를 잘 들어주는 편이라 다행입니다. 아

예 B형과는 대화가 안 됩니다. AB형은 지극히 합리적인 사고로 빠르게 분석, 종합해서 표현하므로 대화가 잘 되지만, O형의 옹고집과 AB형의 도덕률이 마찰을 일으켜 대화가 끊기는 경우가 많습니다. O형끼리라면 둘 다 논리적 사고로 견해를 피력하기 때문에 끝없이 애기할 것입니다.

시각적 기억이 우수합니다

논리성을 좋아하기 때문에 지식욕이 왕성합니다. 독서를 많이 하고, 많은 것을 기억하고자 합니다. 기억력도 좋습니다. 특히 '백문불여일견'이라고 듣고 기억하는 것보다 시각적인 기억이 또렷합니다. 노래가사도 라디오로 한두 번 듣고는 외우지 못합니다. 그러나 잡지에 실린 가사는 한 번 봐도 쉽게 외웁니다.

B형이 기호적 기억력, 특히 숫자 기억에 뛰어난 것에 비해 O형은 시각적 기억이 우수한 편이기 때문에 일상생활의 요령에는 어두운 편입니다.

● O형 성격의 특징 ●

○ O형은 외부에 대한 경계심이 강하며 의지력이 강해 외길인생을 살아가는 듯한 인상을 준다. 논리적 사고로 의견을 피력하기를 즐기며, 지식욕이 왕성해 독서를 많이 하고, 시각적 기억력이 뛰어난 편이다.

혈액형에 따른 섹스 스타일

A형의 섹스는 사랑의 매개수단입니다

섹스에서 무드를 즐기기에는 A형이 으뜸입니다. 섹스가 목적이 아니라 사랑과 즐거움, 인생의 의의를 부각시키는 수단으로서 필요하다고 느끼는 경향이 강하기 때문입니다.

성적 팽창욕만 소멸시키면 된다는 사고가 아니기 때문에 섹스 무드를 즐기게 되며, 자연히 갖가지 기교를 부리게 되고, 섹스 시간이 길어지는 것입니다.

섹스가 목적이 아니라 수단으로 삼는 데는 또 하나의 이면이 있습니다. 그것은 A형의 성격입니다. 친밀감을 더욱 깊게 하고 애정을 높이기 위해서는 마음을 터놓아야 하는데 A형은 그것이 서툽니다. 그래서 그 무엇인가를 사랑의 매개수단으로 삼아야 합니다. 그 무엇인가가 바로 섹스입니다. 그래서 A형은 섹스를 사랑의 매개 수단으로 삼게 된 것입니다.

B형의 섹스에는 의외성의 기교가 있습니다

A형의 섹스가 서비스형의 무드파라고 한다면 B형의 섹스는 스스로 즐기는 편으로 저돌형이라고 할 수 있습니다. A형이 섹스를 사랑의 수단으로 여긴다면 B형은 섹스를 섹스 그 자체로 여깁니다. 즉 섹스가 곧 목적이 되는 것입니다. 그래서 성적 팽창욕만 소멸시키면 그만입니다. 자연히 무

드와 기교는 무시됩니다.

번거롭게 무드가 필요하냐는 생각 때문에 전희도, 후희도 생략되기 일쑤여서 섹스 시간도 짧기 마련이며, 끝났다 하면 등돌리고 코를 골게 되며, 때로는 사랑하지도 않는 대상과 잠자게 되고, 그래도 하등 도덕적 가책을 느끼지 않는 경향마저 있습니다.

물론 기교도 무시하고 저돌적으로 대시하는 경향이라고 했지만, 기교가 아주 없는 건 아닙니다. A형처럼 아기자기하고, 섬세하고, 부드러우며, 다양한 기교는 없지만 B형 나름대로의 기교는 있습니다.

그것은 '의외성의 기교'이자 '비일상적인 기교'입니다. 느닷없이 예측불허의 기교를 부리는 것입니다. 섹스 때만이 그런 게 아닙니다. 연애 중에도 그렇고, 생활 중에도 그렇습니다. 깜짝 놀라게 하는 취미라도 있는 것처럼 행동합니다. 그러나 섹스에 약하거나, 혹은 섹스와 관련된 질환을 한번쯤 앓았던 경험을 갖고 있는 경우가 많습니다.

● A형과 B형의 섹스 스타일 ●

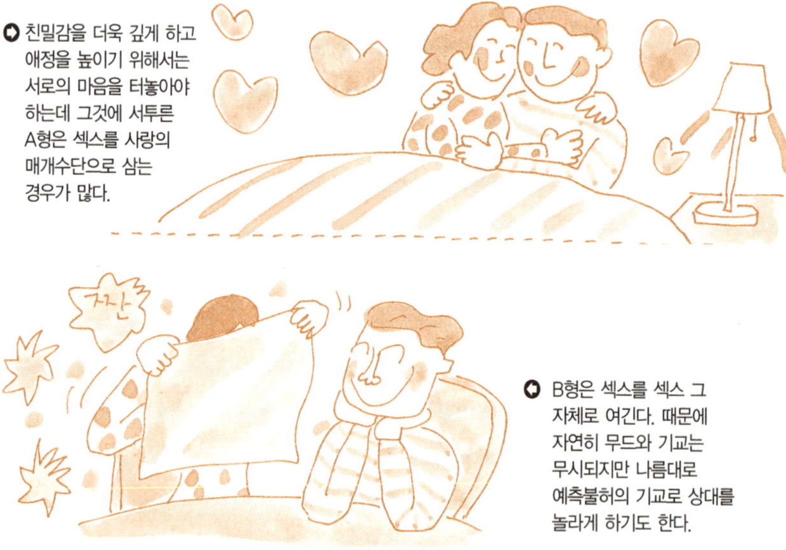

◉ 친밀감을 더욱 깊게 하고 애정을 높이기 위해서는 서로의 마음을 터놓아야 하는데 그것에 서투른 A형은 섹스를 사랑의 매개수단으로 삼는 경우가 많다.

◉ B형은 섹스를 섹스 그 자체로 여긴다. 때문에 자연히 무드와 기교는 무시되지만 나름대로 예측불허의 기교로 상대를 놀라게 하기도 한다.

AB형은 취미성 섹스를 추구합니다

섹스면에서 AB형은 대단한 기교파입니다. 기교가 꿈결같이 부드럽고 다양합니다. 섹스를 A형처럼 사랑의 수단으로, B형처럼 그 자체를 목적으로 하는 것과는 뭔가 다르게, 섹스를 철저히 즐기는 경향입니다. '취미성 섹스'를 추구한다고 할 수 있습니다.

'인상해부학'의 대가처럼, 섹스를 꿈꾸듯 아름다운 환상 속에서 서서히 해부합니다. 육체를 감상하고, 한 꺼풀씩 벗겨갑니다. 또 한 꺼풀을 벗기고, 환각의 촉수로써 입문합니다. 솔바람, 물결소리도 잊고 선(禪)의 경지에 이릅니다.

마치 섹스 연구가처럼 다양한 기교로, 마치 해부의학자처럼 철저한 탈각의 수술로, 가장 꿈같은 섹스를 연출하고, 또 즐기려는 경향이 AB형에게 많습니다. 이러한 경향은 AB형의 성격적 특질에 의한 것입니다. AB형은 꿈을 추구하는 경향이 있기 때문입니다.

그렇다면 왜 꿈꾸듯 아름다운 환상의 섹스만을 추구하지 않고, 속된 기교와 탈각의 수술을 통해 섹스를 하려고까지 하는 걸까요? 그것도 AB형의 성격적 특질입니다. 속된 기교는 성스러운 기도요, 탈각의 수술은 갈애의 연소에 의한 열반에 이르는 길이라 믿기 때문입니다. 몰아(沒我)의 동체를 형성하는 것이 그들이 믿는 열반입니다.

O형은 강한 스킨십을 좋아합니다

O형의 섹스는 다른 혈액형의 섹스보다 시간이 제일 짧습니다. 그렇다고 B형처럼 섹스 그 자체를 목적으로 저돌적 대시만을 하고 끝내는 타입은 아닙니다. A형이나, AB형처럼 기교를 한껏 구사하면서 수단이나 유희로만 생각하는 타입도 아닙니다.

기교는 섹스 행위로서의 기교보다 감성적 기교를 좋아합니다. 즉 스킨십이 강하여 피부접촉에 의한 감성적 만족을 얻으려 합니다. 다시 말해서 행위를 즐기는 것보다 접촉을 통한 정신적 감흥을 즐기는 쪽이라고 할 수 있습니다. 애성을 지르거나 야단법석 요란을 떠는 섹스를 하지 않습니다. 거기에는 두 가지 이유가 있습니다. 첫째는 성감대를 피부에 집중시키고 스킨십에만 온갖 집중을 하기 때문이며, 둘째는 외부에 대한 경계심이 강하기 때문입니다.

이 두 가지 이유는 O형의 성격상 특질입니다. 섹스, 생활 등 모든 면에서 이 두 가지 성격상 특질이 반영됩니다.

스킨십이 강하다는 것은 섹스를 영육일치에 바탕을 둔다는 것입니다. 사랑 없는 섹스는 있을 수 없다고 믿는 것입니다. 연애중에도 열렬히 사랑하면 섹스까지 가능한 것이 그런 이유이며, 결혼중에도 부부싸움의 결론이 내려지지 않는 한 섹스가 불가능한 것도 그런 이유입니다. 섹스 때, 상대가 무반응이면 섹스를 잇지 못하고 중단할 수밖에 없는 것도 그런 이유입니다. 영적인 영육일치에 근간을 두었기 때문에 두 가지 반응을 곧잘 나타냅니다. 우선 영적인 측면에 큰 비중을 두는 경향을 보입니다. 다른 부류에서는 깊은 사이도 아닌데 섹스를 도구로 삼음으로써 사랑을 키울 수 있지만, O형은 영적인 감동이 있으면 바로 섹스로 연결시키고자 합니다. 아울러 좋아하는 성향과 싫어하는 성향이 뚜렷합니다.

● O형의 섹스 스타일 ●

✿ O형의 사랑은 영육이 일치되어야 한다. O형에게 사랑없는 섹스는 있을 수 없다.

● ○형 성격의 특징 ●

∞ ○형은 영육일치가 이루어지지 않는 한 성관계는 이루어지지 않으며, 스킨십을 통해 감성적 만족을 얻고자 하는 경향이 짙다. 또한 장소가 바뀌면 잠들지 못하는 타입이 많다.

○형의 경우 사랑의 알맹이는 독점욕에 있습니다. 섹스의 독점도 중시하지만 영혼, 마음을 독점하려는 욕심이 더 큽니다. 사랑하는 상대를 섹스로 독점은 못해도 영으로 독점 못했을 때는 폭발합니다. 상대의 사랑이 자기에게서 '다른 데'로 옮겨지는 것을 싫어하는 것입니다. '다른 데'라는 것은 다른 사람일 수도 있고, 일이나 혹은 상대 스스로의 취미와 자아에만 몰두하는 것 등을 다 가리킵니다. 그런가하면 타산적이라 할 수 있는 현실적 성격도 공존합니다. 그야말로 영육일치를 추구하는 것이지요.

조루증을 치료하려면 섹스 도중에 머릿속으로는 회사 일을 생각하거나 청구서 따위를 생각하라면서 친절히 가르쳐준 성 의학서를 읽고, 그렇게 해보려고 노력해도 ○형에게는 허사입니다. 영혼과 육체가 분리될 수 없는 것입니다. 영혼은 지하철을 타고 회사에 출근해서 청구서를 보면서 돈걱정을 하고 있는데, 육체는 이부자리 속에서 저 혼자 격렬한 향연을 누릴 수 없는 게 ○형의 특질입니다.

한가지 예로써 장소가 바뀌면 잠들지 못하는 ○형이 의외로 많은 게 그런 이유입니다.

체질과 혈액형에 따른 질병

혈액형에 따른 질병

A형은 신경성질환에 잘 걸리는 타입입니다

A형은 내분비 질환이나 대사장애성 질환에 걸리기도 쉽지만 특히 신경성 질환에 잘 걸립니다. 그 중에서도 신경성 두통이나 만성 신경성 위염에 시달리는 경향이 있습니다.

또 심장병, 암, 당뇨병에 걸릴 위험이 있습니다.

A형은 차분한 성격으로 표면적으로는 놀랄 만큼 평정을 유지하지만 안으로는 회복이 어려울 만큼 상처받는 경우가 많습니다. 혼란에 빠지기 쉬우며, 초조하거나 울적할 때 혼자의 시간을 갖고 싶어합니다. 환경의 안정을 무척 갈구하는 편이고, 그리 부지런한 편은 아니지만 타인을 의식하여 항상 주변의 인간관계에 신경을 씁니다. 그래서 A형은 신경성 질환에 걸리기 쉬운 편입니다.

한편 A형은 나이보다 젊어 보입니다. 여자라면 그 예쁨을 오래 간직합니다. 그러다 보니 자기 스스로 젊음과 예쁨을 더 오래 간직하고 싶은 욕망에 휩싸입니다. 그래서 전신의 건강을 위해 노력하기보다는 외형을 꾸미는 데 더 관심을 둘 수 있습니다.

B형은 복합경화증, 만성피로증후군에 시달리기 쉽습니다

B형은 가래가 많아서 잘 뱉거나 복부에 가스가 잘 차서 걸핏하면 방귀를 뀝니다. 기관지가 약하고, 장이 냉한 편이면서 약하기 때문입니다. 일반적으로 깔끔, 청결한 성격이 아니고 안하무인의 경향까지 있기 때문에 남 앞이라 해서 예의를 차리는 것도 없이 아무 데서나 가래를 뱉고 방귀를 뀌는 사람들이 많습니다.

B형은 건강에 지나치게 자신하는 편이어서 건강에 그리 세심한 주의를 기울이지 않습니다. 남편들의 경우, 아내가 챙겨주지 않는 한 제 손으로 영양제 한 통 사들고 와서 먹는 법이 없습니다. 지나치게 건강에 자신하는 편이죠. 그래서 건강이 한 번 꺾이면 주체하지 못하는 상황이 생길 수 있으니 주의하세요.

건강은 안 돌보지만 다행스러운 것은 운동을 많이 하기 때문에 건강을

○ 지나치게 건강에 자신하는 B형은 한 번 꺾이면 주체하지 못하는 상황이 생길 수 있다.

유지할 수 있습니다. 그렇다고 건강을 위해 운동을 하고 있는 게 아닙니다. 그저 운동이 좋아 운동을 즐기는 타입입니다.

B형은 느닷없이 예측불허의 생각이 번개같이 잘 떠오르며, 생각이 떠올랐다 하면 곧 행동에 옮기는 등 다소 덤벙대는 경향이 있기 때문에 질병도 전조 증상 등 그 어떤 예고도 없이 돌발적으로 엄습할 우려가 있으므로 주의해야 됩니다.

스스로 흥미 가진 일에는 열중하지만 흥미가 없거나 골치 아픈 일에는 무관심하며, 무슨 일이 제대로 잘 안 이루어졌다 해도 가슴을 치며 통곡하는 일이 거의 없습니다. 미련 없이 잊어버리지요. 속상한 것도 잠시뿐이랍니다. 그래서 신경질환은 많이 나타나지 않습니다. 그러나 능동적, 개방적, 사교적 성격인데다가 잡기에도 능통해 밤낮으로 바쁜 생활을 하기 때문에 건강을 돌볼 여유가 없습니다. 건강에 세심한 주의를 하지 않는 게 이런 이유랍니다.

한편 섹스에 약한 편이거나, 혹은 섹스와 관련된 질환을 한 번쯤 앓았던 경험을 가진 경우가 많습니다.

특히 바이러스가 서서히 신경 계통에 침입할 위험이 있기 때문에 루프스, 복합 경화증, 만성피로증후군에 시달리기 쉽습니다.

AB형은 수면이 부족하면 병들 타입입니다

AB형은 대체로 건강이 좋은 편이 아닙니다. 특히 수면 부족에 가장 약합니다. 무조건 푹 자야 건강을 지킬 수 있는 타입입니다.

신경성 질환도 많고 인색하달 정도로 돈에 강한 성격이어서 동전 한 닢에도 발발 떠는 경향이 있으며, 경제생활이 불안정한 것을 무척 두려워하기 때문에 경제 여하에 따라 신경성 질환에 시달릴 우려가 큽니다.

자기 나름대로의 도덕률을 갖고 있으며, 그 도덕률에 대한 알레르기성 과민반응마저 지니고 있고, 심지어 다른 사람의 행동과 사고까지도 자신의 도덕률의 틀에 맞아야 한다고 믿기도 합니다. 때로 스스로가 자기의 도덕률을 깨뜨릴지도 모른다는 불안감, 그 도덕률을 지켜야 한다는 강한 의무감을 갖고서 수시로 이를 확인하려 하기도 합니다. 그리고 이러한 행위를 통해서 더욱더 자신을 그 도덕률의 틀 속에 묶어두려고 합니다. 때문에 건강면에서도 비교적 자신의 건강을 조심하는 경향을 띱니다. 그러나 기본적으로 건강이 약하고 가려먹는 경향이 있기 때문에 평소에 더 주의해야 합니다.

특히 심장병, 암, 당뇨병, 루프스, 만성피로증후군 등 여러 질환에 대해 주의해야 합니다.

O형은 궤양성 관절염같은 염증에 잘 걸리는 타입입니다

일반적으로 O형은 가족에 대한 건강관리에는 신경을 쓰지만 자기 건강에는 관심을 덜 쓰는 편입니다.

AB형이 자기 건강관리를 잘 하고, A형도 자기 몸을 아끼지만, O형은 이들보다 자신의 건강관리를 잘 못하는 편입니다. 그러나 건강관리에 제일 둔한한 B형보다는 관리를 잘 하는 편입니다. 하지만 B형보다 운동량이 부족하기 때문에 B형보다 못하다고 볼 수도 있습니다. 이것이 O형이 갖는 취약점입니다.

O형은 살아가면서 상대에게서 배신감 같은 것을 쉽게 느낄 우려가 있어서 이로써 어떤 정신신경계 질환이 야기될 수도 있답니다. 특히 O형은 육체

● O형의 건강 관리 ●

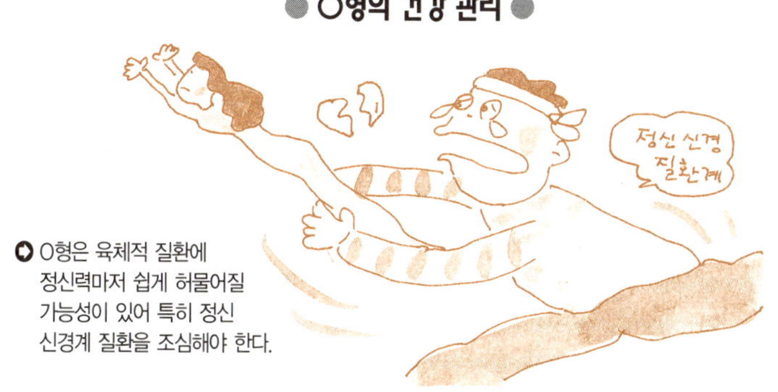

○ O형은 육체적 질환에 정신력마저 쉽게 허물어질 가능성이 있어 특히 정신 신경계 질환을 조심해야 한다.

적 질환에 정신력마저 쉽게 허물어질 가능성이 있으므로 주의해야 합니다.

이것은 O형이 갖는 성격상 특징인 '영육일치'의 사고에서 비롯되는 것입니다. 영육일치의 사고란 그만큼 영적인 것에 큰 비중을 둔다는 것이지요. 아울러 타산적이면서도 현실적인 사고를 두루 갖추고 있다는 얘기도 됩니다. 특히 궤양과 관절염 같은 염증에 잘 걸리는 경향이 있으므로 주의해야 합니다.

● 혈액형에 따른 건강관리 ●

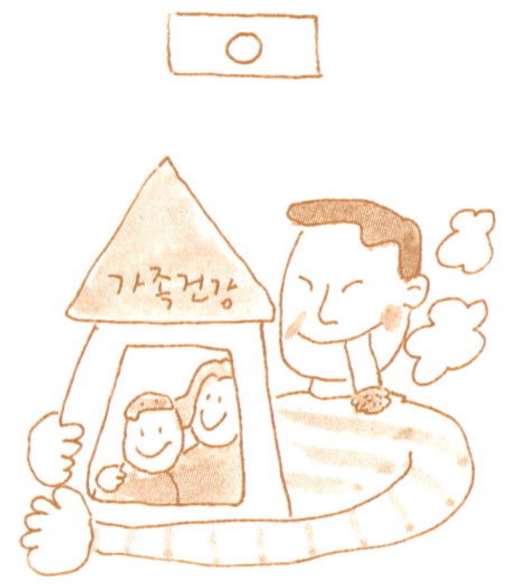

❶ O형은 가족에 대한 건강관리에는 신경을 쓰지만 자기 건강에는 관심을 덜 쓰는 편이다.

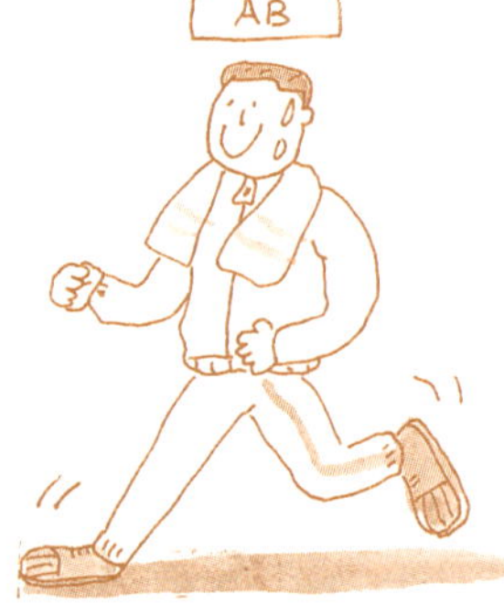

❶ AB형은 자기 건강관리를 잘 하는 편이지만 무조건 푹 자야 건강을 지킬 수 있는 혈액형이다.

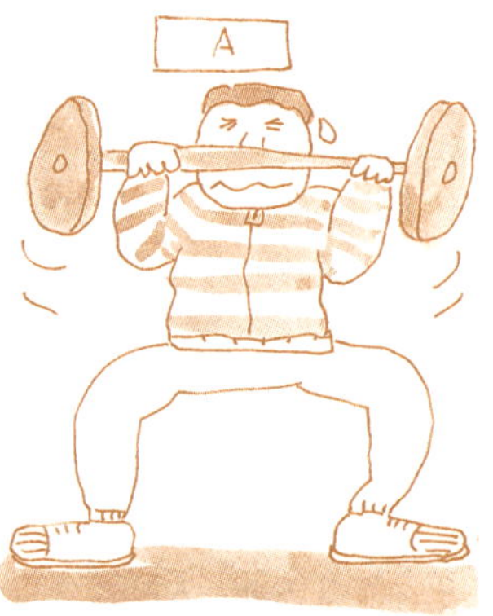

❶ A형은 자기 몸을 아끼는 편이지만 주변 인간관계에 지나치게 신경을 써 신경성질환에 걸리기 쉽다.

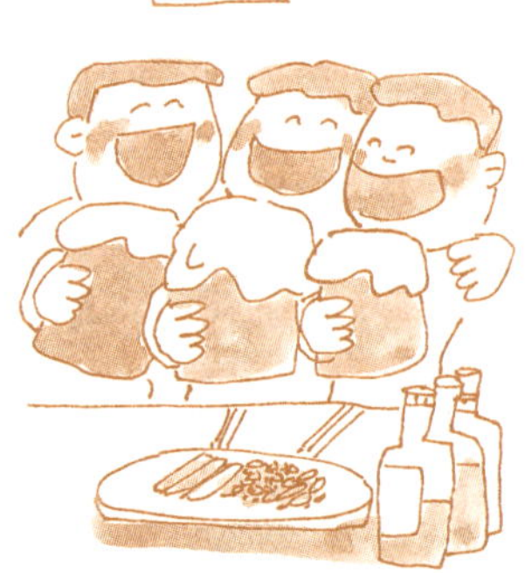

❶ B형은 자신의 건강에 지나치게 자신하는 편이어서 건강에 세심한 주의를 기울이지 않는다.

그때 그 사람들은 무슨 체질이었을까요?

태양인	베토벤, 반 고호, 나폴레옹, 히틀러, 더글러스 맥아더, 레닌, 배트맨, 슈퍼맨, 다스 베이더, 셜록 홈즈, 터미네이터, 람보
태음인	윈스턴 처칠, 토마스 에디슨, 마틴 루터 킹, 주니어 존 F. 케네디, 알 카포네, 헐크 호건, 호머 심슨, 제이 레노, 로지 오도넬, 모니카 르윈스키, 프레드 프린스턴, 로잔느, 킹콩, 산타클로스
소양인	모차르트, 엘비스 프레슬리, 브루스 리, 엘리자베스 테일러, 재클린 케네디 오나시스, 줄리 앤드류, 로버트 드니로, 마돈나, 모하메드 알리, 로널드 레이건, 아놀드 슈왈츠제네거, 제임스 본드, 포카혼타스, 바트 심슨, 케인(쿵푸의 주인공), 피터팬, 벅스 버니
소음인	간디, 마더 테레사, 앨버트 아인슈타인, 애이브러험 링컨, 마릴린 먼로, 맥라이언, 우디 알렌, 알 파치노, 찰리 브라운, 신데렐라, 백설공주, 캐스퍼, 올리브(뽀빠이의 여주인공), ET

✽ 이 내용은 다음 책에서 전제했습니다. 이 책은 사상체질을 영문으로 저술한 책으로 새로운 관점에서 사상체질의 기본원리를 파악한 것이 돋보입니다.
Joseph K. Kim: Compass of Health, New Page Books, 2001

태양인과 소나무는 찰떡궁합

송절은 소나무 마디를 말하는 것으로 태양인의 다리에 좋습니다. 동의수세보원에 '소나무 마디는 다리가 연약한 것을 다스린다'고 했습니다. 태양인은 다리가 약하므로 다리를 튼튼하게 해주는 소나무 마디, 즉 '송절'이 참 좋습니다.

송지는 소나무의 진을 말하는데 동의수세보원에 '오래 먹으면 몸이 가벼워지고 불로연년한다'고 했습니다. 송지 4.200g을 뽕나무 잿물 10말에 넣고 세 번 끓여 냉수에 담그면 그 즙이 엉기게 되는데, 이것을 10여 회 반복해 끓입니다. 이렇게 반복하면 빛이 희어지는데, 이 흰빛을 띤 송지를 가루내어 청주에 꿀을 타서 마치 엿처럼 된 것으로 하루 40g씩 먹습니다.

송순은 소나무의 새순을 말하는데 맛이 쌉쌀하고 칼슘과 철분이 풍부합니다. 송순에는 기혈 허약을 돕고 피로를 회복시키는 성분이 있어 혈액을 맑게 하고 혈관 벽을 튼튼하게 합니다.

송화는 소나무 열매가루를 일컬으며 단백질, 비타민, 무기질이 풍부하게 함유돼있어 체력을 증강시키고 신경을 안정시켜 불안, 초조, 불면을 없애주며, 신경성소화기 장애를 다스립니다.

또한 혈중 헤모글로빈을 증가시키는 작용을 하므로 얼굴에 화색이 없어지고 탄력이 떨어지면서 빈혈이 심할 때 복용하면 좋습니다.

송화를 꿀에 반죽해 다식판에 박이 낸 **송화다식**이나 송화를 무명주머니에 넣고 뜨거운 물에 우려된 **송화차**는 독특한 맛과 향으로 아주 유명합니다. 단, 송화를 고를 때는 질 좋은 것을 선별해 구입하는 것이 무엇보다도 중요합니다.

p·a·r·t ❹

체질 개선

체질 개선이 가능할까요?

'체질'과 '소질'이라는 말은 다릅니다.

'체질'이란 내외적 자극에 대한 정상 반응이나 이상 반응, 두 가지를 뜻합니다.

이에 반해 '소질'이란 내외적 자극에 대하여 이상 반응을 하는 개인의 경향, 다시 말해 어떤 질병에 대한 경향을 뜻합니다.

따라서 흔히들 '삼출성 체질'이니, '경련성 체질'이니, '알레르기성 체질'이니 하는 것은 엄격한 의미에서 체질이라기보다는 '소질'로 보아야 합니다.

'체질'은 타고난 바탕 위에 후천적 요소의 영향이 더해져 형성되는 것입니다. 따라서 체질에는 소질의 개념이 수용될 수도 있으나, 소질에는 체질의 개념이 수용될 수 없습니다.

체질은 자연관에서 출발하여 전체를 관찰하는 것으로, 천성이지만 유전질만을 기초로 한 불변의 개념은 아닙니다. 여기에 후천적 요소의 영향이 더해져 이루어진 불변의 반응 태세입니다.

항간에 '체질 개선'이라는 말을 자주 합니다만, 이 말은 체질의 좋은점을 늘리고 나쁜점을 줄이자는 뜻으로 받아들일 수는 있겠지만 엄밀하게 따지자면 이미 형성된 체질은 변하지 않기 때문에 '소질 개선'이라는 말이 타당합니다.

음식이나 약재로 체질을 개선
할 수 있습니다

'체질 개선'을 체질의 좋은점을 늘리고 나쁜점을 줄이자는 뜻으로 정의한다면 음식이나 약재로 체질을 개선할 수 있습니다. 다시 말해서 각 체질에 맞는 음식이나 약재를 이용하면 '체질 개선'을 할 수 있다는 말입니다.

태양인의 체질 개선을 위해서는 차고 담백한 음식을 드세요

태양인은 하체가 무력하여 오래 앉아 있거나 오래 걷지 못할 정도로 다리가 약합니다. 또 자궁이 약해서 불임이 되거나 임신해도 손쉽게 출산하지 못합니다. 좌측 팔다리도 약합니다. 변비는 괜찮지만 소변 양이 적거나 색깔이 짙으면 질병에 걸리기 쉽습니다.

따라서 하체를 보강하고, 자궁을 튼튼하게 하며, 소변을 원활하게 해 주는 음식과 약재로 체질을 개선해 주는 게 좋습니다. 또 태양인은 간 기능이 약하므로 간 기능을 보하는 음식이나 약재가 필요합니다.

그리고 폐로 상승하는 양기운이 많고 간장으로 하강하는 음기운이 적으므로, '하허상실'한 체질입니다. 따라서 양기운을 억제하고, 음기운을 도와 상승하는 기운을 아래로 낮추는 음식이나 약재를 주로 쓰는 것이 체질 개선에 도움이 됩니다.

따라서 이 체질은 평소에 식이요법을 다음과 같이 꾸준히 실천하면 체질을 개선하는 데 도움이 될 수 있습니다.

지방질이 적고 자극이 적은 담백한 맛의 음식이 적합합니다. 특히 지방질이 적은 해물류나 야채와 과일을 많이 먹는 게 체질 개선에 좋습니다. 또 식품의 성질이 더운 식품보다 차가운 식품이 좋습니다. 다시 말해서 성질이 차고 담백한 음식을 즐기는 게 체질 개선에 좋습니다.

반면에 맵고 성질이 뜨거운 음식이나 지방질이 많은 음식은 좋지 않습니다. 칼로리가 높고 고단백의 중후한 식품을 즐겨 먹으면, 간에 부담을 주어 간염과 같은 질병이 생길 수도 있습니다.

태양인의 체질 개선에 특히 좋은 음식과 약재는 **오가피**나 **모과**, **조개**나 **붕어**, **생굴**, **메밀**을 비롯해서 **다래**, **솔잎** 등입니다. 까닭에 이런 것을 상복하면 체질 개선에 좋습니다.

태음인의 체질 개선에는 고단백, 고칼로리 식품이 좋습니다

태음인은 호흡기와 심장순환계가 약해 고혈압, 중풍에 걸리기 쉽습니다. 또 간과 소화기 질환에 빠지기도 쉽습니다. 우측 귀와 눈이 약하며, 피부질환을 앓기도 쉽습니다. 따라서 호흡기와 순환기 계통의 질병이 오지 않도록 식이요법을 하는 것이 좋으며, 허약한 폐의 기능을 보호해 줄 수 있는 식품이 좋습니다.

또 태음인은 폐로 발산하는 기운이 적고, 간으로 모아들이는 기운이 많기 때문에 안으로 열이 쌓이기 쉬우므로 항상 소변과 대변이 잘 소통되게 하면서 체내에 노폐물이 축적되지 않도록 음식과

⬆ 태음인의 체질을 개선하는 데 도움이 되는 식품으로는 콩류, 견과류, 쇠고기, 우유 등이 있다.

약재를 써야 합니다.

이 체질은 평소에 식이요법을 다음과 같이 꾸준히 실천하면 체질을 개선하는 데 도움이 될 수 있습니다.

동·식물성 단백질이나 칼로리가 높고 맛이 중후한 식품이 좋습니다. 예를 들어 콩류, 견과류, 쇠고기나 우유 등이 체질 개선에 좋습니다.

그러나 비만이 되거나 고혈압과 변비에 걸리기 쉬운 체질이므로 자극성이 있는 식품이나 지방질이 많은 음식은 피해야 합니다. 예를 들어 닭고기, 돼지고기, 삼계탕, 인삼, 꿀, 생강차 같은 것은 안 좋습니다.

그러나 허약한 폐의 기운을 보하는 음식이나 약재, 예를 들어 **마, 도라지, 율무, 밤, 은행**을 비롯해서 **오미자, 맥문동, 우황, 황금, 상백피, 행인, 마황, 웅담, 원지** 등이 좋습니다.

특히 태음인은 해조류를 많이 먹거나, 칡, 녹용 등을 자주 먹는 것도 체질 개선에 좋습니다. 반면에 다음 약재는 쓸 수 없습니다. 감수를 쓰면 안 됩니다. 가슴이 조이며 답답하며 아플 수 있습니다. 계지도 안 좋습니다. 발진이 생길 수 있습니다. 영사는 갈증을 일으킬 수 있고, 석고는 손발이 싸늘하게 시려오는 '궐냉증'을 일으킬 수 있으며, 시호를 쓰면 땀이 멎지 않을 수 있고, 황백을 쓰면 소변이 안 나올 수 있습니다.

소양인의 체질 개선을 위해서는 싱싱하고 찬 음식이 좋습니다

소양인은 비뇨생식기 질환이나 정력감퇴, 요통으로 곧잘 고생합니다. 좌측 팔다리가 약하고, 변비가 잘 되며 환절기를 잘 탑니다. 입안이 잘 헐고 심심찮게 종기가 나고 짓무르는 때가 많습니다. 비위장 소화기에 양기운이 많고 신장에 음기운이 적기 때문에 안에 쌓인 비위장의 열을 풀어주면서 신장의 음을 보하는 방법을 위주로 식이요법을 해야 합니다. 다시 말해서 비위장의 열을 떨어뜨리고, 비뇨생식기를 강화하는 한편, '음허' 하기 쉬우므로 보음하는 식품과 약재가 좋습니다.

따라서 이 체질은 평소에 식이요법을 다음과 같이 꾸준히 실천하면 체질을 개선하는 데 도움이 될 수 있습니다.

소양인은 비위장 소화기가 튼튼해서 음식을 잘 소화시키고, 특히 비위장에 열이 많은 체질이기 때문에, 싱싱하고 찬 음식이나 채소류, 해물류가 좋습니다. 예를 들어 **결명자, 미나리즙, 녹두죽, 팥죽, 수박, 오이, 호박** 같은 걸 많이 먹는 게 체질 개선에 좋으며, 특히 **돼지고기**나 **해삼**을 많이 먹는 게 체질 개선에 좋습니다.

반면에 자극성이 강하거나 열성 음식을 피하는 게 체질 개선에 좋습니다. 예를 들어 고추, 생강, 파, 마늘, 후추, 겨자, 카레 같은 자극성 식품을 비롯해서 닭고기, 개고기, 노루고기, 염소고기, 꿀 같은 열성음식은 안 좋습니다. 만일 닭고기를 먹으면 열독으로 발진이 생길 수 있습니다.

물론 인삼도 안 좋습니다. 부자도 안 좋습니다. 열이 나게 하고, 그 열독으로 병을 일으킬 수 있습니다. 침향도 갈증을 일으킬 수 있으므로 피하는 것이 좋습니다.

허약한 신장의 기운을 왕성하게 해 주는 약재로는 숙지황, 생지황, 산수유, 복령, 지모, 택사, 목단피, 황백, 과루인, 강활, 방풍, 황련, 저령, 석고 등이 있습니다. 특히 숙지황, 생지황, 산수유를 비롯해서 구기자나 영지버섯이 아주 좋습니다. 따라서 평소에 '육미지황탕'이라는 처방을 가끔씩 복용하면 체질 개선에 좋습니다.

소음인의 체질 개선에는 소화하기 쉽고 따뜻한 음식이 좋습니다

소음인은 소화장애를 잘 일으키고 냉한 체질이기 때문에 수족이 차고 쉽게 설사를 합니다. 우측 귀와 눈이 약하며, 손발이 저리고 떨리며 힘이 잘 빠집니다. 따라서 소화기 기능을 강화하고 열에너지를 보강하는 음식이나 약재가 좋습니다.

이 체질은 평소에 식이요법을 다음과 같이 꾸준히 실천하면 체질을 개선하는 데 도움이 될 수 있습니다.

소화하기 쉽고 따뜻한 성질의 식품이 좋습니다. **인삼**은 대표적인 약재입니다. 이 밖에도 **삼계탕**이나 **개고기**, **부추**나 **쑥** 등을 많이 먹는 게 체질 개선에 좋습니다. 평소 음식을 조리할 때에는 자극성이 있는 조미료를 사용해서 식욕을 북돋워 주는 것이 좋습니다.

허약한 비위장 소화기의 기운을 돋우는 약재로는 인삼을 비롯해서 삽주뿌리, 감초, 당귀, 천궁, 육계, 진피, 백작약, 도인, 홍화, 포부자, 목향, 정향, 향부자 등이 있습니다. 특히 인삼, 부자, 황기, 계피, 당귀가 소음인에게 좋은 보약재입니다.그러나 소화하기 힘든 지방질 음식이나 찬 성질의 음식과 날음식 등은 피하는 게 좋습니다. 예를 들어 냉면, 참외, 수박, 냉우유, 빙과류, 생맥주, 보리밥, 돼지고기, 오징어, 밀가루 음식, 라면, 쇠고기 등은 안 좋습니다. 특히 돼지고기를 많이 먹으면 체기가 생기거나 졸도의 위험이 있으며, 쇠고기를 많이 먹으면 설사할 수 있습니다.

또 약재 중에는 마황이 안 좋습니다. 갈증과 땀이 많고 오한이 날 수 있습니다. 갈근(칡)도 안 좋습니다. 딸꾹질을 할 수 있습니다. 사군자 혹은 배를 많이 먹어도 딸꾹질을 할 수 있습니다. 메밀을 많이 먹으면 부기가 생길 수 있고, 대황을 쓰면 설사할 수 있으며, 영사를 쓰면 기가 거슬러 올라 손발이 싸늘해질 수 있으며, 석고를 쓰면 가래가 많아지고 설사할 수 있으며, 시호를 쓰면 땀이 많아질 수 있고, 황백을 쓰면 메스꺼움이 생길 수 있으며, 황련을 쓰면 머리가 아플 수 있습니다. 감수도 안 좋습니다.

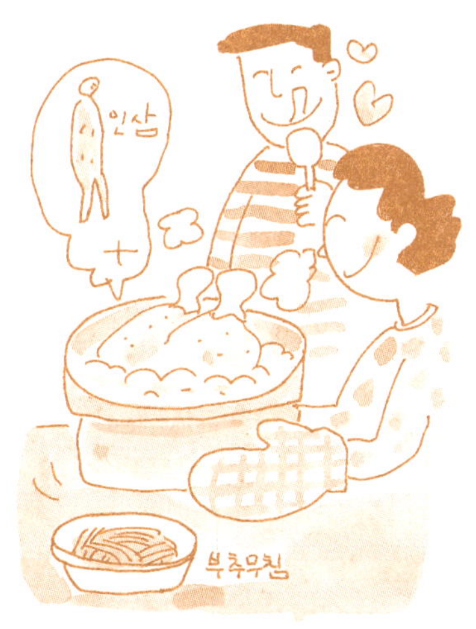

❶ 소음인의 체질 개선에는 인삼이나 삼계탕, 부추, 쑥 등 소화하기 쉽고 따뜻한 음식이 좋다.

마음으로 체질 개선을 할 수 있습니다

인생을 관조하면 체질을 개선할 수 있습니다

병은 마음에서 비롯되는 경우가 많습니다. 따라서 병이 났을 때는 병을 쫓지 말고 우선 마음을 쫓아 다스려야 합니다. 병을 쫓는 것은 끝을 쫓는 것이요, 마음을 쫓는 것은 근본을 쫓는 것입니다.

그렇다면 병을 예방하는 길도 마음을 다스리는 데서부터 시작해야 할 것입니다. 마찬가지로 체질 개선 역시 마음을 다스리는 데서부터 시작해야 할 것입니다.

결국 마음으로 체질을 개선할 수 있다는 말입니다.

선천적으로 강력한 저항력과 충만한 에너지를 받아서 장수할 수 있는 여건을 갖추고 태어났다고 하여도 마음의 평강을 잃으면 천명을 보전하기 어렵습니다. 반면에 선천적 여건이 좋지 않아도 마음의 평강을 유지하면서 스스로 마음을 다스리면 천명을 보다 더 연장할 수 있습니다.

따라서 마음의 안정과 인생을 관조하는 느긋함이 필요하다는 것을 잊지 말아야 합니다.

체질적 장점을 살리면 체질을 개선할 수 있습니다

사람마다 자신의 체질에 어울리는 장점을 살리면서 살아야겠다는 마음을 갖는다면 자신의 취약점이 보완되면서 체질이 개선되어 장수와 건강과 행복을 한껏 누릴 수 있습니다.

태양인은 인류의 행복을 위해 소명을 다 하세요

태양인은 역사 현상을 변화시키려는 혁명가적 인식을 갖고 있으며, 영웅심과 엄숙함이 있고, 강한 의지와 결단성 그리고 인내를 지녔으며, 명석한 두뇌와 진취적 실천력이 있어 독창적인 이념과 발명에 조예가 깊은 체질적 장점을 지니고 있습니다.

따라서 이런 장점을 살려 부단히 실천하는 의지와 인내심을 키워 가십시오. 명석한 두뇌를 자신의 계발에만 쓰지 말고 인류의 행복을 위해 쓰겠다는 역사적 소명 의식을 진취적으로 실천하십시오.

태음인은 남과 더불어 살면서 함께 기쁨을 누리세요

태음인은 인간관계에 뛰어난 실천가입니다. 경영 능력이 뛰어나 상부상조를 기뻐하고 생활을 즐기며, 남을 가르치고 유도하며 잘 리드하는 체질적 장점을 지니고 있어서 웬만한 어려움은 자신의 지구력과 투지로 헤쳐 나가며, 꾸준하고 침착한 성격으로 맡은 바 일을 꼭 성취하는 체질입니다.

따라서 이런 장점을 살려 부단히 자신의 삶을 경영하면서도 개인적인 성공에서만 보람을 얻으려고 하지 말고 남과 더불어 살아간다는 마음가짐으로 생활하고 실천하는 것이 좋습니다. 그러면서 그 속에서 기쁨을 누리도록 하십시오. 설령 고통이 있더라도 자신의 체질적

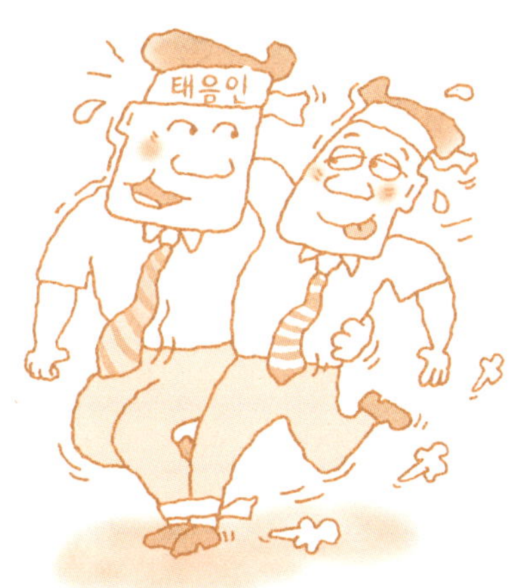

○ 인간관계에 탁월한 기술을 가진 태음인은 상부상조하는 생활을 즐기는 것이 좋다.

장점인 지구력과 투지로 이를 이겨내어 인간 승리를 이루고, 자신의 경험으로 둘레 사람을 이끌어 온 누리가 행복으로 충만토록 실천하십시오.

소양인은 봉사와 희생을 실천하세요

소양인은 제도적인 집단 내의 인간관계에 뛰어나 그 관계를 잘 유지합니다. 행동거지가 활달하고 굳세며 날래고 솔직 담백하고 명랑하고 시원스러우며 의협심이 많고 의리를 중시하는 성격입니다. 일을 착수하고 추진하는 힘이 강하고, 생소한 사람과의 사귐을 즐기며, 봉사정신이 투철해 남의 일에도 자신의 시간을 아끼지 않고 발벗고 나서며 희생을 아끼지 않는 체질입니다.

따라서 이런 장점을 살려 제도적인 집단 내의 인간관계에서 보다 적극적이고 긍정적으로 참여하여 자신의 역할을 다 하면서 봉사와 희생의 생활을 실천하십시오. 특히 사람을 많이 상대하는 직업이나 디자이너 등 원만한 대인관계와 시각적 감각이 뛰어난 장점을 십분 발휘할 수 있는 직업이 좋습니다,

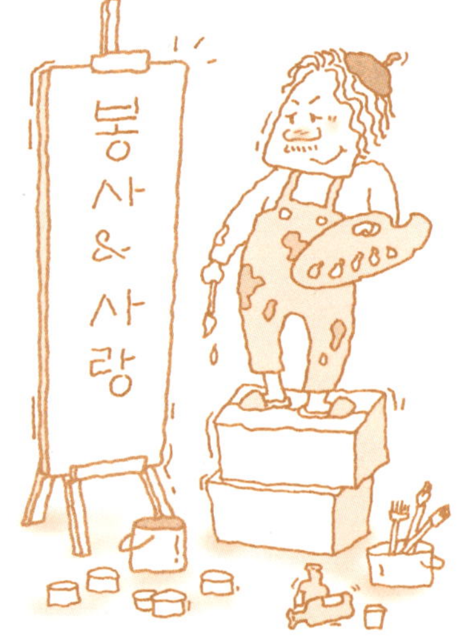

○ 소양인은 봉사정신이 투철한 체질이므로 그 장점을 살려 봉사와 희생의 생활을 실천하는 것이 좋다.

소음인은 가정과 조직에 충실하십시오

소음인은 일상적인 생활에 변함없이 충실합니다. 삶의 터전에 집착하고 편안함을 추

구하며 가정적입니다. 아기자기하고 명랑하며, 단정하고, 유순하며 침착하며, 세심하고 부드럽습니다. 뿐만 아니라 사색적이고 계획적이어서 사람들을 모으는 데 탁월한 능력이 있고 이를 잘 조직하는 재간이 있으면서 컴퓨터처럼 일을 깔끔하게 잘 처리합니다. 순서 있고 논리가 정연한 말을 아주 침착하게, 설득력 있게 잘 할 줄 아는 체질입니다.

따라서 이런 장점을 살려 가정에 충실하고 조직에 충실하며, 사색적이요 논리적이어서 학술 분야에서 큰 성과를 이룰 수 있습니다. 특히 미각적 감각이 뛰어난 장점을 발휘할 수 있는 직업에 충실하십시오.

체질적 단점을 고치면 체질을 개선할 수 있습니다

사람마다 자신의 체질적 단점을 고치겠다는 마음을 갖는다면 자신의 취약점이 적어지고 강점이 보강되면서 체질이 개선되어 장수와 건강과 행복을 한껏 누릴 수 있습니다.

태양인은 덕을 쌓도록 하세요

태양인은 조직사회에 반항하거나 모반을 잘 하며 독불장군처럼 붙임성이 적고 독재자 타입입니다. 상대를 어려워하거나 꺼려하지 않고 제멋대로 하려는 경향이 있으며, 항상 앞으로 나아가려고만 하고 물러서지 않습니다.

때로 자신의 선행을 뽐내는가 하면 어느 때는 덕을 어기고, 어느 때는 극도의 절제와 윤리를 고집하는 이중성을 보이기도 합니다. 듣고 익히는 재능이 뛰어나다 보니 때로 자신의 선행을 뽐내거나 덕을 어기거나 비인간적인 절도를 고집하려는 흠이 있습니다. 그래서 드러내놓고 자기 지조를 자랑하거나 함부로 남을 깔보고 말하는 단점이 있습니다.

독선적이고 계획성이 적으며 치밀하지 못한 데도 조급한 마음으로 서둘러 일을 처리하려 들며, 후회할 줄 모르고, 만일 일이 제대로 되지 않으면 남에게 화를 잘 냅니다.

또 노골적으로 언중유골의 발언을 잘 하며, 상대의 의견이나 말을 묵살하거나 잘라먹고, 남을 헐뜯는 소리를 잘 하는데 남이 자기를 헐뜯거나 둘레로부터 업신여김을 당하거나 자기 의견에 반대하는 의견에는 분노를 참지 못합니다.

따라서 이런 단점을 고쳐 남을 함부로 생각하려는 얕은 마음을 경계하고, 남의 말을 귀담아 듣는 겸손함이 있어야 하며, 자신이 싫은 것은 남도 싫어할 것을 알아 남을 배려하는 마음을 가져야 합니다.

태양인은 인륜을 중시하는 마음가짐을 갖도록 하세요

태양인은 자연의 이치인 '하늘의 때(천시)'를 넓게 깨달을 수 있는 지능이 있습니다. 다시 말해서 '하늘의 때(천시)' 또는 역사적 소명, 또는 기회에 밝으며 모든 일에 잘 적응하는 등 가장 현명한 꾀를 지니고 있다는 겁니다. 태양인만이 갖고 있는 참으로 훌륭한 장점이 아닐 수 없지요.

허나 태양인에게는 인간이 지켜야 할 도리인 인륜에 통달할 수 있는 지능은 모자라는 편입니다. 그러므로 무엇이 인간으로서 지켜야 할 도리인지 알아야 합니다. 인륜을 중시하는 마음가짐을 갖도록 노력하는 것이 무엇보다도 중요합니다.

또 태양인은 인정이 야박한 경향이 있으므로 마음을 너그럽게 갖고 항상 지혜와 덕행을 쌓으며 근검한 생활을 하도록 노력해야 합니다. 또한 신의를 지키는 생활을 하도록 노력해야 합니다.

태양인은 노여움을 잘 다스려야 합니다

그리고 태양인은 거친 노여움과 깊은 슬픔을 반드시 경계해야 합니다.

태양인의 슬퍼하는 마음, 애처롭게 생각하는 성품은 멀리 흩어지는 기질을 지녔고, 화내는 심정은 매우 급하다고 했습니다. 슬퍼하고 애처롭게 생각하는 성품이 잘 흩어지면 맑은 기운이 폐에 주입되어 폐가 더욱 성하게 되고, 화내는 심정이 촉급하면 간이 격동되어 간이 더욱 쇠약해집니다.

예를 들어 자주 성을 냈다 가라앉혔다 하면 간장과 관계가 깊은 옆구리와 허리가 자주 죄였다가 풀렸다가 하므로 간장이 더욱 손상되어, 그렇지 않아도 '폐대간소'의 체질로 알려진 태양인의 간장이 더욱 약해지는 것이지요.

태양인은 조급한 마음을 버려야 합니다

특히 무언가 지나치고 무리를 할 때에 조급해지는 '급박지심(急迫之心)' 때문에 일을 그르치고 건강도 해치는 경우가 많으므로 '급박지심'을 자제해야 합니다. 그래야 간혈(肝血)이 부드러워지고 일이 제대로 풀리며 체질이 개선되어 건강해질 수 있습니다.

그리고 술을 조심해야 합니다. 일이 자기 기분대로 풀리면 좋아서 술을 찾고, 자기 기분대로 일이 풀리지 않으면 그 이유를 찾아 노력하는 대신 다시 술을 찾기 쉬운 게 태양인인데, 술을 마시면 자기 도취가 더 심해지고, 더 나태해지며, 더 착실히 일을 안 할 우려가 크기 때문입니다.

태음인은 지나친 탐욕과 물욕을 버리세요

태음인은 가정에 충실하지만 대체로 말수가 적으며 무뚝뚝하고 거만하며, 융통성이 적고, 음흉하게 내숭떨며, 억지 위엄을 부리며 거들먹거리는 게 흠입니다.

태음인은 인륜에 아주 밝고 절도가 있으며 윤리성이 뛰어납니다. 이것이 지나치면 본래 자기 모습이 아닌 것을 꾸며서 위엄을 부리고 거들먹거리기도 하며 스스로 자존심에 들뜰 수도 있습니다.

이처럼 태음인은 인륜이라는 인간의 도리에 넓게 통달한 편이지만 자연의 이치를 깨닫는 지혜는 부족합니다. 그리고 가정의 일을 처리하는 능력은 남다르지만 사무를 처리하는 능력은 민첩하지 못합니다.

식견이 좁거나 둔하고 게으르며, 의심이 많고 물욕에 빠지기 쉽습니다.

자기 일을 잘 이루고 자기 것을 지키는 모습은 좋지만 자기 것에 대한 애착이 지나치면 집착이 되고 탐욕이 커져서 물욕에 얽매이기 쉽습니다.

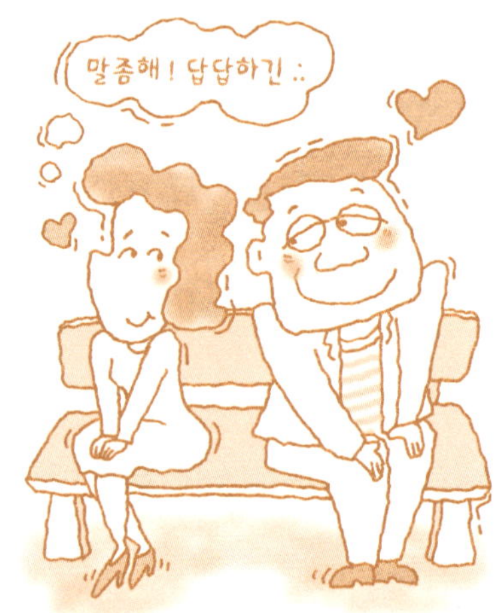

○ 우둔할 정도로 고지식하고 말이 없는 태음인. 조금은 아기자기하게 자신의 감정을 표현하도록 한다.

태음인은 지나친 조심성을 버려야 합니다

또 태음인은 무절제한 생활을 하기 쉽습니다. 그래서 도박에 몰입하는 수가 종종 있고, 술과 담배에 탐닉하여 절제하지 못하는 경우도 흔합니다.

조심성이 있어 다소 안정될 때는 믿음직스럽게 일을 처리하지만, 어떤 일이든 해 보기 전에 겁을 내거나 조심성이 지나쳐서 아예 아무 일도 못하는 경우도 있습니다.

태음인은 침묵은 금이라는 믿음을 버려야 합니다

따라서 이런 단점을 고쳐 괜히 거만떨거나 위엄을 부리거나 거들먹거리지 말아야 합니다.

무뚝뚝하고 거만해서 목석 같은 타입이다 보니 사랑하면서도 사랑한다는 말을 해야 할 필요성을 느끼지 않습니다. 그러나 침묵은 금이라는 믿음을 버려야 합니다. 조금은 아기자기한 표현을 하도록 노력해야 합니다.

우둔할 정도로 고지식하고 말없이 실천하는 경향이 있고, 못마땅한 일이 있더라도 주어진 일은 성의껏 마무리 짓는 타입인 태음인은 스케일이 큰 경영에 자질을 갖고 있는 편이며, 웬만한 경영난은 자신의 지구력과 힘으로 헤쳐나갈 수 있습니다. 그러다보니 자칫 교만에 빠져서 자기가 아니면 안 된다는 식의 사고를 갖기 쉽습니다. 정치나 사업경영이나 가정에서 역시 자기가 아니면 안 된다는 자만을 버려야 합니다.

태음인은 진보적인 변화를 추구하세요

더구나 권세를 좋아하고 파벌 만들기를 좋아하며, 경쟁심을 가지고 남에게 양보하지 않으려는 경향이 있어 권한을 남용하거나 독선으로 빠질 우려가 그만큼 많은 게 태음인입니다. 항상 현명한 사람을 존경하고, 자신의 행동이 지나치지 않나 항상 경계해야 합니다.

태음인은 될 수 있는 대로 움직이려고 하지 않고, 항상 안을 지키려 하고 밖으로 나가려 하지 않습니다. 따라서 지나칠 경우 자기 가정에만 안주하여 주변의 일에 나몰라라 하는 경우도 많습니다. 뛰어난 지혜를 사회를 위해 쓰지 않는 경우가 많다는 것입니다. 이젠 보수적인 경향에서 다소 진보적인 변화를 추구해야 하며, 자기 것에 대한 지나친 애착을 자제하고 탐욕에서 벗어나 더불어 함께 사는 마음을 갖도록 해야 합니다.

태음인은 기뻐하는 마음을 많이 가지세요

또 음흉한 경향이 있어서 때로 넌지시 남을 해치는 악한 행동이나 탐관오리와 같은 짓을 할 수 있으므로, 이 점을 경계해야 합니다.

태음인은 기뻐하는 성품은 넓게 퍼지는 광장(廣張)의 기질을 지녔고 즐기는 심정은 매우 급합니다. 기뻐하는 성품이 넓게 잘 퍼지면 맑은 기운이 간으로 주입되어 간이 더욱 성하고, 즐거워하는 심정이 촉급하면 폐가 격동되어 폐는 더욱 쇠약해집니다.

즉 기뻐하는 마음은 넓고 크지만 즐거워하는 마음은 매우 급하여 즐기는 기운은 척추와 폐에 손상을 주고, 그 기운은 사치를 즐김에 끝이 없기 때문에 많은 사람들이 감당하기 어려울 정도입니다. 그래서 즐기려는 기운의 발동을 억제하여 중절, 중화의 경지를 이루도록 해야 합니다.

특히 조심성이 지나치면 '정충증(가슴이 울렁울렁 거리는 증상)'에 걸리므로 의심을 풀고 겁심(怯心)을 자제해야 일이 제대로 풀리고 체질이 개선되어 건강해질 수 있습니다.

정충증에 대해 더 알고 싶어요

정충증은 심장이 뛰면서 불안한 증상이 중증에 이른 것을 말한다. 아무런 이유 없이 가끔씩 덜컥 하면서 심장이 내려앉는 것 같은 느낌이 받으며, 누군가 잡으러 올 것 같은 불안 증세를 나타낸다.

소양인은 수양과 인내력이 필요합니다

소양인은 원래 천성적으로 냉정한 편입니다. 그리고 겉으로 강한 것처럼 보이지만 쉽게 상처받거나 약해지기 쉬우며, 큰 일에는 의외로 의연해지고 작은 일에는 예상 외로 침체에 빠지는 성격인데, 수양과 인내력이 부족하고 성질이 급하면서 지구력이 부족해서 싫증을 잘 내고 체념을 쉽게 하며, 매사에 시작은 잘 하지만 벌여 놓은 일을 잘 정리하지 않고 일을 마무리짓지 못하는 경우가 많습니다.

소양인은 가정생활을 귀하게 여기세요

감정의 변화가 심하여 희노애락이 매순간마다 엇갈리며, 항상 들떠서 경박스럽고 사치스럽습니다.

남의 재간을 시기하면서도 자신의 재간 펴는 데는 게으르며, 스스로 자기를 비하시킵니다.

다른 사람을 돕는 일에는 신바람을 내지만 집안 일에는 소홀해서 가정에 등한하기 쉬우며 불륜이나 패륜적 행동, 교언영색을 서슴지 않습니다. 경륜과 도량을 갖춘 소양인은 난폭한 행동, 패륜적인 행동, 교언영색 등을 싫어하면서도 스스로 이러한 행동에 빠지는 경우가 있는 것입니다. 그리고 과장된 포용력을 과시하는 흠이 있으며, 떠벌리고 방종하기 쉽습니다.

따라서 이런 단점을 고쳐 항상 마음을 닦고 수양해야 하며, 인내심을 기르고 정리 정돈하는 습관을 기르며, 자신을 계발하면서도 가정생활을 귀하게 여기고, '편사지심(偏私之心)'을 버려야 합니다. 지나치게 밖의 일에만 신경을 쓰고 안을 다스리지 않으면 사사로운 정에 치우치는 마음이 생기기 때문입니다.

소양인은 교태, 호색, 사치를 경계하세요

때로 작은 것을 크게 떠들어서 뽐내며 도량이 큰 척 티를 내는 흠이 있으니 도량을 과장하지 않도록 해야 합니다. 소양인은 자부심과 자만심이 너무 크고 자기가 뜻한 바를 뽐내는 경향이 있습니다. 그리고 지나치게 남을 업신여기거나 게으른 마음을 지니고 있기도 하므로, 남을 업신여기고 자기를 자랑하는 마음과 게을러지려는 심사를 경계해야 합니다.

자부심, 자만심만 문제가 되는 게 아닙니다. 교태, 호색, 사치를 또한 경계해야 합니다. 소양인은 호색의 경향이 있으며 상당히 사치스러운 경향이 강하기 때문입니다. 호사스러운 생활, 분수에 넘치는 소비를 하지 말고 생활을 간소하게 해 나가도록 노력해야 합니다.

소양인은 옳은 것과 그른 것, 선과 악을 구분하고 이를 실천하려는 시비의 마음이 적어 겉치레만 하는 경박한 사람으로 전락하기 쉽습니다. 이를 경계해야 합니다.

소양인은 두려움이 지나치면 건망증이 되기 쉽습니다

소양인에게 분노의 기가 지나치면 슬픔의 기가 발동하는데, 이를 이겨내지 못하면 비애가 가슴 깊이 서리게 될 것입니다. 따라서 태양인과 마찬가지로 소양인도 항상 비애와 노기가 지나치게 쌓이지 않도록 경계해야 할 것입니다. 성내는 성품이 비장을 더욱 성하게 하고, 절절한 슬픔은 신장을 격동시켜 신장이 더욱 약해집니다. 예를 들어 갑자기 슬퍼했다가 문득 슬픔을 그치면 척추가 갑자기 굽었다 펴지는데, 척추는 신장과 관계 있는 부위이므로 이에 따라 신장이 손상되는 것입니다.

특히 소양인은 두려워하는 마음을 항상 갖고 있습니다. 너무 쉽게 일을

● 소양인의 체질 개선을 위한 마음가짐 ●

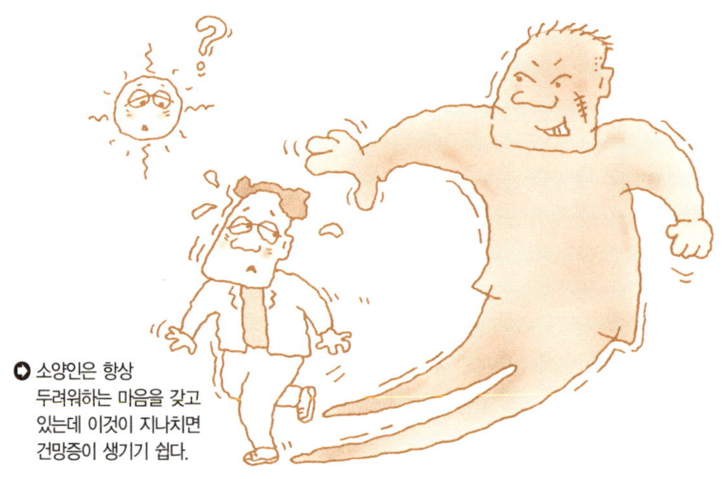

○ 소양인은 항상 두려워하는 마음을 갖고 있는데 이것이 지나치면 건망증이 생기기 쉽다.

벌이다 보니, 뒤에 가서 문제가 자주 생겨 항상 무슨 일이 생길까 두려워하기 때문입니다. 두려워하는 마음이 지나치면 건망증도 생깁니다. 따라서 두려워하는 마음, 즉 '구심(懼心)'도 버려야 일이 제대로 풀리고 체질이 개선되어 건강해질 수 있습니다.

소음인은 질투심, 시기심을 버리세요

소음인은 무리끼리의 단합생활에 용기가 적으며, 적극성이 적고 추진력이 약합니다. 내성적이고 수줍음이 많아 자기 의견을 잘 표현하지 못하고, 꽁생원같이 잔소리만 늘어놓으면서 항상 집안에 들어앉아 있고자 합니다. 의기소침하고 내성적이요, 항상 마음이 편치 않아 신경불안 증세를 보이며, 한 번 감정이 상하면 꽁한 채 오랫동안 풀리지 않습니다. 질투심이나 시기심이 많고, 감언이설을 일삼고, 개인주의나 이기주의가 강하여 남의 간섭을 싫어하고, 이해타산에 잘 얽매이며, 인색하고 이기적 경향을 갖기 쉽습니다. 자부심과 자만심도 큽니다. 조직사회에서 남이 자기를 도와주는 것을 기뻐하는데, 실제로 부러울 만큼 인덕이 있습니다. 때로 즐거움에 빠지기 쉽고, 그 즐거움에 탐닉하려는 경향은 천만인이 감당키 어려울 정도라고 합니다.

소음인은 적극적이고 외향적인 성격을 키우세요

따라서 이런 단점을 고쳐 단체생활에 적응하도록 노력해야 하며, 적극적이고 외향적 성격을 다소나마 키우도록 하며, 감정을 빨리 풀어야 합니다.

소음인은 타고난 언변이 뛰어나 자연히 경륜이 많아지며, 경륜은 잘난 체하거나 꾸며서는 안 되는데도, 소음인은 경륜을 자랑하고 방자하게 구는 흠이 있습니다. 소음인은 도량이 가장 크고 마음이 너그러워 사물을 잘 포용하는 품성이 있지만, 반면에 자부심과 자만심이 너무 크다 보니 스스로를 뽐내는 경향도 있습니다.

소음인은 남의 것을 탐하는 마음을 경계하세요

소음인에게도 태양인에 버금가는 훌륭한 식견이 있지만 자기 것도 아닌 남의 식견을 탈취하여 자기 것으로 삼는 경향도 있으며, 불쌍히 여기는 마음이 없어 인색해지기 쉽고, 측은한 마음이 적어 이기적이며 냉혹한 욕심쟁이로 전락하기 쉽습니다. 돈벌이에 급급하거나 물욕에 빠지는 경향이 또한 큽니다.

따라서 소음인은 평소 남의 것을 탐하는 마음을 경계해야 합니다. 눈앞에 보이는 재물을 유일한 가치로 여기는 마음을 버리고, 자기의 좁은 세계가 전부인 줄 아는 속 좁은 아집에서 벗어나 보다 넓은 세계를 경험해야 합니다.

소음인은 너그러운 마음을 실천하세요

이와 함께 감언이설을 하거나 이기적인 생각을 품는 경향이 있으므로 항상 지혜와 덕행을 올바르게 하고 너그러운 마음을 실천하도록 노력해야 합니다.

소음인은 가정적인 일에 넓게 통달하는 재능이 있지만 대외적인 모임을 이끄는 재능은 모자라며, 항상 들어앉아 있고자 하며 밖으로 나가지 않으려 할 뿐 아니라 이에 걸맞게 성격도 내성적이어서 자칫 안일에 빠지기 쉽습니다. 이 점을 경계해야 합니다.

남이 자기를 돕는 데 기뻐하지 말고 자기가 남을 돕는 것을 기뻐하며, 안일한 마음을 버려야 합니다. 안일에 빠지면 하찮은 모험도 꺼려 크게 성취할 수 있는 기회를 놓칠 수 있기 때문입니다.

소음인은 불안한 마음을 버리세요

소음인은 즐거워하는 성품이 깊고 굳으며, 기뻐하는 심정은 매우 급합니다. 즐거워하는 성품이 깊고 굳으면 맑은 기운이 신장으로 주입되어 신장을 격동시키니 비장이 더욱 쇠약해집니다. 예를 들어 별안간 기뻐했다가 별안간 기쁨을 거두면 가슴과 겨드랑이가 별안간 넓어졌다 좁아졌다 할 것이며, 가슴과 겨드랑이는 비장과 관계 있는 부위이므로 비장이 손상되는 것입니다.

아울러 소음인은 불안정한 마음도 버려야 합니다. 세심함이 지나쳐 소심해지면서 마음이 불안정해져서 작은 일에도 걱정을 많이 하고, 소화도 안 되고 가슴이 답답해지는 등 건강에 안 좋습니다. 따라서 안일한 마음과 불안한 마음을 버려야 일이 제대로 풀리고 체질도 개선되어 건강해질 수 있습니다.

● 소음인의 체질 개선을 위한 마음가짐 ●

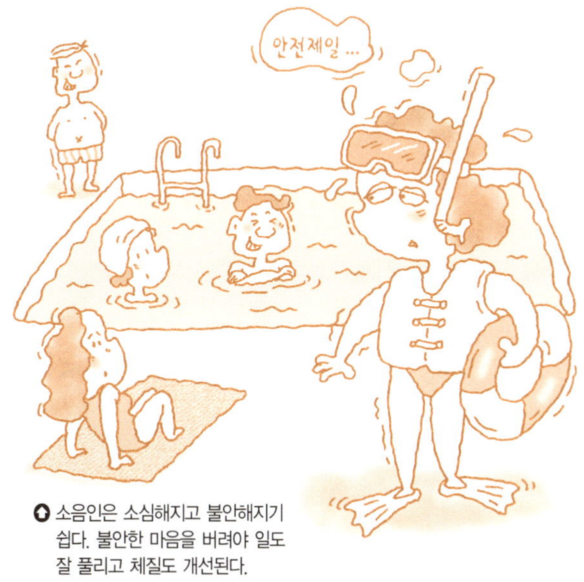

⬆ 소음인은 소심해지고 불안해지기 쉽다. 불안한 마음을 버려야 일도 잘 풀리고 체질도 개선된다.

내 체질에 맞는 직업

"커서 무엇이 되고 싶니?"라고 물으면 어린아이들은 각자 자기의 소원을 이야기합니다. 정말 내 체질에는 어떤 직업이 맞을까요? 때로 지금의 자기 일에 만족하지 못하는 사람들은 간혹 자신에게 물어볼 때가 있습니다.

체질에 따라 비교적 잘 맞는 직업이 있을 수 있습니다. 예를 들어 의사는 어느 체질이든 될 수 있는 직업이지만 태음인은 내과의사가 더 어울리고, 소양인은 소아과의사가 더 어울리고, 소음인은 정신과의사나 외과의사가 더 어울립니다. 그래서 체질에 따라 좀더 잘 어울릴 수 있는 직업, 또는 체질 때문에 그 길로 갈 수밖에 없는 직업, 또는 체질상 그 길로 갈 확률이 높은 직업을 다음 표와 같이 정리해 보았습니다. 자신의 진로를 위해 참고해 볼 수 있을 것입니다.

그러나 절대적인 것은 아닙니다.

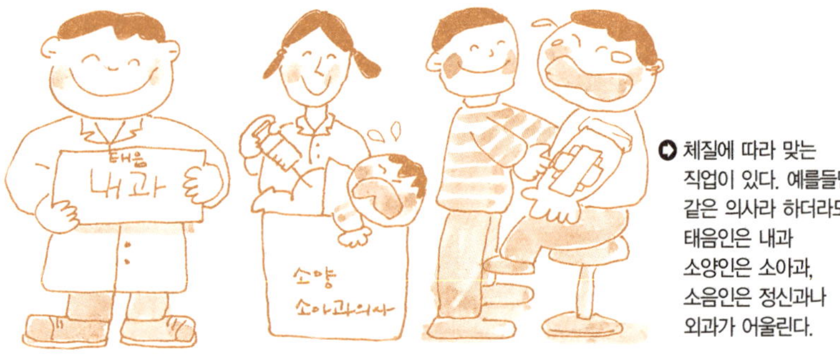

● 체질에 따라 맞는 직업이 있다. 예를들면 같은 의사라 하더라도 태음인은 내과 소양인은 소아과, 소음인은 정신과나 외과가 어울린다.

태양인	혁명가, 선동가, 발명가, 레지스탕스, 공상가, 스포츠맨, 군인, 외과의사, 여행가, 문필가,	
태음인	은행가, 공직자, 학자(특히 종교, 법률, 철학 등), 변호사, 판·검사, 정치가, 원예 조경사, 농부, 조각가, 건축가, 공사 감독자, 설계사, 보석업, 실내장식, 의상 디자이너, 성우, 성악가, 비밀결사대원, 전략가, 사령관, 성직자, 최면술사, 내과의사, 한의사, 병원경영인, 사업경영인, 도박사	
소양인	기자, 리포터, 프로듀서, 작가, 시인, 게임매니어, 관광업, 탐험가, 여행가, 배우, 탤런트, 코미디언, 무용가, 헤어디자이너, 미술가, 인테리어디자이너, 선물의 집 경영, 회계사, 소아과의사, 심리학자, 교사, 법률가, 철학가, 신부, 수녀, 승려, 무당, 영매자(靈媒者), 세일즈맨, 스포츠맨, 승마기수, 선박업, 마도로스	
소음인	요리사, 정육점, 박제업, 장의사, 수예사, 재봉사, 수공업자, 교육자, 작가, 시인, 사서, 작사가, 작곡가, 영화감독, 미술가, 평론가, 세일즈맨, 회계사, 사채업자, 인쇄공, 애견센터 운영, 화원 운영, 약용식물재배업, 약초연구, 간호사, 외과의사, 정신과의사, 내과의사, 한의사, 심리분석가, 전도사, 탐정 첩보원, 비밀결사대원, 독립운동가	

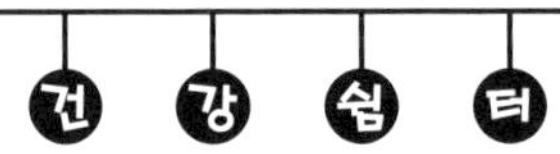

왜 대머리가 될까요?

왜 대머리가 되는지에 관한 정확한 학설은 아직 없다고 합니다. 유전설, 호르몬설, 스트레스설, 영양불균형설 등이 나오고 있는데, 모두 나름대로 일리가 있습니다.

유전설은 통설입니다. 부모가 대머리라면 그 자녀도 대머리가 될 확률이 높은데 남자의 경우 아버지가 대머리일 때 그 형제가 대머리일 확률은 43%에 이릅니다.

혈액형도 관련이 있습니다. A형이나 B형은 어중간한 불완전 대머리가 될 수 있지만 완전한 대머리가 될 확률은 적습니다. AB형은 전혀 대머리가 되지 않으며 O형은 대머리가 되어도 아주 철저하게 되는 경우가 많습니다.

스트레스설도 긍정적인 평가를 받고 있습니다. 여러 가지 걱정과 압박감으로 인해 머리카락이 듬성듬성 빠졌다는 얘기를 주위에서 들은 적이 있을 것입니다.

호르몬설은 아주 설득력 있는 학설로 남성 호르몬 과잉을 원인으로 꼽고 있습니다. 이 학설에 의하면 여성에게는 대머리가 적으며, 실제로 대머리 치료에 다량의 여성호르몬제나 강력한 항 남성호르몬제를 사용하기도 합니다.

하지만 성욕이 감퇴하고 여성화 현상이 부작용으로 나타날 수 있습니다. 혹은 갑상선호르몬이 과잉된 경우에는 모발이 무성해질 수도 있습니다. 즉, 갑상선 호르몬이 부족하면 대머리가 될 가능성이 커진다는 것입니다. 한의학에서는 이 호르몬설에 큰 비중을 두고 있습니다.

영양불균형설 역시 확실한 근거를 갖고 있는데, 당질과 지방분의 과잉 섭취를 그 원인으로 보고 있습니다.

p·a·r·t ⑤

체질에
맞는 운동 안 맞는 운동

체질에 맞는 운동을 해야 건강하다

태양인 체질에 맞는 운동

거울을 한번 보세요. 혹시 눈꺼풀에 노란색 기미 같은 게 끼어 있지 않습니까? 혹시 눈의 각막에 흰줄 같은 주름이 있지 않습니까?

태양인 체질로 이런 게 보인다면 혈중 콜레스테롤이 높거나 동맥경화일 가능성이 높으므로 점차 체력이 저하될 것으로 보아야 합니다.

이럴 때는 운동으로 체력을 강화해야겠지요. 그러면 어떤 운동을 해야 할까요? 체질에 맞는 운동을 해야겠지요. 그렇다면 태양인 체질에 맞는 운동에는 어떤 것들이 있을까요?

태양인은 '조희'라는 운동이 좋습니다

'삼국지'의 배경이 되는 그 시대, 화타라는 명의가 있었습니다. 그분이 창안한 체조법인 '오금희' 중에 '조희'라는 체조가 있습니다. 그 방법은 이렇습니다.

❶ 우선 왼발을 앞으로 한 걸음 내딛고 오른발도 반 걸음 내딛는데 발끝으로 착지합니다.

❷ 양팔을 올려 새 날개처럼 활짝 펴면서 깊게 숨을 들이쉬세요.

❸ 양 발을 서로 아우르고 양팔을 내리면서 동시에 몸을 낮추어 쭈그리고 앉습니다.

❹ 양팔로 무릎을 안을 듯이 교차하고 숨을 길게 내뿜습니다.

이게 오금희 중 하나인 조희요, 태양인에게 가장 적절한 도인법이 될 수 있습니다.

태양인은 허리 돌리기를 하면 좋습니다

발을 벌리고 양손을 배꼽 위에 댄 채 허리 돌리기를 합니다.

이때 허리를 맛사지해 주세요. 태양인은 허리가 약하고, 허리가 약하면 정력 또한 떨어지게 마련입니다. 그래서 태양인 남자에게는 임포텐스가 많고, 태양인 여자에게는 자궁발육부전이나 불임증이 많습니다. 동의보감에도 허리를 신장 기능의 반응처라고 표현했습니다. 발기중추나 사정중추도 다 여기에 연계되어 있어요. 그 방법은 이렇습니다.

❶ 정좌하고 등을 펴고 두 손바닥으로 척추를 맛사지합니다.

❷ 앉은 채 두 발을 뻗어 150℃ 가량 벌리고 척추를 맛사지합니다.

❸ 특히 '신수'라는 경혈을 중점적으로 맛사지합니다.

신기가 가장 충만한 부위이기 때문에 이름도 신수라고 했으니, 얼마나 기막힌 효과가 있겠어요. 생명력이 한껏 깃들어 있는 신수 경혈은 제 12늑골의 앞쪽과 같은 높이로, 척추에서는 5cm 바깥쪽에 위치하고 있습니다.

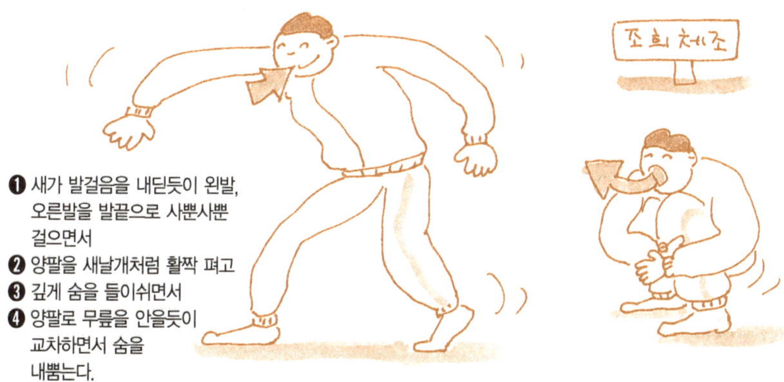

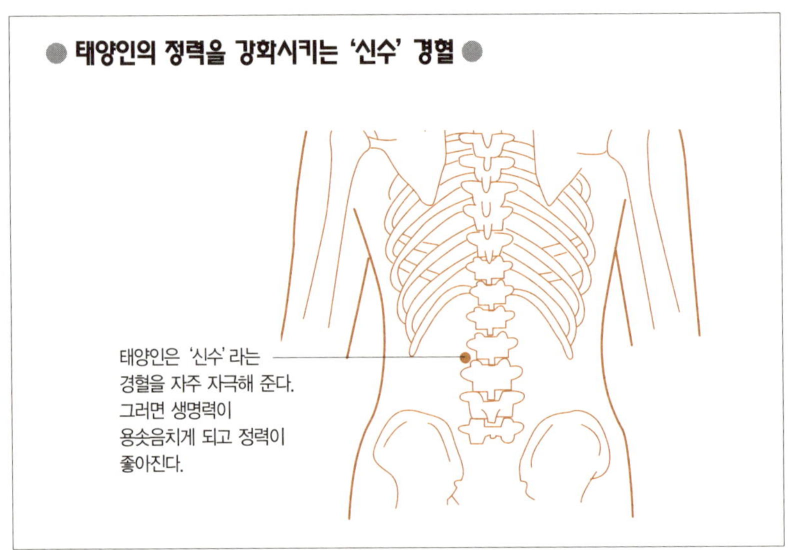

여기를 자극하면 신기가 용솟음치게 되며, 부신호르몬의 분비를 촉진하고, 부교감신경을 활발하게 해 줍니다. 그래서 발기 능력을 높여주고 팽창력을 한껏 높여 줍니다.

태양인은 다리를 자주 주무르고 맛사지하세요

태양인은 상체보다 하체가 약합니다. 옆구리, 허리, 다리가 다 약하지요. 그래서 하반신을 단련해야 합니다. 하반신을 단련하면 자연히 발의 근육도 강화되지요. 성기관의 쇠퇴는 발 근육의 쇠퇴 여하로 판단할 수 있을 만큼 발 근육의 강화는 중요합니다.

왜 이렇게 손쉬운 것만 알려주냐구요? 태양인은 너무 심한 운동을 피하는 것이 좋기 때문입니다. 운동을 가볍게, 적게 하면서도 꾸준히 하고, 단속적으로 사이사이 휴식시간을 갖는 것이 좋습니다. 또 한 가지! 태양인은 오후 늦은 시간에 운동하는 것보다 이른 아침에 운동하는 것이 더 효과적입니다. 잊지 마세요.

태양인은 탁구가 참 좋습니다

태양인은 상체에 비해 하체와 허리, 옆구리가 약해서 오래 걷거나 오래 앉아 있지를 못하고 자꾸 기대려 하거나 누우려고 합니다. 그러나 반사신경은 뛰어납니다. 그래서 태양인에게는 탁구가 좋습니다. 튼튼한 상체와 감각의 예민성을 높이면서 하체, 옆구리, 허리를 강화할 수 있어서 좋습니다. 순발력을 강화하고 유연성과 지구력을 키울 수 있답니다. 집중력과 감수성도 배양되므로 성격상의 단점마저 개선할 수 있습니다.

그런데 태양인은 한다면 하는 체질이기 때문에 한번 탁구를 시작하면 손을 놓을 줄 모르는 게 흠입니다. 결국 과잉운동으로 체열 상승의 우려가 있고, 열이 나면 소변 양이 줄고 붉어지는 체질이지요. 태양인은 소변 양이 많고 맑아야 건강하므로 절대 지나치게 운동을 해서는 안 됩니다.

태양인은 걷기 운동도 좋습니다

태양인에게는 걷기 운동, 수영, 싸이클 등도 좋은데 그 중에서도 걷기

∞ 태양인은 하체가 약한 체질이므로 걷기 운동이나 탁구 같은 운동을 가볍게 하는 것이 좋다. 지나치면 체열 상승의 염려가 있다. 걷기 운동은 10분씩 2번, 아니면 5분씩 4번으로 나누어 한다.

운동이 가장 좋습니다. 그러나 걷기 운동도 20분간 계속하지 말고 10분씩 2회 또는 5분씩 4회로 나누어 하는 것이 바람직합니다. 그러다가 운동능력이 좋아지면 차차 휴식시간을 줄여나가고, 운동 시간을 늘려나가도록 하세요.

태양인은 골반수축 운동이 좋습니다

골반수축 운동을 하면 항문과 회음근 수축 강화에도 도움이 됩니다. 항문과 회음근이 느슨해지면 늙었다는 증거입니다.

❶ 앉거나 설 때 엉덩이를 붙이도록 노력하세요.

❷ 배뇨 후 15회 정도 회음부 근육을 수축하세요.

❸ 평소 복벽과 대퇴부 근육을 15회 정도 수축·이완하기를 계속합니다.

❹ 항문을 잠시 조인 채 쉬었다가 풀어주기를 반복합니다.

이렇게 하기를 하루 60~70번 반복 노력하세요. 6주 후쯤에는 체력이 놀랍게 좋아진 것을 스스로 느낄 수 있을 겁니다. 성력을 자유자재로 조절할 수 있게 됩니다.

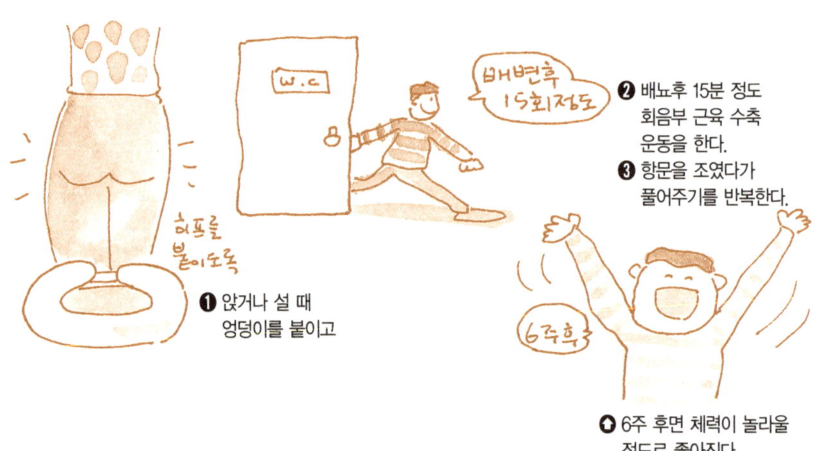

태양인은 '백회'와 '용천' 경혈을 지압하면 좋습니다

'백회' 경혈은 머리 꼭대기 정중앙에 있는 경혈입니다.

인체의 양기를 총괄 감독하는 기능을 맡고 있는 경락에 속해 있습니다. 그러니까 백회를 자극하면 양기를 충만케 할 수 있어요. 자주 자주 꼭꼭 눌러 지압해 보세요.

'용천'은 발바닥의 사람 '人'자 모양의 주름이 있는 정중앙에 있는 경혈입니다.

신기가 이 경혈로부터 용솟음쳐 올라오기 때문에 이름도 '용천'입니다. 신기가 충만해 있는 부위이기 때문에 발바닥 맛사지로 발바닥의 순환을 촉진해야 합니다. 그렇게 하면 전신의 피로가 풀리고 신기가 촉진되어 발 기력이 높아지고, 하반신의 혈액순환도 좋아져서 지구력도 좋아집니다. 확실히 자율신경이 자극되어 간뇌를 중추로 하는 불수의근의 운동이 활발해지고 여러 가지 신경계가 아울러 활성화됩니다.

머리 꼭대기의 '백회', 그리고 발바닥의 '용천'—극상과 극하의 두 곳을 지압하면 상실하허가 특징인 체질상 단점을 개선할 수 있어요.

소양인 체질에 맞는 운동

혹시 예전과는 달리 계단을 빠르게 오르내리면 숨이 찹니까? 혹은 다리에 힘이 빠져 후들거립니까? 그래서 자꾸 주저앉으려 합니까? 혹은 콧구멍에서 빠져 나오는 바람이 매우 약해졌습니까?

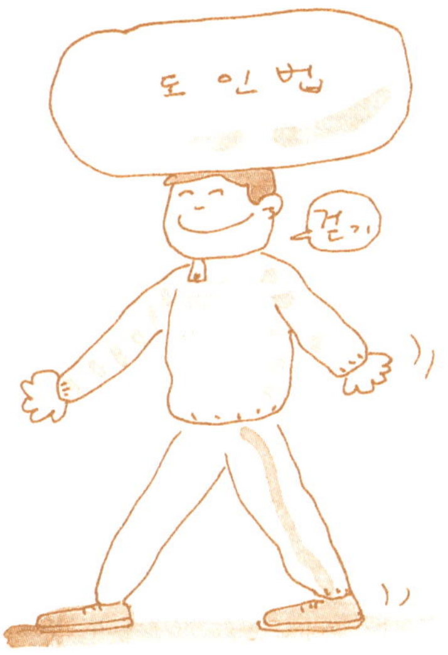

○ 소양인은 허리나 다리에 체중이 실리는 걷기, 달리기, 자전거 타기 같은 운동이 좋다. 걷는 방법은 자연스럽게 호흡도 자연스럽게 쉴 수 있도록 걷는다.

소양인 체질로 이런 증상이 나타난다면 방광의 기능이 약해진 것입니다. 가뜩이나 비대신소(脾大腎小)의 체질이라 방광, 신장의 기능이 약한데 점점 더 약해진다면 문제가 아니겠습니까?

그렇다면 운동을 해서 체력을 강화시켜야겠지요. 그렇다고 아무 운동이나 다 도움이 되는 게 아니겠지요. 어떤 운동이 소양인 체질에 어울릴까요?

소양인도 걷기 운동이 좋습니다

작은 몸짓 하나라도 제대로 하면 큰 이익을 얻을 수 있는 방법에 따라 체질에 어울리는 운동을 하는 게 합리적이겠지요. 이것은 마치 '가장 작은 것으로 가장 큰 것을 얻는 것'이라는 '경영의 법칙'에 부합하는 삶의 올바른 경영법이라 하겠습니다. 이것이 곧 인생을 경영하고 영육을 경영하는 '양생의 법칙'입니다. 양생의 법칙에서 빼놓을 수 없는 것이 도인법입니다. 그러니까 도인법은 움직임을 통한 양생의 법칙이지요.

움직임, 그 중에서도 걷기 운동이 소양인에게 좋습니다.

소양인은 허리나 다리에 체중이 실리는 운동 — 예를 들면 걷기, 달리기, 자전거 타기 등의 운동이 다 좋지요. 그 중에서 가장 작은 것으로 가장 큰 것을 얻을 수 있는 운동이 바로 걷기 운동입니다.

어떻게 걸으면 좋을까요? 좋은 방법을 다음 두 가지로 대신 말씀드리죠.

● 〈자암은서〉의 이야기

'걷기 운동은 '동'으로 '정'을 구하는 것이다. 전신을 가볍게 풀고 팔을 자연스럽게 움직이며 그에 따라 호흡도 자연스럽게 한다'라고 했습니다.

● 〈노로항언〉의 이야기

'걷기 운동은 흩어서 얽매이지 않음을 말한다. 가다가 서고 서다가 가는 것이니 모름지기 일종의 한가하고 자연스러움을 얻어야 양신의 도가 되는 것이다'라고 했습니다.

왜 이 말을 강조하냐구요? 다 이유가 있어서입니다.

소양인은 작심삼일 경향이 농후하지만, 한 번 하겠다 하면 죽자살자 하려는 경향 또한 대단하기 때문에, 이를 경계하느라고 강조하는 것입니다.

　도인법의 기본은 '운동을 하되 한가하고 자연스러운 가운데 해야 건강을 지킬 수 있다'는 것임을 잊지 마세요.

소양인은 발가락으로 서는 운동을 하세요

　소양인도 태양인처럼 상체가 실하고 하체가 약한 체질로 종아리가 굳기 쉽습니다. 종아리가 항상 뻣뻣한 것은 하반신 노화의 적신호입니다. 이렇게 되면 허리의 나른함, 전신권태 등과 어깨 근육의 경직으로 이어지고, 생명력이 약해지며, 스태미너가 형편없이 떨어지지요.

　그래서 소양인은 발가락으로 서는 운동을 자주 해야 합니다.

❶ 발가락에 힘을 주고 발뒤꿈치를 들어 몸을 똑바로 세우고 몸을 위아래로 유연하게 흔들어 줍니다.

❷ 그런 후 몸을 이완시키고 종아리를 엄지와 검지로 꼭꼭 누르세요. 맥주병 같은 것으로 장딴지를 문지르면 아킬레스건에는 좋지만 종아리를 단련시키지는 못합니다.

❸ 단련이 되면 발가락으로 서서 걷는 운동을 합니다.

❹ 발가락으로 서서 걷는 운동이 단련되면 계단 오르기를 합니다.

● 소양인에게 좋은 발가락으로 서는 운동 ●

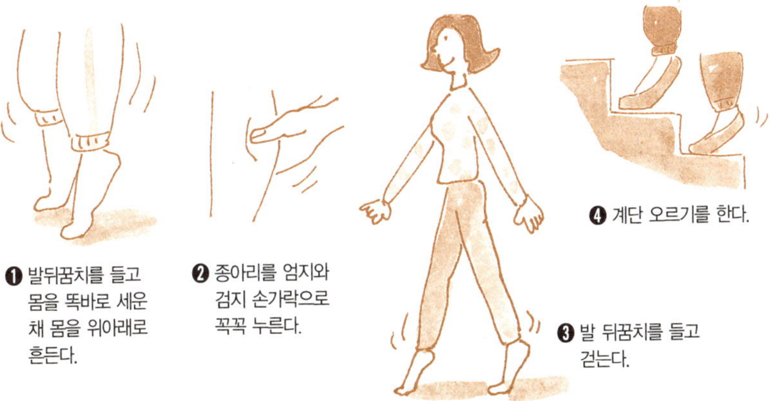

소양인은 에어로빅이 좋습니다

소양인은 골격이 약하고 하체가 약하며, 특히 좌측팔다리가 약합니다. 소양인은 놀이에 탐닉하고 사치스러운 경향이 있으며 우울과 무기력에 빠지기 쉬운 체질이기 때문에 운동 중에서도 신나는 운동을 해야 합니다.

신나면서도 팔다리를 다 움직이고 골격을 강화하며 하체를 튼튼하게 하는 운동이라면 더욱 좋지요. 그래서 좋은 운동이 에어로빅입니다.

에어로빅은 유산소성 운동 능력을 상승시키기 위한 전신운동으로 걷기, 달리기, 뛰기, 몸체 및 팔 흔들기, 발차기 등 여러 동작을 신나는 음악에 맞추어 율동적으로 연결한 운동이기 때문에 신나는 운동을 해야 하는 소양인에게는 더없이 좋습니다.

에어로빅은 근육의 유연성, 동작의 민첩성 및 집중력을 높여줄 뿐 아니라 변비 예방 효과까지 있으므로 변비가 되면 건강이 나빠지는 소양인에게는 더없이 알맞은 운동입니다.

처음에는 1주 3회 정도 느린 음악의 율동으로 적어도 30~40분 계속하다가 점차로 강도와 시간, 빈도를 높여 나갑니다. 대개 분당 4~5kcal의 에너

● 소양인에게 좋은 에어로빅 ●

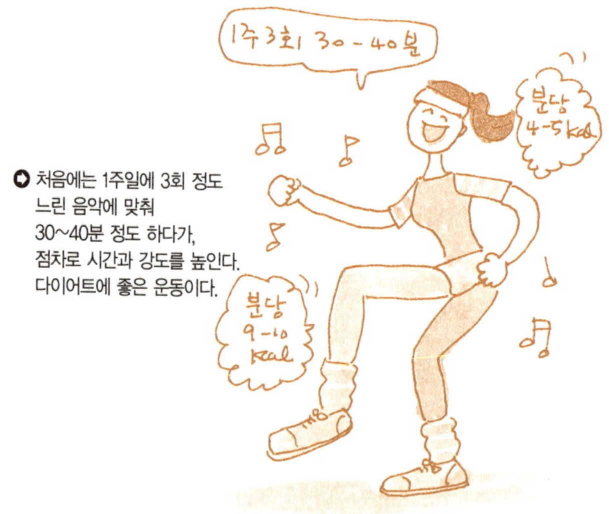

지 소모를 기대할 수 있으나 강
도 높은 에어로빅 단계에 이르
면 분당 9~10kcal의 에너지 소
모를 기대할 수 있어서 날씬함
을 지상 목표로 하기 쉬운 소양
인에게 참 좋은 운동입니다.

소양인은 자전거타기가 좋습
니다

소양인은 집에 가만히 붙어
있지 못하는 체질입니다. 자신
의 일은 물론 남의 일이라 해도
발벗고 나서고, 내 일이든 네 일

이든 뭔가 할 일이 없으면 좀이 쑤셔 견디지 못해 또 나가야 하는 체질입
니다. 그게 억압당하면 병이 나는 체질입니다.

그런 소양인에게 자전거타기 만큼 잘 어울리는 운동이 어디 또 있겠습
니까!

집안일에 싫증난 소양인의 눈앞에 펼쳐지는 쾌적한 대자연은 그것 하나
로 이미 보약이 되고도 남습니다. 집을 나서 자연을 만끽하며, 더구나 꽉
끼는 알록달록한 운동복에 날렵한 싸이클! 사치, 호화를 즐기며 남의 시선
을 유난히 의식하는 소양인에게 이처럼 만족을 주는 운동은 없습니다.

그리고 걷기보다 훨씬 빠른 스피드의 즐김! 바로 소양인이 추구하는 바
입니다.

그러나 체력 단련을 위해서는 4~5분에 1.6km를 달리는 정도가 알맞습
니다. 이 정도의 속도는 전신 지구성 운동 효과의 하한선인 120~130회,
즉 자신의 최대 절심박수의 약 65%에 도달하기 때문에 운동 효과면에서
아주 좋습니다. 처음 몇 주 동안은 분당 50~60회의 속도로 페달을 밟으면

서 약 20~30분 달리고, 그 후 속력과 전체 주행거리를 서서히 증가시켜 나가는 것이 좋습니다.

그러나 주의할 점이 있습니다.

소양인은 오후 늦은 시간에 운동하는 것보다 이른 아침에 운동하는 것이 더 효과적입니다. 또 저충격 운동이 알맞습니다. 골격이 약하기 때문이지요. 따라서 골격이 약하므로 운동중에 부상을 당하지 않게 조심해야 합니다. 또 운동은 규칙적으로 계속하는 게 원칙입니다. 그런데 소양인은 행동이 앞서고 생활이 불규칙한 게 단점인 체질이므로 운동을 시작할 때는 요란찬란하게 시작하고도 뒤끝이 흐지부지될 가능성이 큽니다. 그래서 소음인처럼 소양인도 함께 운동을 할 동반자가 필요하답니다.

태음인 체질에 맞는 운동

혹시 비만하지 않습니까? 그것도 복부와 허리가 유난히 비만하지 않습니까? 허리 치수를 엉덩이 치수로 나눈 몫이 0.8 이상이면 '내장 지방형'에 속하는 비만 타입이므로 체력 저하가 심해집니다. 태음인에게 많이 나타나지요.

혹시 입술 색이 보랏빛을 띠며 심장이 두근거리거나 숨이 차고 하품이 잦습니까? 그렇다면 체내에 악액질이 축적되어 체력을 떨어뜨리고 중병이 나타날 수 있습니다.

그렇다면 운동을 해야겠지요. 운동을 해야 지방이 쌓이지 않고 악액질이 고이지 않을테니까 말입니다.

악액질은 무엇인가요?

악액질은 암, 결핵 등의 질병 중, 특히 그 말기에 나타나는 특이한 쇠약증세를 말하거나 편의상 나쁜 체액의 체내 축적을 말하기도 한다. 일반적으로 '피골이 상접한 상태'를 나타낸다.

〈여씨춘추〉에도 '흐르는 물은 썩지 않는다. 돌쩌귀는 녹슬지 않는다. 그것은 움직이고 있기 때문이다'라고 했습니다. 사람도 고여있는 물처럼 가만히 있지 말고 항상 흐르는 물처럼 움직이고 돌쩌귀처럼 마디마디 항상 움직이라는 가르침입니다.

그러니 운동은 해야겠는데, 과연 어떤 운동을 해야 태음인에게 적합할까요?

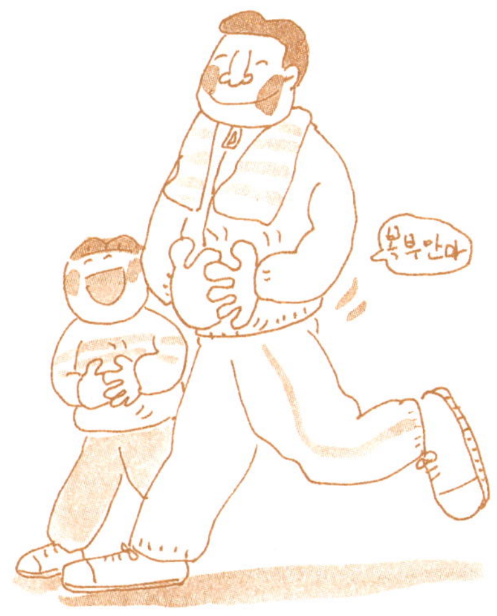

○ 태음인은 배와 허리살이 붙기 쉬운 체질이다. 그러므로 걸을 때 복부를 안마하고 문지르면서 걷는 것이 뱃살을 빼는 데 효과적이다.

태음인은 양손으로 복부를 문지르면서 걸으세요

태음인은 복부에 살이 찌기 쉽고 걸음걸이가 대체로 무거운 게 특징입니다. 그래서 태음인에게는 '복공'이라는 도인법이 좋습니다. 어떻게 하는 것이냐구요? 〈내공도설〉에는 이렇게 설명하고 있어요.

'양손으로 복부를 안마하여 문지르면서 걷기 운동을 하는 것'이라고 했습니다. 이렇게 하면 복부에 살도 찌지 않고 배 힘이 생깁니다. 더불어 걸음걸이가 가벼워지고 위장 연동운동과 위액분비가 촉진되며 기혈 소통이 잘 되고 심장을 편안하게 하며 정신력까지 길러집니다.

복식호흡을 하세요

물론 복식호흡을 하면서 할 수 있는 운동은 뭐든 다 좋습니다. 베개를 베지 않고 누워서 복식호흡을 하면서 체조하는 것도 좋고 가벼운 맨손체조나 가벼운 등산을 하면서 복식호흡을 하는 것도 좋습니다.

태음인에게는 건포마찰이 무척 도움이 되므로 건포마찰을 하면서 복식

호흡을 겸한다면 더 좋겠지요.

태음인은 심폐기능이 약합니다. 그래서 심폐기능을 강화하면서 혈액 중의 산소량 부족과 노폐물의 체내 저류가 오지 않도록 해야 합니다. 그 방법 중 하나가 복식호흡입니다.

태음인은 배가 나오는 것을 막는 운동을 해야 합니다

태음인은 배가 나오고 옆구리가 불거져 나오며 허리가 두리뭉실해지는 체질입니다. 이런 사람치고 스태미너가 좋은 사람은 없습니다. 그러니 이렇게 운동하세요.

❶ 손가락을 모으고 곧게 펴서 손칼을 만들어

❷ 턱 앞에서 교차시키는데, 그 축이 손목 관절에 오게 합니다.

❸ 양손목을 비틀어 손등과 손등이 힘껏 마주치게 하세요.

❹ 팔은 겨드랑이에 대는 것이 좋으며, 배꼽은 집어넣고 힘을 모으세요(절대적 요령입니다). 이렇게 하면 옆구리, 배, 허리가 자연스럽게 죄어지는 것을 느낄 수 있게 됩니다. 한 달만 하면 스타일이 좋아지고 회춘에

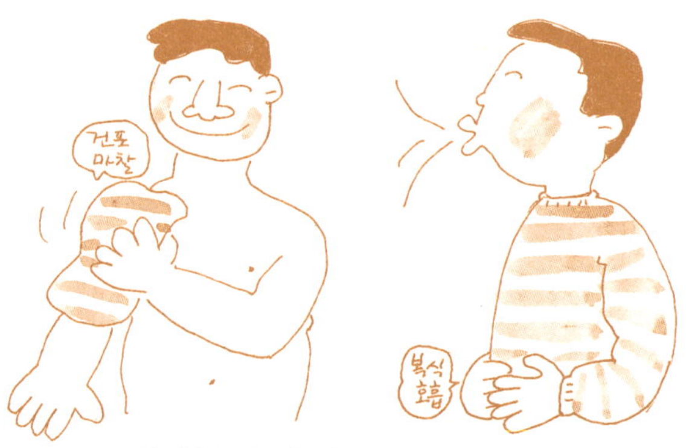

○ 심폐기능이 약한 태음인은 건포마찰을 하면서 복식호흡을 하는 운동이 좋다. 가벼운 맨손체조나 등산 등이 알맞다.

대한 희망이 샘솟을 것입니다.

태음인은 배꼽을 천장에 붙이는 운동을 하세요

태음인은 등의 근육이 나무판같이 뻣뻣해지기 쉽습니다.

그래서 비만, 특히 복부 비만을 막고 장의 연동운동을 강화시키며 상체를 강화하고 등의 근육을 부드럽게 풀어주는 운동을 하도록 하세요. 그것이 바로 배꼽을 천장에 붙이는 운동입니다.

❶ 얼굴과 배꼽은 천장을 향하고 팔굽혀펴기 자세를 취하세요(즉, 이불에 누워 손목과 발목으로 전신을 지탱하는 것이죠).

❷ 배꼽을 가능한 한 천장에 가까워지도록 하고 등을 활처럼 젖혀서 굽히세요.

❸ 이때 머리는 바닥에 닿게 하고, 눈으로 배꼽을 보는 듯 하세요. 등의 근육이 풀리고 뱃살이 빠지며 대변도 상쾌해지고 특히 소변줄기까지 세질 것입니다.

● 태음인에게 좋은 뱃살빼기 운동 ●

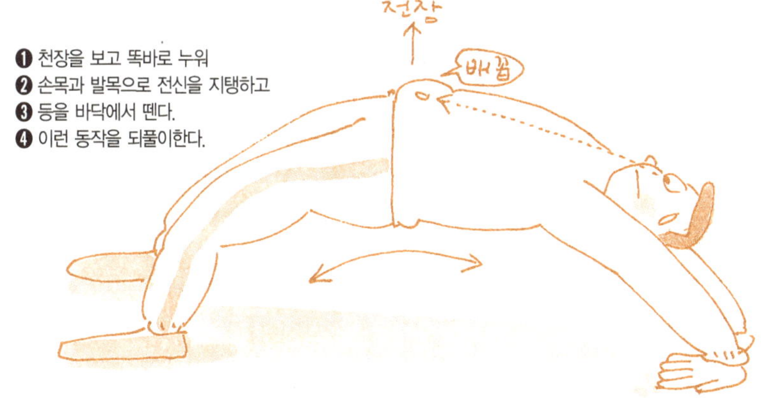

태음인은 배드민턴, 테니스, 골프 등이 좋습니다

배드민턴은 심장과 혈액순환계는 물론 사지와 복부 근육에 가볍고도 지속적인 자극을 주기 때문에 심폐기능이 약하고 복부 비만이 우려되는 태음인에게 좋습니다.

또 테니스는 심폐기능을 향상시키면서 성인병 예방과 치료에 효과가 있을 정도로 대사작용을 활성화시키기 때문에 태음인에게 좋습니다. 더구나 근력, 민첩성, 조정력 등을 향상시키기 때문에 항상 이런 점이 부족한 태음인에게 도움이 됩니다.

단식경기의 경우라면 3~6km 거리를 뛰는 것과 같기 때문에 비만 예방에도 효과적이지요. 그러나 중노년층이라면 복식 경기가 바람직합니다. 30분 정도의 운동으로 평균 200kcal의 에너지를 소모시킬 수 있어서 아주 바람직한 운동입니다. 1주 3회, 1회 한두 시간 정도가 알맞습니다.

여하간 태음인에게는 무산소운동(단시간에 큰 힘을 낼 수 있는 근육 크기의 힘을 향상시키는 운동)이나 등척성운동(근육수축을 위주로 하는 운동)은 피하도록 하고, 유산소운동(심폐기능을 강화하고 산소운반 기능을 향상시키는 데 도움이 되는 운동)이나 등장성운동(관절운동이면서 근육 수축이 이루어지는 운동)이 더 필요하다는 얘기입니다.

● 태음인에게 좋은 수영 ●

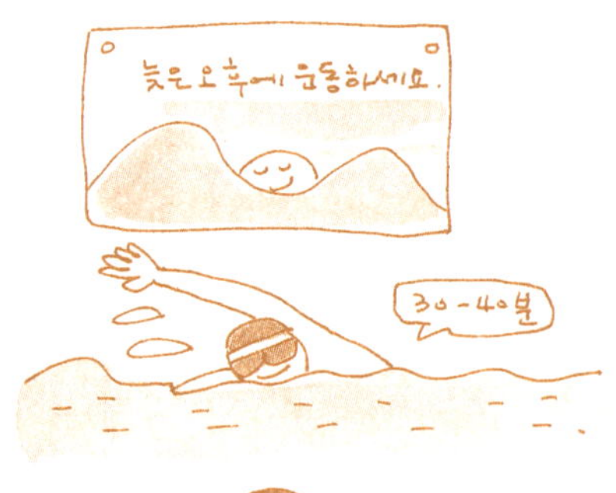

⬆ 태음인에게 맞는 운동 중에 수영은 꼭 필요한 유산소 운동이다. 꾸준히 하면 호흡기, 소화기, 심혈관계 모두 튼튼해질 수 있다.

태음인은 수영이 좋습니다

태음인은 여름철에 바닷가를 선호하는 경향이 남달리 두드러진 체질이요, 땀샘이 성글기 때문에 땀을 무척이나 많이 흘리므로 체온 조절이 잘 이루어져야 건강한 체질이요, 비만증과 성인병에 잘 걸리는 체질이요, 체중 때문에 근육이나 관절에 부담을 잘 받는 체질이요, 피부가 약하고 감기에 잘 걸리는 체질이요, 심폐기능이 떨어지는 체질이요, 특히 고혈압이나 심혈관계 질병이 잘 오는 체질입니다.

그런데 수영은 이런 조건을 다 만족시켜주는 운동이므로 태음인에게 가장 알맞은 운동이라고 할 수 있습니다.

태음인에게는 유산소운동이 필요한데, 유산소운동 중 가장 효과적인 운동이 바로 수영입니다. 30~40분 정도의 운동으로도 충분합니다.

여하간 태음인은 운동을 열심히 해야 합니다.

나이 든 태음인이라면 더욱 그렇습니다. 그렇지 않아도 사람이 나이 들면 지방이 끼고 호흡기, 소화기, 심혈관계 등의 기능이 저하되고 기억력이 감퇴하면서, 성인병의 발생률도 급격히 높아지기 마련인데, 이런 면에서 상당히 취약한 게 태음인이므로 마땅히 운동을 더 많이 해야 합니다.

그것도 유산소운동이나 등장성운동으로 할 것이며, 땀을 많이 흘릴 수 있는 운동을 할수록 좋습니다. 이왕이면 이른 아침보다 늦은 오후에 운동하는 것이 태음인에게는 더 효과적이라고 하겠습니다.

소음인 체질에 맞는 운동

한번 거울을 보세요. 얼굴의 색이 예전과 달라진 것 같지 않습니까? 예를 들어 특히 이마, 콧구멍 옆, 입 주위가 검어지거나 지저분해지지 않았습니까? 또 손바닥 중에서 엄지손가락 밑의 손바닥 살집이 여위면서 푸른색이 많이 돋아나지 않았습니까? 그렇다면 위장 기능이 약해져 체력이 저하된 것입니다.

혹은 아침에 눈뜨기 어렵고, 그저 눕고만 싶고, 우울하며 의욕이 없고, 기억력이 현저히 떨어지며 성욕도 그전만 못합니까?

그렇다면 소음인 체질에는 적신호가 켜진 것입니다. 빨리 체력을 단련해야 합니다. 운동을 해야 합니다. 운동은 어느 누구에게나 필요한 것이지요. 〈의학입문〉에도 이런 말이 있습니다.

'날마다 앉아 있기만 해서는 살아있어도 죽은 상태에 있는 것이나 마찬가지다. 사람은 오랫동안 걷거나 서 있는 것이 몸을 손상시킨다는 것은 알아도, 오랫동안 누워있거나 앉아 있는 것이 그보다 더 몸을 손상케 한다는 것은 모른다' 라구요.

지나치게 움직이는 것도 병이 되지만 지나치게 움직이지 않는 것은 그보다 더 몸을 해친다는 얘기인데, 그렇다고 움직임에 어떤 규율도 없이 그저 무턱대고 움직일 수는 없겠지요. 체질에 맞는 운동을 가볍고도 꾸준히 해야 건강을 유지할 수 있을 텐데, 그렇다면 소음인에게 어울리는 운동에는 어떤 것이 있을까요?

소음인은 복부운동을 하세요

동양의 도인법 중에도 복부운동이 있고, 서양의 베네트씨 운동법에도 복부운동이 있습니다. 두 방법이 엇비슷한데, 두 방법을 종합하여 간추리면 그 방법은 이렇습니다.

● 소음인에게 좋은 복부 운동 ●

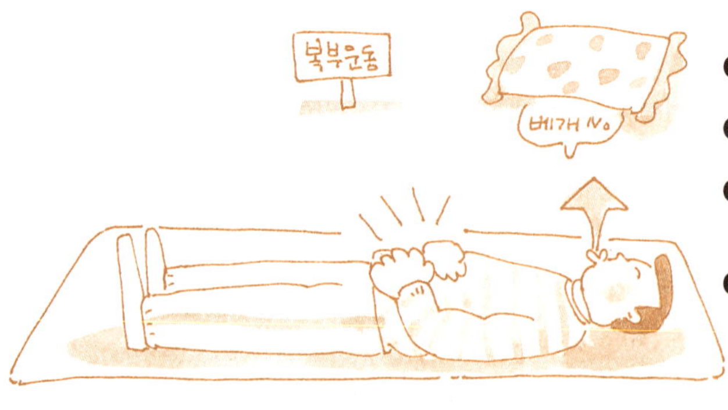

❶ 베개를 베지 않고, 속이 빈 상태에서, 소변까지 본 상태에서 시작합니다.

❷ 똑바로 누워 숨을 아랫배 쪽으로 들이쉬고 배꼽 밑에 힘을 주어 단단하게 하며

❸ 머리와 어깨를 힘껏 일으킴과 동시에

❹ 배꼽 밑을 두 주먹으로 북을 치듯 빨리 두들긴 다음

❺ 숨을 조용히 내쉬고 본디 위치로 돌아와 누워서 배의 힘을 뺍니다.

이런 동작을 20회 이상 하세요. 이때의 속도는 심호흡 정도로 하시면 됩니다. 그런 다음 이어지는 운동이 있으니, 여기서 끝내지 말고, 다음과 같이 계속하세요.

❶ 같은 자세로 똑바로 눕습니다.

❷ 한쪽 무릎을 굽혀 배에 붙이는 것같이 힘껏 구부렸다가

❸ 본디 위치로 보낸 후 힘을 빼세요.

❹ 그리고 양무릎이 배에 닿도록 힘껏 구부리세요.

이 운동은 소화기 기능을 강화하는 데 아주 좋은 방법이요, 사상체질 중 소음인은 신대비소(腎大脾小)한 체질이기 때문에 비위장 소화기 기능이 항상 약하므로, 이 운동은 소음인에게 가장 적합한 방법입니다.

● 소음인의 소화기능을 도와 주는 운동 ●

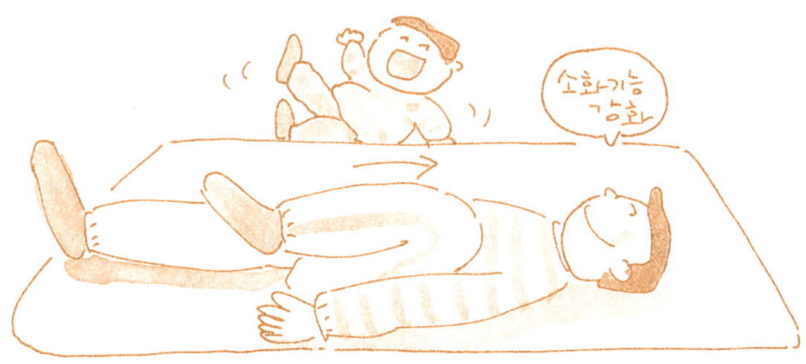

❶ 똑바로 누워 한 쪽 무릎을 굽혀
❷ 배에 붙이는 것같이 힘껏 구부렸다가
❸ 본디 위치로 보낸 후 힘을 뺀다.
❹ 양무릎이 배에 닿도록 힘껏 구부린다.

소음인은 등산이 좋습니다

'요산요수'라는 말이 있습니다. '산을 즐기고 물을 즐긴다'는 말입니다. 소양인은 비위장 소화기능이 좋지만 신장 기능이 약합니다. 그래서 물을 더 좋아합니다. 반면에 소음인은 신장기능은 좋지만 비위장 소화기능이 약합니다. 그래서 산을 더 좋아합니다. 소음인은 일반적으로 허약한 냉성체질이므로 찬물을 그리 좋아하는 편이 아니지요.

등산이 소음인에게 어울리는 운동이라는 것은 이런 데 이유가 있습니다. 또한 소음인의 몸매는 야윈듯 하면서도 균형이 잡힌 편이고, 살과 근육이 비교적 적고 상체에 비해 하체가 발달했으며 발이 큰 편이고 보행에 뛰어나고 달리기를 잘합니다. 그러니 등산에 알맞을 수밖에 없겠지요.

등산은 대단한 유산소운동입니다. 산의 고도에 따라 산소량과 기압이 평지와 차이가 나므로 고도에 순화하려는 생리적 변화가 일어나면서 체내의 여러 가지 대사가 활발해져서 인체에는 물론 정신적으로도 좋은 영향을 미치는 것이 바로 등산입니다.

가뜩이나 내성적이요, 소극적이며 때로는 의욕이 감퇴하고 우울해지기 쉬운 소음인 체질에는 고도 순화에 따른 정신적 영향도 도움이 되고, 자연과의 대화나 사색의 시간을 갖는 기회도 되고, 모성에 귀의하려는 본능을 만족시키는가 하면 도전 의식도 고취해 주므로 등산이야말로 좋은 운동이 아닐 수 없습니다.

나이에 맞추어 10분에 1km 내외를 증감하는 속도로 걷되 호흡과 속도를 일정한 리듬을 유지하

꼭 · 알 · 고 · 싶 · 어 · 요

심폐지구력이란 무엇인가요?

심장과 폐의 강한 끈기를 말한다. 즉, 전신운동을 통해 심장과 폐에 자극을 주어 심장 근육이 점차 발달하게 되면서 오랫동안 피로감 없이 운동을 할 수 있다는 것이다. 심폐지구력을 강하게 하기 위한 운동으로는 오래달리기, 수영, 자전거타기, 줄넘기 등이 있다.

면서 보폭을 줄여 걷고, 30분 걸은 후 5~10분을 휴식하되 휴식할 때는 앉아서 쉬지 말고 서서 쉬도록 하고, 3시간 내외의 코스를 1주 1회 정도 등산하는 게 알맞습니다. 매일 할 때는 1시간 내외가 좋습니다.

소음인은 줄넘기가 좋습니다

소음인에게는 걷기, 등산, 줄넘기, 자전거타기 같은 운동이 다 알맞아요. 발달된 하체를 이용하여 놀라운 운동 능력을 맘껏 발휘할 수 있기 때문에 평소에 자신감 없고 우울한 성격마저 개선할 수 있습니다.

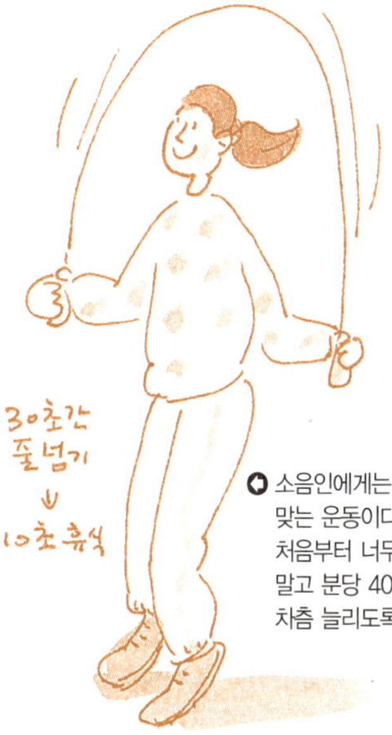

소음인에게는 줄넘기가 잘 맞는 운동이다. 하지만 처음부터 너무 무리하지 말고 분당 40~50회부터 차츰 늘리도록 한다.

걷기 운동은 1시간에 1.8~3.8km 속도로 1시간만 걷되 중노년층에서는 이보다 시간과 속도를 줄이도록 하세요. 보폭은 55cm 정도로 하여 일직선이 되게 걷되 직선을 기준으로 양쪽 발이 평행되게 걷도록 해야 합니다.

줄넘기는 실내에서도 할 수 있는 운동이기 때문에 밖에 나가는 것을 싫어하는 소음인에게 딱 어울리는 운동입니다. 유산소운동이요, 심폐 지구력을 향상시키는 운동이며, 순발력이나 민첩성과 유연성이나 조정력 등을 높이는 운동입니다. 그래서 소음인에게 도움이 되는 운동입니다.

그러나 에너지 소모량이 큽니다. 5분간 줄넘기하는 것이 1,500m를 힘껏 질주하는 운동량에 맞먹는다고 할 정도입니다. 그러니 체력이 딸리고 살이 찔 염려가 없는 비교적 마른 체질인 소음인에게는 무리 가지 않게 운동량을 조절할 필요가 있겠지요.

스포츠 전문의사의 말을 인용해 봅니다.

'처음 시작할 때는 속도를 분당 40~50회 정도로, 2~3주가 지나면 60~80회로 높일 수가 있다. 30초간의 줄넘기와 10초간의 휴식을 반복하면서 5~7분 정도로 시작하여 점차 시간과 횟수를 늘려 가는 것이 좋다'

소음인은 운동할 때 다음과 같은 점에 유의해야 합니다.

❶ 대체로 소극적이고, 정적이고 감상적인 취미에 몰두하는 경향이며, 조용히 누워서 눈을 감고 잠자는 것을 낙으로 삼는 경향이 강하므로 혼자 하는 운동보다는 두세 사람이 어우러져 해야 운동을 지속할 수 있어 좋습니다.

❷ 지나치게 땀을 많이 흘리는 것은 좋지 않습니다. 평소에도 땀이 적은 게 소음인인데, 땀을 지나치게 흘리면 더욱 허증에 빠지고 더욱 냉증 체질이 되어 오히려 건강을 해칠 수 있습니다.

❸ 이른 아침보다 늦은 오후에 운동하는 것이 더 효과적입니다.

● 운동별 칼로리 소비량

목욕
60분간 소비열량   120kcal
100kcal 소비에 필요한 시간   50분

이부자리개기
60분간 소비열량   210kcal
100kcal 소비에 필요한 시간   29분

청소
60분간 소비열량   160kcal
100kcal 소비에 필요한 시간   38분

쇼핑
60분간 소비열량   160kcal
100kcal 소비에 필요한 시간   38분

걷기
60분간 소비열량   210kcal
100kcal 소비에 필요한 시간   29분

계단오르기
60분간 소비열량   380kcal
100kcal 소비에 필요한 시간   16분

차 안에 서 있기
60분간 소비열량   170kcal
100kcal 소비에 필요한 시간   35분

조깅
60분간 소비열량   420kcal
100kcal 소비에 필요한 시간   14분

등산
60분간 소비열량   210kcal
100kcal 소비에 필요한 시간   29분

테니스
60분간 소비열량   350kcal
100kcal 소비에 필요한 시간   17분

줄넘기
60분간 소비열량   280kcal
100kcal 소비에 필요한 시간   21분

수영
60분간 소비열량   2540kcal
100kcal 소비에 필요한 시간   3분

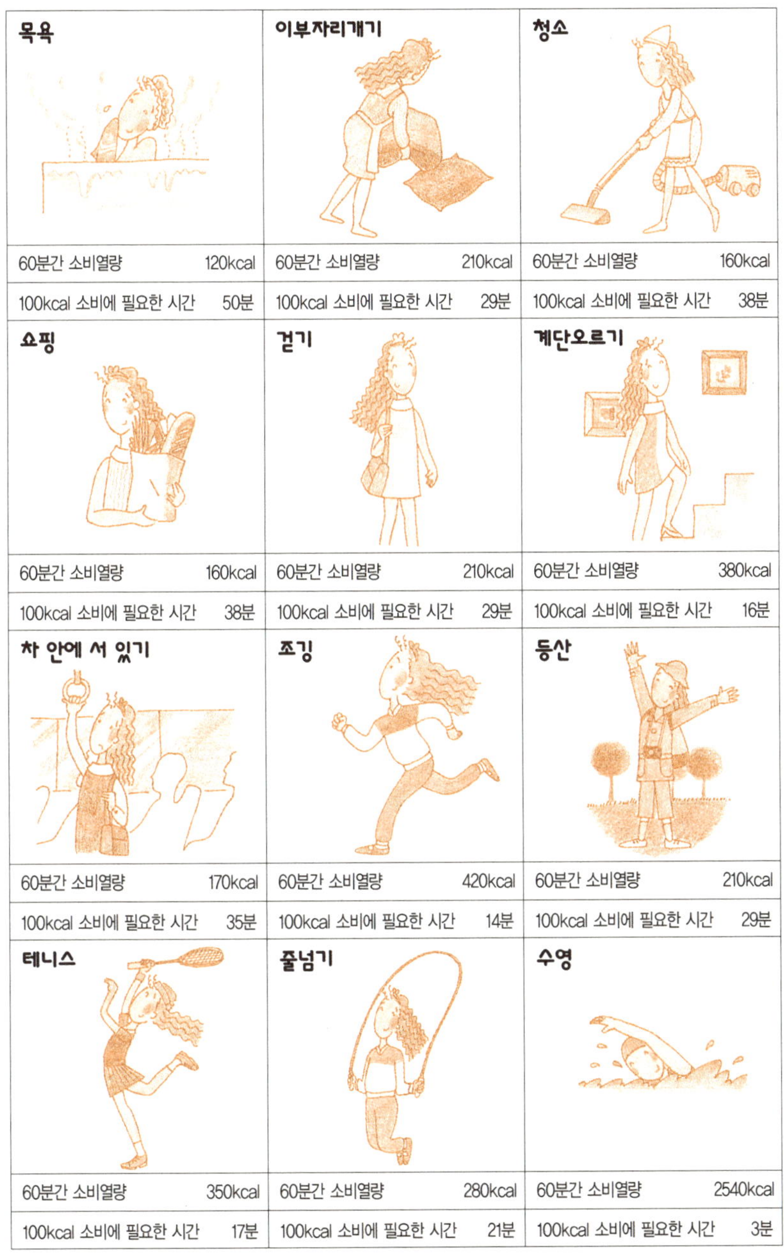

피로할 때 어떻게 할까요?

첫째, 정신적으로 피로할 때는 심호흡을 합니다

높은 산 정상에 올랐을 때 정복감, 성취감과 함께 신선한 자연을 통째 흡입하려는 듯 크게 숨을 들이마시고 천천히 호흡하던 그 방법대로 하면 됩니다.

물론 단전 호흡 등의 '조기법'이라는 것을 규칙에 맞게 행한다면 더욱 바람직하지만, 아쉬운 대로 등산 갔을 때의 기분으로 심호흡을 해도 많은 도움이 될 것입니다.

둘째, 뒷머리와 어깨가 뻣뻣하면서 피로할 때는 '천고법'을 행합니다

우선 눈을 감고 편히 앉아 엄지손가락을 다른 네 손가락으로 감싸 쥐면서 주먹 쥐고 정신을 모읍니다. 이제 두 손의 손가락을 깍지 끼고 목뒤를 안아 귀까지 막고 9번 숨쉴 동안 그대로 있습니다. 그 다음 두 손바닥으로 두 귀를 덮고 둘째손가락으로 가운뎃손가락을 눌러 뒤통수를 24회 퉁깁니다.

마지막으로 목을 왼쪽으로 돌리고 오른쪽으로 돌려 어깨가 따라 움직이는 것을 돌아봅니다. 이것도 24회 합니다. 이것이 '천고법'입니다.

셋째, 두뇌가 피로하고 다리가 피로할 때는 '두좌법'을 행합니다

물구나무서기를 합니다. 그 다음 한 손으로 뒷덜미를 안고, 다른 한 손으로 역시 뒷덜미를 안는데, 차례로 서서히 느린 동작으로 합니다. 그래서 머리가 바닥에 닿도록 합니다.

이 방법은 마치 머리로 앉는 것과 같다고 해서 '두좌법'이라고 합니다. 이불 위에서 하도록 하고, 자세가 불안할 때는 두 다리를 벽에 기대어도 좋습니다.

운동은 어떤 효과가 있나요?

첫째, 운동을 하면 호흡력이 커집니다

운동을 시작한 지 3회, 그러니까 1주일에 30분씩 3회를 한 경우, 그때부터 벌써 최대 호흡력의 50% 정도가 커지며, 일정 단계를 지나 체질에 맞게 약간의 강도를 더해주면 70~80%까지 올라간다고 합니다.

둘째, 심장 박동수가 잘 조정됩니다

운동을 시작한지 3회, 역시 1주일에 30분씩 3회를 한 경우, 그때부터 이미 최대 맥박수의 65%까지 증가하며, 일정 단계를 지나면 호흡력은 더 커지는 반면 오히려 심장 박동수는 줄어들게 됩니다. 훈련에 의해 심장의 혈액방출량이 많아지므로 적은 박동으로도 신체가 필요한 혈액을 공급할 수 있기 때문입니다.

셋째, 근육을 젊게 해줍니다

근육력을 자기 최대치에 가깝도록 늘려 줍니다.

넷째, 뇌세포를 밀도 있게 만들어 줍니다

의욕과 활력을 주고, 창조력과 기억력을 계속 유지시킵니다.

다섯째, 혈액과 혈관을 새롭게 합니다

혈액의 양이 증가하고, 적혈구의 산소 흡입량도 증가하며, 혈관이 굵어지고, 모세혈관이 새롭게 되며, 혈중 콜레스테롤이 감소되고, 혈압도 정상으로 회복됩니다.

여섯째, 소화를 돕고 비만을 해소합니다

소화도 잘 되고, 식욕이 증진하지만 과잉 축적되는 지방을 방지하기 때문에 오히려 비만증이 해소되며, 대신 근육이 늘어나고 몸이 강건해집니다.

일곱째, 정신적으로 안정을 줍니다

수면을 잘 취할 수 있으며, 정신적 스트레스에도 강해집니다.

운동할 때 뭘 주의할까요?

첫째, 맥박입니다

맥박을 재어서 1분에 대개 60~80을 기준으로 해서 이보다 많은 90 이상이거나 부정맥이 있을 때는 진찰을 받고 운동 여부를 결정해야 합니다.

둘째, 심장입니다

식후 2시간 후에 5분쯤 의자에 앉아 쉬고 계단을 1분간 24개쯤을 오르내리기를 3분간 하고 의자에 다시 앉아 맥박을 재어 봅니다.

100~110이 넘으면 심장기능이 일단 보통 이하임을 자각해야 합니다. 남자인 경우 120을 넘거나, 여자인 경우 140을 넘으면 심장기능이 매우 나쁜 것이니까 운동을 혼자 결정할 상태가 아님을 아셔야 합니다.

셋째, 혈압입니다

혈압을 재어서 최고혈압이 145를 넘거나, 최저혈압이 90 이상이면 일단 진찰받은 후 운동을 결정해야 합니다.

또 저혈압인 경우도 어지럼증을 동반하면 운동의 양이나 방법 등을 재고해야 합니다.

넷째, 심박수입니다

운동 중에는 자신의 최대 심박수의 70%를 넘지 않게 조절해야 합니다. 예를 들어 20대 후반의 최대 심박수는 1분에 200이므로 여기에 70%인 140을 넘지 않아야 하며, 30대 전반은 194이므로 136을 한도로 하고, 30대 후반은 188이므로 132를 넘지 않게 해야지요.

이 같은 요령으로 40대 전반은 127을, 40대 후반은 123을, 50대 전반은 120을, 50대 후반은 116을, 60대 전반은 111을 넘지 않게 한도를 정하고, 이 범위 안에서 조절합니다.

내 체력은 얼마나 될까요?

다음 15개 항목 중 할 수 있는 것에 ○표를 하세요. 실제로 해보지 않아도 잘 생각해보면 자신이 정말 할 수 있는지 없는지를 알 수 있을 테니, 냉정히 따져봐서 정말 할 수 있는 항목에만 ○표하세요.

1. 숨을 50초 (여성은 40초, 이하 괄호 안은 같음) 이상 멈출 수 있다.

2. 눈을 감고 한 다리로 서기를 50초 (40초) 이상 할 수 있다.

3. 수직뛰기를 40cm 이상 할 수 있다.

4. 발을 모으고 서서 상체를 앞으로 구부려 손바닥이 전부 바닥에 닿는다.

5. 발을 모으고 서서 상체를 뒤로 제쳤을 때 허리 높이보다 아래 있는 게 보인다.

6. 서서 제자리 뛰기로 180cm (150cm) 이상 뛸 수 있다.

7. 서서 제자리 뒤로 뛰기로 80cm (60cm) 이상 뛸 수 있다.

8. 몸을 옆으로 하여 한 팔로 몸을 받치고 5초씩 좌우 교대로 각 5회 (4회) 이상 할 수 있다.

9. 줄넘기를 연속 30회 (25회) 이상 할 수 있다.

10. 엎드려 팔굽혀펴기를 연속 10회 (7회) 이상 할 수 있다.

11. 반듯이 누워 상체를 일으키기를 연속 10회 (7회) 이상 할 수 있다.

12. 반듯이 누워 다리를 25cm 들어올리기를 60초 (45초) 이상 할 수 있다.

13. 머리 위에 책을 얹고 떨어뜨리지 않게 무릎을 굽혔다 폈다 하기를 5회 (4회) 이상 할 수 있다.

14. 타월을 바닥에 놓고 그 위를 좌우로 가로로 뛰는 것을 10초간 10회 (7회) 이상 왕복할 수 있다.

15. ⑭의 운동을 해도 숨이 차지 않는다.

'도인법'이 뭘까요?

'삼국지 화타전'에 이런 기록이 있습니다.

'옛날 선도인들은 장생불사를 위해서 도인법을 실행했으니 이는 마치 곰이 앞발을 들고 나무에 기대어서 호흡하듯이 하거나 올빼미가 몸을 움직이지 않고 머리만 돌리듯 하고 허리와 몸을 이끌고 당기고 해서 모든 관절을 운동시켜 늙지 않도록 했으니, 나에게도 이와 같은 뛰어난 방법이 있다'

화타는 자신에게도 이런 비법이 있다고 했습니다. 동물의 특성을 본따서 창안한 운동법이 있다는 것입니다.

화타의 이 운동 비법을 '오금희'라고 합니다. 다섯 가지 동물의 희롱하는 모습을 본받아 만든 이것을 '삼국지 화타전'에서는 이렇게 설명하고 있습니다.

'오금희의 첫째는 호랑이요, 둘째는 사슴이요, 셋째는 곰이요, 넷째는 원숭이요, 다섯째는 날짐승이다. 내가 이 다섯 가지 동물의 희롱하는 모습을 본받아 그대로 운동하였더니 언제나 병들지 않았고 다리가 튼튼하여 걷는 데도 불편함이 없었다. 어찌 선도인들의 도인법에 못하다 하겠는가'

오금희는 세계에서 가장 오래된 체조입니다. 기를 몸 전체의 구석구석까지 스며들게 하여 기의 원활한 순환을 방해하는 체내의 폐색부를 개방시켜서 신체의 불균형을 교정하고, 불필요하고 해로운 부분을 제거함으로써 신체를 강건케 하며 조직의 노화를 방지함은 물론 질병을 치료하는 것을 목적으로 하는 체조입니다.

그렇다고 반드시 화타의 오금희만을 고집할 필요는 없습니다.

그저 ❶ 몸을 늘리고 ❷ 몸을 줄이는 신축운동을 하고 ❸ 몸을 비틀고 ❹ 구부리며 ❺ 뛰는 운동을 하세요. 이 다섯 가지가 신축 양생법의 기본동작이요, 이런 체조를 '도인' 이라고 합니다.

여느 체조나 헬스클럽의 신체 단련과는 달라서 외형적으로는 오히려 여리고 약해 보이지만 내재력 증강, 기력 강화가 이루어지기 때문에 지방이 과다하여 많은 질병의 위험을 안고 있는 현대인, 특히 중년층에게 무척 좋은 체조입니다.

전신운동이면서 특별한 장소나 엄청난 시간, 어떠한 기구도 필요치 않은 '도인' 을 계속하면 내재해 있던 강인한 생명력이 힘차게 머리를 쳐들고, 인체 내의 자연치유력이 왕성해져서 내외부의 온갖 것이 개선된다고 합니다.

● 운동의 기본인 도인 체조 ●

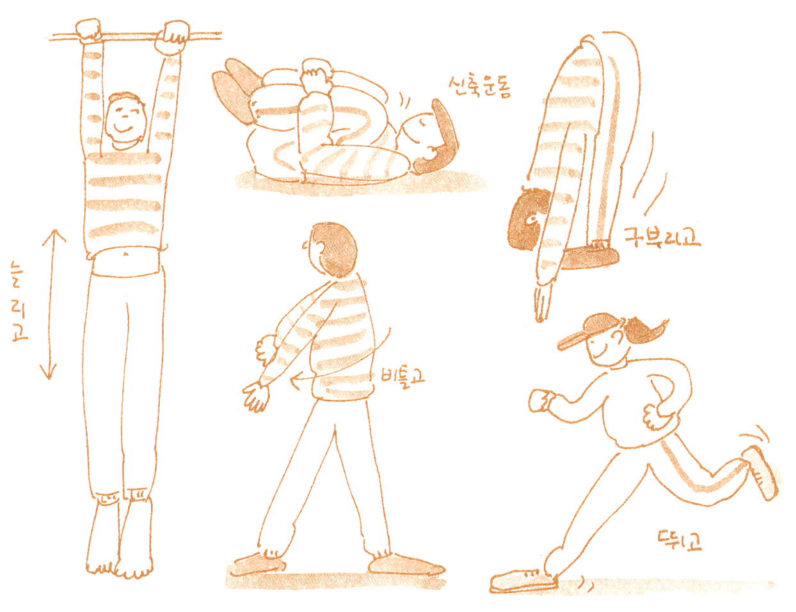

잠버릇에 나타나는 병증과 성격

사람의 자는 모습에는 그 사람의 성격과 병증이 나타납니다.

● **움츠려 구부리고 자는 사람**

위장이 특히 약하고 심장도 비교적 약합니다. 자질구레한 일에 신경질적이고 변덕이 심해 쾌활할 때는 쾌활하고 우울할 때는 무척 우울합니다. 사고력은 뛰어난 편입니다.

● **두 손을 베개 삼고 자는 사람**

이론을 좋아하고 타인의 의견에 쉽게 승복하지 않는 편입니다.

● **이불을 뒤집어쓰고 자는 사람**

양기보다 음기가 강합니다. 신경질적이며 우유부단한 성격입니다.

● **코를 골며 자는 사람**

리더십이 강하지만 뇌일혈의 염려가 있습니다.

● **입을 벌리고 자는 사람**

기억력이 나쁜 편이고 콧병이 있습니다. 만약 부인이라면 난산의 염려도 있습니다

● **엎드려 자는 사람**

소아성격이며, 의심이 많고 고독과 우울에 잘 빠집니다. 아이디어가 풍부하고 화려한 성공과 출세를 꿈꿉니다. 팔다리가 피로해 지기 쉬운 타입입니다.

● **큰 '대(大)'자 모양으로 자는 사람**

대범하며 사교적입니다. 낙천적이지만 끈기가 없고 스트레스에 약합니다.

● **몇 차례씩 뒤척이며 자는 사람**

다재 다능하며, 감격을 쉽게 하기 때문에 유혹에 잘 넘어갑니다.

p·a·r·t ❻

이제마 선생의
사상체질의 기본원리

사상의학의 창시자 이제마는
어떤 사람일까?

사상체질에 의하면 사람은 누구를 막론하고 태어날 때부터 네 가지형의 체질 범주에 속하는데, 이러한 체질의 차이는 체내 장기의 크고 작음, 강하고 약함과 상호 균형의 차이에서 구분된다고 했다. 그리고 사람의 생김새와 거동, 심리, 성격, 식성에까지 차이를 나타내며, 독특한 체질생리와 병리설이 성립돼 같은 병도 체질에 따라 그 치료법이 달라지고 약물도 구분된다는 매우 독창적인 이론이다.

이 독창적인 이론이 바로 사상체질이며, 이 이론을 근간으로 '사상의학'이라는 새로운 학류가 형성되었다.

사상의학은 당시에 주류를 이루었던 철학적인 이치나 원리에 의거하지 않고 실증을 토대로 했으며, 인간 개개인의 특성에 맞게 병의 원인을 규명하고 치료방법을 내세웠다는데 큰 의의를 둘 수 있다. 특히 질병치료 뿐 아니라 예방 의학적 면에서도 활용할 수 있도록 배려된 학설로 반 전통적인 한방의학이라고 볼 수 있다.

이런 특색있는 학설을 주장한 사람이 바로 이제마 선생이다. 비록 천한 신분으로 태어났지만 이에 좌절하지 않고 피나는 연구를 거듭해, 후세에게 커다란 유산을 남겨준 분이다. 게다가 이제마 선생 자신도 오래 동안 고질병을 앓아왔기 때문에 연구는 더욱더 값진 보물이 아닐 수 없다. 그럼 이제마 선생은 과연 어떤 인물일까?

드라마틱한 그의 탄생

될성싶은 나무는 떡잎부터 알아본다고 했던가? 예로부터 비범한 인물의 탄생에는 심상치 않은 태몽이 따르곤 했다. 특히 태몽으로 말의 꿈을 꿔서 태어난 아이는 대부분 민첩하고 영리해 권세를 누린다고 했는데, 이제마역시 말과 관련된 태몽을 꾼 후에 얻었다. 그의 탄생에는 이런 이야기가 전해져 내려오고 있다.

이제마의 할아버지인 이충원 대감은 이성계의 고조인 목조의 둘째 아들안원대군의 20대 손으로, 대낮에 글을 읽다가 춘곤증에 못 이겨 깜빡 잠이 들었다. 그리고 이상한 꿈을 꾸었다.

어떤 사람이 탐스러운 망아지 한 마리를 끌고 와서 '이 망아지는 남녘땅 제주도에서 가져온 용마로 하루에 천리도 뛸 수 있소. 하지만 아무도알아주는 사람이 없어서 여기로 가져왔으니 부디 잘 길러주시오' 하면서망아지를 내맡기고는 휭~ 하니 나가 버렸다.

망아지가 어찌나 탐스럽고 사랑스럽던지 등을 어루만지며 기뻐하다 깜짝 놀라 잠을 깨니 남가일몽이라. 한 낮의 꿈치고는 참으로 신기하고 괴이하구나 하면서 잠에서 깨어났다. 그때였다. 대문 밖이 꽤나 소란스러웠다.

'게 누구 없느냐! 무슨 일로 대문 밖이 그리 소란스럽냐!' 하며 소리를치자, 하인이 달려 오며 하는 말이

"대감마님, 어느 초라한 계집이 대감마님을 만나 뵙겠다고 떼를 써서 실랑이를 하고 있는 중입니다. 연유를 물어도 대답은 안하고 막무가내입니다."하는 것이다.

"어인 일로 나를 보자 하는지는 모르지만 만나고자 찾아온 객을 문전박대해서야 쓰겠느냐? 안으로 불러 오라!"하며 대감은 여인을 불렀다.

대감의 말이 끝나자 하인의 뒤를 따라 박색의 한 처녀가 대감 앞에 섰는데, 강보에 싼 갓난아기를 안고 눈물을 흘리고 있었다.

"이 아이는 대감의 자제인 이반오 진사의 아들입니다. 부디 가엾게 여겨 거두어 주십시오." 여인은 울음 섞인 목소리로 말했다.

마른하늘에 날벼락이라고, 아니 이게 웬 황당한 말인가? 놀랍기도 하고 믿어지지도 않는 이대감은 당장 아들 이반오를 불러 호통을 쳤다. 그리고 "네가 저 여인을 아느냐?"고 물었다. 하지만 아들 이반오는 겁먹은 얼굴로 묵묵히 서있을 뿐 가타부타 말을 못했다.

"네 정녕 저 아낙을 아느냐, 모르느냐!" 아무 말도 못하고 묵묵히 고개만 숙이고 있는 아들에게 한 번 더 불호령을 내리자 아들은 자초지종을 털어놓았다.

지난 해 초여름, 충원공의 아들 이진사가 향교에 나갔다가 돌아오는 길에 동료들과 주막에 들렀는데, 술에 취해 혼자 주막에서 잠이 들어 취중에 주막집 딸과 관계를 하게 되었다는 것이다. 하지만 자신은 그것을 몰랐다고 했다.

주모가 못생기고 천한 자기 딸을 술에 취해 봄도 가누지 못하는 양반집 이반오와 하룻밤 인연을 맺게 한 것이다.

“저와 관계를 한 이후 이진사님은 한 번도 주막에 발걸음을 하지 않으셨습니다. 하지만 저는 몸과 마음을 깨끗이 하며 뱃속의 아이를 곱게 길러 이렇게 순산했습니다. 이 아이는 이씨 가문의 피를 이어받았으니, 부디 모든 것을 용서하시고 아이만이라도 받아주셨으면 좋겠습니다.”하며 박색의 여인은 제법 야무진 목소리로 말을 했다.

자초지종을 다 들은 이대감은 분을 삭힐 수가 없어 눈꺼풀을 바르르 떨었다. 지지리도 못난 놈, 지체 있는 가문의 아들이 아무리 취중이라도 주막집 천한 계집을 범할 수 있는지 도무지 용서할 수가 없었다. 하지만 어찌겠는가, 아무리 취중에 일어난 일이지만 엄연한 자신의 핏줄인 것을.

대감은 다소 마음을 가라앉히면서 조금 전의 꿈을 떠올렸다. “그래, 이것도 하늘의 계시인가보다. 어디 한 번 보자꾸나.”하며 강보를 들추고 갓난아기를 살펴보았다. 아이는 똘똘하고 야무진 게 귀엽고 총명해 보였다. 서출로는 너무 아깝다는 생각을 한 이대감은 할 수 없이 홍씨라고 하는 이 여인과 그녀가 안고 있는 강보의 아이를 받아들이기로 했다. 그리고는 꿈에 남녘 땅 제주에서 끌고 온 망아지를 얻고 난 후 얻은 아이라 해서 이름을 제마(濟馬)라고 지었다.

신동으로 소문난 어린시절

이제마의 할아버지인 이충원 대감은 제마가 장차 커서 큰 인물이 될 거라는 기대를 갖고 무척이나 아끼면서 키웠다. 남달리 총애하여 학문을 가르치고 인격을 수양시켰다.

사실 이제마는 용마와 같아서 용처럼 큰 포부와 큰그릇의 기질을 지니고 있었는데, 말처럼 쾌활하고 용감하며 비범한 재질을 지니고 있었기 때문에 주위 사람들의 기대는 더욱 커질 수밖에 없었다. 까닭에 주위의 사랑과 지도를 한껏 받으면서 성장할 수 있었다.

특히 문장가로 칭송이 자자한 그의 백부 직장공이 그의 재질을 인정하고 아껴 전력을 다해 글을 가르쳤다.

일곱 살 때부터 백부에게 글을 배우기 시작한 이제마는 어찌나 머리가 총명한 지 글을 배울 때 외에는 별로 글을 읽는 것 같지 않으면서도 다음 날 공부시간에는 남이 외지 못하는 글을 거침없이 줄줄 외워 사람들을 놀라게 했다.

한 번은 이런 일도 있었다. 백부 직장공이 각처에 있는 선비들을 모아 놓고 향시를 볼 때였다. 모여 앉은 선비들이 아직 시상에 잠겨 무엇을 어떻게 써야할 지 궁리하고 있는데 이제마는 무어라 번개같이 휙휙 쓰더니 감독관에게 휙 던지고 나가는 것이 아닌가? 다들 "쯧쯧… 저런 망나니 같은 놈을 봤나. 한다하는 선비들도 시상을 다듬고 있는데 제깟 놈이 감히!" 하며 모두들 어이없어 했다. 백부마저도 기가 차서 혀만 찰 뿐이었다. 헌데 이게 어쩐 일인가? 놀랍게도 향시의 장원으로 뽑힌 사람은 바로 이제마였다. 게다가 더욱 더 놀라운 것은 당시 이제마의 나이가 겨우 열 세 살이었다는 것이다.

열 세 살의 어린 나이인 이제마는 이때 가출을 결심했다. '큰 것을 보리라, 큰 것을 느끼리라, 그래서 큰 뜻을 펼치리라' 라는 결심과 함께 고향인 함흥을 떠나 신흥 문물이 흘러 들어오는 중국 접경 근처의 땅을 향해 길을 나섰다.

학문의 기초를 다지는 유랑길

어느덧 세월이 흘러 그의 나이 서른이 되던 해, 이제마는 함흥에서 정평으로 가던 도중 한 객사에 머물렀는데 안방 벽을 도배한 종이를 살펴보다 그 종이에 매우 깊은 뜻이 적혀 있는 것을 알고 매우 놀랐다. 그리곤 바로 주인에게 종이에 대해 물어본 후, 원본을 부탁해 가까스로 비장된 원본을 빌려 읽었다. 이 책은 바로 공리공론을 반박하고 비판한 책으로 정조 때 명현 한석지가 지은 〈명선록〉이란 책이었다. 이때 이제마는 이 책에서 아주 큰 영향을 받는다.

또 언젠가 그가 대륙의 만주 지방을 유람할 때의 일이다. 의주에 살고 있는 홍씨가 한우충동에 관한 많은 서적을 소장하고 있다는 소식을 듣고 이제마는 먼길을 마다 않고 걸어서 그를 찾아갔다. 그리고는 얼마간 그 집에서 머물면서 책을 읽고 홍씨와 많은 담론을 나눴다. 의주는 지역적으로 대륙의 새로운 문물을 접수하는 창구 같은 특성이 있는데, 이곳에서 진보적 사상을 갖고 있는 홍씨와 나눈 담론이나, 그때 섭렵한 서적들은 그의 학문을 더욱더 무르익게 했다.

이제마가 당시에 만연된 고루한 공리공론에 집착하지 않고 실무적 학풍을 택해 추구한데에는 백부 직장공의 영향 뿐 아니라 〈명선록〉의 저자 한석지나 의주에 사는 홍씨 같은 사람들의 영향이 크게 작용한 것으로 짐작된다.

이제마는 문예뿐 아니라 무예에도 관심이 많았다. 장차 커서 훌륭한 장군이 되겠다는 야심으로 어려서는 칼싸움, 활 쏘는 놀이에 푹 빠져 있었기 때문에 열세 살에 가출할 때도 이런 꿈을 실현하기 위해서가 아니였을까 하는 생각이 들 정도였다. 그의 무예에 대한 열정은 백부에게서 얻은 동무 (東武)라는 호에 만족해 하는 것을 보더라도 잘 알 수 있다.

문무를 고루 갖춘 의학자

이제마는 유학자였다. 벼슬을 살았으며 무예에 출중했다. 전략가로서도 명성을 떨쳤으며, 의학자로서 사상의학을 창안했다. 열세 살에 가출한 후 고향에 돌아온 이제마의 후반기 생애는 세 단계로 정리해 볼 수 있다.

우선 이제마는 마흔 네 살 되는1880년부터 〈유략〉을 집필하기 시작했다. 그러면서 마흔 여섯 살이 되는 1882년에는 〈독행편〉을 완성했다.

그 후 김기양의 천거를 받아 별선무과에 등용, 무위장을 거쳐 종 6품 벼슬인 진해 현감을 제수 받았고 겸직으로 병사절도사에 임명되었다. 이때 그의 나이는 50세로 1년 동안 벼슬자리에 있었지만, 비천한 서출 출신이 현감과 겸하여 병마절도로 임명되었다는 것은 놀랄만한 일이었다.

그 후 진해 현감을 그만 둔 후 집필에만 몰두하던 그는 한남산중에서의 칩거를 끝내고 59세에 고향으로 돌아와 다음 해, '최문환 반란 토평'으로 병술에 뛰어난 전략가로 이름을 떨치게 된다. 내용을 간추려 보면 다음과 같다.

고종 33년 최문환이라는 군관이 당시 원상에 주둔한 일본 수비대를 친다는 명목으로 불량배를 모아 강원도를 거쳐 함흥에 들어가 관찰사를 살해하고, 그 지방을 점령하려는 반란이 있었다. 이때 도내의 부로(父老)들은 이를 반대하고 이제마로 하여금 난국을 수습토록 했다. 이 때 이제마는 어머니 병환을 간호하기 위해 함흥에 돌아와 있었는데, 마침 최문환의 반란이 있었을 때는 부인의 상중이었다.

하지만 난국 수습이라는 대의를 위해 그는 상중임에도 불구하고 사당에 고별한 후 비장한 각오로 진무청에 나갔다. 그리곤 군기가 변변치 못해 맨주먹으로 싸워야 할 처지임을 간파한 그는 평소 익힌 병법에 따라 교묘한 술책을 써서 어렵지 않게 최문환을 체포하고 난을 평정했다.

그러나 역사적으로 볼 때 최문환과 평강진 군대는 일본의 야욕에 대항하는 민족 운동의 하나였으므로, 오늘날 역사적 안목으로 평가한다면 이제마의 기복출사야말로 그의 오점이 아닐 수 없다.

여하간 당시 조정의 입장에서는 이제마가 충신이 아닐 수 없었다. 그래서 그의 공을 기리기 위해 조정에서는 그에게 삼군을 다스릴 수 있는 정삼품 벼슬을 내리고 고원군수로 임명했다. 당시 이제마의 나이 예순 한 살이었는데, 그 때 함흥에서 2백 50리 길이나 되는 고원까지 도보로 행차했다고 한다. 그 상황은 이철호의 장편소설인 '이제마'에 잘 나타나 있다.

이제마는 고원군수로 부임하면서도 일체의 귀인행차(貴人行次)를 물리치고 함흥에서 고원까지의 먼길을 감발을 한 차림으로 혼자 걸어갔다. 귀인행차라면 으레 전도와 막대를 앞세우고, 등롱과 파초선을 들게 하고 앞뒤좌우로 배행하는 사람들을 거느린 채 평교자 위에 우뚝 앉아 거만스럽게 가는 것이 상례이던 당시의 풍속과는 너무나 다른 행색이었다. 그런 이제마를 고을 백성들 대부분은 칭송으로 보답했지만, 손가락질을 하며 비웃는 자들도 없지는 않았다. 특히 양반입네 하는 자들과 유림에서 노골적인 불만을 터뜨리기도 했다. … 그들은 차례로 이제마를 빈정거렸다. 그들은 노골적으로 이제마를 비웃고 있었다. … 이제마는 마음이 아팠다. 그토록 비참해 했고, 오래오래 자신을 울렸던 그 신분, 그것은 결국 또 이제마의 뜨거운 가슴을 건드렸다. 사실 이제마는 진해 현감 자리를 그만두고 물러날 때, 다시는 어떤 벼슬도 하지 않겠다고 다짐했었다. 그리고 고향에서 병자를 돌보고 의술을 연구하면서 인생을 마감하려 했다. 그런데 우연하게도 최문환 사건이 터졌고, 그것 때문에 또다시 벼슬을 얻은 것이다. 차라리 그때 천거를 사양하고 부임하지 말았어야 했다. … 고원 군수로 부임한 지 1년 만에 이제마는 모든 관직에서 물러났다. 군수로서 고을 백성들을 보다 잘 살게 하지 못한 것에 대한 자책감 때문이기도 했으나, 유림들과의 마찰도 큰 원인이 되었다. … 그러나 보다 큰 이유는 자신의 말년을 사상의학의 완성과 병자를 돌보는 일, 그리고 문도들을 가르치는 일에 전념하고 싶었기 때문이었다.

이제마는 그의 나이 마흔 넷인 1880년에 〈격치고〉를 저술하기 시작했고, 또 하나의 〈광제설〉을 지어 제자들에게 가르쳤다. 〈격치고〉가 그의 도덕학 저술이라면 〈광제설〉은 건강을 위한 윤리적 의학설이라고 할 수 있다. 그는 여기서 이렇게 실천 도덕을 가르쳤다.

'세상에서 가장 악한 것은 어진 사람을 질투하고 유능한 사람을 미워하는 것보다 더 한 것이 없다. 또 착한 사람과 어진 사람을 좋아하고 착한 행실을 즐거워하는 것 보다 더 큰 것은 없다. 어진 사람을 미워하거나 유능한 사람을 질투하지 않고, 악한 일을 행했다

해도 그 악은 그다지 지극한 것은 아닐 것이오, 어진 사람을 좋아
하거나 자신이 선을 행했다 해도 그의 선은 또한 크게 여기지 않을
것이다. 지난 일을 돌이켜 보건대 세상 사람들이 대개 병에 걸리는
일은 모두 어진 것을 질투하고 유능한 것을 미워하는 마음에서 나
온 것이라고 할 수 있다. 그러므로 세상에서 질병으로부터 구원함
을 얻는 것은 무엇보다도 어진 것을 좋아하고 선을 즐겨하는 마음
에 달려있다.'

또 이제마는 인생을 유년기(1~19세), 소년기(17~32세), 장년기(33~48
세), 노년기(49~64세)의 네 단계로 나누었다.

인생의 각 단계별로 유년기에는 듣고 보기를 좋아하며, 소년기에
는 어른을 공경하고 용맹을 좋아하고, 장년기에는 사람을 사랑할
줄 알고, 노년기에는 사람을 잘 보호할 줄 알아야 할 것인데, 만일
유년기에 보고 듣는 일에 익숙하지 못하여 희노애락이 절도를 잃게
되면 병이 생길 것이니 여기에는 어진 어머니의 교훈이 가장 중요
하고, 소년기에는 활달 용맹스럽지 못하고 희노애락이 절도를 잃게
되면 병이 생길 것이니 이럴 때는 지혜로운 아버지와 유능한 형들
이 잘 돌봐주어야 하고….

정서 생활이 정신건강에 가장 중요하며 사람은 애정을 떠나서는 생존할
수 없음을 강조했다. 아울러 교만과 사치, 나태, 편급, 탐욕은 수명을 재촉
하는데 교만과 사치는 반드시 색을 밝히고, 나태는 반드시 술을 즐기며,

편급은 반드시 권세를 다투며, 탐욕은 반드시 재물에 빠져서 수명을 단축한다고 했다.

따라서 근검절약하면 사치를 멀리하여 장수하고, 근면하면 술을 멀리하여 장수하고, 경계하는 마음을 갖게 되면 권세를 멀리하여 장수하고, 견문을 넓히면 재물에 깨끗하며 장수할 수 있다고 했다. 모름지기 산에 사는 사람은 견문을 넓히도록 하고, 도회에 사는 사람은 근검 절약할 것이며, 농촌 사람은 근면할 것이며, 글을 읽는 사람은 경계하는 마음을 잃지 말라고 했다.

이제마는 그의 나이 57세 되는 해 집을 떠나 한남산중에 칩거하면서 이제까지의 모든 의술과 경험과 지식을 바탕으로 또 다른 저술을 시작했다. 이 저술은 피를 말릴 정도로 고되고 힘든 작업이었는데, 그로부터 꼭 9개월 째 되는 1894년에 '사상체질에 따른 천품과 장부의 특수성'을 밝히는 그의 독창적인 의술과 사상을 완성한 것이다. 이것이 바로 사상의학으로, 종래의 의학과는 전혀 다른 차원에서 출발했던 것이다.

그는 인간은 천부적으로 받은 장부(내장기)의 허실이 있다고 주장했다. 또한 심리, 병리 치료에 있어서도 새로운 문제점을 제시했고, 체질에 맞는 음식과 양생법까지 밝혀냈다. 사상의학에 관한 이 책의 이름은 〈동의수세보원 (東醫壽世保元)〉으로 명나라 때 명의 공정현의 저술인 〈수세보원〉을 따라 책이름을 지었지만, 우리 민족의학의 주체성을 밝히기 위해 '동의'를 붙인 것이다.

사상의학으로 건강의 원리를 찾아 낸 이제마

이제마에게 한 가지 안타까운 점이 있다면 바로 허약한 신체라고 할 수 있다. 그의 영리함과 총명한, 쾌활함과 용감함을 시샘이나 하려는 듯 질병이 떨어지지 않았고 신체가 너무 허약했다.

특히 '열격반위증'과 '해역증'이라는 고질병으로 오랫동안 고생을 했다. '열격'이란 쉽게 말해서 소화기 계통에 생기는 병의 하나로, 먹은 음식이 도로 나오며 대변이 잘 통하지 않고 가슴이 막히는 것이다. '반위' 역시 소화기 계통의 질병 중 하나로 구역질을 하여 위장에 들어갔던 음식이 입으로 다시 올라오는 것을 말한다. 최신의학용어로 말하면 식도 내지 위유문부 협착증 혹은 식도경련 같은 증세와 유사한 병이라 할 수 있다.

한편 '해역'이란 상체는 멀쩡하지만 하체에 힘이 없어 자유롭게 걸어다니지 못하는데, 그렇다고 하체가 마비되었거나 부종, 통증이 심한 것은 아니다. 오직 힘이 없다는 것이 특징이다.

이제마는 이런 자신의 지병을 고치기 위해 전국방방곡곡의 명의를 두루 찾아다녔지만 치료 효과를 얻지 못했다. 그래서 급기야는 자신이 의학을 공부하게 됐고, 옛 의서를 통해 깨달은 지식을 바탕으로 여러 가지 처방을 선택해 스스로의 병을 고쳐보려고 시도를 했다.

그런데 어찌된 일인지 병은 조금도 차도를 보이지 않다. 여기서 이제마는 사람이란 각자 체질이 다르고 체질에 따른 병과 약이 다르다는 것을 깨닫고 〈동의수세보원〉을 집필하게 됐다.

열격증을 앓아 구역질을 하며 입에서는 맑은 거품을 토하기를 거듭했으며, 사상의학이 완성될 단계에 와서는 실성한 사람으로 의심까지 받았다.

또한 체질에 따른 약물을 분류하기 위해 깊은 골짜기에 들어가 약초를 연구하다가도 앓는 자가 있으면 몸소 찾아가 그의 체질에 따라 치료해 경험과 연구를 거듭하기도 했다.

<동의수세보원>의 기틀을 마련하고 64세로 별세

이제마는 〈동의수세보원〉에 대한 집필을 계속하는 한편, 그의 문도들에게 의술을 전수시키는데 열을 쏟았다. 물론 병자들을 돌보는 일에도 게을리하지 않았다. 그의 진료소는 함흥 만세교 부근에 있는 '보원국'으로 환자들에게 약값을 받은 적이 없고, 혹 사례를 받게 되더라도 좁쌀 두 되밖에 절대로 받지 않았다고 한다. 그런 인술의 전당인 '보원국'의 초라한 안방에서 그의 나이 64세 되는 해인 1900년 8월 21일 숨을 거두었다. 그는 죽는 날까지도 사상의학을 연구하면서 몇 번이고 글을 정정했지만 결국 책의 간행을 보지 못하고 숨을 거두었다.

춘삼월 꽃 필 때 태어나 여름처럼 뜨겁게 정열적으로, 그러나 파란만장하게 살다가 자신이 품었던 뜻을 이루고 가을 낙엽처럼 숨을 거둔 이제마. 어려운 환경 속에서도 자신의 소임을 끝까지 해냈던 이제마. 그는 분명 우리나라 의학사에 큰 획을 긋고 간 인물이다.

그가 세상을 떠난 지 1년 뒤인 1901년 6월, 이제마의 제자들은 '율동계'라는 것을 만들어 〈동의수세보원〉을 책으로 간행하여 그분을 영원토록 기리도록 했다.

다음에 소개하는 사상체질의 기본원리는 사상의학의 결정판인 〈동의수세보원〉을 기초로 쉽게 풀어놓는 것이다.

이제마 선생의
사상체질의 기본원리

– 동의수세보원 중에서 –

이제마 선생의 <동의수세보원>은 사상의학의 결정판이다. 4권 29항목으로 되어 있는데, 제1권에는 성명론, 사단론, 확충론, 장부론으로 구성되어 있다.

이 논리를 바탕으로 사상의학이 형성된 것이므로 사상체질을 이해하는데 도움을 주고자 쉽게 풀어 간추려 실었다.

성명론

이제마의 사상의학에는 천, 인, 성, 명의 네 가지 요소로 구성되어 있으며 이중에서 **성, 명**이 근간을 이루고 있다. '성(性)'은 나의 마음이요 '앎'이며, '명(命)'은 나의 일신이요 '행함'이다. 그러므로 마음과 일신, 그래서 사상의학을 '심신의학'이라고 한다. 몸만 다스리는 게 아니라 마음까지 함께 다스리는 의학이다.

'앎'과 '행함', 그래서 '성명론'은 알고 행하는 것을 논한 것이므로 '지행론'이라고 할 수 있다. 그래서 〈동의수세보원〉에는 다음과 같은 말을 했다.

'남의 선한 것을 좋아하는 동시에 나 역시 선함을 아는 것은 지극한 앎의 덕이요, 남의 악함을 미워하는 동시에 내 자신이 반드시 악함을 행하지 않는 것은 바른 행함의 도이다. 이 앎의 덕과 행함의 도가 쌓이면 도덕이 되고, 도덕이 이룩되면 어짐과 성스러움이 된다. 도와 덕이 별것이 아니라 곧 앎과 행함이요, 성(마음)과 명(일신)이 별것이 아니라 곧 지(앎)와 행(행함)이다.'

성명론에 기록되어 있는 체질 분류

이제마는 천체의 운행과 기틀, 대자연의 심오한 비밀을 '천기'라 표현하고 네 가지로 나누어 설명하고 있다. 그는 사람이 하늘로부터 생명력과 육체를 타고나서 죽을 때까지 네 가지 조건을 벗어날 수 없다고 했다.

첫째 사람과 지역과의 평면적 생활 관계이며, 이를 '지방(地方)'이라고 했다.

둘째 사람과 윤리와의 관계이며, 이를 '인륜(人倫)'이라고 했다.

셋째 사람과 사람간의 제도적 집단관계이며, 이를 '세회(世會)'라고 했다.

넷째 시간과 공간과의 역사 현상 관계이며, 이를 '천시(天時)'라고 했다.

이 네 가지 '천기'의 조건은 곧 사상인의 천부적 바탕을 뜻한다고 했다.

지방은 소음인의 천부적 바탕이요, 까닭에 소음인은 평면적 생활에 뛰어나다. 그래서 소음인은 가족적, 지역적 경향이 크다.

인륜은 태음인의 천부적 바탕이요, 까닭에 태음인은 윤리상 인간관계에 뛰어나다. 그래서 태음인은 서로 좋아하는 무리들이 더불어 단합하는 경향이 크다.

세회는 소양인의 천부적 바탕이요, 까닭에 제도적 집단관계에 뛰어나다. 그래서 소양인은 생소한 사람을 사귀며 왕래하며 더불어 함께 하는 경향이 크다.

천시는 태양인의 천부적 바탕이요, 까닭에 태양인은 역사 현상을 변화시키는 데 뛰어나다는 것이다. 그래서 태양인은 역사적 현상의 변화에 관심을 갖고 이를 실천, 수행하는 경향이 크다.

사상체질의 천부적 바탕

'천기'의 조건에 우주와 자연 현상을 관찰하는 감각기관을 결부시킬 수 있다. 감각기관으로는 귀, 눈, 코, 입을 들고 있는데, 이들은 듣고, 보고, 맡고, 맛보는 감각적 기능 외에 우주와 자연 현상을 관찰하고 감지하는 또 다른 기능이 있다는 것이 '성명론'의 주장이다.

태양인의 천부적 바탕 귀로는 시공(천시)의 소리를 들으니 역사적 사명을 깨닫는다. 까닭에 태양인은 형체 없는 형이상학적 소리를 들을 수 있는 능력이 뛰어나다.

소양인의 천부적 바탕 눈으로는 세태를 관찰하여 사회생활(세회)의 변천을 보니 세상을 보는 눈을 뜨게 된다. 까닭에 소양인은 형상 있는 바 모든 것의 색깔을 바로 볼 줄 아는 능력이 뛰어나다.

태음인의 천부적 바탕 코로는 사람과 윤리(인륜)의 냄새를 맡으니 남의 외모나 재주와 행동을 살피고 옳고 그름과 현명하고 현명치 못함을 알게 된다. 까닭에 태음인은 흔적 없는 바 모든 것의 형상을 느낄 수 있는 능력이 뛰어나다.

소음인의 천부적 바탕 입으로는 사람과 지역(지방)을 맛보니 지역사회에 끼치는 이해문제를 헤아릴 수 있다. 까닭에 소음인은 물질적 이로움을 가려 세상 살아가는 맛을 아는 능력이 뛰어나다.

성명론에서 가르치는 체질별 생활태도

우선 '성명론'에는 이런 말이 있다. '귀는 아름다운 소리를 좋아하고, 눈은 어여쁜 빛깔을 사랑하고, 코는 향기로운 냄새를 좋아하고, 입은 기름진 맛을 달갑게 여긴다.'

이것은 네 개의 감각기관이 갖고 있는 생리적 특성이다. 이어서 또 이렇게 말하고 있다.

'아름다운 소리는 귀에 잘 들어오고, 어여쁜 빛깔은 눈에 잘 보이고, 향기로운 냄새는 코에 잘 풍기고, 기름진 맛은 입에 잘 당기는 것이다'.

이 말은, 귀는 아름다운 소리를 좋아하지만 지나칠 때는 아름다운 소리만 듣고자 하는 폐단이 있고, 눈은 어여쁜 빛깔을 사랑하지만 지나칠 때는 어여쁜 빛깔만 보고자 하는 폐단이 있고, 코는 향기로운 냄새를 좋아하지만 지나칠 때는 향기로운 냄새만 맡고자 하는 폐단이 있으며, 입은 기름진 맛을 달갑게 여기지만 지나칠 때는 기름진 맛만 먹고자 하는 폐단이 있다는 것이다.

> ## 바꿔야 할 생활 습관

소음인은 입맛에 맞는 것만 골라서 먹지 말아라

입은 맛있는 것만을 맛보기 좋아하는데, 지나칠 때는 제 입맛에 맞는 것만 골라 먹으려는 폐단이 있으므로 소음인은 자칫 감언이설을 하거나 이기적 경향이 있다는 것이다. 아울러 맛있는 음식만 주면 제 입맛에 맞는다고 덥석 삼키는 폐단이 있으므로 이해타산적이고 남을 사랑하는 박애심이 약하는 것이다. 따라서 소음인은 항상 지혜와 덕행을 올바르게 하고 마땅히 어질고 사랑스러운 마음을 실천하며 살아야 할 것이다.

태음인은 향기 짙은 냄새에만 집착하지 말아라

코는 꾸밈이나 거짓이 없는 것을 맡기 좋아하는데, 지나칠 때는 꾸밈이나 거짓으로 향기 짙은 냄새만 맡고자 하는 폐단이 있으므로 자칫 음흉하게 내숭떠는 경향이 있다는 것이다. 아울러 향기 짙은 냄새만 풍기면 제 취향에 맞는다고 덥석 받아들이는 폐단이 있으므로 태음인은 신용 없는 무리들과 작당하기 쉽다는 것이다. 따라서 태음인은 항상 지혜와 덕행을 올바르게 하고 마땅히 믿음 있는 생활을 해야 할 것이다.

소양인은 예쁜 것에만 현옥되지 말아라

눈은 예쁘고 아름다운 것을 좋아하는데, 지나칠 때는 어여쁜 빛깔에만 현혹되는 폐단이 있으므로 빛나고 아름다운 것만을 보고 즐기려는 경향이 있다는 것이다. 아울러 빛깔만 좋으면 독버섯도 덥석 어울리는 폐단이 있으므로 소양인은 이들과 더불어 함께 사치에 빠지기 쉽다는 것이다.

태양인은 듣기 좋은 소리에만 집착하지 말아라

귀는 충성스럽고 인정이 두텁다는 소리를 듣기 좋아하는데, 지나칠 때는 듣기 좋은 소리에만 집착하기 쉬우므로 인정이 야박한 경향이 있다는 것이다. 아울러 충성스러운 말이나 듣기 좋은 말이라면 제 귀에 맞는다고 덥석 휘하에 거느리는 경향이 있으므로 태양인은 항상 지혜와 덕행을 올바르게 하고 마땅히 이를 알고 행해야 할 것이다.

● 성명론에 기록된 사상체질의 특징

태양인	● 형이상학적 경향이 짙다 ● 신적 경향이 충족하다 ● 청각신경이 뛰어나다 ● 역사 현상을 변화시키는데 뛰어나다 ● 제 귀에 거슬리면 몰인정하기 쉽다 ● 항상 지혜와 덕행을 바르게 하고 마땅히 이를 알고 행해야 한다
태음인	● 형이상학적 경향이 짙다 ● 혼과 백이 충족하다 ● 후각신경이 뛰어나다 ● 윤리상 인간관계에 뛰어나다 ● 냄새를 잘 알아 제 취향에 맞는 것에 빠지기 쉽다 ● 항상 지혜와 덕행을 올바르게 하고 마땅히 믿음 있는 생활을 해야 한다
소양인	● 형이하학적 경향이 짙다 ● 영적 성향이 강하다 ● 시신경이 뛰어나다 ● 제도적 집단관계에 뛰어나고 세상 보는 눈이 있어 즐기려는 경향이 있다 ● 사치스러움에 빠지기 쉽다 ● 항상 지혜와 덕행을 바르게 하고 근검한 생활을 해야한다
소음인	● 형이하학적 경향이 짙다 ● 혼과 백이 충족하다 ● 미각신경이 뛰어나다 ● 가정적, 지역적 경향이 커서 남을 사랑하는 박애심이 약하다 ● 이해타산적인 세상맛에 빠져 제 입맛에 맞는 것에 빠지기 쉽다 ● 항상 지혜와 덕행을 올바르게 하고 어질고 사랑스러운 마음을 실천하며 살아야 한다

성명론에서 본 사상인의 체질별 능력

천체의 운행과 기틀에 네 가지 조건이 있다면 인간의 공존생활에도 네 가지 조건이 있다. 전자를 '천기(天機)'라고 한다면 후자는 '인사(人事)'라고 한다.

전자가 사상인의 천부적 바탕을 말한다면 후자는 사상인의 능력을 말한다. 다시 말해서 **'인사'**는 인간생활의 여건에 대한 사상인의 능력이요, 인간끼리 공존하는 법칙에 대한 사상인의 능력이다.

소음인은 가정적, 지역적 경향이 크다

평면적 세계에 존재의 거점을 확보하고 이를 지키는 의무요 재간을 **거처**라 한다. 이것이 소음인의 능력이다. 그러므로 소음인은 가정적, 지역적 경향이 커서 거기에 안주하여 '거처'를 정하고 이를 보호하려는 경향이 크다.

태음인은 인간관계를 중요시한다

인간관계의 넓이에서 더불어 단합하는 재간을 **당여**라 하는데, 이것이 태음인의 능력이다. 그러므로 태음인은 혈연이든 비혈연이든 인륜이라는 인간관계로 서로 좋아하는 무리끼리 '당여'를 형성하여 단합을 꾀하려는 경향이 크다.

소양인은 사회집단으로 형성된 인간관계에 능하다

제도적 집단관계에서 사귀고 왕래하는 재간을 '교우'라 하는데, 이것이 소양인의 능력이다.

그러므로 소양인은 사회집단으로 형성된 인간관계에 능하므로 서로 사귀고 왕래하며 '교우'를 맺어 단합을 꾀하려는 경향이 크다.

태양인은 역사 현상을 변화시키는 능력이 크다

역사적 시공 현상 변화에 맡은 바를 수행하는 의무요 재간을 '사무'라 하는데, 이것이 태양인의 능력이다. 그러므로 태양인은 역사 현상을 변화시키려는 개인적 '사무'를 실천, 수행하는 경향이 크다.

● 성명론에 나타난 체질별 능력 ●

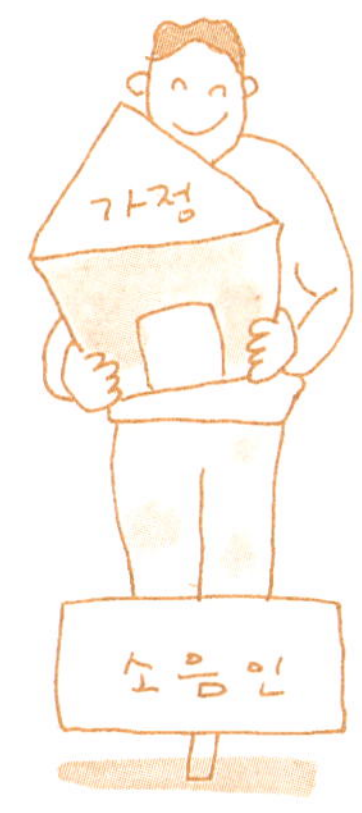

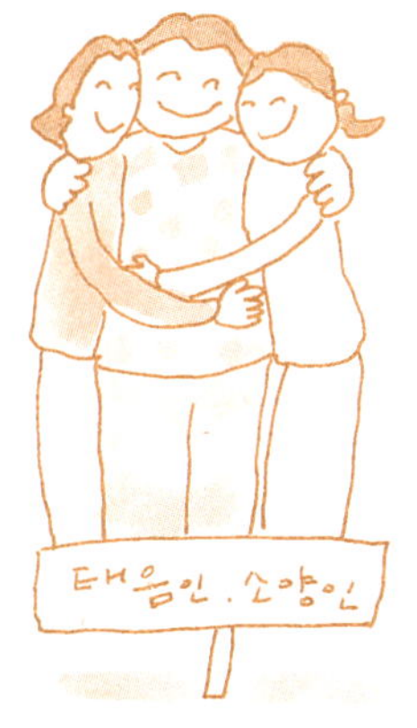

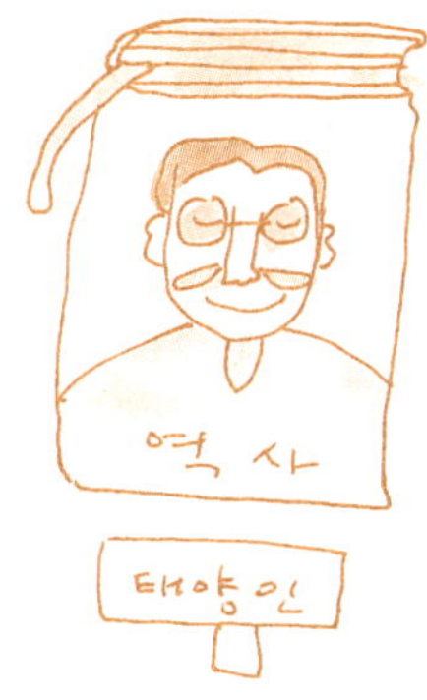

○ 소음인은 가정적이며 지역적 경향이 크고, 태음인과 소양인은 인간관계를 중시하며, 태양인은 '사무' 능력이 뛰어나다.

성명론에서 알려주는
체질별 신체 장기의 기능

소음인은 신장 기능이 탁월하다

'거처'를 확보하고 보호하려면, 다시 말해 가족이나 씨족과 함께 생활을 잘 하면서 거처를 튼튼하게 하려면 사욕을 극복하고 적극적인 자율능력에 의해 평안을 유지하는 치안(治安)과 재산의 증식과 배분을 잘 다스리는 치산(治産) 등의 극기의 기초를 이루어야 존재의 거점을 보호할 수 있다.

이것은 배분(배설)과 생산(생식)이 잘 다스려져서 원활해야 한다는 뜻이다. 우리 몸에서 배설과 생식을 주관하는 장기는 신장이다. 따라서 '거처'에 재간을 갖고 있는 소음인은 신장기능이 탁월할 수밖에 없다.

무리와 더불어 살기를 좋아하는 태음인은 간장기능이 탁월하다

'당여'를 형성하여 무리끼리 더불어 잘 생활하면서 이 집합체를 튼튼하게 하려면 자신을 이기고 단련하며 자신을 정립시키고 적극적인 자율능력에 의해 정리, 정돈 등의 극기의 작위적 질서를 이루어야 무리끼리 잘 단합할 수 있다.

이것은 독소적 요소를 정리(해독)하고 단합적 요소를 정돈(저장)하여 작위적이나마 질서(작용)를 유지할 필요가 있다는 뜻이다. 우리 몸에서 해독과 저장을 주관하는 장기는 간장이다. 따라서 '당여'에 재간을 갖고 있는 태음인은 간장기능이 탁월할 수밖에 없다.

교우관계를 소중히 여기는 소양인은 비장 기능이 탁월하다

'교우' 관계를 이루어 서로 사귀고 어울리며 왕래하면서 교우 관계를 튼튼하게 하려면 인격을 양성하고 학리적 이론을 성립하고 적극적 자율능력에 의해 교우 관계를 성립하고 완성해야 생소한 사람들을 통합시켜 제도적 집단관계를 잘 유지할 수 있다.

이것은 교우 관계를 성립(소화)하고 교우 관계를 완성(흡수)하는 등의 극기의 효과적 성과를 부여해야 한다는 뜻이다. 우리 몸에서 소화와 흡수를 주관하는 장기는 비장이다. 따라서 '교우'에 재간을 갖고 있는 소양인은 비장기능이 탁월할 수밖에 없다.

역사적 사명 실천을 좋아하는 태양인은 폐장 기능이 탁월하다

'사무'를 맡은 바 그대로 잘 실천하고 역사적 사명을 잘 수행하려면 학문을 닦고 갈며 인격을 도야하고 적극적 자율능력에 의해 악함을 물리치고 선함을 북돋아서 마음과 행실을 바르게 수신하고, 품성과 도덕을 닦아 몸과 마음을 기르는 수양을 해야 역사적 소명을 실천할 개인적 능력이 충분히 발휘될 수 있다.

이것은 악하고 탁한 것을 선하고 신선한 것으로 교환하고, 몸과 마음을 기르는 수양(혈기 공급)을 해 주어야 극기의 궁극 목표를 이룰 수 있다는 뜻이다. 우리 몸에서 가스 교환과 혈기 공급을 주관하는 장기는 폐장이다. 따라서 '사무'에 재간을 갖고 있는 태양인은 폐장기능이 탁월할 수밖에 없다.

그런데 장점이 있으면 단점이 있기 마련이다.

소음인이 가족적, 지역적 '거처'에 재간을 갖고 있다지만 혈연이든 비혈연이든 무리를 이루어 단합하는 '당여'에는 약한 게 흠이라면, **태음인**은

무리와 더불어 단합하는 '당여'에 재간을 갖고 있다지만 가족적으로 아기
자기하고 보호하려는 '거처'에는 약한 게 흠이다.

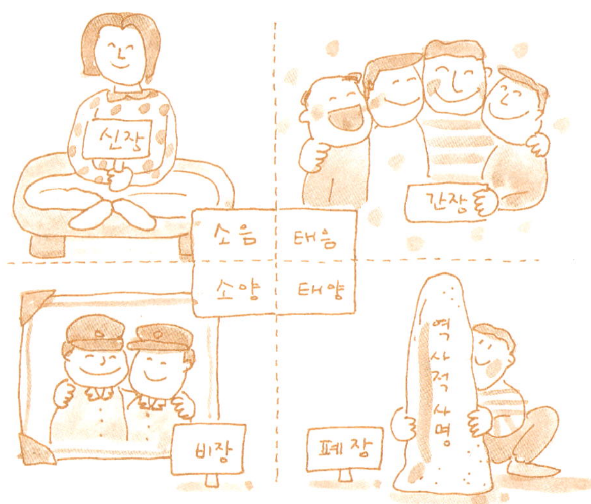

◑ 소음인은 신장 기능이 좋고, 태음인은 간장
기능이 좋으며, 소양인은 비장 기능이 탁월하고,
태양인은 폐장 기능이 탁월하다.

개선해야 할 생활 태도

소음인은 간장기능을 정립하여 이웃과 어울리도록 한다

소음인은 무리와 더불어 단합하려는 '당여'에 강해지도록 노력한다. 그러려면 이와 연계된 간장기능을 정립해야 하고, 그러기 위해서는 무리와 더불어 할 때 얻어질 수 있는 참다운 기쁨의 힘이 필요할 것이다.

태음인은 신장기능을 안정시켜 가정적인 안정을 꾀한다

태음인은 가정적으로 아기자기하게 지내려는 '거처'에 강해져야 한다. 그러려면 이와 연계된 신장기능을 안정시켜야 하고, 그러기 위해서는 가정적으로 되었을 때 얻어질 수 있는 참다운 즐거운 힘이 필요할 것이다.

이로 미루어 소음인이나 태음인이나 모두 기쁨과 즐거움의 힘, 즉 희희낙락한 힘이 필요할 정도로 소음인은 의기소침하고 내성적이며, 태음인은 무뚝뚝하고 거만한 일면이 있다는 것을 알고 개선에 힘써야 한다.

소양인은 폐기능을 강화시켜 맡은 바 책임을 완수하도록 한다

소양인이 개인적으로 맡은 바를 잘 수행할 '사무'에 강해지려면 이와 연계된 폐장기능을 원활하게 해야 하고, 그러기 위해서는 수양심과 인내력이 부족한 점, 그리고 항상 들떠서 경박스러운 면을 고치도록 한다.

소양인은 사람과 사귀고 어울리는 '교우'에 재간을 갖고 있다지만 역사적 현상을 변화시키려는 개인적 소명의식인 '사무'에는 약한 것이 흠이다.

태양인은 비장기능을 다스려 생소한 사람과의 사귐을 즐기도록 한다

태양인이 생소한 사람과의 사귐을 즐기고 제도적 집단관계를 잘 유지할 '교우'에 강해지려면 이와 연계된 비장기능을 화합해야 하고, 그러기 위해서는 자신의 독불장군 같은 성격에 분발심을 갖고, 또 지나친 인내심으로 때로 주위로부터 업신여김을 당하는 것에 대해 때때로 분노심을 가질 필요가 있다.

태양인은 제 맡은 바를 충실히 할 '사무' 능력에 재간을 갖고 있다지만 독불장군처럼 붙임성이 적어 '교우'에 약한 게 흠이다.

● 성명론에서 가르치는 사상인의 생활태도

태양인	● 역사 현상을 변화시키려는 개인적 '사무'를 실천, 수행하려는 경향이 크다. '사무'를 실천, 수행하려면 악하고 탁한 것을 선하고 신선한 것으로 교환하며 몸과 마음을 기르는 혈기 공급을 해야 한다. ● 가스 교환과 혈기 공급을 주관하는 장기는 폐장이며, 따라서 태양인은 폐장기능이 탁월하다. ● 비장기능을 화합해야 하고, 자신의 독불장군 같은 성격에 분발심을 가져야 한다. ● 지나친 인내심으로 가끔씩 둘레로부터 업신여김을 당하는 것에 대해 분노심을 가질 필요가 있다. ● 학문을 닦고 갈며, 능히 자신을 수신하고 수양하며 인격을 도야해야 한다. 독불장군 같은 성질이 있는가 하면 때로는 둘레로부터 업신여김을 당하기 쉽기 때문이다.

태음인	● 인륜이라는 인간관계로 **'당여'**를 형성해 무리짓기 하려는 경향이 크다. '당여'를 형성하려면 독소 요소를 정리(해독)하고 단합 요소를 정돈(저장)하여 작위적이나마 질서를 유지해야 한다. ● 해독과 저장을 주관하는 장기는 간장이며, 따라서 태음인은 간장 기능이 탁월하다. '당여'에는 재간이 있지만 '거처'에는 약하다. ● 신장기능을 안정시켜야 하고, 가정적으로 다정다감한 면이 적으면서 무뚝뚝하고 거만한 일면이 있으므로 즐거움의 힘을 얻어야 한다. ● 자신을 이기고 단련하며, 능히 자신을 정립시켜야 한다. 무뚝뚝하고 거만하며 질서를 지키는 정신이 부족하다.
소양인	● '교우'를 맺어 사회집단의 인간관계를 꾀하려는 경향이 크다. '교우' 관계를 이루려면 교우 관계를 성립(소화)하고 완성(흡수)하는 극기가 필요하다. ● 소화와 흡수를 주관하는 장기는 비장이며, 따라서 소양인은 비장 기능이 탁월하다. ● 폐장기능을 원활하게 해야 하고, 수양심과 인내력이 부족한 점, 그리고 항상 들떠서 경박스러운 면에 대해 비애감을 느껴야 한다. ● 인격을 양성하고 학리적 이론을 성립해야 하며, 능히 자신을 끝까지 이룩하도록 노력해야 한다. 인내력이 부족하고 경박한 면이 있다.
소음인	● 가정적으로 안주하려는 경향이 크다. 따라서 배분(배설)과 생산(생식)이 원활해야 한다. ● 배설과 생식을 주관하는 장기는 신장이며, 따라서 소음인은 신장기능이 탁월하다. ● 간장기능을 정립해야 하고, 의기소침한 내성적 성격이므로 무리와 더불어 생활하면서 기쁨의 힘을 얻어야 한다. ● 사욕을 극복해야 하며, 능히 자신을 잘 다스려야 한다. 이기적이고 박애정신이 부족하기 때문이다.

성명론에서 가르치는 인간 공존의
네 가지 조건

지금까지 '성명론'에서 밝힌 '천기'와 '인사'를 보았다.

'천기'는 천체의 운행과 기틀을 말하며, 대자연의 심오한 비밀이며, 사상인의 천부적 바탕을 뜻한다. 사상인의 천부적 바탕, 여기에는 네 가지 조건이 있다. 지방, 인륜, 세회, 천시의 네 가지가 그것이며, 각각 소음인, 태음인, 소양인, 태양인의 천부적 바탕이 여기에 해당된다.

한편 인체의 네 개 감각기관이 여기에 밀착된 관계를 형성하고 있다. 즉 입, 코, 눈, 귀가 여기에 해당된다.

천　기	지　방	인　륜	세　희	천　시
네 개 감각기관	입	코	눈	귀
사상인	소음인	태음인	소양인	태양인

한편 '천기'에 네 가지 조건이 있다면 인간의 공존생활에도 네 가지 조건이 있을 것이다. 인간의 공존생활의 네 가지 조건을 '인사'라고 한다.

'인사'는 사상인의 능력을 말한다. 다시 말해서 인간생활의 여건에 대한 사상인의 능력이요, 인간끼리 공존하는 법칙에 대한 사상인의 능력이다. 이 능력을 각각 거처, 당여, 교우, 사무로 표현하고 있다.

'천기'와 '인사'는 궁합을 이루는 관계이다

그러니까 지방—거처, 인륜—당여, 세회—교우, 천시—사무, 이와 같이 짝을 이루며 서로 상응하는 관계를 이루고 있다는 것이다.

　그러나 '성명론'에는 다음과 같이 표현하고 있다.

　천시는 대동(大同)한 것이었으나 사무는 각기 다르고(各立), **세회**는 대동한 것이었으나 교우는 각기 다르고, **인륜**은 대동한 것이었으나 당여는 각기 다르고, **지방**은 대동한 것이었으나 거처는 각기 다른 것이다.'

　여기서의 **대동**은 전체성 또는 보편성을 뜻하며, **각립**은 특수성 또는 개체성을 뜻한다. 따라서 '천기'를 전체성 또는 보편성으로 본 반면에 '인사'는 특수성 또는 개체성으로 보았다는 뜻이므로, 여기서 동무 이제마 선생의 독특한 '천기—인사'의 상응관계를 접할 수 있게 된다.

　여하간 '천기'와 '인사'는 궁합을 이루는 관계이다.

'인사'에도 '천기'처럼 4개의 내장기가 밀착되어 있다

　'천기'에 네 개의 감각기관이 밀착된 관계를 형성하고 있는 것처럼 '인사'에도 역시 네 개의 인체 내장기가 밀착된 관계를 형성하고 있다. 신장, 간장, 비장, 폐장이 여기에 해당한다.

　네 개의 감각기관, 즉 입, 코, 눈, 귀가 체외로 향하는 향외성 기능을 표출하는 기관이라고 한다면, 네 개의 내장기, 즉 신장, 간장, 비장, 폐장은 체내로 향하는 향내성 기능을 표출하는 기관이다. 네 개의 감각기관이 향외성으로 '천기'에 연계되어 있고 네 개의 내장기는 향내성으로 '인사'에 연계되어 있다.

　또 한 가지 독특한 것은 네 개의 감각기관이 형질을 갖춘 생리적 기능을 갖고 있는 것 외에 입으로 '지방'을 맛보고, 코로 '인륜'을 맡으며, 눈으로 '세회'를 보고, 귀로 '천시'를 듣는다고 한 것처럼 네 개의 내장기 역시 형질을 갖춘 생리적 기능을 갖고 있는 것 외에 신장으로 '거처'를 안정케

하고, 간장으로 '당여'를 세우고, 비장으로 '교우'에 합당하고, 폐장으로 '사무'에 통달한다고 표현함으로써 형질을 갖춘 유형유질의 기관을 마치 형질이 없는 무형무질의 기관인 것처럼 비생리적으로 '천기'와 '인사'에 연계되어 있는 기능을 갖추고 이에 관여하고 있다고 표현한 점 또한 독특하다.

희·로·애·락의 감정변화가 내장 장기에 영향을 미친다

이것은 결코 비생리적이거나 비과학적인 표현이 아니다. 그렇다면 이것은 어떤 의도로 표현된 것일까?

〈사상진료보원〉이라는 책에 그 해답이 아주 명료하게 밝혀져 있다. 그 내용을 알기 쉽게 풀어쓰면 다음과 같다.

'체질의 기능적 특징을 설명하는 하나의 방편으로 성질과 감정에서 비롯되는 기쁨, 분노, 비애, 즐거움의 에너지가 장기에 영향을 미치므로 해서 표출되는 현상을 지칭한 것이다'라는 요지이다.

이상이 '천기'와 '인사', 그리고 그에 연계되어 있는 네 개의 감각기관과 네 개의 내장기의 관계를 설명한 것이다.

천(天)	천 기	지 방	인 륜	세 희	천 시
기(機)	네 개 감각기관	입	코	눈	귀
인(人)	인 사	거 처	당 여	교 우	사 무
사(事)	네 개 내장기	신장	간장	비장	폐장
사상	네 개 체질	소음인	태음인	소양인	태양인

동무 이제마의 사상설에는 천, 인, 성, 명의 네 가지 요소로 구성되어 있다고 앞에서 설명한 바 있다. 그 중에서 우리는 '천기'와 '인사'에 대해

알아봤다. 그런데 천, 인, 성, 명의 네 가지 구성 요소 중에서 성, 명이 근간을 이루고 있다고 했다. 이제부터 '성'과 '명'에 대해 알아보도록 한다.

'성'은 나의 마음이요, 마음에는 '혜각'이라는 앎이 있다

나의 마음에는 '혜각'이라는 만능의 '앎(知)'이 있다.
'성명론'에 이렇게 설명되어 있다.
'하늘이 만민을 낳을 때에 반드시 혜각을 부여한다. 만민이 태어날 때에 혜각이 있으면 살고 없으면 죽는 것인 바 이 혜각에서 덕이 생긴다. 어짐, 의로움, 예의바름, 지혜로움, 충성과 효도 등 여러 가지의 아름다운 일은 모두 혜각에서 나오는 것이요, 혜각이란 남들과 함께 교훈을 삼고자 함이요, 만일에 이 혜각을 사사롭게 또는 좁게 갖는다면, 비록 기골이 장대하고 약삭 빠르기가 조조와 같이 생겼다 하더라도 가르칠 수는 없을 것이요' 라고.

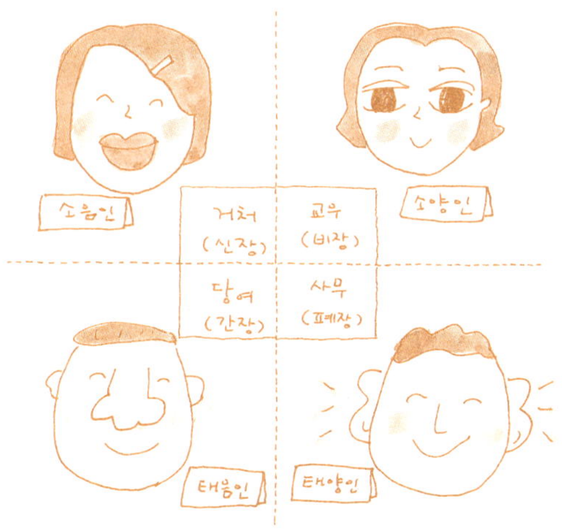

○ 성질과 감정에서 발로되는 희로애락 즉 기쁨, 분노, 비애, 즐거움의 에너지가 인체 내의 신장과 비장, 간장과 폐장에 영향을 미친다.

'앎'도 인체의 부위와 관계가 있다

'성명론'에서는 턱, 가슴, 배꼽, 아랫배의 네 곳과 연계된다고 했다.

그러니까 인체 전면 부위에 있는 이 네 곳에 슬기를 실천에 옮기는 의지가 담겨 있다고 본 것이다.

왜 하필이면 이 네 부위일까?

그것은 첫째 인체를 상초, 중상초, 하초, 중하초의 네 부위로 편의상 나눈 것이다. 둘째 천체의 운행과 기틀, 즉 '천기'의 인간화를 구체적으로 설명하기 위함이다. 여하간 '앎', 즉 슬기를 실천에 옮기는 의지에는 주책, 경륜, 행검, 도량이 있다고 했으며, 이것은 각각 턱, 가슴, 배꼽, 아랫배와 연계되어 있다고 한 것이다.

태양인은 턱이 발달되어 있다

달면 삼키고 쓰면 뱉는다. 까닭에 이해득실을 헤아려 가려내는 꾀가 여기에 있어야 한다. 이 꾀를 '주책'이라 하며 책략이라고도 한다.

이 꾀(주책)는 얕은 꾀, 알량한 꾀, 교만한 꾀가 되어서는 절대 안 된다. 당연히 그렇다. 그런데 턱 밑에는 교만한 마음이 숨어 있어서 겸손치 못해서 곧잘 교만해지기 쉽고, 뽐내며 제 속뜻이 가장 옳다고 하거나 높은 체하며 방자스럽게 되기 쉬우므로 이런 경망스런 행동을 해서는 안 된다. 교만한 마음은 뜻을 그르치기 십상이기 때문이다.

인체의 전면 부위 네 곳은 '천기'의 인간화를 구체적으로 설명하기 위한 것이므로 '천기'에 상응하는 네 가지 감각기관인 입, 코, 눈, 귀가 연계되기 마련이다. 그렇다면 턱은 어떤 감각기관과 연계된 것일까? 바로 귀와 연계된다. 따라서 천시-귀-턱의 관계가 이루어진다.

한편 '천기'는 '인사'와 잘 맞는다. 따라서 천시-귀-폐-사무-턱의 관계가 이루어진다. 이것을 '사상인'과 연계시키면 태양인이다.

따라서 꾀(주책)가 가장 큰 것은 태양인이며, 까닭에 제 맡은 바를 충실히 할 사무능력이 뛰어난 것도 태양인이고, 이 꾀로써 하늘의 때를 듣고 깨달아 헤아려서 마치 폐장기능처럼 탁한 것을 몰아내고 신선한 것으로 갈아치우면서 역사 현상을 능히 변화시킬 수도 있는 것이 태양인이다. 여하튼 가장 현명한 꾀를 지니고 있는 것이 태양인이다.

따라서 태양인은 몰인정한 면을 버리고 항상 지혜와 덕행을 올바르게 하여 충성스럽고 인정이 두텁다는 소리를 듣기 좋아해야 한다.

태음인은 후각이 발달되어 있다

한편 태음인은 간장기능은 탁월하지만 폐장기능이 약하고 청력 또한 약하다. 그렇다면 태음인은 전혀 꾀(주책)가 없을까? 아니다. 태음인은 천성적으로 후각이 발달해 있어서 묵묵히 탐색, 숙고하는 능력이 있고 따라서 자연히 꾀가 많을 수밖에 없다. 그런데 꾀는 항상 교만하지 않아야 한다고 했는데, 때로 태음인은 교만한 꾀를 부리는 것이 흠이다. 태음인의 이런 교만한 마음을 '교심(驕心)'이라고 한다.

가슴은 끈적한 기름덩어리, 즉 '비계의 바다(膏海)'이다. 그래서 비계덩어리를 숨기듯이 포부를 간직한다. 까닭에 조직적이요 계획성 있게 잘 경영하는 기획성과 방책이 여기에 있어야 한다. 이것을 경륜이라고 한다.

이 경륜은 경륜답게 숨겨져 있어야지 드러내놓고 자랑하는 경륜이 되어서는 절대 안 된다. 당연히 그렇다. 그런데 가슴에는 자랑하는 마음이 숨어 있어서 곧잘 우쭐거리고 잘난 체 하기 쉬우므로 스스로 자랑해서는 안 된다. 자랑은 생각을 해치기 때문이다.

소양인은 눈이 발달되어 있다

'천기'에 상응하는 네 가지 감각기관(입, 코, 눈, 귀) 중 가슴은 눈과 연계된다. 따라서 세회-눈-가슴의 관계가 이루어진다. 또 '천기'는 '인사'와 연계되어 있으므로 세회-눈-비장-교우-가슴의 관계가 이루어진다. 이것을 '사상인'과 연계시키면 소양인이다.

따라서 경륜이 가장 큰 것은 소양인이며, 까닭에 생소한 사람과의 사귐을 즐기는 교우능력이 뛰어난 것도 소양인이고, 이 경륜으로써 세상 흐름을 보고 깨달아 헤아려서 마치 비장기능처럼 모든 일과 모든 사람을 소화, 흡수하여 제도적 집단관계를 능히 이루어 낼 수도 있는 것이다. 여하튼 가장 현명한 경영력을 지니고 있는 것이 소양인이다.

따라서 소양인은 사치스러운 경향을 버리고 항상 지혜와 덕행을 올바르게 하여 마땅히 근검한 생활을 하여 부지런하고 수수하게 나타나 보이는 것을 좋아해야 한다.

소음인은 구변이 뛰어나고 방자한 경륜을 부리는 게 흠이다

소음인은 신장기능은 탁월하지만 비장기능이 약하고 시력 또한 약하다. 그렇다면 소음인은 전혀 경영력이 없는 것일까? 아니다. 소음인은 천성적으로 입이 발달하여 구변이 뛰어나므로 자연히 경륜이 많을 수밖에 없다. 그런데 경륜은 항상 자랑하지 않아야 하며 잘난 체하거나 꾸미어서는 안 된다고 했는데, 때로 소음인은 자랑하고 방자한 경륜을 부리는 것이 흠이다. 소음인의 이러한 자부심과 자만심을 '긍심(矜心)'이라고 한다.

태음인은 스스로 뽐내는 습성이 있다

배꼽은 방울방울 맺히는 '기름의 바다(油海)'라고 한다. 그래서 줄줄 흘러내리지 않고 방울방울 맺히게 된다. 까닭에 품행이 방정하고 절도 있는 행동이 여기에 있어야 한다. 품행이 방정하고 절도 있는 행동을 하는 것을 '행검' 이라고도 한다.

이 행검이 꾸민 품행, 꾸민 방정, 꾸민 절도가 되어서는 절대 안 된다. 당연히 그렇다. 그런데 배꼽에는 꾸미는 마음이 숨어 있어서 곧잘 품행을 꾸며서 방정한 척, 절도 있는 척하는가 하면 뽐내고자 하는 마음이 있고 자기의 잘한 일을 나타내고자 하는 습성이 있으니 스스로 뽐내는 마음을 삼가해야 한다. 꾸미며 뽐내는 마음은 지조 있는 행동을 허물어뜨리기 때문이다.

그런데 '천기' 에 상응하는 네 가지 감각기관(입, 코, 눈, 귀) 중 배꼽은 코와 연계된다. 따라서 인륜-코-배꼽의 관계가 이루어진다. 또 '천기' 는 '인사' 와 연계되므로 인륜-코-간장-당여-배꼽의 관계가 이루어진다. 이 것을 '사상인' 과 연계시키면 태음인이다.

따라서 행검이 가장 큰 것은 태음인이며, 까닭에 무리 지어 단합을 꾀하는 당여 능력이 뛰어난 것도 태음인이고, 이 방정한 품행으로써 사람들의 외모나 재주와 행동을 냄새 맡듯이 깨달아 헤아려서 마치 간장기능처럼 버릴 것은 버리고 간직할 것은 간직하여 무리끼리의 생활을 능히 리드할 수도 있는 것이다. 여하튼 가장 절도 있는 윤리성을 지니고 있는 것이 태음인이다. 따라서 태음인은 신용 없이 꾸미거나 음흉하게 내숭떠는 경향을 버리고 항상 지혜와 덕행을 올바르게 하고 마땅히 믿음 있는 생활을 하여 꾸밈이나 거짓이 없는 것을 맡기 좋아해야 한다.

태양인은 자기 지조를 자랑하고 남을 깎아내리려는 습성이 있다

한편 태양인은 폐장기능은 탁월하지만 간장기능이 약하고 후각 또한 약하다. 그렇다면 태양인은 전혀 행검이 없는 것일까? 아니다. 태양인은 천성적으로 듣고 익히는 재능이 뛰어나 따라서 자연히 행검이 많을 수밖에 없다. 그런데 행검은 항상 꾸밈이 없고 절대 자랑해서는 안 되며 지나치게 정벌하듯 극도의 절제만을 고집해서는 안 된다고 했는데, 때로 태양인은 자신의 선행을 뽐내거나, 혹은 덕을 어기거나, 혹은 비인간적인 절도를 고집하는 것이 흠이다. 태양인이 이렇게 겉으로 드러내어 자기 지조를 자랑하고 함부로 남을 치고 깎아내리고 마음을 '벌심(伐心)'이라고 한다.

소음인은 과대포장하기를 좋아한다

아랫배는 출렁거리는 '물의 바다(液海)'라고 한다. 그래서 큰 바다처럼 온갖 체액을 받아들인다. 까닭에 거대한 포용력이 여기에 있어야 한다. 이 포용력을 '도량'이라고 한다.

이 도량은 큰 척, 넓은 척, 깊은 척하는 과장된 도량이 되어서는 절대 안 된다. 당연히 그렇다. 그런데 아랫배에는 과장하는 마음이 숨어 있어서 곧잘 사실 이상으로 과대포장하고 과장하고 허풍 떨기 쉬우므로 괜히 포용력이 대단한 체하는 것을 삼가해야 한다. 과장하며 허풍떠는 마음은 곧고 굳은 뜻을 헛되이 하기 십상이기 때문이다.

그런데 '천기'에 연계되어 있는 네 가지 감각기관(입, 코, 눈, 귀) 중 아랫배는 입과 연계된다. 따라서 지방-입-아랫배의 관계가 이루어진다. 또 '천기'는 '인사'와 연계되므로 지방-입-신장-거처-아랫배의 관계가 이루어진다. 이것을 '사상인'과 연계시키면 소음인이다.

따라서 도량이 가장 큰 것은 소음인이며, 까닭에 제 가족, 제 씨족을 보호하며 충실히 할 거처 능력이 뛰어난 것도 소음인이고, 이 도량으로써 삶의 이해문제를 맛보고 깨달아 헤아려서 마치 신장기능처럼 분배(배설)와 생산(생식)을 적절히 하여 살아가는 맛을 낼 수 있는 것도 소음인이다. 여하튼 가장 마음이 너그러워 사물을 잘 포용하는 품성을 지니고 있는 것이 소음인이다.

따라서 소음인은 이기적인 면을 버리고 항상 지혜와 덕행을 올바르게 하며 마땅히 어질고 사랑스러운 마음의 실천을 행하도록 하여 어질고 남을 사랑하는 마음을 맛보기 좋아해야 한다.

소양인은 도량이 큰척 뽐내기를 잘한다

한편 소양인은 비장기능은 탁월하지만 신장기능이 약하고 미각 또한 약하다. 그렇다면 소양인은 전혀 도량이 없는 것일까? 아니다. 소양인은 천성적으로 여유가 많고 넓으며 눈으로써 모든 걸 묻고 아는 재능이 있으므로 자연히 도량이 클 수밖에 없다. 그런데 도량은 항상 과장하지 않아야 한다고 했는데, 때로 소양인은 작은 것을 크게 떠들어서 뽐내며 도량이 큰 척 티를 내는 것이 흠이다. 소양인이 이렇게 작은 것을 크게 떠벌리고 방종하는 마음을 '과심'이라고 한다.

● 성명론에서 본 사상인의 장단점

태양인	● 주책도 있고 행검도 있지만 때로 자신의 선행을 뽐내는가 하면 어느 때는 극도의 절제와 윤리를 고집하는 게 흠이며, 남을 함부로 치고 깎아내리는 마음이 있다.
태음인	● 행검이 뚜렷하고 주책이 탁월하지만 자칫 교만한 이해득실을 가려내는 꾀가 있는 게 흠이며, 절도 있는 윤리성이 있으나 제 뜻만 옳다고 하는 교만한 마음을 갖고 있다.
소양인	● 경륜도 있고 도량도 있지만 과장된 포용력을 과시하는 게 흠이며, 떠벌리고 방종한 경향이 있다.
소음인	● 도량이 넓고 경륜이 탁월하지만 자칫 꾸밈이 있는 방자한 경륜을 부리는 게 흠이며, 자부심과 자만심이 크다.

성명론에서 가르쳐주는 '행함' 의 실천윤리

동무 이제마의 사상의학의 천, 인, 성, 명의 네 가지 구성 요소 중에서 '성' 과 '명' 이 중심을 이룬다고 했다.

'성' 은 나의 마음이요, 나의 마음에는 '혜각' 이라는 만능의 '앎(知)' 이 있다고 했다.

이 '앎' 은 인체 전면 부위의 네 곳, 즉 턱, 가슴, 배꼽, 아랫배에 간직해 있어야 하는 '슬기를 실천에 옮기는 의지' 에 바탕을 두고 있다고 했다.

턱 밑에는 이해득실을 헤아려 가려내는 꾀(주책)가 있어야 하고, 꾀는 교만하여서는 안 되는데, 턱 밑에는 교만한 마음이 숨어 있어, 교만한 마음이 뜻을 그르친다고 했다.

가슴에는 조직적이요 계획성이 있는 경륜이 있어야 하고, 경륜에는 자랑이 있어서는 안 되는데, 가슴에는 자랑하는 마음이 숨어 있어, 자랑하는 마음은 생각을 해친다고 했다.

배꼽에는 품행이 방정하고 절도 있는 행동을 하는 행검이 있어야 하고, 행검에는 꾸밈이 있어서는 안 되는데, 배꼽에는 꾸미는 마음이 숨어 있어, 꾸미는 마음은 지조 있는 행위를 허물어뜨린다고 했다.

아랫배에는 너그러운 포용력(도량)이 있어야 하고, 도량에는 과장이 있어서는 안 되는데, 아랫배에는 과장하는 마음이 숨어 있어, 과장하는 마음은 곧고 굳은 마음을 헛되이 한다고 했다.

이것이 '성' 이요, '앎' 이요, 그리고 이것은 '천기' 의 인간화를 구체적으로 설명하기 위함이라고 했다. 그렇다면 이제부터 '명' 에 대해 알아보자.

'명' 은 나의 일신이다.

몸에는 뭐가 따를까? 나의 몸에는 '생업' 이라는 무제한의 '행함(行)' 이
있다.

'성명론' 에 이렇게 설명되어 있다.

'하늘이 만민을 낳을 때에는 반드시 생업을 부여한다. 만민이 태어날 때
에 생업을 얻으면 살고, 생업을 잃으면 죽는 바 이 생업에서 도가 생긴다.
사농공상, 밭과 집과 나라 등 여러 가지의 용도는 모두 생업에서 나온다.
생업이란 내 자신이 근검하여서 공을 이룸이다. 이 생업을 횡포하고 남용
한다면 비록 웅맹하기가 진시황과 같은 자라도 공을 이루기는 어려울 것
이다' 라고.

천체의 운행과 기틀, 즉 '천기' 도 앎과 행함에 의하고 인간의 공존, 즉
'인사' 역시 앎과 행함에 의한다. 앎과 행함은 '지행(知行)' 이며, '성명(性
命)' 이다. 그러므로 '천, 인' 은 '성, 명' 에 의한다. 앎과 행함에 의한다는
것이다.

특히 '성' 과 '앎' 이 '천기' 의 인간화를 구체적으로 설명하기 위함이라
고 한다면, '명' 과 '행함' 은 '인사' 의 내면성을 구체화하기 위함이다.

'앎' 은 인체의 전면 부위와, '행함' 은 인체의 후면 부위와 관계가 있다

그런데 '앎' 이 인체의 전면 부위 네 곳인 턱, 가슴, 배꼽, 아랫배와 밀
착한 관계가 있다면 '행함' 은 인체의 후면 부위 네 곳과 밀착한 관계에
있다.

바로 머리, 어깨, 허리, 볼기이다.

그리고 인체 전면 부위의 네 곳이 '슬기를 실천에 옮기는 의지' 라고 한

다면, 인체의 후면 부위 네 곳은 '행위를 실천에 옮기는 표상'이라고 할 수 있다.

태양인은 식견이 좋다

머리는 지혜로 살쪄 있다. 그래서 '살찐 바다(膩海)'라고 한다. 지식과 견문으로 가득 찬 창고이면서 또한 사물을 식별하는 관찰력으로 번득이는 신적인 것의 거처가 머리이다. 그래서 머리에는 '식견'이 있다고 했다.

태양인의 식견이 제일 높으며, 따라서 식견이 제일 좋은 태양인은 외형상 머리가 크다.

식견은 반드시 빼앗겨서는 안 된다고 했다.

그런데 머리에는 제 멋대로 할 마음이 있다. 제멋대로 하고자 하는 마음은 명예와 이익에 식견을 빼앗기기 십상이다. 명리에 머리를 싸구려로 팔아서는 안 될 것이다.

소음인은 남의 식견을 자기 식견인양 한다

한편 머리에는 남의 것을 빼앗아 내 것으로 삼는 마음이 숨어 있다. 이를 '천심(僭心)'이라고 한다. 태양인의 식견이 제일 높다고 했지만 소음인도 식견이 훌륭한 편이다.

그런데 식견이 비교적 좋다는 소음인은 본래 내 것이 아닌 것을 탈취한 식견을 지니기 쉽다.

이렇게 소음인은 남의 식견을 탈취하거나 약탈하는 경향으로 흐르기 쉬우므로 절대 남의 것을 탈취해서는 안 된다.

그래서 소음인은 '나쁜 맛'을 싫어해야 한다. 즉 남의 것을 훔쳐 맛있게 먹으려는 심보를 싫어해야 한다는 것이다. '나쁜 것을 싫어한다' – 이것을 '오악(惡惡)'이라고 한다.

소양인은 사치스러움이 강하다

어깨는 흘떼기로 이루어져 있다. 흘떼기는 심줄이나 근육 사이에 박힌 얇은 껍질이 많이 섞인 질긴 살 부분을 말한다. 그래서 어깨를 '흘떼기 바다(膜海)'라고 한다.

영적인 것의 거처가 어깨이며, 영적인 것은 엄숙과 혹독한 속성을 지니고 있다. 그래서 어깨에는 '위의(위엄을 갖춘 용태)'가 있다고 한다. 즉 기거동작이 규율적이며 위엄이 있다는 뜻이다.

소양인의 어깨가 제일 '위의'에 있다. 따라서 '위의'가 제일 좋은 소양인은 외형상 어깨가 쩍 벌어져 있다.

'위의'는 위엄을 갖추면 족하지 반드시 사치가 없어야 한다고 했다. 사치스럽게 꾸민다고 해서 위엄이 더 돋보이는 게 아니기 때문이다.

그런데 어깨에는 사치스러운 마음이 있다. 사치스러운 마음은 자존심만 남기기 십상이다. 그래서 소양인은 그 '위의' 있는 어깨를 출랑출랑거리며 걷는 게 흠이다. 알량한 자존심으로 어깨를 경박스럽게 출랑거리며 싸구려로 보여서는 안 될 것이다.

태음인은 재간은 있으되 게으른 경향이 있다

허리는 '피의 바다(血海)'라고 한다. 어깨 아래로부터 엉치 위까지는 인체 중에서 혈액이 가장 풍부한 부위이기 때문이다. 이곳은 혼령이 거처하는 곳이다. 혼령은 운동, 기예 등을 기이하게 꾸미는 재간이 있으므로 허리에는 '재간'이 있다고 했다. 재간은 재주와 능력을 말한다. 태음인은 재간이 제일 높으며, 따라서 재간이 제일 좋은 태음인은 외형상 허리가 두리뭉실하다.

재간은 실새없이 능란하게 펼쳐져야 한다. 그래서 반드시 게으름이 없어야 한다고 했다.

그런데 허리에는 게으른 마음이 있다. 그래서 태음인은 때로 게으른 경향을 보이며, 걸음걸이뿐 아니라 모든 행동거지가 굼뜨기만 하다. 게으름 때문에 종일토록 구들장을 지고 있어서는 안 될 것이다.

소양인은 남의 재간을 미워하고 질투하는 경향이 있다

한편 허리에는 제 스스로를 자기비하 하는 마음이 숨어 있다. 게으른 마음은 열등감을 빚어내기 때문이다. 태음인의 재간이 제일 뛰어나다고 했지만 소양인도 재간이 훌륭한 편이다. 그런데 재간이 비교적 좋다는 소양인은 남의 재간을 미워하며 자신의 재간은 짬을 맞추지 못하고 게을리 하기 쉽다.

이렇게 소양인은 남의 재간을 미워하고 질투하는 경향으로 흐르기 쉬우므로 소양인이 '오악' 할 것이 반드시 있다. '나쁜 빛깔'을 싫어해야 한다. 즉 난폭한 행동, 패륜적인 행동, 교언영색 등의 심보를 싫어해야 한다는 것이다.

소음인은 볼기가 발달했으며 욕심이 많다

볼기는 정액과 정미로운 물질로 가득 찬 곳이다. 그래서 '에센스의 바다(精海)'라고 한다. 에센스의 창고이기 때문에 이곳을 혼백이라는 얼 중에서 '백'이 거처하는 곳이라고 한다. 혼백의 '백'은 왕성한 기력과 풍부한 정액을 바탕하여 인체 기능과 생산을 경영한다. 그래서 볼기에는 '방략'이 있다고 했다. '방략'이란 일을 계획하고 집행하는 데 있어서의 방법과 계략을 말한다. 즉 기략과 꾀가 있다는 것이다.

소음인의 방략이 제일 뛰어나며, 따라서 방략이 제일 뛰어난 소음인은 외형상 볼기가 풍만하다.

방략은 반드시 훔쳐가지 못하게 해야 한다고 했다. 그런데 볼기에는 '욕심(慾心)'이라는 게 있다. 욕심이 있으면 물건을 반드시 훔치고야 만다. 남의 것을 몰래 탐내는 심보가 '욕심'이다.

태양인은 남을 헐뜯고 비방하는 소리를 싫어해야 한다

소음인의 방략이 제일 강하다고 했지만 태양인도 방략이 좋은 편이다. 그런데 방략이 비교적 좋다는 태양인은 빈틈 없이 재략을 발휘해야 할 때도 남몰래 방책을 꾸미기 쉽다.

이렇게 태양인은 지켜야 할 '오악'이 있다. '나쁜 소리'를 싫어해야 한다. 즉 남을 헐뜯는 비방의 소리, 음담패설 같은 것을 싫어해야 한다는 것이다. '나쁜 것을 싫어한다'—이것을 '오악(惡惡)'이라고 한다고 했다. 그것은 자신의 단점을 잘 알고 항상 그 단점을 개선해야 한다는 것이다.

용어	해 설
천기(天機)	천체의 운행과 기틀
지방(地方)	사람과 지역과의 평면적 생활 관계
인륜(人倫)	사람과 윤리와의 관계
세회(世會)	사람과 사람간의 제도적 집단관계
천시(天時)	시간과 공간과의 역사 현상 관계
입(口)	물질적 이로움을 가려 세상 살아가는 맛을 아는 능력
코(鼻)	외모나 재주와 행동을 살피고 옳고 그름과 현명하고 현명치 못함을 아는 능력
눈(目)	세태를 관찰하여 사회생활의 변천을 보는 눈을 뜨는 능력
귀(耳)	시공의 형이상학적 소리를 들어 역사적 사명을 깨닫는 능력

용어	해　설
거처(居處)	평면적 세계에 존재의 거점을 확보하고 이를 지키는 의무요 재간
당여(黨與)	인간관계의 넓이에서 더불어 단합하는 의무요 재간
교우(交遇)	제도적 집단관계에서 사귀고 왕래하는 의무요 재간
사무(事務)	역사적 시공 현상 변화에 맡은 바를 수행하는 의무요 재간
신(腎)	'거처'는 배분(배설)과 생산(생식)이 잘 다스려져야 하며(克治), 이를 주관하는 장기
간(肝)	'당여'는 잘 정리(해독), 정돈(저장)되어야 하며(克整), 이를 주관하는 장기
비(脾)	'교우'는 그 관계가 잘 성립(소화), 완성(흡수)되어야 하며(克成), 이를 주관하는 장기
폐(肺)	'사무'는 잘 수신(가스 교환), 수양(혈기 공급)되어야 하며(克修), 이를 주관하는 장기
도량(度量)	포용력. 도량이 큰 척 하는 마음은 '과심'이다.
행검(行檢)	품행이 방정하고 절도 있는 행동. 그런 척 하는 마음은 '벌심(伐心)'이다.
경륜(經綸)	조직적, 계획적 기획성과 방책. 그런 척 하는 마음은 '긍심(矜心)'이다.
주책(籌策)	이해득실을 헤아려 가려내는 꾀. 그런 척 하는 마음은 '교심(驕心)'이다.
아랫배(腹)	'물의 바다(液海)'라 하며, '도량'이 있으며, 과장하는 마음이 숨어 있다.
배꼽(臍)	'기름의 바다(油海)'라 하며, '행검'이 있으며, 꾸미는 마음이 숨어 있다.
가슴(臆)	'비계의 바다(膏海)'라 하며, '경륜'이 있으며, 자랑하는 마음이 숨어 있다.
턱(頷)	'진액의 바다(津海)'라 하며, '주책'이 있으며, 교만한 마음이 숨어 있다.
방략(方略)	방법과 계략. 기략과 꾀. 반드시 훔쳐가지 못하게 해야 한다.
재간(材幹)	재주와 능력. 반드시 게으름이 없어야 한다.

용어	해 설
위의(威儀)	기거동작이 규율적이며 위엄을 갖춘 용태. 반드시 사치가 없어야 한다.
식견(識見)	지식과 견문, 사물을 식별하는 관찰력. 반드시 빼앗겨서는 안 된다.
볼기(臀)	'정해(精海)'로 '백(魄)'의 거처이며, '방략'이 있고, 좀도둑질하는 '욕심(慾心)'이 있다.
허리(腰)	'혈해(血海)'로 '혼(魂)'의 거처이며, '재간'이 있고, 자기를 비하하는 '뇌심(懶心)'이 있다.
어깨(肩)	'막해(膜海)'로 '영(靈)'의 거처이며, '위의'가 있고, 높은 체 들뜨는 '치심(侈心)'이 있다.
머리(頭)	'이해(膩海)'로, '신(神)'의 거처이며, '식견'이 있고, 남의 것을 빼앗는 '천심(亶心)'이 있다.

이상을 종합해 보면 다음과 같은 것을 알 수 있다.

천(天)	천 기	지 방	인 륜	세 희	천 시
기(機)	네 개 감각기관	입	코	눈	귀
인(人)	인 사	거 처	당 여	교 우	사 무
사(事)	네 개 내장기	신장	간장	비장	폐장
지(知)	앎 (知)	도 량	행 검	경 륜	주 책
성(性)	인체 전면부위 네 곳	아랫배	배꼽	가슴	턱
행(行)	인 사	방 략	재 간	위 의	식 견
명(命)	인체 후면부위 네 곳	볼기	허리	어깨	머리
사상	사 상 인	소음인	태음인	소양인	태양인

● 성명론에서 가르쳐주는 '행함'의 실천윤리

태양인	● 외형상 머리가 큰 것은 '식견'이 그만큼 큰 것을 나타내지만 빈틈없이 재략을 구사해야 할 때도 남몰래 방책을 꾸미는 게 흠이다.
태음인	● 운동과 기예를 운용하는 재간이 있어 허리가 두리뭉실하지만 꾸며서 억지 위엄을 부리며 거들먹거리는 '치심'을 갖는 게 흠이다.
소양인	● 어깨가 벌어져 위엄 있되 촐랑거리고, 남의 재간을 시기하면서도 제 재간 펴는 데는 게으르며, 스스로 자신을 비하시켜 뒤로 물러나거나 빠져버리는 '뇌심'이 있는 게 흠이다. 난폭한 행동, 패륜적 행동, 교언영색 등을 서슴지 않는 속성이 있다.
소음인	● 인체 기능과 생산을 경영하는 '방략'이 강해서 볼기가 풍만하지만, 내 것이 아닌 것을 탈취하는 '식견'을 지니기 쉬운 '천심'을 갖는 게 흠이다.

성명론에서 가르쳐주는 마음 다스리기

슬기를 실천에 옮기는 의지는 널리 통한다

네 개의 감각기관(입, 코, 눈, 귀)으로는 하늘을 관찰하고, 네 개의 내장기(신장, 간장, 비장, 폐장)로는 사람의 자세를 세우고, 인체 전면 부위의 네 곳(턱, 가슴, 배꼽, 아랫배)은 '슬기를 실천에 옮기는 의지' 가 있으므로 그 슬기를 행하고, 인체의 후면 부위 네 곳(머리, 어깨, 허리, 볼기)은 '행위를 실천에 옮기는 표상' 이므로 모든 일을 행한다고 했다.

'천기' 는 전체성 또는 보편성이며, '인사' 는 특수성 또는 개체성이듯이, '슬기를 실천에 옮기는 의지' (도량, 행검, 경륜, 주책)는 널리 통하는 것이며, '행위를 실천에 옮기는 표상' (식견, 위의, 재간, 방략)은 홀로 지닌 것이다.

'대동' 이 하늘이라면 홀로 지닌 것은 사람이고, 널리 통할 수 있는 것이 '천성' 이라면 홀로 행할 수 있는 것은 '천명' 이다.

네 개의 감각기관(입, 코, 눈, 귀)은 아름다움을 매우 사랑하고, 네 개의 내장기(신장, 간장, 비장, 폐장)는 나쁜 것을 매우 싫어하고, 인체 전면 부위의 네 곳(턱, 가슴, 배꼽, 아랫배)은 요사스러운 마음이 더할 수 없고, 인체의 후면 부위 네 곳(머리, 어깨, 허리, 볼기)은 게으른 마음이 그지없다고 했다.

'성명론' 에 이런 말이 있다.

‘요임금과 순임금이 어진 다스림을 편 것이 5천 년 전의 일이었지마는, 오늘날에 이르기까지 온 인류가 모두 ‘요, 순!’ 하고, 그들을 칭송하여마지 않는 것을 보아서 사람이 어진 것을 좋아하기 그지없음을 알 것이요, 걸임금과 주임금이 폭정을 행한 지도 이미 4천 년 전의 일이었으나, 이제에 이르기까지 온 인류가 모두 ‘걸, 주!’ 하고 욕을 하는 것으로 보아 사람이 악한 자를 싫어하기 그지없음을 알 것이다.

또 공자와 같은 성인으로서 3천 명의 제자를 가졌으나, 다만 안자 한 사람이 3개월 동안 ‘어짐’에서 떠남이 없었을 뿐, 그 나머지는 대체로 어쩌다가 ‘어짐’에 이르렀으며, 그, 스승에게 성심껏 기뻐하여 따른 사람은 겨우 72명뿐이었음을 보아서라도 사람의 요사스러운 마음이란 과연 그지없음을 짐작할 것이다.

또 문왕과 같은 이는 덕으로써 백세의 수명을 누리고 세상을 떠났으나, 천하대사에는 오히려 만족스러운 정리를 보지 못하였던 것을, 무왕과 주공 같은 이가 그 뒤를 이은 연후에 정교가 크게 행해졌음에도 불구하고, 오히려 관숙이나 채숙 같은 자가 더할 수없이 친한 자로서 장난을 하였던 만큼 사람이 행위에 게으른 것이란 더욱 그지없다고 생각된다’

‘성명론’에는 이렇게 말을 한 다음, 네 개의 감각기관이든, 네 개의 내장기관이든, 인체 전면 부위 네 곳으로든 누구든지 모두 요임금, 순임금처럼 될 수 있겠으나, 다만 인체 후면 부위 네 곳으로는 사람마다 요임금이나 순임금처럼 될 수는 없다고 했다.

선을 좋아하고, 악을 싫어하는 것이 ‘앎’ 과 ‘행함’ 이다

‘성명론’에 이렇게 표현하고 있다.

‘사람의 이목구비는 모두 하늘에 속해 있으니 만치 하늘은 지혜로운 것이요, 사람의 폐·비·간·신은 사람의 몸 안에 있으니 만치 사람은 본래

어진 것이다. 그러나 사람의 턱, 가슴, 배꼽, 배는 제 스스로가 제 마음대로 행하느니 만치 심히 어리석음을 면치 못하는 한편, 제 어리석음을 면하는 것은 제 자신에 있다. 머리, 어깨, 허리, 볼기는 제 스스로의 몸인 만큼, 불초함을 면치 못하는 한편 제 불초함을 면하는 것은 제 자신에 달려 있다'

그러므로 남의 선을 좋아하는 동시에 나 역시 선을 아는 것은 '지극한 성'의 덕이요, 남의 악을 미워하는 동시에 내 자신이 반드시 악을 행하지 않는 것은 '바른 명'의 도라고 했다. 이 '앎'과 '행함'이 쌓이면 도덕이 되고, 도덕이 이룩되면 어짐과 성스러움이 된다고 했다. 따라서 도와 덕이 별것이 아니라 곧 '앎'과 '행함'이요, '성'과 '명'이 별것이 아니라 곧 '앎'과 '행함'이라고 했다.

성명론에 씌어 있는 마음을 다스리는 글

동무 이제마는 '성명론' 말미에 '마음을 질책하는 글(책심론)'을 덧붙여 이렇게 끝을 맺고 있다.

'자기의 마음을 지니는 이는 늘 마음을 질책해야 한다.

마음의 본체가 밝고 어두움은 비록 자연인 듯하나, 역시 마음을 질책한 자는 맑고 질책하지 못한 자는 흐리게 되는 것이다.

말새끼의 각성이 소새끼보다 재빠른 것은 말이 제 마음을 질책함이 소보다 재빠르기 때문이요, 송골매의 기세가 솔개보다 사나운 것은 송골매가 제 기운을 질책함이 솔개보다 사납기 때문이다.

마음의 본체가 맑고 흐린 것과 기운의 발동이 거세고 미약한 것이 소새끼와 말새끼, 솔개와 송골매 따위에서 그 이치를 미루어 보아 그러함을 면치 못하거늘 하물며 사람일까보냐!

혹은 2배와 10배, 또는 천만 배의 각성과 기세를 지닌 인류로서, 어찌

이 세상에 태어나자 문득 망연히 아무런 생각 없이 갑자기 저절로 성취되기를 기대할 수 있겠는가!'

따라서 사상체질 중 어느 체질이 더 선한가, 어느 체질이 더 악한가 하는 차이는 없다는 것을 알 수 있다. 어느 체질이든 장점이 있는 반면 반드시 단점을 또한 지니고 있기 때문이다. 끊임없이 마음을 질책하면서 나쁜 것을 싫어하고 개선해 나가야 한다.

● 성명론에 나타난 인체와 선(善) ●

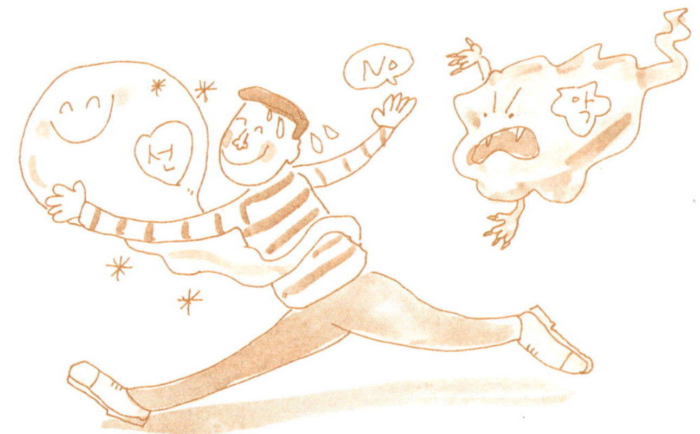

○ 성명론은 인간의 인체가 선을 추구한다고 보고 있다. 네 개의 감각기관은 아름다움을 사랑하고 네 개의 내장기관은 나쁜 것을 싫어한다고 했다. 더불어 선을 좋아하고 악을 싫어하는 것은 바로 '앎' 이자 '행함' 이라 한다.

chapter 2

사단론

사단론에서 본 사람의 네 가지 품성

'사단론'에서는 **예법, 정의, 슬기, 어짐**, 이 네 가지에서 각각 우러나는 사양할 줄 아는 마음, 옳지 못함을 부끄러워하는 마음, 시비를 따지고 가릴 줄 아는 마음, 가엾고 불쌍하고 측은히 여기는 마음 등 네 가지 마음씨를 사람의 본성에서 우러나는 덕스러움의 본원, 즉 '사단'이라고 지적했다. '사단'의 단(端)은 꼬투리, 실마리의 뜻이다.

그러나 사람이 이 네 가지 품성을 완전히 갖출 수가 없다. 오히려 욕심에 부합하는 경우가 허다하다.

그래서 '사단론'에서는 '사람의 욕심은 네 가지의 같지 않은 갈래로 지향한다'고 했다. 다시 말해서 본성에서 우러나는 덕스러움의 본원을 저버

린 자의 유형이 네 갈래라는 이야기이다. 그러면서, 그 네 가지를 다음과
같이 설명하고 있다.

태양인이 겸손한 마음이 없으면 야비한 사람이 되기 쉽다

'예법을 버리고 방종하는 자를 야비한 사람이다' 라고 했다.

그렇다면 예의에서 비롯된 것은 무엇일까 ? 예의에서 겸손히 물러서는
마음이 비롯되는 것이다. 다시 말해서 사양하는 마음은 예의로부터 우러나
는 것이다. 예의를 모르면 사양할 줄 모른다. 겸손해 할 줄 모른다.

따라서 사양하는 마음이 없고, 겸손히 물러서는 마음이 없을 때, 이것을
방종이라고 일컫는다. 그리고 이런 사람을 '야비한 사람' 이라고 한다. '야
비한 사람' 을 이제마는 '비인(鄙人)' 이라고 표현했다. 더러운 사람, 몰염치
하고 인색한 사람, 좀스럽고 용렬한 사람이라는 뜻이면서 변방에서 배우지
못한 사람이라는 의미까지 갖고 있는 표현이다.

사상인 중 태양인이 겸손히 물러서는 마음이 없으면 '비인' 이 되기 쉽다.

태음인이 부끄러움을 모르면 게으른 겁쟁이가 되기 쉽다

'정의를 버리고 안일을 일삼는 자를 게으른 사람이다' 라고 했다.

'정의' 가 뭘까? 의로움이다. 그렇다면 의로움에서 비롯된 것은 무엇일
까? 의로움에서 부끄러워하는 마음이 비롯되는 것이다.

좀더 자세히 말한다면 '수오지심' 이 비롯된다는 것이다. '수오지심' 은
두 가지의 마음이다. 첫째는 자기의 옳지 못함을 부끄러워하는 마음이요,
둘째는 남의 착하지 못한 마음을 미워하는 마음이다.

따라서 자기가 옳지 못한 것을 느끼면 과감히 용서를 빌고 개선할 때,
그리고 남이 옳지 못한 것을 느끼면 과감히 미워하며 분연히 일어나 타파
하고 개선하려고 할 때, 이것을 부끄러워할 줄 아는 마음이라고 하며, 이

런 마음은 의로움에서 비롯되는 것이다.

그러니까 의로움을 모르면 옳지 못한 것에 대해 부끄러워할 줄도 모르고, 남의 착하지 못함을 미워할 줄도 모르게 된다.

예를 들어 자기가 옳지 못한 데도 오히려 떳떳한 척 기고만장할 때, 그리고 남이 옳지 못한 데도 두렵거나 귀찮아서 눈감아 주려 할 때, 이것은 곧 부끄러움을 전혀 모르는 마음이다. 이런 마음은 의로움에서 우러날 수 없다. 이것을 가리켜 의로움을 저버린 채 눈앞의 안일만을 즐긴다고 한다.

그리고 이런 사람을 '게으른 사람'이라고 한다. 이제마는 '게으른 사람'을 '나인(懦人)'이라고 표현했다. 게으르고 귀찮아서 옳지 않은 데도 방관하는 나태한 사람을 말한다. 겁에 질려, 두려움에 떨려서 감히 말도 못하는 나약한 사람을 말한다. 무기력하고 뜻이 굳세지 못한 겁쟁이 같은 사람이라는 뜻이다.

사상인 중에 태음인이 부끄러워하는 마음이 없어 의로움을 저버리면 덩치에 걸맞지 않은 겁쟁이 '나인'이 되기 쉽다.

소양인이 옳고 그름을 판단하는 마음이 없으면 경박한 사람이 되기 쉽다

'슬기를 버리고 사사로운 일을 꾸미는 자를 경박한 사람이다'라고 했다.

'슬기'가 무엇인가? 지혜로움이다. 그렇다면 지혜로움에서 비롯되는 것은 무엇인가? 지혜로움은 옳다, 그르다 하는 것을 판단하는 것이다. 선악을 판단하는 것이며, 굽고 곧은 것을 판단하는 것이다.

아니, 단순히 판단하는 것이 아니다. 내 잣대로 판단하는 것이 아니다. 암혼한 상태에서 판단하는 것이 아니다. 기틀에 따라, 기틀에 의거하여 사리를 밝고 재치 있게 판단하는 것이 진정한 지혜로운 판단이다.

그리고 명료하게 판단한 그것을 행하는 마음을 지혜롭다고 말한다. 즉 '앎'과 더불어 '행함'을 지혜롭다 한다. 그래서 바로 '시비'를 지혜로움의 꼬투리라고 한다.

만일 시시비비를 가리려고 안 할 때, 시비선악과 시비곡직을 가리려고 안 할 때, 아니 시비를 가린다고 하면서 겉치레로 은근슬쩍 넘어가려 하거나 왜곡시킬 때, 이것을 지혜로움을 저버린 채 사사로운 일을 꾸민다고 일컫는다. 그리고 이런 사람을 '경박한 사람'이라고 한다. '경박한 사람'을 이제마는 '박인(薄人)'이라고 표현했다. 경솔한 사람이다. 무게 없이 가벼운 사람이다. 박정하고 야멸친 사람이라는 뜻이다.

사상인 중 소양인이 옳고 그름을 판단하고 행하는 마음이 없어 지혜로움을 저버리고 겉치레만 하면 '박인'이 되기 쉽다.

소음인이 어진 마음이 없으면 욕심 많은 사람이 되기 쉽다

'어짐을 버리고 제 욕심만을 부리는 자를 탐욕한 사람이다'라고 했다.

그렇다면 어짐에서 비롯되는 것은 무엇일까? 어짐에서 불쌍히 여기는 마음이 비롯된다. 다시 말해 가엾고 애처롭고 불쌍히 여기는 마음, 즉 '측은지심'이 어짐에서 비롯되는 것이다. 어짐을 모르면 가엾게 여길 수 없다. 애처롭게 여길 수 없다. 불쌍히 여길 수 없다.

따라서 가엾게 여길 줄 모를 때, 애처롭게 여길 줄 모를 때, 불쌍히 여길 줄 모를 때, 이것을 어짐을 저버린 채 제 욕심만 부린다고 한다.

그리고 이런 사람을 '탐욕한 사람'이라고 한다. '탐욕한 사람'을 이제마는 '탐인(貪人)'이라고 표현했다.

탐욕은 일찍이 불교에서 성냄과 어리석음과 함께 '탐, 진, 치'라고 해서 사람의 착한 마음에 독이 되고 해가 되는 세 가지 번뇌로 보았던 욕심이다. 이를 세 가지 독이라는 뜻으로 '삼독'이라고도 부르고 또는 세 가지 욕심이 때처럼 꼈다고 해서 '삼구'라고 한다. 그러니까 '탐욕한 사람'은 욕심에 독이 오른 사람, 또는 욕심의 땟국물에 절은 사람이라는 격한 의미를 갖고 있다.

사상인 중에 소음인은 불쌍히 여기는 마음이 없어 어짐을 저버리고 인색하고 욕심 많고 이기적이며 냉혹한 '탕인'이 되기 쉽다.

성인도 범인도 인체의 내장기는 다를 바가 없다

이제 '사단론'은 이렇게 설명하고 있다.

사상체질마다 내장기의 장단, 대소, 강약, 허실이 다 다른데, 이런 다름은 성인이라고 범인과 다를 바 없다는 것이다. 태음인 성인이나 태음인 범인의 장이 다를 리 없고, 소양인 성인이나 소양인 범인의 장이 다를 리 없다는 것이다.

그래서 이렇게 표현하고 있다.

'온 누리 범인의 장리(臟理)는 모두 성인의 장리와 다름이 없는 동시에 그 재능도 같을 것이다. 이제 폐장·비장·간장·신장과 그 재능이 모두 성인과 다름이 없음에도 불구하고 스스로 이르기를 '나는 아무런 재능이 없다'고 말하는 자는 어찌 재능의 죄과이겠는가. 이는 곧 마음의 죄과이다'라고 말이다. 그러니까 성인과 범인의 다른 점은 장이 다른 것도 아니고, 재능이 다른 것도 아니고, 다만 '마음의 죄과'가 범인에게 있기 때문이라는 이야기이다. 다시 말해서 범인의 마음 바탕에는 항상 심욕이 있어 야비한 마음, 게으른 마음, 경박한 마음, 탐욕하는 마음이 도사리고 있어 어짐, 의로움, 예의, 지혜로움의 '네 가지 마음씨의 꼬투리(사단)'를 저버리게 되나, 성인에게는 이런 욕심이 없으므로 성인과 범인이 다르다는 것이다.

성인은 불쌍히 여기는 마음, 부끄러움, 사양하는 마음,
시비를 가릴 줄 아는 마음을 지닌 사람이다

성인의 사욕 없음을 '사단론'에서는 이렇게 해석해 주고 있다.

'성인의 마음에 사욕이 없다고 이르는 것은 허물이나 번뇌의 더러움에서 벗어난 깨끗함, 또는 번뇌의 경계를 영원히 벗어난 경지와 같이 노자와 부처의 이른바 무욕(無慾)과는 다른 것이다.

성인의 마음은 천하가 다스려지지 않음을 깊이 걱정하였던 만큼, 다만 사욕이 없었을 뿐 아니라 자기 한 사람의 사욕에 미칠 겨를이 없었다.

대개 천하의 다스려지지 않음을 깊이 걱정하여 자기 한 사람의 사욕에 미칠 겨를이 없는 자는, 반드시 자기의 배움을 싫어하지 않고 남에게 가르치기를 게을리 하지 않는 자인만큼, 이는 곧 성인은 사욕이 없음과 같다'라고 했다. 다시 말해서 성인에게는 욕심을 채우려는 마음, 안일을 꾀하는 마음, 방종하는 마음, 사사로운 일을 꾸미는 마음 등 사욕이 없었다는 것이다. 범인들은 이런 사욕에 빠져 야비하고, 경박하고, 게으르고, 탐욕하여 '사단'을 저버렸지만 성인은 사욕을 저버렸을 뿐 불쌍히 여기는 마음, 부끄러워하는 마음, 사양하는 마음, 시비를 가릴 줄 아는 마음 등 '사단'을 결코 버린 바 없다는 것이다.

● '사단론'에서 본 사상인의 마음

태양인	● 겸손히 물러서는 '사양지심'이 적어 예의를 저버리고 방종하는 몰염치한 '비인(야비한 사람)'으로 전락하기 쉽다.
태음인	● 부끄러워하는 '수오지심'이 적어 의로움을 저버리고 눈앞의 안일을 일삼으며 나약한 '나인(게으른 사람)'으로 전락하기 쉽다.
소양인	● 옳고 그름, 굽고 곧음, 선과 악을 가름하고 이를 실천하는 '시비지심'이 적어 지혜로움을 저버리고 겉치레만 하며, 사사로운 일을 꾸미는 '박인(경박한 사람)'으로 전락하기 쉽다.
소음인	● 소음인은 불쌍히 여기는 '측은지심'이 적어 어짐을 저버리고 인색하고 제 욕심만 많아 경우 없이 욕심을 부리고 이기적이며 냉혹한 '탐인(탐욕한 사람)'으로 전락하기 쉽다.

사단론에서 본 인체 장기의 체질론

'사단론'은 이렇게 시작한다.

> 사람이 타고난 장리(臟理)에는 네 가지 같지 않은 것이 있다.
> 폐장은 크나 간장이 작은 자를 일러 **태양인**이라 하고
> 간장은 크나 폐장이 작은 자를 일러 **태음인**이라 하고
> 비장은 크나 신장이 작은 자를 일러 **소양인**이라 하고
> 신장은 크나 비장이 작은 자를 일러 **소음인**이라고 한다.

우리는 우리 내장기를 '오장육부'라고 한다. 저장 기능을 주관하는 장기를 '장'이라 하고 배출 기능을 주관하는 장기를 '부'라고 하는데, '장'은 5개가 있고 '부'는 6개가 있다고 해서 '오장육부'라고 하는 것이다.

그러나 '사단론'에 나타난 장은 폐장·간장·비장·신장의 4개밖에 없다. 이 4개의 장의 장단, 대소, 강약, 허실 등에 따라 4개 유형의 체질로 나눌 수 있다는 것이다.

그럼 5개 장 중에서 빠진 게 뭘까? 바로 심장이다. 왜 심장을 뺏을까? 4개 유형의 사상체질로 갈래를 내고자 하니 어차피 5개의 장 중에 어느 것 하나는 빼야 하지 않았을까? 그렇다면 왜 하필이면 심장을 빼야 했을까?

그 이유를 '사단론'에서는 이렇게 설명하고 있다.

"오장 중에서 심장은 중앙에 위치한 태극(太極)이요, 폐장·간장·비장·신장은 네 개 방위(四維)에 위치한 음양의 네 개 상징(四象)이다'라고 말이다.

사단론에서 태극으로 풀어본 사상체질

첫째, '태극'은 무엇일까?

'태극'은 우주 만물의 생성 근원인 본체이다. 열리고 닫힐 수 있으며, 움직이고 고요할 수 있으며, 낳고 극복할 수 있는 까닭이 되는 근원이 곧 '태극'이다. 이제마는 심장을 '태극'으로 보았다. 생명현상의 근원을 곧 심장으로 보았기 때문이다.

자, 태극기를 한 번 보자. 태극기 중앙에 둥근 원이 있다. 이것이 '태극'이요, 이것이 심장이다. 그래서 이제마는 심장을 '중앙에 위치한 태극'이라고 말했던 것이다.

태극에서 음양이, 음양에서 사상이 이루어지는 것이다

하나이면서도 스스로 둘을 지니고 있는 것이 '태극'이다. 까닭에 여기에서 음과 양이 이루어진다.

자, 태극기를 한 번 보자. 태극기 중앙에 있는 둥근 원은 굴곡을 이루는 선으로 아래위로 나누어져 있으며 빨간색, 파란색으로 나누어져 있다. '태극'은 하나이면서도 스스로 둘을 지니고 있으며, 음과 양으로 이루어져 있다는 것을 알 수 있다.

이때의 음양은 상대적인 음양으로서 하나의 음, 하나의 양으로는 존재하지 않는다. 그래서 음양에서 '사상'이 이루어진다. 1에서 2가, 2에서 4가 이루어지는 것이다. '태극'에서 음양이, 음양에서 '사상'이 이루어지는 것이다.

사람의 사상체질은 선천적이다

이제마의 사상의학은 바로 태극-음양-사상의 철학에서 유래한 것이다. 그러나 이제마의 사상의학은 네 가지의 '상'-다시 말해서 생명현상 혹은 생리현상으로 인식할 수 있는 '생명의 본질'-을 음양설적 부호로 표현했을 뿐 그 밖의 다른 의미를 가지고 있지 않은 순수한 의학적, 과학적 학설이다.

그러므로 이제마의 사상의학은 사상인의 유형을 선천적으로 보았으므로 후천적 변화를 허용하지 않으며, 사상인 이외의 다른 유형의 존재를 허용하지 않았다.

심장을 태극으로 보고, 폐장·간장·비장·신장을 태극의 네 괘로 보았다

이제마는, "오장 중에서 심장은 중앙에 위치한 태극(太極)이요 폐장, 간장, 비장, 신장은 네 개 방위(四維)에 위치한 음양의 네 개 상징(四象)이다."라고 말했다.

그러니까 사람의 오장 중 심장은 중앙부에 위치하여 일원적인 태극의 구실을 하고, 나머지 폐장·비장·간장·신장은 그 '사유(사방)'에 위치한 '사상(네 상징)'의 작용을 한다는 것이다.

자, 태극기를 한 번 보자.

태극기 중앙에 둥근 원인 '태극'이 있다. 그리고 태극기 네 귀퉁이에는 네 개의 괘가 그려져 있다. 이제마도 중앙의 태극 위치에 심장을 놓았다. 그리고 네 귀퉁이, 즉 동서남북 사방(사유)에 네 개의 장기를 배당했다. 이 네 개의 장기가 폐장·간장·비장·신장이다. 네 개의 괘와 같은 네 개의 상징(사상)인 것이다.

이것으로 우리는 '태극'과 '사상'에 대해 자세히 알게 되었다.

사단론에서 태극의 네 괘로 풀어본 사상체질

이제마는, 네 귀퉁이, 즉 동서남북 사방(사유)에 네 개의 장기―폐장·간장·비장·신장―를 배당했다고 했다. 이것이 태극기에서 볼 수 있는 네 개의 괘와 같은 네 개의 상징(사상)이다.

그렇다면 이제 한 번 태극기를 다시 보자.

태극기 네 귀퉁이에는 네 개의 괘가 그려져 있다. 이 괘는 길거나 짧은 막대기, 즉 음양을 상징하는 막대기와 양을 상징하는 막대기 몇 개로 조합된 모양을 띄고 있다. 몇 개의 막대기로 이루어져 있는가?

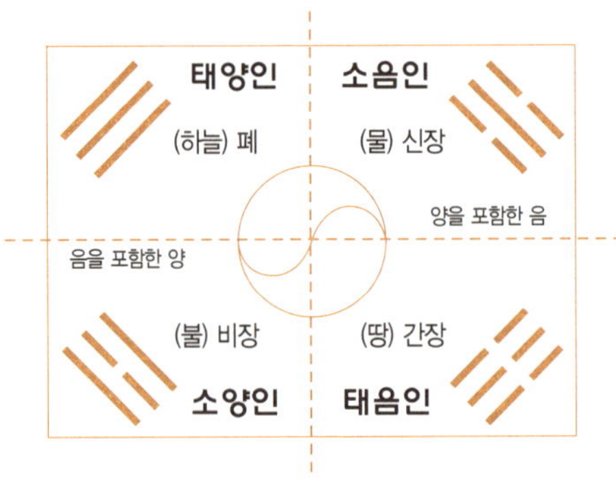

태양인은 순수한 양이요, 하늘을 상진한다

태극기 네 귀퉁이 중 좌측 상부(동쪽)는 3개의 긴 막대기, 즉 양을 상징하는 3개의 막대기로 이루어져 있다. 순수한 양이요, 하늘을 상징하고, '건'이라 한다. 사상의학로는 '태양인'이 여기에 속하며 폐장이 여기에 배당되어 있다. 그래서 '태양인'은 순수한 양이요, 하늘을 상징한다.

태음인은 순수한 음이요, 땅을 상징한다

태극기 네 귀퉁이 중 우측 하부(서쪽)는 6개의 짧은 막대기, 즉 음을 상징하는 6개의 막대기로 이루어져 있다. 순수한 음이요, 땅을 상징하고, '곤'이라 한다. 사상의학로는 '태음인'이 여기에 속하며 간장이 여기에 배당되어 있다. 그래서 '태음인'은 순수한 음이요, 땅을 상징한다.

소양인은 음을 포함한 음이며 불을 상징한다

태극기 네 귀퉁이 중 좌측 하부(남쪽)는 4개의 막대기로 이루어져 있는데, 긴 막대기 2개 사이에 짧은 막대기 2개가 끼어 있다. 즉 양을 상징하는 2개의 막대기 사이에 음을 상징하는 2개의 막대기가 끼어 있는 것이다. 순수한 양이 아니라 음을 포함한 양, 즉 양 중의 음이며, 점점 양이 커질 것이다. 불을 상징하고 '리'라고 한다. 사상의학로는 '소양인'이 여기에 속하며 비장이 여기에 배당되어 있다. 그래서 '소양인'은 순수한 양이 아니라 음을 포함한 양, 즉 양 중의 음이며, 불을 상징한다.

소음인은 양을 포함한 음이며 물을 상징한다

태극기 네 귀퉁이 중 우측 상부(북쪽)는 5개의 막대기로 이루어져 있는데, 짧은 막대기 4개 사이에 긴 막대기 1개가 끼어 있다. 즉 음을 상징하는 4개 막대기 사이에 양을 상징하는 2개 막대기가 끼어 있는 것이다. 순수한 음이 아니라 양을 포함한 음, 즉 음 중의 양이며, 점점 음이 커질 것이다. 물을 상징하고 '감'이라고 한다. 사상의학로는 '소음인'이 여기에 속하며 신장이 여기에 배당되어 있다. 그래서 '소음인'은 순수한 음이 아니라 양을 포함한 음, 즉 음 중의 양이며, 물을 상징한다.

사단론에서 태극기로 풀어본 음양의 의미

다시 한 번 태극기를 보자.

태극기 중앙에는 둥근 원이 있고, 이것을 '태극'이라고 한다고 했다. '태극'은 가운데 곡선으로 빨간 색과 파란색으로 나누어져 있다. 빨간 색은 양이며, 파란색은 음이다.

이제 둥근 원(태극)을 4등분해 보자. 가운데 곡선이 세로줄이 되도록 둥근 원 가운데를 가로줄로 가르면 정확히 4등분이 된다.

이렇게 둥근 원을 4등분하면 좌측 상부는 온통 빨간 색으로만 이루어져 있게 된다. 순수한 양이다. 그래서 3개의 양을 상징하는 막대기인 '건'이 생긴 것이다.

우측 하부는 온통 파란색으로만 이루어져 있게 된다. 순수한 음이다. 그래서 6개의 음을 상징하는 막대기인 '곤'이 생긴 것이다.

좌측 하부는 파란색 위로 빨간 색이 조금 있다. 그래서 음 같지만 양이 점점 커질 것이기 때문에 양 중의 음이라 하며, 2개의 양을 상징하는 막대기 사이에 2개의 음을 상징하는 막대기가 끼어 있는 '리'가 생긴 것이다.

우측 상부는 빨간 색 밑으로 파란색이 조금 있다. 그래서 양 같지만 음이 점점 커질 것이기 때문에 음 중의 양이라 하며, 4개의 음을 상징하는 막대기 사이에 1개의 양을 상징하는 막대기가 끼어 있는 '감'이 생긴 것이다.

그러니까 태극기 네 귀퉁이에 있는 네 개의 괘, 즉 '건곤감리'는 중앙에 있는 둥근 원인 '태극'의 유전에 의하여 음양의 편차가 생긴 것을 알게 된다.

사람이 타고난 장(臟)기는 네 가지 모두 크고 작음이 있다

이제마는 네 개 장기의 장단, 대소, 강약, 허실에 따라 네 가지 유형의 체질로 나눌 수 있다고 설명한 바 있다.

즉 폐장은 크나 간장이 작은 자를 일러 **'태양인'** 이라 하고, 간장은 크나 폐장이 작은 자를 일러 **'태음인'** 이라 하고, 비장은 크나 신장이 작은 자를 일러 **'소양인'** 이라 하고, 신장은 크나 비장이 작은 자를 일러 **'소음인'** 이라고 한다고 했다.

그렇다면 왜 이런 음양의 편차가 생긴 것일까?

태극기와 똑 같은 원리에 의해 편차가 생긴 것이다. 그러니까 중앙에 위치한 '태극'에 의해 편차가 생긴 것처럼, 태극에 해당하는 '심장'에 의해 이런 편차가 생긴 것이다.

그렇다면 여기서 말하는 '심장'은 무엇일까?

형태적인 심장일까, 기능적인 심장일까? 생리적인 심장일까, 무형적인 '마음'이라는 심장일까? 물론 이 모든 것을 포괄한 의미의 '심장'이지만 특히 무형적인 '마음'이라는 '심장'에 큰 의미를 두고 있다. 이것을 '심성'이라고 한다. 따라서 '심성'에 의해 장부의 장단, 대소, 강약, 허실이 결정되고 또 그 기능이 발휘된다는 것이다.

사단론에서 본 사람의 심성과 심정

'심성'에 의해 장기의 크고 작음이 결정된다

이제마는 '사람이 타고난 장기는 네 가지 같지 않은 것이 있다'고 말하면서 네 개 장기의 장단, 대소, 강약, 허실에 따라 네 가지 유형의 체질로 나눌 수 있다고 설명한 바 있다고 했다.

즉 폐장은 크나 간장이 작은 자를 일러 '태양인'이라 하고, 간장은 크나 폐장이 작은 자를 일러 '태음인'이라 하고, 비장은 크나 신장이 작은 자를 일러 '소양인'이라 하고, 신장은 크나 비장이 작은 자를 일러 '소음인'이라고 한다고 했다.

그런데 이런 음양의 편차, 장부의 이런 대소의 편차가 생긴 것은 태극기의 네 개의 괘가 태극기 중앙에 위치한 '태극'에 의해 편차가 생긴 것처럼, 태극에 해당하는 인체 중앙의 '심장'에 의해 이런 편차가 생긴 것이라고 했다. 그리고 여기서 말하는 '심장'은 형태적인 심장일 수도 있고, 기능적인 심장일 수도 있지만 특히 무형적인 '마음'이라는 '심장'에 큰 의미를 두고 있는 것이라고 했다. 이것을 '심성'이라고 했으며, 따라서 '심성'에 의해 장부의 장단, 대소, 강약, 허실이 결정되고 또 그 기능이 발휘된다는 것을 앞에서 설명한 바 있다.

'심성'은 본디부터 타고난 마음씨이다

감정의 발현이 아직 발로되지 않은 상태, 즉 천부적인 본연의 '성(性)'을 말한다. 그러나 사람으로서 어찌 감정의 발로가 없을 수 있겠는가! 애정도 생기고 모정, 연정, 우정도 생기고 인정, 다정, 온정, 은정, 동정도 생기고 충정, 격정, 박정, 비정도 생기기 마련이며 춘정, 색정도 생기기 마련이다. '희·로·애·락'의 감정이 생기는 것이다. 이것이 '정(情)'이다.

그러니까 '성'은 아직 '정'이 발하지 않은 상태이며, '정'은 이미 '성'이 발한 상태인 것이다.

이제마는 '희·로·애·락' —즉 기쁨·노여움·슬픔·즐거움— 의 '성'과 '정'을 다음과 같이 밝히고 있다.

노하고 슬픈 마음은 위로, 기쁨과 즐거운 마음은 아래로 내린다

슬퍼하고 노여워하는 기운은 위로 오르는 한편 기쁘고 즐거워하는 기운은 아래로 내린다. 위로 오르는 기운이 지나치게 많으면 하초가 상하고, 아래로 내리는 기운이 지나치게 많으면 상초가 상한다.

희·로·애·락이 순하게 움직여야 순조롭다

슬프고 노여운 기운이 순하게 움직이면 그 기운이 깨끗하고 훤출하여 위로 드날리고, 기쁘고 즐거운 기운이 순하게 움직이면 느리고 편안하여 아래로 떨어진다. 슬프고 노여운 기운은 양적 기운인 만큼 순하게 움직이면 순조롭게 위로 오르고, 기쁘고 즐거운 기운은 음적인 기운인 만큼 순하게 움직이면 순조롭게 아래로 내린다.

희·로·애·락이 거세게 움직이면 간장·신장·비장·폐장이 상한다

슬프고 노여운 기운이 거세게 움직이면 폭발하여 위에 합치고, 기쁘고 즐거운 기운이 거세게 움직이면 남발하여 아래에 합친다. 위로 오르는 기운이 거세게 움직여서 위에 합친다면 간장과 신장이 상하고, 아래로 내려오는 기운이 거세게 움직여서 아래에 합친다면 폐장과 비장이 상한다.

노여움이 빈번하면 간장이 상한다

노여움이 여러 번 일어났다 억눌렸다 하면 허리와 늑골이 여러 번 닿았다 떨어졌다 하는데, 이 허리와 늑골은 간장이 주착하는 곳(간장기능의 반응처)이니 만큼, 허리와 늑골이 닿았다 떨어졌다 하는 것이 일정하지 않으면 그 간장이 어찌 상하지 않겠는가.
기뻤다가 곧 그치면 비장이 상한다
잠시 기뻤다가 곧 그친다면 가슴과 겨드랑이가 잠시 넓어졌다 좁아졌다 하는데, 이 가슴과 겨드랑이는 비장이 주착하는 곳(비장 기능의 반응처)이니 만큼, 가슴과 겨드랑이가 넓어졌다 좁아졌다 함이 일정하지 않으면 비장이 어찌 상하지 않겠는가.

슬픔이 별안간 일어났다가 금방 그치게 되면 신장이 상한다

슬픔이 별안간 일어났다가 별안간 그치게 되면 척추가 별안간 굽혔다 펴졌다 하게 되는데, 이 척추는 신장이 주착하는 곳(신장 기능의 반응처)이니 만큼, 척추가 굽혔다 폈다 하는 것이 일정하지 않으면 그 신장이 어찌 상하지 않겠는가.

즐거움을 여러 차례 얻었다 잃었다 하면 폐장이 상한다

여러 차례 즐거움을 얻었다 잃어다 하면 등뼈가 갑자기 솟구쳤다 눌렸다 하게 되는데, 이 등뼈는 폐장이 주착하는 곳(폐장 기능의 반응처)이니 만큼, 등뼈가 솟구쳤다 눌렸다 하는 것이 일정하지 않으면 그 폐장이 어찌 상하지 않겠는가.

비록 선을 사랑하는 마음을 지녔으나 지나치게 급하다면 선을 사랑함이 밝지 못하고, 비록 악을 싫어하는 마음을 지녔으나 지나치게 급하다면 악을 싫어함이 고르지 못하다.

희·로·애·락의 움직임이 장기를 지키는 파수꾼이다

슬픔과 노여움은 서로 기다려 이룩되고, 기쁨과 즐거움도 서로 기다려 힘입게 되는 것이다. 슬픈 성품이 극도에 이르면 노여움이 동하고, 노여운 성품이 극도에 이르면 슬픔이 동하고, 즐거운 성품이 극도에 이르면 기쁨이 동하고, 기쁜 성품이 극도에 이르면 즐거움이 동한다.

이렇게 되어서 마음이 동한 자는 마치 칼로 장부를 에는 듯한 자극을 받는다. 이는 곧 삶과 죽음, 장수와 요절의 기관인 만큼 몰라서는 안 된다.

사상체질은 희·로·애·락의 '성'과 '정'에 의해서 형성된다

'희로 애락이 발동하지 않은 것을 중(中)이라 하고, 발동하여 모두 제 절차에 알맞은 것을 화(和)라 했다'

이 희로 애락이 발동하기 전에 늘 경계를 한다면, 이것이 곧 점차로 '중'에 가까워지는 것이 아니겠는가.

희로 애락이 이미 발동한 뒤에도 스스로 반성을 한다면, 이것이 곧 점차 '화'에 가까워오는 것이 아니겠는가.

이상과 같이 이제마는 '사단론'에서 '희로 애락'의 심성과 심정에 대해 설명하고 있다. 그리고 사상인은 이러한 특성을 가지고 있는 '희로 애락'의 '성'과 '정'에 의해서 장부의 장단, 대소, 강약, 허실이 형성되었다고 밝히고 있다.

'심성'과 '심정'에 의해 살펴본
사상체질 분류

사상인은 '희로 애락'의 '성'과 '정'에 의해서 장부의 장단, 대소, 강약, 허실이 형성되었다고 이제마는 '사단론'에서 밝히고 있다.

이제 그 내용을 하나씩 살펴보기로 한다.

태양인은 폐는 생기 있고, 간장은 생기가 적다

태양인을 '사단론'에서는 이렇게 설명하고 있다.

'태양인은 슬퍼하는 성격이 멀리 흩어지고, 노여워하는 정은 몹시 급하게 되어 있다. 슬퍼하는 성격이 멀리 퍼지게 되면 기운이 폐장으로 흘러 들어가서 폐장의 기능은 더욱 싱싱하고 생기 있어지지만, 노여워하는 정이 몹시 급하면 기운이 간장기능을 격동시키고 간장의 기운이 더욱 깎이게 된다. 그러므로 태양인의 장부가 폐장은 크고(생기 있고) 간장은 작다(생기 적다)'

태양인의 본성은 슬퍼하는 마음이다

역사적 현상을 슬퍼하며, 사람들이 서로 속이는 것을 슬퍼한다. 그 슬퍼함이 멀리까지 이른다. 그래서 태양인의 슬퍼하는 마음은 멀리 흩어진다고 말한다.

슬퍼하는 마음은 양적인 기운인 만큼 순하게 움직이면 순조롭게 위로 오르고, 그래서 머리가 식견으로 가득 차게 되고 턱 밑으로 꾀가 충만하며, 폐장의 기능이 생기 있게 되어 역사적 사명을 맡아 사무에 충실할 수 있게 되고, 귀로는 하늘의 때를 들어 알게 된다.

그래서 태양인의 장부는 폐장이 크다. 폐장이 생기 있는 것이다. 이를 '폐대(肺大)'라고 표현한다.

그러나 슬픔이 순조롭게 이루어지지 못하면 슬픔과 노여움은 상생 관계이기 때문에 슬픈 심성이 극도에 이르러 노여움이라는 심정이 일어난다. 그래서 태양인은 슬픔이 극도에 이르러서 이를 이기지 못하면 분노가 밖으로 뿜어져 나온다. 이때의 분노는 어마어마한 것이다. 매우 급하다. 여차하면 쿠데타라도 일으킬 만큼 거대한 노여움이다.

노여워하는 기운은 본디 위로 오르는 상승의 성질을 가진 감정이다. 그러나 위로 오르는 기운이 지나치게 많으면 인체의 하초 기능을 손상하게 된다.

태양인은 간이 약해 슬픔과 노여움을 경계해야 한다

사상의학에서는 인체를 상초, 중상초, 중하초, 하초의 네 부위로 나누고 있다. 간장은 중하초에 속해 있다. 따라서 노여움이 크면 간장이 손상된다. 노여움이 여러 번 일어났다 억눌렀다 하면 허리와 늑골이 여러 번 닿았다 떨어졌다 하는데, 이 허리와 늑골은 간장이 주착하는 곳(간장기능의 반응처)이니 만큼, 허리와 늑골이 닿았다 떨어졌다 하는 것이 일정하지 않으면 그 간장이 어찌 상하지 않겠는가.

그래서 태양인의 장부는 간장이 작다. 간장이 생기가 없는 것이다. 이를 '간소(肝小)'라고 표현한다.

'사단론'에는 이렇게 표현하고 있다.

'태양인의 노여움은 한 사람의 노여움으로 천만 사람을 노엽게 하는 것인 바, 그 노여움이 천만 사람을 움직일 방법이 없다면 반드시 저 천만 사람은 견디기 어렵다'고 말이다.

그리고 또 이렇게 표현하고 있다.

'태양인, 소양인은 다만 슬픔과 노여움이 지나침을 늘 경계하여 억지로 기쁨과 즐거움을 짓지 못하는 것인 바, 만일 억지로 자꾸만 기쁨과 즐거움을 짓는다면 그 기쁨과 즐거움이 진정에서 나오지 않아서 슬픔과 노여움이 더욱 편벽된다'고 말이다.

소양인은 비장이 생기 있고 신장이 약하다

소양인을 '사단론'에서는 이렇게 설명하고 있다.

'소양인은 노여워하는 성격이 널리 퍼지고 슬퍼하는 정이 조급하다. 노여워하는 성격이 널리 퍼지게 되면 기운이 비장에 흘러 들어가서 비장 기능이 더욱 싱싱하게 생기 있어지지만, 슬퍼하는 정이 몹시 급하면 기운이 신장 기능을 격동시키고 신장의 기운이 더욱 깎이게 된다. 그러므로 소양인의 장부가 비장은 크고(생기 있고) 신장은 작다(생기 적다)'

소양인은 신장이 약해 노여워하는 마음을 경계해야 한다

제도적 집단관계에서 서로 업신여기는 것을 노여워하며, 그 노여움은 주위까지 넓게 퍼질 정도이다.

노여워하는 마음은 양적인 기운인 만큼 순하게 움직이면 순조롭게 위로 오르고, 그래서 어깨에는 위엄이 서리고, 가슴에는 경륜으로 가득 차며, 비장의 기운이 생기 있게 되어 세상을 보는 눈을 뜨게 된다.

그래서 소양인은 비장이 크다. 비장이 생기 있는 것이다. 이것을 '비대(脾大)'라고 표현한다.

그러나 노여움이 순조롭지 못하면 노여움과 슬픔은 상생 관계이므로 노여워하는 성품이 극도에 이르러 슬픔이 일어난다. 그래서 소양인은 노여움이 극도에 이르러서 이를 걷잡지 못하고 이기지 못하면 비애가 마음을 움직인다. 그 슬픔, 그 비탄은 실로 어마어마하다.

슬퍼하는 기운은 본디 위로 오르는 성질이 있다. 위로 오르는 기운이 지나치게 많으면 인체의 하초를 손상한다.

사상의학에서는 인체를 상초, 중상초, 중하초, 하초로 나눈다. 신장은 하초에 속한다. 그래서 신장이 손상된다. 슬픔이 별안간 일어났다 별안간 그쳤다 하면 척추가 별안간 굽혔다 펴졌다 하게 되는데, 이 척추는 신장이 주착하는 곳(신장 기능의 반응처)이니 만큼, 척추가 굽혔다 펴졌다 하는 것이 일정하지 않으면 그 신장이 어찌 상하지 않겠는가.

그래서 소양인은 신장이 작다. 신장이 생기 없는 것이다. 이것을 '신소(腎小)' 라고 표현한다

'사단론' 에는 이렇게 표현하고 있다.

'소양인의 슬픔은 한 사람의 슬픔으로 천만 사람을 슬프게 하는 것인 바, 그 슬픔이 천만 사람을 움직일 방법이 없다면 반드시 저 천만 사람은 견디기 어렵다' 고 말이다.

그리고 또 이렇게 표현하고 있다.

'태양인, 소양인은 다만 슬픔과 노여움이 지나침을 늘 경계하여 억지로 기쁨과 즐거움을 짓지 못하는 것인 바, 만일 억지로 자꾸만 기쁨과 즐거움을 짓는다면 그 기쁨과 즐거움이 진정에서 나오지 않아서 슬픔과 노여움이 더욱 편벽된다' 고 말이다.

태음인은 간장이 생기 있고 폐가 약하다

태음인을 '사단론' 에서는 이렇게 설명하고 있다.

'태음인은 기뻐하는 성격(喜性)이 멀리 퍼지고, 즐거워하는 정(樂情)은

몹시 급하다. 기뻐하는 성격이 널리 퍼지게 되면 기운이 간장으로 흘러 들어가서 간장의 기능은 더욱 싱싱하게 생기 있어지지만, 즐거워하는 정이 몹시 급하면 기운이 폐장 기능을 격동시키고 폐장의 기운이 더욱 깎이게 된다. 그러므로 태음인의 장부가 간장은 크고(생기 있고) 폐장은 작다(생기 적다)'

태음인의 본성은 기뻐하는 마음이다

인륜의 인간적 관계에서 서로 돕는 것을 기뻐하며, 그 기쁨은 널리 넓게 퍼질 정도이다. 그래서 태음인의 기뻐하는 마음은 넓게 퍼진다고 말한다.

기뻐하는 마음은 음적인 기운인 만큼 순하게 움직이면 순조롭게 아래로 내려오고, 그래서 허리에는 재간이 넘치고 배꼽에는 절도와 방정이 그득하며 간장에는 생기가 있어서 사람들과 무리를 지어 '당여'를 잘 이루며, 코로는 사람들의 외모나 재주와 행동을 냄새 맡듯 잘 살필 수 있다.

그래서 태음인은 간장이 크다. 간장이 생기 있는 것이다. 이것을 '간대(肝大)'라고 표현한다. 그러나 기쁨이 순조롭지 못하면 기쁨과 즐거움은 상조 관계(서로 돕는 관계)이므로 기쁜 성품이 극도에 이르러 즐거움이 일어난다. 그래서 태음인은 기쁨이 극도에 이르러서 이를 억제하고 이기지 못하면 사치를 금치 못한다. 사람과 어울려 술을 마시고 노름을 하고 사치를 즐거워하는 것이 여간 아니다. 걷잡을 수 없을 정도이다.

즐거워하는 기운은 본디 아래로 내려오는 성질이 있다. 아래로 내려오는 기운이 지나치게 많으면 인체의 상초를 손상시킨다.

태음인은 폐가 약해 헛된 즐거움과 지나친 기쁨을 경계해야 한다

사상의학에서는 인체를 상초, 중상초, 중하초, 하초로 나누는데, 폐장은 상초에 속해 있다. 그래서 폐장이 손상된다. 즐거움을 여러 번 얻었다 잃었다 하면 등뼈가 갑자기 솟구쳤다 눌렸다 하게 되는데, 이 등뼈는 폐장이 주착하는 곳(폐장 기능의 반응처)이니 만큼, 등뼈가 솟구쳤다 눌렸다 하는 것이 일정하지 않으면 그 폐장이 어찌 상하지 않겠는가.

그래서 태음인은 폐장이 작다. 폐장에 생기 없는 것이다. 이것을 '폐소(肺小)'라고 표현한다.

따라서 태음인은 헛된 즐거움과 깊은 기쁨을 지닌 성격인 만큼 항상 경계해야 한다.

'사단론'에는 이렇게 표현하고 있다.

'태음인의 즐거움은 한 사람의 즐거움으로 천만 사람을 즐겁게 하는 것인 바, 그 즐거움이 천만 사람을 움직일 방법이 없다면 반드시 저 천만 사람은 견디기 어렵다'라고 말이다.

그리고 또 이렇게 표현하고 있다.

'태음인, 소음인은 다만 기쁨과 즐거움이 지나침을 늘 경계하여 억지로 슬픔과 노여움을 짓지 못하는 것인 바, 만일 억지로 자꾸만 슬픔과 노여움을 짓는다면 그 슬픔과 노여움이 진정에서 나오지 않아서 슬픔과 노여움이 더욱 편벽된다'고 말이다.

소음인은 신장기능이 생기 있고 비장이 약하다

소음인을 '사단론'에서는 이렇게 설명하고 있다.

'소음인은 즐거워하는 성격은 깊고 정확하지만, 기뻐하는 심정은 매우 급하다. 즐거워하는 성격이 깊고 정확하면 기운이 신장으로 흘러 들어가서 신장의 기능은 더욱 싱싱하고 생기 있어지지만, 기뻐하는 심정이 급하면 기운이 비장 기능을 격동시키고 비장의 기운이 더욱 깎이게 된다. 때문에 소음인의 신장 기능은 생기가 있고 비장은 생기가 적다'

소음인이 기뻐하는 마음이 너무 지나치면 비장이 상한다

소음인의 본성은 즐거워하는 마음이다. 가족, 씨족과 어울려 분배하고 생산하며 서로 보호하는 것을 즐거워한다. 즐거워하는 마음은 깊고 정확하며 굳다. 그래서 소음인의 즐거워하는 마음은 심확(深確:굳게 굳어지다)하다고 말한다.

즐거워하는 마음은 음적인 기운인 만큼 순하게 움직이면 순조롭게 아래로 내려오고, 그래서 엉치에는 재량과 방법이 가득하고 아랫배에는 도량이 충만하며 신장에는 생기가 가득 차서 분배(배설)와 생산(생식)을 제대로 다스릴 수 있게 되어 거처를 분명하고 확고하게 만들 수 있으며, 입으로는 세상사는 맛을 한껏 누릴 수 있다.

그래서 소음인의 장부는 신장이 크다. 신장이 생기 있다는 것이다. 이것을 '신대(腎大)'라고 표현한다.

그러나 즐거움이 순조롭지 못하면 즐거움과 기쁨은 서로 돕는 관계이므로 즐거워하는 성품이 극도에 이르러 기쁨이 일어난다. 그래서 소음인은 즐거움이 극도에 이르러서 이를 억제하고 이기지 못하면 기뻐 날뛰게 된다. 그냥 기뻐할 정도가 아니라 기뻐서 날뛸 정도가 된다. 기쁨을 감추지 못하고 기쁨에 푹 빠져 어쩔 줄 몰라 한 이런 행동이 몹시 급하다.

기뻐하는 기운은 본디 아래로 내려오는 성질이 있다. 아래로 내려오는 기운이 지나치게 많으면 인체의 상초를 손상한다.

사상의학에서는 인체를 상초, 중상초, 중하초, 하초로 나누고 있는데, 비장은 중상초에 속해 있다. 그래서 비장을 손상시키게 된다. 잠시 기뻤다가 곧 그친다면 가슴과 겨드랑이가 잠시 넓어졌다 좁아졌다 하게 되는데, 이 가슴과 겨드랑이는 비장이 주착하는 곳(비장 기능의 반응처)이니 만큼, 가슴과 겨드랑이가 넓어졌다 좁아졌다 함이 일정하지 않으면 그 비장이 어찌 상하지 않겠는가.

그래서 소음인은 비장이 약해 지나친 기쁨과 즐거움을 경계해야 한다.

'사단론'에는 이렇게 표현하고 있다.

'소음인의 기쁨은 한 사람의 기쁨으로 천만 사람을 기쁘게 하는 것인 바, 그 기쁨이 천만 사람을 움직일 방법이 없다면 반드시 저 천만 사람은 견디기 어렵다'고 말이다.

그리고 또 이렇게 표현하고 있다.

'태음인, 소음인은 다만 기쁨과 즐거움이 지나침을 늘 경계한다고 해서 억지로 슬픔과 노여움을 짓지 못하는 것인 바, 만일 억지로 자꾸만 슬픔과 노여움을 짓는다면 그 슬픔과 노여움이 진정에서 나오지 않아서 슬픔과 노여움이 더욱 편벽된다'고 말이다.

희·로·애·락의 감정이 순해야 장기를 보호할 수 있다

이상을 통해 우리는, 희로 애락의 감정이 순하고 자연스럽게 발로해지면 장부기능이 순하게 상승하여 생리적 작용을 하지만, 만일 희로 애락의 정이 급하여 역동하게 되면 기와 장부기능을 손상시킨다는 것을 잘 알 수 있다.

이제마는, 희로 애락이 발동하지 않은 것을 중(中)이라 하고, 발동하여 모두 제 절차에 알맞은 것을 화(和)라고 하면서, 희로 애락이 발동하기 전에 늘 경계를 한다면 이것이 곧 점차로 '중'에 가까워지는 것이며, 희로 애락이 이미 발동한 뒤에도 스스로 반성을 한다면, 이것이 곧 점차로 '화'에 가까워오는 것이라고 했다.

따라서 태양인은 노여움을 억제하고, 태음인은 즐기는 것을 억제하고, 소양인은 슬픔과 비탄을 억제하고, 소음인은 기뻐하는 것을 억제하여, 천만인이 감당키 어려울 정도의 이런 감정을 조절, 조화시켜서 중절(中節)의 경지, 중화(中和)의 경지를 이루어야 할 것이다.

chapter 3

확충론

확충론에서 살펴본 태양인의 성정

'확충론'은 '성명론'과 '사단론'이 하늘의 도와 생성 관계에 대해 원칙적인 골자만을 말한 것에 지나지 않으므로, 이해를 돕기 위하여 보충한 내용이다.

이 '확충론'에는 태양인의 성정을 이렇게 표현하고 있다.

태양인은 분노하는 마음이 강하다

태양인은 슬픈 성품이 멀리 흩어지고 노여운 성품이 급하다. 슬픈 성품이 멀리 흩어진다는 것은 태양인의 귀는 '천시'를 살펴서 사람들이 서로 속임을 슬퍼함인 만큼, 그 슬픈 성품이란 별것이 아니라 듣는 것이요, 노여운 성품이 급하다는 것은 태양인의 비장은 남과 교제하는 중에 딴 사람이 나를 멸시함에 노하였던 만큼, 그 슬픈 정이란 별것이 아니라 노여움이다.

태양인의 심성은 슬퍼하는 마음이며 객관적이고, 태양인의 심정은 노여워하는 마음이며 주관적이다.

태양인의 '천기'는 '천시(天時)'이며 네 가지 감각기관 중에 귀가 여기에 속한다. 그래서 슬퍼하는 마음이 멀리 흩어지게 되면 청력이 심히 발달되어 귀로써 하늘의 때를 살피고 자연현상과 외계를 통찰하여 역사적 현상을 슬퍼하게 된다. 사람들이 서로 속이는 것을 슬퍼하게 된다는 것이다. 그 슬퍼함이 멀리까지 이르게 된다.

태양인의 주관적 심정은 노여움이다. 그런데 그 노여움은 대단한 것이며, 무섭도록 크고, 매우 급하다. 이 노여운 감정은 남과 교제하는 중에 주관적으로 두루 살펴보니 남이 자기를 업신여기고 멸시하는 것을 알게 되었을 때 일어나는 감정이다.

태양인은 청각이 발달되어 정신력이 뛰어나다

❶ 태양인의 귀는 능히 '천시'의 소리를 들을 수 있겠으나, 태양인의 코는 널리 '인륜'의 냄새를 맡을 수 없다.

❷ 태양인의 듣는 것은 비록 '천시'에 널리 미치는 까닭으로 태양의 신이 두뇌에 충족하여 폐장으로 들어가는 것이 크고, 태양인의 냄새 맡는 것은 '인륜'에 널리 미치지 못하므로, 태양인의 피가 허리와 척추에 충족하지 못하여 간장으로 돌아가는 것이 적게 된다.

태양인은 귀로 듣는 청력이 발달되어 '천시'로 불리는 하늘의 때, 역사적 현상, 자연의 이치 등을 넓게 통달하는 정신력이 뛰어나다.

까닭에 정신적 기운이 두뇌에 충족하다는 것을 알 수 있다. 뇌수가 충만하기 때문에 청각신경이 충만한 것을 알 수 있다는 말이다. 이 충족한 기운은 폐장까지 들어간다. 정말 많이 들어간다. 들어가는 것이 정말 크다.

그래서 태양인은 '폐대(肺大)' 하다고 한다.

태양인은 인간이 지켜야 할 도리에 부족하다

그러나 귀와는 달리 코는 발달되어 있지 못하다. 코는 무엇을 하는 감각
기관일까? 코는 '인륜' 의 냄새를 맡는 기관이다. '인륜' 은 혈연적, 또는 비
혈연적인 인간 사이의 윤리적 관계를 말한다. 이런 윤리적 관계에서 사람
의 외모를 살피고 사람들의 재주와 행동이 현명한지 현명치 못한지 냄새
맡듯이 가늠하는 것이 코이다. 인간이 지켜야 할 도리를 넓게 통달하려는
지능은 부족하다는 것이다.

이것은 허리와 척추에 혈액이 충족하지 못하다는 것이다. 허리와 척추에
혈액이 충족하지 못하면 후각신경이 약해진다는 이야기이다. 그리고 아울
러서 간장으로 돌아가는 것도 적게 된다.

그래서 태양인은 '간소(肝小)' 하다고 한다.

태양인은 교우를 택하는 마음이 넓지 못하다

❶ 태양인의 비장은 능히 '교제' 중에는 용감하게 통괄을 하겠지만, 태양
   인의 간장은 '당여' 에 대하여서는 깨끗이 서지 못한다.
❷ 태양인의 노여움은 능히 용감하게 '교제' 하는 중에 통괄하므로 남들이
   멸시하지 못하고, 태양인의 기쁨은 '당여' 중에서 꼿꼿한 자세를 지키
   지 못하므로 '당여' 들에게 멸시를 당한다. 그러므로 태양인의 엄청난
   분노는 '교제' 에 있는 것이 아니요 반드시 '당여' 에 있다.
❸ 태양인의 '교제' 는 노여움으로 다스릴 수 있으나 '당여' 는 노여움으로
   다스릴 수 없으니 만큼, 만일 노여움을 '당여' 에 옮기면 '당여' 에는 아
   무런 효과가 없이 간장이 상할 뿐이다.

❹ 태양인은 '교제'를 삼가는 까닭으로 늘 생소한 사람을 교제할 때에 걱정하는 노여운 마음을 가진다. 이 마음은 떳떳하게 타고 난 천성에서 나온 공경하는 마음인 만큼 지극한 착함이 아님은 아니되, '당여'를 가벼이 보기 때문에 매양 친숙한 당원에게 속임을 입어 편벽된 노여움이 장을 상하는 바, 이는 그 교우를 택하는 마음이 넓지 못하기 때문이다.

태양인은 제도적 사회집단에서 통솔력이 강하다

'교제'는 무엇이고, '당여'는 무엇일까?

'교제(교우)'는 비장과 관계가 있으며, 제도적 사회집단-즉 '세회'-에서 인간관계를 맺는 것을 말한다. '당여'는 간장과 관계가 있으며, 혈연적이든 비혈연적이든 윤리 관계- '인륜'-에서 인간관계를 맺는 것을 말한다.

태양인은 인간관계에 있어 남과 사귀는 것을 즐기지 않으며 또 사귀는 일을 걱정한다. 늘 생소한 사람을 교제할 때에 걱정이 대단하다. 괜히 팅팅 튀기고, 괜히 괴팍하게 나간다. 괜히 화가 난 척 막나간다. 그래서 이것을 노여운 마음으로 표현한다.

그렇다고 이런 마음이 나쁘다, 착하지 않다라고 할 수는 없다. 왜냐하면 이런 마음은 태양인이 선천적으로 떳떳하게 타고 난 천성이기 때문이다.

이런 천성, 이런 노여워하는 마음으로 태양인은 제도적 사회집단에서의 인간관계를 '교제'하기 때문에 용감하게 통괄할 수 있다. 모든 인간관계를 노여움으로 통솔하려고 하니 남들이 멸시하지 못한다.

그러나 혈연적, 비혈연적 윤리 관계에서 인간관계를 맺을 때, 태양인은 기쁜 감정으로 대하게 된다. 그러다 보니 자연히 꼿꼿한 자세를 지키지 못하게 된다.

그 결과 업신여김을 당하기 쉽다. 제도적 사회집단에서 멸시 당하는 것이 아니라 가까운 사이, 또는 친척들, 다시 말해서 혈연이든 비혈연이든 매우 가까운 사람들로부터 멸시를 당하는 것이다.

태양인은 엄청난 분노를 일으키기 쉽다

그러므로 태양인은 엄청난 분노를 일으킨다. 그 분노는 천만인이 감당키 어려울 정도의 분노라고 표현할 정도이다.

그러나 이 엄청난 분노는 제도적 사회집단에서의 '교제'에 의해 생긴 분노가 아니라 가까운 사람과의 '당여'에 의해 생긴 분노라는 것을 반드시 알아야 한다.

왜냐하면 태양인은 '교제'에서 멸시당하여 일어난 분노라면 노여움으로 다스릴 수 있으나 가까운 사람과의 '당여'에서 멸시당하여 일어난 분노는 노여움으로 다스릴 수 없기 때문이다.

만일 노여움을 가까운 사람에게 옮기면 가까운 사람에게는 아무런 통솔의 효과가 없이 오로지 제 자신의 간장만 상하게 할뿐이기 때문이다.

태양인은 전진만을 좋아하고 자만심이 강하다

태양인은 항상 전진하려고만 한다. 태양인은 전진을 좋아하고, 전진을 했다 하면 절대 후퇴하지 않는다. 그의 사전에는 '후퇴'라는 말이 없다. 임전무퇴의 기상이다. 그 자질이 씩씩하고 엄숙하기 때문이다.

까닭에 항상 영웅적이며 수컷다운 행세를 하고자 하며 암컷 같은 행세는 하려고 하지 않는다. 본능적인 영웅심이 대단하다.

그러나 후퇴를 전혀 모르고 오직 전진만을 좋아하는 태양인이라고 해서 자신의 역량을 가늠하지 않고 무모하게 전진만을 한다면 어떻게 되겠는가?

이것은 용기가 아니고 만용이다. 이것은 자존이 아니고 자만이다. 이렇게 되면 결국 나가지도 못할 것이다. 패배하고야 말 것이다. 겸손히 물러서는 사양하는 마음이 적어 결국에는 예의마저 저버리게 될 것이며, 끝내는 몰염치하고 더러운 인간으로 전락하고야 말 것이다. 결국에는 자신의 장부만 손상 당할 것이다.

따라서 전진할 수 있는 '하늘의 때(천시)'를 알고 전진해야 한다. 전진할 때이다 싶어도 스스로 반성하여 제 재량과 재목이 단단치 못하고 갖추어져 있다고 판단되지 않을 때는 아예 전진을 하지 않아야 한다.

아울러 영웅적인 수컷만 되려고 안간힘을 쓴다면 때로는 암컷이 될 수도 있느니 만큼, 만일 수컷이 되기만을 좋아하면 방종의 기운이 반드시 지나치다고 말할 수 있겠다.

한편 태양인의 판단력을 '확충론'에서는 이렇게 표현하고 있다.

'태양인은 비록 지극히 어리석으나 그 성품은 오히려 가벼워서 남을 받아들이느니 만큼, 그는 비록 지극히 불초하더라도 남의 선과 악을 잘 안다'고 말이다

태양인은 자신을 지나치게 자랑하려는 마음을 경계해야 한다

다시 말해서 태양인은 때로 지극히 어리석어 보일지라도 그 본성에는 말과 행동이 명확하여 마땅한 말을 분명히 하고 마땅한 행동을 분명히 할 뿐 아니라 친밀감이 있어 사람을 맞아들이듯 하고, 비록 지극히 못났다해도 사람들의 선과 악을 분별할 줄 아는 예지가 있다는 말이다.

그러나 태양인은 남을 함부로 치며 자신을 지나치게 자랑하려는 마음을 경계해야 한다. 그래야만 방정한 품행과 절도 있는 행동, 떳떳한 재량과 방법이 서게 될 것이다.

확충론에서 살펴본 소양인의 성정

'확충론'은 '성명론'과 '사단론'이 하늘의 도와 생성 관계에 대해 원칙적인 골자만을 말한 것에 지나지 않으므로, 이해를 돕기 위하여 보충한 내용이다.

이 '확충론'에는 소양인의 성정을 이렇게 표현하고 있다.

소양인은 노여움이 강하다

소양인은 노여운 성품이 널리 에워싸고 슬픈 정이 급하다. 노여운 성품이 널리 에워쌌다는 것은 소양인의 눈은 '세회'를 살펴서 사람들이 서로 멸시함을 노여워함인 만큼, 그 노여운 성품이란 별것이 아니라 보는 것이요, 슬픈 정이 급하다는 것은 소양인의 폐장이 '사무'를 행하는 중에 딴 사람이 나를 속임에 슬퍼하였던 만큼, 그 슬픈 정이란 별것이 아니라 슬픔이다.

소양인의 심성은 노여워하는 마음이며 객관적이고, 소양인의 심정은 슬퍼하는 마음이며 주관적이다.

소양인은 눈으로써 제도적 집단관계, 즉 단체생활이나 모든 인간관계를 통찰하여 사람들이 서로 업신여기고 멸시하는 것을 보고, 이를 노여워한다. 그만큼 널리 에워싸고 넓게 포용하는 마음이 있는 것이다. 그런 마음으로 인간관계를 눈으로 살피게 되며, 여기서 사람들끼리 서로 멸시하는 것을 보게 되었을 때 노여워하게 된다.

소양인은 어떤 일을 행하는 중에 남이 자기를 속이는 것을 알게 되었

때 대단히 슬퍼한다. 그 비탄은 매우 심하며, 매우 급하다.

소양인은 단체생활에는 강하고 가족생활에는 약하다

소양인은 눈으로 살펴 널리 제도적 집단관계의 변천을 보고 통달하는 정신력이 뛰어나다. 이것은 등뼈에 기가 충만한 것이다. 등뼈의 기가 충만하기 때문에 시신경이 충만한 것이다. 이 충족한 기운이 비장까지 돌아간다. 그래서 소양인은 '비대(脾大)' 하다고 한다.

그러나 눈과는 달리 입은 발달되어 있지 못하다. 입은 '지방' – 가족, 씨족 등의 인간관계 – 에서 세상사는 맛을 보는 것이니, 눈은 발달하고 입이 발달하지 못했다는 것은 단체생활에는 강해도 가족사회에는 약하다는 것이다. 이것은 방광에 정수가 충족하지 못하다는 것이다. 그리고 아울러서 그 정수가 신장으로 돌아가는 것이 적게 된다.

그래서 소양인은 '신소(腎小)' 하다고 한다.

소양인은 가족, 친지들에게 속임을 당하기 일쑤다

소양인은 안에서 '거처'를 확보하는 것보다는 밖에서 '사무'를 수행하고 흥왕하게 완수하는 것을 더 중시하는데, 이런 마음은 소양인이 선천적으로 떳떳하게 타고 난 천성이다.

이렇게 밖에서의 활동에는 민첩하고 통달해 있을 뿐 아니라 사람끼리의 속임수를 매우 슬퍼하는 마음으로 사람을 대하기 때문에 밖에 있는 남들이 자기를 속일 수 없다.

그렇지만 안에서의 거처 확보에는 안정되지 못하기 때문에 가족, 씨족 등 안을 지키고 있는 가까운 사람들에게 속임을 당하기 일쑤이다. 그러므로 소양인은 엄청난 슬픔에 빠지기 쉽다. 그 슬픔, 그 비탄은 천만인이 감당키 어려울 정도라고 표현할 정도이다.

이 슬픔은 소양인 자신이 밖을 더 중시하고 안을 소홀히 했기 때문에 일어난 감정인데, 이 감정을 안을 지키는 사람에게 옮겨봤댔자 아무런 도움도 없이 자신의 신장만 상한다.

소양인은 과장하는 마음, 게으른 마음을 경계해야 한다

소양인은 안에서 머무르기보다는 밖으로 나대기를 좋아한다. 까닭에 늘 바깥에서 이기고자 하는 마음이 있고 안에서 지키고자 하는 마음이 없다.

그러나 나댈 수 있다 싶을 때 나대야 한다. 그리고 내댈 수 있다 싶어도 스스로 반성하여 제 재량과 힘이 부치고 굳지 못할 때에는 나대지 말아야 한다. 밖에서 이기고자 하는 마음이 있을지라도 항상 안에서 지키는 데도 힘써야 한다. 그렇지 않으면 편협된 사사로운 마음이 반드시 지나치다고 말할 수 있겠다.

한편 소양인의 판단력을 '확충론'에서는 이렇게 표현하고 있다. '소양인은 비록 지극히 어리석으나 그 성품은 오히려 넓어서 법도를 지키니 만큼, 그는 비록 불초하더라도 남의 슬기롭고 어리석음을 잘 안다'고 말이다.

그러나 소양인은 항상 과장하는 마음, 항상 게으른 마음을 경계해야 한다. 그래야만 넓은 도량과 위대한 재간을 갖추게 될 것이다.

확충론에서 본 태음인의 성정

'확충론'은 '성명론'과 '사단론'이 하늘의 도와 생성 관계에 대해 원칙적인 골자만을 말한 것에 지나지 않으므로, 이해를 돕기 위하여 보충한 내용이다.

이 '확충론'에는 태음인의 성정을 이렇게 표현하고 있다.

태음인은 다른 사람이 자기를 보호해 주는 것을 즐거워한다

태음인은 기쁜 성품이 널리 퍼지고 즐거운 정이 급하다. 기쁜 성품이 널리 퍼진다는 것은 태음인의 코는 '인륜'을 살펴서 사람들이 서로 도와줌을 기뻐함인 만큼, 그 기쁜 성품이란 별것이 아니라 냄새를 맡는 것이요, 즐거운 정이 촉급하다는 것은 태음인의 신장이 '거처'를 하는 중에 딴 사람이 나를 보호하여줌을 즐거워하는 만큼, 그 즐거운 정이란 별것이 아니라 즐거움이다.

태음인의 심성은 기쁜 마음이며 객관적이고, 태음인의 심정은 즐거워하는 마음이며 주관적이다.

태음인은 코로써 혈연이나 비혈연의 인간관계상 모든 것을 냄새 맡듯 잘 통찰하여 사람끼리 서로 돕는 것을 알게 되면 기뻐한다.

그리고 가족, 씨족 등 인간관계에서 분배(배설)와 생산(생식)을 잘 다스려 거처를 확보하고 안주하려고 할 때 다른 사람이 자기를 보호해 주는 것을 대단히 즐거워한다. 그 즐거워함은 대단할 정도이며, 매우 급할 정도이다.

태음인은 현실적인 인간관계에는 능해도 역사적 소명의식은 약하다

태음인은 코로 냄새 맡듯 혈연이나 비혈연의 인간관계상 모든 것을 낌새 맡아 통달하는 능력이 뛰어나다. 이것은 혈액이 허리와 척추에 충족한 것이다. 허리와 척추에 혈액이 충만하기 때문에 후각신경이 충만한 것이다. 이 충족한 혈액이 간장으로 돌아간다. 아주 많이 돌아간다. 간장으로 돌아가는 혈액이 아주 크다. 그래서 태음인은 '간대(肝大)' 하다고 한다.

그러나 코와는 달리 귀는 발달되어 있지 못하다. 귀는 '천시'-역사적 현상의 사명감과 인간관계-의 소리를 듣는 것이니, 코는 발달하고 귀는 발달하지 못했다는 것은 현실적 윤리적 인간관계에는 능해도 역사적 소명의식에는 약하다는 것이다. 이것은 정신적 기운이 두뇌에 충족하지 못하다는 것이다. 그리고 아울러 그 기운이 폐장으로 돌아가는 것이 적다.

그래서 태음인은 '폐소(肺小)' 하다고 한다.

태음인은 선천적으로 한자리에 안주하기를 좋아한다

태음인은 항상 한자리에서 조용히 거처를 정하고 안주하는 것을 즐거움으로 삼고, 그런 도락을 중시하므로 늘 즐거운 마음으로 안을 지킨다. 이런 마음은 태음인이 선천적으로 떳떳하게 타고 난 천성이다.

그러므로 항상 거처에 안정되어 있기 때문에 거처가 자기를 보호, 보전해 준다. 진정한 즐거움은 여기에 있는 것이다.

그러나 태음인은 역사적 소명 의식, 또는 그것을 수행하고 완성하는 일 등 모든 사무에는 영리하지도 않고 민첩하지도 못하고 통달하지도 못하기 때문에 그런 활동에 있어 자신을 보호해 주지 않는다. 사무에 믿을 수 없는 것이다. 헛된 즐거움이 여기에 있는 것이다.

따라서 거처에서 진정한 즐거움을 찾지 않고 만일 활동하는 것으로 도락을 삼고자 하면 도리어 속임을 당해 유익함이 없으며 자신의 폐장만 상한다.

태음인은 교만한 마음, 사치한 마음을 경계해야 한다

태음인은 항상 고요하게 지내고자 하고 움직임을 싫어한다. 까닭에 늘 안에서 지내고자 하고 밖에서 활동하기를 꺼려한다.

그러나 고요하게 지내더라도 자신의 형편을 스스로 살펴서 슬기롭게 하지 않으면 도리어 조용하게 지낼 수 없다. 또 안을 지키더라도 밖의 활동에도 힘써야 한다. 그렇지 않으면 물욕이 지나치다고 말할 수 있겠다.

한편 태음인의 판단력을 '확충론'에서는 이렇게 표현하고 있다.

'태음인은 비록 지극히 어리석으나 그 성품은 오히려 우뚝 솟아서 가르치고 권유할 수 있는 만큼, 그는 비록 불초하더라도 남의 부지런하고 게으름을 잘 안다'고 말이다.

그러나 태음인은 교만한 마음, 사치한 마음을 경계해야 한다.

● 확충론에서 본 태음인의 성정 ●

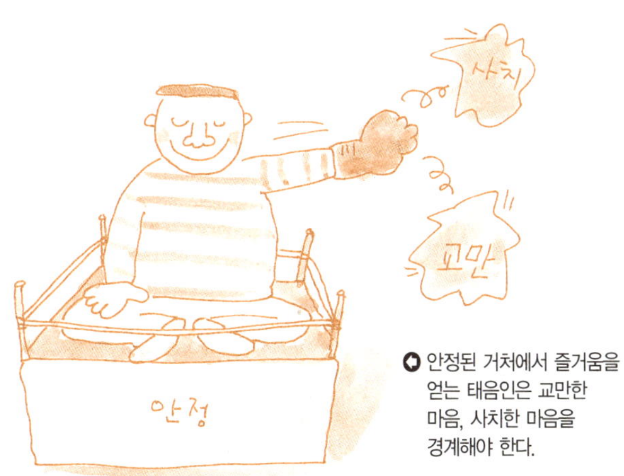

❍ 안정된 거처에서 즐거움을 얻는 태음인은 교만한 마음, 사치한 마음을 경계해야 한다.

확충론에서 본 소음인의 성정

'확충론'은 '성명론'과 '사단론'이 하늘의 도와 생성 관계에 대해 원칙적인 골자만을 말한 것에 지나지 않으므로, 이해를 돕기 위하여 보충한 내용이다.

이 '확충론'에는 소음인의 성정을 이렇게 표현하고 있다.

소음인은 가족사회에는 강해도 단체생활에는 약하다

소음인은 즐거운 성품이 깊이 명확하고 기쁜 정이 급하다. 즐거운 성품이 깊고 명확하다는 것은 소음인의 입이 '지방'을 살펴서 사람들이 서로 보호함을 즐거워함인 만큼, 그 즐거운 성품이란 별것이 아니라 맛보는 것이요, 기쁜 정이 촉급하다는 것은 소음인의 간장이 '당여'와 사귀는 중에 딴 사람이 나를 도와주는 것을 기뻐하는 만큼, 그 기쁜 정이란 별것이 아니라 기쁨이다.

소음인은 입으로써 가족, 씨족 등의 인간관계상 세상사는 맛을 느끼며 통찰하여 사람끼리 서로 보호하고 감싸주는 것을 알게 되면, 이를 보고 즐거워한다. 그만큼 깊고 명확한 마음이다. 그리고 윤리적 인간관계에서 친숙한 사람들이 자기를 도와주는 것을 기뻐한다.

소음인은 입으로 세상사는 맛을 알고 가족, 씨족 등 인간관계를 통찰하는 정신력이 뛰어나다. 이것은 정수가 방광에 충족한 것이다. 방광에 정수가 충족하기 때문에 미각신경이 충만한 것이다. 이 충족한 정수는 신장까지 돌아간다.

그래서 소음인은 '신대(腎大)' 하다고 한다.

그러나 입과는 달리 눈은 발달되어 있지 못한다. 눈은 제도적 사회집단 관계를 통찰하는 것인데, 입이 발달하고 눈이 발달하지 못했다는 것은 가족사회에는 강해도 단체생활에는 약하다는 것이다. 이것은 기가 등뼈에 충족하지 못한 것이다. 그리고 아울러 그 기가 비장으로 돌아가는 것이 적게 된다.

그래서 소양인은 '비소(脾小)' 하다고 한다.

소음인은 가까운 사람이 자기를 도와주는 것을 좋아한다

소음인은 가까운 사람끼리 무리 짓는 '당여' 에는 자신이 있다. 깨끗하고 꼿꼿하게 설 수 있다. 이들을 잘 대하고 바로 다스리기 때문에 가까운 그 사람들이 자기를 도와준다. 소음인은 다른 사람이 자기를 도와줄 때 기뻐한다. 진정한 기쁨은 여기서 얻을 수 있다.

그래서 소음인은 가까운 사람 중에서도 친숙한 사람을 골라 사귀려고 하는 마음을 갖고 있다. 이 마음은 떳떳하게 타고난 천성이다.

그렇지만 제도적 사회집단 관계에서는 용감하게 통솔하지 못하기 때문에 낯선 사람들이 자기를 도와주지 않는다. 헛된 기쁨이 여기에 있다.

이렇게 소음인은 가까운 사이에는 기쁜 마음으로 다스릴 수 있지만 사회집단의 인간관계에서는 기쁨으로 다스려서는 안 된다. 그렇게 되면 교제도 안 되고 오히려 자신의 비장만 상하게 된다.

소음인은 잘난체하는 마음, 남의 것을 탐내는 마음을 경계해야 한다

소음인은 늘 한 곳에 처하기를 좋아하고 밖으로 나가려 하지 않는다. 그러나 한 곳에 머물고자 해도 스스로 형편을 살펴서 지혜롭게 여유롭게 대처하지 못하면 한 곳에서만 살 수 없다.

항상 내성적인 것, 여성적인 것에 머물고자 할뿐 적극적인 것, 남성적인 것을 지향하지 않는다. 그러나 영웅적인 것 등 웅대한 포부를 가지려고도 해야 한다. 그렇지 않으면 안일한 마음이 반드시 지나치다고 말할 수 있다.

한편 소음인의 판단력을 '확충론'에서는 이렇게 표현하고 있다. '소음인은 비록 지극히 어리석으나 그 성품은 오히려 평탄하여 어루만지고 길들일 수 있는 만큼, 그는 비록 불초하더라도 남의 재능이 있고 없음을 잘 안다'고 말이다.

다시 말해 본성이 넓고 너그럽다는 것이다. 그래서 사람들을 어루만져 위로하고 따르도록 하는 능력이 있고, 사람의 재능 여부를 분별할 줄 안다는 것이다.

그러나 소음인은 항상 잘난 체 하는 마음, 항상 남의 것을 탐내는 마음을 경계해야 한다. 그래야만 세상에 둘도 없는 경륜과 큰 사람의 식견을 두루 갖추게 될 것이다.

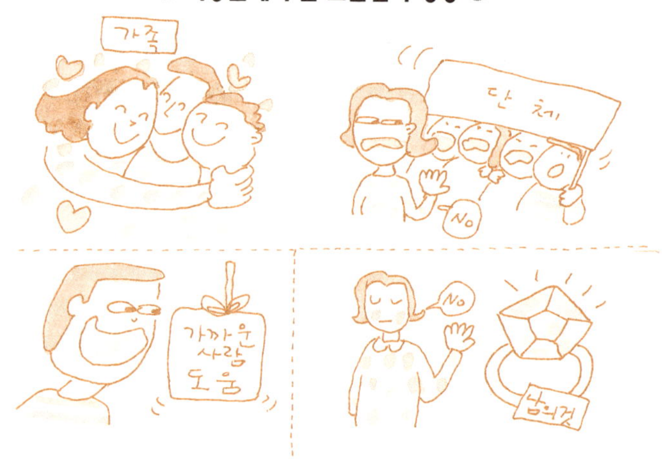

가족생활에는 강하지만 단체생활에 약한 소음인은 가까운 사람끼리 도움을 주고받는 것을 즐기며 그것을 통해 기쁨을 얻는다.

장부론

사상체질에 맞춘 이제마의 장기 분류

'장부론'에서는 인체를 상초, 중초, 하초로 나누고 새로이 중초를 중상초, 중하초로 나누어서 4초(焦)로 구분했다. 기존의 한의학에서는 3초로 구분한 것을 이제마는 4초로 구분했으니 참으로 이채롭다.

이것은 4상에 맞춘 것이다. 태양, 소양, 태음, 소음이 4개이듯이 천체의 운행과 기틀인 '천기'도 지방, 인륜, 세회, 천시 4개이며 인간 생활의 양상과 여건인 '인사' 역시 거처, 당여, 교우, 사무 4개이며 감각기관도 입, 코, 눈, 귀 4개이고 장도 신장, 간장, 비장, 폐장 4개로 구분을 짓고 있다. 그러니 상초, 중상초, 중하초, 하초의 4초로 나눈다 해서 이상할 게 없다.

즉 상초는 폐장, 위완 부위인 등 위와 가슴 위 이상을 말하고, 중상초는 비장, 위장 부위인 척추골과 흉격 사이를 말하며, 중하초는 간장, 소장 부위인 허리와 배꼽 사이를 말하며, 하초는 신장, 대장 부위인 요추골 밑과 배꼽 밑 이하를 말한다.

오장육부가 아닌 4장4부로 분류했다

기존의 한의학에서는 '오장육부'라 해서 받아들이는 기능을 주관하는 장에는 5개가, 내보내는 기능을 주관하는 부에는 6개가 있다는 장부 개념을 갖고 있었는데, 이제마는 심장은 중앙의 태극 같은 것으로서 일신의 주재자로 간주하고 장을 4개로 구분했으니 당연히 부도 4개로 구분했을 것이다. 즉 4장 4부의 장부 개념을 설정한 것이다.

4장	4부	위 치	4초
폐장	위완	등 위와 가슴 위 이상	상초
비장	위장	척추골과 흉격 사이	중상초
간장	소장	허리와 배꼽 사이	중하초
신장	대장	요추골 밑과 배꼽 및 이하	하초

4부는 위완, 위장, 소장, 대장을 말한다. 그리고 4장 4부를 다음과 같이 폐장-위완, 비장-위장, 간장-소장, 신장-대장을 연계시켜 표리관계를 설정해 놓았다.

그렇다면 4장 4부만 연계시켜 놓았을까? 아니다.

천시-인사-4장-4부-4감각기관-4초… 등 모든 것을 연계시켜 놓을 게 뻔하지 않은가. 그러나 우리는 여기서 4장-4부-4초의 연계만을 우선 도표로 알아보도록 하자.

1) 초(焦) : '초'는 '태운다'는 뜻. 곧 '열'을 뜻한다. 따라서 에너지원이다. 인체 생명을 유지하며 활동능력을 영위하는 근원이다. 호흡 및 신

경의 온열작용, 혈액의 온열작용, 호르몬의 온열작용 등의 발화점으로 작용한다. 기존 한의학에서는 상초, 중초, 하초의 삼초로 분류하고 있는 반면에 사상의학에서는 위와 같이 4초로 분류하고 있다.

2) **4장(四臟)** : ① 5장 중 심장은 '태극'에 상응하며 일신을 주재한다고 보며, 인체 생리기능상 가장 핵심적인 것을 심성(心性)으로 봄. '장부론'에서는 다음과 같이 표현하고 있다. '심장은 온몸의 주재자가 되어 그 위치가 바로 젖 사이를 향하여, 광명하고 맑고 통철하여 귀나 눈이나 코나 입에 보살피지 못하는 것이 없고, 폐장이나 비장이나 간장이나 신장에 헤아리지 못하는 것이 없으며, 턱이나 가슴이나 배꼽이나 복부에 성실치 않는 것이 없고, 머리나 손이나 허리나 발에 공경하지 않는 것이 없게 된다'고 했다. ② '심성'에 의해 4장의 장단, 대소, 강약, 허실이 갈라지며 4장에 성, 정이 있다고 보았다. '장부론'에서는 다음과 같이 표현하고 있다. '폐장은 반드시 잘 배우고, 비장은 반드시 잘 묻고, 간장은 반드시 잘 생각하고, 신장은 반드시 잘 분별한다. 폐장과 비장과 간장과 신장의 사용이 바르고 곧고 알맞고 조화가 되면 진액과 기름(즉 영양소)들이 충만하고, 짝지거나 기울거나 지나치거나 미치지 못하는 것이 있다면 진액과 기름들이 메마른다'고 했다.

3) **4장의 위치** : 사상의학에서는, 폐장은 목구멍 밑 등 위에 있고, 비장은 등골뼈에 있고, 간장은 허리에 있고, 신장은 허리와 척추 밑에 있다고 보았다. 또 사상의학에서는 폐장이 사무, 비장이 교우, 간장이 당여, 신장이 거처에 해당하는 '인사'를 담당한다고 보고 있다.

4) **4부(四腑)** : 기존 한의학에서는 삼초를 포함해 담낭, 위장, 소장, 대장, 방광을 6부라 일컫는 반면 사상의학에서는 위완, 위장, 소장, 대장을 4부로 보고 있다.

5) **4장4부의 표리관계** : 장부는 표리관계를 이루고 있는데, 기존 한의학에서는 심장－소장, 폐장－대장, 간장－담낭, 비장－위장, 신장－방광 같이 표리관계를 설명하고 있는 반면 사상의학에서는 폐장－위완, 비

장-위장, 간장-소장, 신장-대장 같이 표리관계를 이루고 있는 것으로 본다.

6) **위완(胃脘)** : 위의 중완을 말한다. 경혈상으로는 위의 상완을 가르키기도 함. 그러나 사상의학에서는, 위완이 턱 밑 가슴 위에 위치하고 있으며, 위완이 입과 코로 통하고 있다고 한다.

자, 이제 사상의학에서 주장하는 생리학을 살펴보자.

생리적으로 섭취된 음식물은 위장에 들어가 소화되면서 에너지로 변화한다. 이렇게 에너지로 변화하는 것을 '기화작용'이라고 한다. 이 '기화작용'으로 4가지 에너지가 생긴다. 온기(溫氣), 열기(熱氣), 양기(凉氣), 한기(寒氣)의 4가지이다.

이들은 성질이 다른 에너지이기 때문에 각각 다른 경로를 통해 분포되기 마련이다. 그 분포 경로는 다음과 같다.

태양인은 위가 튼튼하고 폐기능이 발달되어 있다

첫째, 음식물이 위장에서 기화작용을 할 때 맑고 가벼운 것은 '위완'으로 올라가서 '온기'가 되어 타액으로 변하여 혀 밑으로 들어가서 타액선(津海)을 이룬다. 여기로부터 맑은 기운이 귀를 거치면서 정신력이 생기게 되고, 두뇌에 들어가 뇌수를 이룬다. 여기에 정신력이 머물게 된다. 뇌수로부터 맑은 영양소는 폐장으로 가고, 탁한 영양소는 피부와 모발로 간다.

까닭에 위완-혀-귀-두뇌-피부, 모발-폐장이 연계된다. 이것이 폐장 기능계이며, 이제마는 이것을 '폐장의 무리(肺之黨)'라고 표현했다. '온기'와 정신력(神)이 관계 있으며, 태양인의 생리가 이것으로 설명될 수 있다.

예를 들어 태양인은 위완이 튼튼하다. 소화를 잘 시키는 편이지만 구토 증상이 있으면 위완에 병이 생긴 것으로 보아야 한다.

'온기'가 있는 체질이므로 기름지거나 맵고 짠 음식은 싫어한다. 손발도 더운 편이고 혀가 두툼하고 타액이 풍부하며 귀가 큼직하고 또 단단하다. 청력도 뛰어나다. 두뇌가 좋으며 정신력이 남다르고 머리가 몸통에 비해 상대적으로 큰 편에 속한다. 얼굴은 둥글면서도 마름모꼴을 하고 있으며, 이마가 툭 불거져 나와 있다. 목덜미와 뒷머리도 발달해 있다. 피부가 단단하며 머리카락도 올이 곧고 탄탄하다. 폐기능이 참 좋다. 그러니까 상체가 하체보다 발달해 있다.

소양인은 위장과 비장이 발달되어 있다

음식물이 위장에서 기화작용을 할 때 '열기'가 강해 끈적거리는 지방질 같은 것이 되면 유방 사이(膏海)에 들어간다. 여기로부터 맑은 기운이 눈을 거치면서 에너지가 되고, 등과 등뼈 골수(膜海)로 들어가니 여기에 에너지가 머물게 된다. 등뼈 골수로부터 맑은 영양소는 비장으로 가고, 탁한 영양소는 힘줄로 간다.

까닭에 위장유방눈등, 등골뼈힘줄비장이 연계된다. 이것이 비장기능계이며, 이제마는 이것을 '비장의 무리(비지당)'라고 표현했다. '열기'와 에너지(氣)가 관계 있으며, 소양인의 생리가 이것으로 설명될 수 있다.

예를 들어 소양인은 위장이 좋다. 소화를 잘 시키는 편이지만 구토, 설사가 있으면 위장에 병이 생긴 것으로 보아야 한다.

'열기'가 있는 체질이므로 냉한 것, 날 것을 좋아한다. 손발이 항상 뜨거운 편이다. 유방이 남보다 잘 발달해 있다. 그러니까 상체가 하체보다 더 발달해 있다. 눈이 초롱초롱하고 예쁘며 눈빛이 강하다. 눈썹도 미려하다. 얼굴은 앞 뒤 짱구이거나 역삼각형이며 턱이 가냘프다. 등골뼈가 강하고 어깨는 일자형으로 어깨를 뒤로 젖히고 걷는다. 힘줄도 강하고 비장이 좋다. 비장에 해당하는 색깔, 즉 누런 색이 피부의 색을 이루고 있다.

태음인은 소장과 간장이 발달되어 있다

섭취된 음식물의 '양기'는 소장에서 기름 같은 것이 되어 배꼽(油海)으로 들어간다. 여기로부터 맑은 기운이 코를 거치면서 피가 되고, 허리와 허리뼈 골수(血海)로 들어가니 여기서 혈액이 머물게 된다. 허리뼈 골수로부터 맑은 혈액의 즙은 간장으로 가고, 탁한 혈액의 즙은 살로 간다.

까닭에 소장-배꼽-코-허리, 허리뼈-살-간장이 연계된다. 이것이 간장기능계이며, 이제마는 이것을 '간장의 무리(간지당)'라고 표현했다. '양기'와 혈액이 관계 있으며, 태음인의 생리가 이것으로 설명될 수 있다.

예를 들어 태음인은 소장이 좋아 소화와 배도작용이 원활하다. 그러나 소화가 안 되거나 변비가 있으면 소장에 병이 생긴 것으로 보아야 한다. '양기', 즉 서늘한 기가 있는 체질이므로 편식 없이 잘 먹고 손발도 비교적 따뜻한 편이다.

배가 불룩 튀어나올 체질이므로 상체보다 하체가 더 발달한 편이다. 이목구비가 모두 큼직하고 두툼한데, 특히 코가 큼직한 게 보기 좋다.

후각신경이 발달하여 있으며 따라서 물욕이 강하다.

허리가 두리뭉실하여 걸을 때 굼뜬 편이다. 살이 많이 찔 체질이다. 그래서 땀을 많이 흘린다. 간장기능이 좋지만 과로, 과음, 과식하는 경향이 있어서 간장질환을 비롯해서 고혈압, 중풍 등을 조심해야 한다.

소음인은 대장과 신장 기능이 발달되어 있다

섭취된 음식물의 '한기'는 대장에서 액체가 되어 생식기 치골부(液海)로 들어간다. 여기로부터 맑은 기운이 입을 거치면서 에센스가 되고, 방광(精海)에 들어가니 여기서 에센스가 머물게 된다. 방광으로부터 맑은 에센스의 즙은 신장으로 가고, 탁한 에센스의 즙은 뼈로 간다.

까닭에 대장-생식기-입-방광-뼈-신장이 연계된다. 이것이 신장기능계이며, 이제마는 이것을 '신장의 무리(신지당)' 라고 표현했다.

'한기'와 에센스(精)가 관계 있으며, 소음인의 생리가 이것으로 설명될 수 있다.

예를 들어 소음인은 대장기능이 좋다. 그러나 설사나 소화불량이 있으면 대장에 병이 생긴 것으로 보아야 한다.

'한기' 체질이므로 찬 음식을 싫어하고 더운 것을 좋아하며, 손발도 작으면서 항상 찬 편이다. 추위를 잘 타고 내성적이다.

방광, 신장, 그리고 생식기능이 좋다. 상대적으로 소화기나 정신신경계 질환을 앓기 쉽다. 입이 예쁘다. 용모 자체가 미려하고 온순해 보인다. 화술이 여간 아니게 뛰어나다. 그러나 음성에 힘이 없고 한 숨을 쉴 때가 많다. 뼈가 탄탄하지만 요통도 잘 않는다.

● 장부론에 나와 있는 사상인의 특징 ●

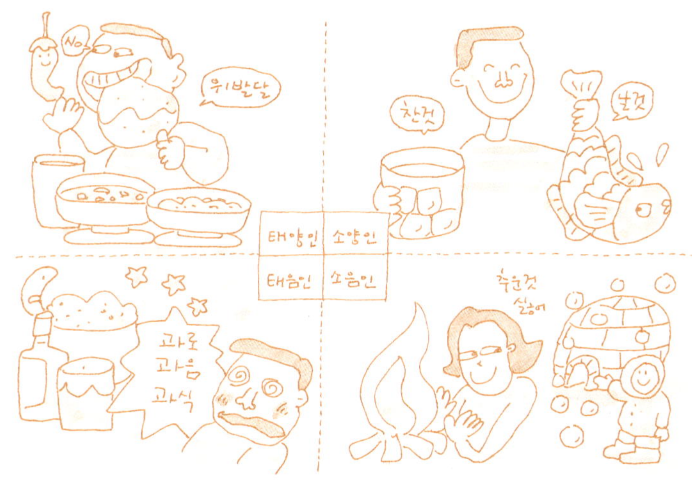

○ 태양인과 소양인은 위가 튼튼하여 소화를 잘 시키지만 구토 증세를 조심해야 하며, 태음인은 과로, 과음, 과식을 주의해야 하고, 소음인은 설사나 소화불량에 유의해야 한다.

장부론에 나와 있는 사람 인체의 8개 바다

8가지 중 4개는 인체 앞면에 있고 4개는 인체 뒷면에 있다. 그래서 인체 앞면에 있는 4개의 '바다'를 '전사해'라 하고, 인체 뒷면에 있는 4개의 '바다'를 '후사해'라고 한다.

'전사해'는 진해, 고해, 유해, 액해이다. 이것은 인체 앞면에 있는 턱(혀), 가슴(유방 사이의 전중), 배꼽, 복부(생식기 치골부)와 연관이 있다.

'후사해'는 이해, 막해, 혈해, 정해이다. 이것은 인체 뒷면에 있는 두뇌, 등뼈, 허리뼈, 방광과 연관이 있다.

그런데 턱(혀)에 있는 '진해'에서 맑은 기운이 두뇌에 들어가 '이해'를 이루고, 가슴(유방)에 있는 '고해'에서 맑은 기운이 등뼈로 들어가 '막해'를 이루고, 배꼽에 있는 '유해'에서 맑은 기운이 허리뼈로 들어가 '혈해'를 이루고, 복부에 있는 '액해'에서 맑은 기운이 방광에 들어가 '정해'를 이룬다.

진해(津海 ; 진액의 바다)는 귀와 연관이 있다

위완으로부터 '온기'가 혀 밑으로 들어가서 타액선, 즉 '진해'를 이룬다. 이 '진해'는 4가지 일을 한다.

위완을 돕는 일, 귀를 영양하는 일, 상초를 충만케 하여 정신력을 기르는 일, 뇌수를 만드는 일을 한다.

그 과정은 이렇다. 여기에서 나오는 탁한 것은 위완의 상승작용을 도와주며, 맑은 것은 귀를 영양해서 반드시 멀리 들을 수 있게 한다. 따라서 혀의 ‘진해’는 귀의 근본이다.

귀는 ‘천시(자연현상, 역사적 현상)’의 소리를 널리 들어 통달하는 힘을 넓히는 한편, ‘진해’의 맑은 기운을 이끌어 내어 상초에 충만시켜서, 정신력을 길러 두뇌에 넣어 뇌수를 이룬다.

한편 ‘진해’는 위완으로부터 기초가 이루어지지만 폐장의 원기에 의해 옹호되고 취합되며 엉긴다.

이해(膩海 ; 살찐 바다)는 피부, 모발과 연관이 있다

‘이해’는 ‘진해’의 맑은 기운을 귀가 이끌어 내어 상초를 충만시켜서 정신력을 길러 두뇌에 넣어 뇌수를 이룸으로써 형성되는 것이다. 그러니까 뇌수가 ‘이해’이며, 여기에 정신력이 머물고 있다.

‘이해’는 2가지 일을 한다. 즉 뇌수로부터 맑은 영양소는 폐장으로 가서 폐장을 영양하고, 탁한 영양소는 피부와 모발로 가서 피부와 모발을 영양한다. 따라서 ‘이해’는 폐장의 근본이다.

한편 폐장은 ‘사무(일상생활, 사명적 과업)’에 능통한 힘으로 ‘이해’의 맑은 즙을 흡수하여 폐장으로 들여보내서 폐장의 원기를 길러 안으로 ‘진해’를 옹호하여 그 기운을 발동시켜 끊임없이 진액을 취합하고 엉기게 한다.

고해(膏海 ; 비계의 바다)는 눈과 연관이 있다

위장에서 기화작용을 할 때 ‘열기’가 강해 끈적거리는 지방질 같은 것이 되면 유방 사이로 올라와 ‘고해’를 이룬다. 그러니까 ‘고해’는 유방 사이, 곧 전중이라는 부위이다.

이 ‘고해’는 4가지 일을 한다.

위장을 돕는 일, 눈을 영양하는 일, 중하초를 충만시켜 에너지를 기르는 일, 등골뼈를 이루는 일을 한다.

　그 과정은 이렇다. 여기서 나오는 탁한 찌꺼기는 위장의 축적작용을 도 와주며, 맑은 기운이 눈을 영양해서 반드시 크게 볼 수 있게 한다. 따라서 유방 사이의 '고해'는 눈의 근본이다. 눈은 '세회(인간사회, 집단적 사회제 도)'를 널리 보고 통달하는 힘을 넓히는 한편 '고해'의 맑은 기운을 이끌 어 내어 중하초에 충만시켜, 에너지를 길러 등과 등골뼈에 넣어 거듭 쌓이 게 한다.

　한편 '고해'는 위장으로부터 기초가 이루어지지만 비장의 원기에 의해 옹위되고 취합되며 엉기게 된다.

막해(膜海 ; 흘때기 바다)는 근육과 연관이 있다

　흘때기란 심줄이나 근육 사이에 박힌 얇은 껍질이 많이 섞인 질긴 고기 를 말한다.

　'막해'는 '고해'의 맑은 기운을 눈이 이끌어 내어 중하초를 충만시켜서 에너지를 길러 등과 등골뼈에 넣어 줌으로써 형성된다. 그러니까 등뼈 골 수가 '막해'이며, 여기에 에너지가 머물게 된다.

　'막해'는 2가지 일을 한다. 즉 등뼈 골수로부터 맑은 영양소는 비장으로 가서 비장을 영양하고, 탁한 영양소는 힘줄로 가서 힘줄을 영양한다. 따라 서 '막해'는 비장의 근본이다.

　한편 비장은 '교우(사회나 인간교제)'에 능통한 노여운 힘으로 '막해'의 맑은 즙을 흡수하여 비장으로 들여보내어 비장의 원기를 길러, 안으로 '고 해'를 옹위하여 그 기운을 발동시켜서 끊임없이 기름을 취합하고 엉기게 한다.

유해(油海 ; 기름의 바다)는 코와 연관이 있다

　음식물의 '양기(서늘한 기운)'는 소장에서 기름 같은 것이 되어 배꼽에 이르러 '유해'를 이룬다. 이 '유해'는 4가지 일을 한다. 소장을 돕는 일, 코를 영양하는 일, 중하초를 충만시켜 혈액을 기르는 일, 허리뼈의 골수를 만드는 일을 한다.

그 과정은 이렇다. 여기에서 나오는 탁한 찌꺼기는 소장의 소도(소화 및 배도)작용을 도와주며, 맑은 기운이 코를 영양해서 반드시 널리 냄새를 맡게 한다. 따라서 배꼽의 '유해'는 코의 근본이다.

코는 '인륜'(윤리적 인간관계)의 냄새 맡는 힘을 넓히는 한편, '유해'의 맑은 기운을 이끌어 내어 중하초에 충만시켜, 혈액이 되어 허리와 허리뼈에 넣는다.

한편 '유해'는 소장으로부터 기초가 이루어지지만 간장의 원기에 의해 옹호되고 취합되며 엉긴다.

혈해(血海 ; 피의 바다)는 골수와 연관이 있다

'혈해'는 '유해'의 맑은 기운을 코가 이끌어 내어 중하초를 충만시켜서 혈액을 길러 허리뼈에 넣어 골수를 이룸으로써 형성되는 것이다. 그러니까 허리뼈 골수가 '혈해'이며, 여기서 혈액이 머물게 된다.

'혈해'는 2가지 일을 한다. 즉 허리뼈 골수로부터 맑은 혈액의 즙은 간장으로 가서 간장을 영양하고, 탁한 혈액의 즙은 살로 가서 살을 영양한다. 따라서 '혈해'는 간장의 근본이다.

한편 간장은 '당여(친족, 혈연적 인간관계)'에 능숙한 기쁜 힘으로 혈액의 맑은 즙을 흡수하여 간장으로 들여보내어 간장의 원기를 길러 안으로 '유해'를 옹위하여 그 기운을 고동시키며 그 기름을 엉기게 한다.

액해(液海 ; 물의 바다)는 입과 연관이 있다

음식물의 '한기'는 대장에서 액체가 되어 생식기 치골부로 들어가 '액해'를 이룬다. 이 '액해'는 4가지 일을 한다. 대장을 돕는 일, 입을 영양하는 일, 하초를 충만케 하여 에센스를 기르는 일, '정해'를 만드는 일을 한다.

그 과정은 이렇다. 여기에서 나오는 탁한 찌꺼기는 대장의 하강작용을 도와주며, 맑은 기운이 입을 영양해서 반드시 깊이 맛을 볼 수 있게 한다.

따라서 생식기의 '액해'는 입의 근본이다.

입은 '지방(지역성, 가족관계)'의 맛을 보는 힘을 넓히는 한편, '액해'의 맑은 기운을 이끌어 내어 하초에 충만시켜 에센스가 되어 방광에 들어가서 '정해'를 이룬다.

한편 '액해'는 대장으로부터 기초가 이루어지지만 신장의 원기에 의해 옹호되고 취합되며 엉긴다.

정해(精海 ; 에센스의 바다)는 뼈와 연관이 있다

'정해'는 '액해'의 맑은 기운을 입이 이끌어 내어 하초를 충만시켜서 에센스를 만들어 방광에 들어감으로써 형성되는 것이다. 그러니까 방광이 '정해'가 되며, 여기에 에센스가 머물게 된다.

'정해'는 2가지 일을 한다. 즉 방광으로부터 맑은 에센스의 즙은 신장으로 가서 신장을 영양하고, 탁한 에센스의 즙은 뼈로 가서 뼈를 영양한다.

따라서 '정해'는 신장의 근본이다.

한편 신장은 '거처'(일정 생활근거의 안주)에 능숙한 즐거운 힘으로 '정해'의 맑은 즙을 흡수하여 신장으로 들여보내어 신장의 원기를 길러, 안으로 '액해'를 옹위하여 그 기운을 고동시켜서 그 액체를 엉기게 한다.

이상 '장부론'에 나온 내용을 도표로 정리해 보면 다음과 같다.

			장	부	앞면부	전사해	뒷면부	후사해	주입처	저장	사초
천시	사무	귀	폐장 (태양)	위완 (溫氣)	턱 (주책)	진해 (津海)	머리 (식견)	이해 (膩海)	두뇌 (머리)	신(神)	상초
세회	교우	눈	비장 (소양)	위장 (熱氣)	가슴 (경륜)	고해 (膏海)	어깨 (위엄)	막해 (膜海)	등골뼈 (어깨)	기(氣)	중상초
인륜	당여	코	간장 (태음)	소장 (凉氣)	배꼽 (행검)	유해 (油海)	허리 (재간)	혈해 (血海)	허리뼈 (허리)	혈(血)	중하초
지방	거처	입	신장 (소음)	대장 (寒氣)	복부 (도량)	액해 (液海)	볼기 (방략)	정해 (精海)	방광 (볼기)	정(精)	하초

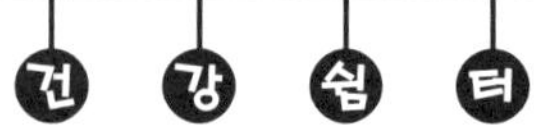

꿈으로 알아보는 건강

몸에 차가운 기운이 강할 때는 큰 강물을 걸어서 건너면서 공포에 떠는 꿈을 꿉니다. 반대로 **몸에 뜨거운 기운이 강하면** 커다란 불 속에서 타는 꿈을 꿉니다. 또한 **양쪽 기운이 모두 강할 때**는 누군가와 서로 죽이는 꿈을 꿉니다.

몸의 장기 역시 꿈과 관련이 있습니다.

간에 기운이 강할 때는 꿈속에서 화를 자주 냅니다. **폐**의 기운이 강할 때는 꿈속에서 무서워 울거나 몸이 붕 떠오르는 느낌이 납니다. **마음의 기운**이 강할 때는 잘 웃거나 또는 무서워서 움츠립니다. **비장**의 기운이 강할 때는 노래하면서 신나게 즐기거나 몸이 무거워져 움직일 수 없게 됩니다. **신장**의 기운이 강할 때는 허리와 등이 분리돼 따로따로 떨어지는 꿈을 꿉니다.

특정 부분의 건강이 안 좋아질 때는 다음과 같은 꿈을 꿉니다.

심장에 이상이 생기면 산에 불기둥이 솟고 연기가 나는 꿈을 꿉니다. **폐장**에 이상이 생기면 뛰어오르거나 또는 어떤 금속제가 나타나는 이상한 꿈을 꾸며, **간장**에 이상이 있으면 꿈에서 산림의 수풀을 보게 됩니다.

언덕이나 늪, 허물어진 집에서 비바람을 맞는 꿈을 꾸면 **비장**에 이상이 있습니다. 또한 깊은 연못을 들여다보거나 물 속에 가라앉는 꿈은 **신장**에 이상이 있다는 신호입니다. **방광**의 이상 신호는 여행하는 꿈, **위장**의 이상 신호는 음식 먹는 꿈, **대장**의 이상 신호는 논밭이나 들판을 보는 꿈, **소장**의 이상 신호는 도시의 시가지를 보는 꿈, **담낭**의 이상 신호는 남과 싸워서 부상을 입는 꿈으로 나타납니다.

part · 7

이제마 선생의
체질별 경험처방 135가지

태양인에게 효과 있는 주요 처방 2가지

이제마는 태양인 체질의 질병에 응용할 수 있는 주요 처방을 새로 정했는데, 그 처방은 두 가지이다.

이 두 가지 처방을 정하면서 이제마는 이렇게 설명을 덧붙였다.

"나는 이렇게 생각한다. 약에 경험이 넓지 못한 것은 병에 경험이 넓지 못한 까닭이다. 태양인의 숫자는 예로부터 적어 옛 방서(方書) 중 그 증세에 관한 약은 실린 적이 드물었다. 이제 이 '오가피장척탕'이나 '미후등식장탕'은 방문(方文) 만들 때에 이미 초라하여 넓지는 못하다. 그러나 태양인 병자로 하여금 이 두 방문을 갖고 상세히 그 이치를 연구, 변통하여 방문을 만들면 좋은 약이 없음을 걱정하지 않을 것이다."

◀ 오가피장척탕 ▶

| **증 세** | 태양인의 '해역증'에 쓰이는 처방이며, 태양인의 일체 표증(表證)을 치료한다.

| **처 방** | 오가피 15g, 모과 · 청송절 각 7.5g씩, 포도근 · 노회 · 앵도육

각 3.75g씩, 교맥미 반 수저

| **보탬말** | 청송절이 없으면 좋은 청송엽으로 대용한다고 했다.

| **달여 먹는 법** | 위의 약재를 물 500cc로 끓여 반으로 줄여 마신다. 1
일 2첩 분량을 재탕해서 1일 3회 복용할 수 있다.

◀ 미후등식장탕 ▶

| **증 세** | 태양인의 '열격'과 '반위'에 쓰이는 처방이며, 태양인의 일체
이증(裏證)을 치료한다.

| **처 방** | 미후도(다래) 15g, 모과·포도근 각 7.5g씩, 노근·앵도육·
오가피·송화 각 3.75g씩, 서두강 반 수저

| **보탬말** | 미후도가 없으면 다래의 덩굴로 대용한다고 했다. 서두강(杵頭
糠)은 방아공이에 묻어 있는 단겨를 말한다. 열증에, 먹은 것
이 내려가지 않고 인후가 막히는 것을 다스리는 효과가 있다.

| **달여 먹는 법** | 위의 약재를 물 500cc로 끓여 반으로 줄여 마신다. 1일
2첩 분량을 재탕까지 해서 1일 3회 복용할 수 있다.

꼭 · 알 · 고 · 싶 · 어 · 요

표증(表證)과 이증(裏證)은 무슨 뜻인가요?

'표증'은 병사(病邪)가 체표에 있는 병증을 가리키며 피부, 경락, 입과
코를 통해 침입하면 오한, 발열, 두통 등의 증세가 나타난다. '이증'은 병
사가 장부, 혈맥, 골수 등에 침입해 나타나며 스트레스, 과로, 음주, 색욕
등에 의해 손상되는 것은 모두 이에 속한다.

태음인에게 효과 있는 '상한' 경험 처방 4가지

이제마는 고대 중국의 명의 장중경의 저서인 '상한론'에 나오는 처방 중 태음인 체질의 질병에 경험한 처방 네 가지를 발췌했다.

◀ 마황탕 ▶

| 증 세 | 외감성 열성 질환의 경과 중 한 단계인 '태양병증'으로 풍기와 한기가 체표에 있어서 맥이 들뜨고 긴장되어 있고, 두통, 발열, 오한, 기침이 있으며, 바람기를 싫어하며 땀이 없이 뼈마디가 쑤시고 아플 때 쓴다. 감기, 유행성감기, 기관지염, 기관지천식, 류머티즘, 풍기와 습기에 의한 관절염 등에서 위와 같은 증상이 있을 때 쓸 수 있는 처방이다.

| 처 방 | 마황 11g, 계지 7.5g, 감초 2.2g, 행인 10개, 생강 3쪽, 대추 2개

| 보탬말 | 마황은 마디를 제거하고 계지는 껍질을 벗기고, 감초는 프라이팬에 굽고, 행인은 껍질을 벗기고 씨의 끝부분을 떼어내고 쓴다.

| 달여 먹는 법 | 먼저 마황을 끓여 뜬 거품을 제거한 후, 그 약물에 나머지 약재를 넣고 다시 끓여서 찌꺼기를 버리고, 3회에 나누어 따끈하게 복용하면서 몸을 따뜻하게 하여 약간 땀을 내는데, 만약 한 번만 복용했는데도 땀이 나면 병이 낫는 것이므로 다시 복용할 필요가 없다.

◀ 계마각반탕 ▶

| 증　세 | 외감성 열성 질환의 경과 중 어느 단계에 마치 학질 같은 증상이 있어서 발열, 오한이 하루에 2~3회 발작적으로 나타날 때 쓴다. 이 증상은 열이 많고 한기는 적으며, 메스꺼움이나 구토가 없는 게 특징이다. 또 땀이 없이 몸이 가려운 증세가 있을 때 쓰는 처방이다. 땀을 통해 체표로 독소가 빠져나가지 못하기 때문에 얼굴에 홍조를 보이며, 몸이 가렵다. 피부병, 두드러기, 식중독으로 인한 가려움증 등에도 응용할 수 있다.

| 처　방 | 마황 5.5g, 백작약 · 계지 · 행인 각 3.75g씩, 감초 2.5g, 생강 3쪽, 대추 2개

| 보탬말 | '계지탕' 과 '마황탕' 을 합방한 처방이기 때문에 '계마각반탕' 이라고 이름 붙였으며, 일명 '계지마황각반탕' 이라고도 한다. 마황은 마디를 제거하고, 계지는 껍질을 벗기며, 행인은 뜨거운 물에 담가 껍질을 벗긴 후 씨의 끝부분을 떼어버리고, 감초는 프라이팬에 굽는다.

| 달여 먹는 법 | 먼저 마황을 끓여 뜬 거품을 제거한 후, 그 약물에 나머지 약재를 넣고 다시 끓여서 찌꺼기를 버리고, 3회에 나누어 따끈하게 복용하면서 몸을 따뜻하게 하여 약간 땀을 내야 한다.

★ **꼭 지켜야 할 일** 마황의 에페드린 성분이 혈압을 상승시킬 수 있다. 따라서 고혈압 환자나 심기능부전 환자는 복용에 신중해야 한다.

◀ 조위승기탕 ▶

| **증 세** | 위장에 열의 축적이 심하여 가슴이 조이고 답답하며, 갈증이 있을 때 쓰는 처방이다. 또 외감성 열성 질환으로 번조증(煩燥症)이 생겨 발광을 하고 얼굴이 벌겋게 되며, 대변이 통하지 않고, 목이 붓고 아프며 입안과 혀가 헐 때 쓰는 처방이다.
| **처 방** | 대황 15g, 망초 7.5g, 감초 3.75g
| **보탬말** | 이 처방은 '대승기탕'에서 지실, 후박을 빼고 감초를 넣은 처방이다. 대황은 술에 씻고, 감초는 프라이팬에 구워 쓴다.
| **달여 먹는 법** | 대황과 감초를 물 500cc로 20~30분 정도 달여 찌꺼기를 제거한 후, 이 약물에 다시 망초를 넣고 약간 끓여 조금씩 따끈하게 복용한다.

★ **꼭 지켜야 할 일** 치료 효과는 '대승기탕'과 유사하지만, '대승기탕'에 비해서 복부가 덜 단단하고 대신 열 증상이 더할 때 활용된다. 배꼽을 중심으로 응어리 같은 것이 있어 만졌을 때 저항을 느끼며 약간의 압통도 있다. 복부에 가스는 안 차는데 배가 그득한 것 같으며, 변비가 심하면서 변이 나올 것 같은데도 잘 안 나오며, 약간의 메스꺼움이 있다. 그래서 병독을 풀면서 변비를 해소하는 처방이다. 그러나 대황, 망초는 극렬한 성질의 약재이다. 비록 감초로 그 준렬한 약력을 완화시키면서 한편으로 장을 보호하려고 배려한 처방이기는 하지만, 복용할 때 신중을 기해야 한다.

▌ 대시호탕 ▐

| 증 세 | 외감성 열성 질환의 경과 중에는 '소양병증'이니 '양명병증'이니 하는 단계가 있는데, 이 처방은 '소양병증'이라는 단계에서 '양명병증'이라는 단계로 이행되거나 혹은 그 경계에 있을 때 쓰는 처방이다. 이 단계의 증상은 흔히 열이 나며 오한은 없고 도리어 열을 싫어하는 '오열'이 심하며, 대변이 건조해져 변비가 되고 소변은 붉으며, 헛소리를 하면서 배가 부르고 열이 조수처럼 밀려온다. 이 처방은 급성간염, 열성황달, 담석증, 담낭염, 급성췌장염, 실증에 속하는 만성위염, 복강감염증 및 고혈압, 뇌일혈 등에도 응용된다.

| 처 방 | 시호 15g, 황금·백작약 각 9.6g씩, 대황 7.5g, 지실 5.5g

| 보탬말 | 지실은 프라이팬에 볶아 쓴다.

| 달여 먹는 법 | 물 500cc로 끓여 반으로 줄여 1일 3회에 나누어 복용한다.

★ **꼭 지켜야 할 일** 대황은 극렬한 성질의 약재로 복용에 신중해야 한다.

꼭 · 알 · 고 · 싶 · 어 · 요

한약재 달이는 법

약재를 달일 때는 옹기로 된 약탕기를 사용한다. 대부분의 약초에는 탄닌 성분이 많이 들어 있어서 철제 용기를 사용하면 달일 때 산화하여 약효가 떨어질 우려가 있기 때문이다.

달이는 분량은 일반적으로 3홉 짜리 주전자의 물 분량에 약재 한 줌 정도가 알맞으며 뭉근한 불에서 반으로 줄 때까지 끓이는 것이 적당하다. 다 끓인 다음에는 베 보자기에 쏟아 붓고 꼭 짠다.

태음인에게 효과 있는 '후세' 경험 처방 9가지

이제마는 중국 당·송·명나라의 3대 명의들 저서에 나오는 '후세' 처방 중 태음인 체질의 질병에 자신이 실제로 써본 경험 처방 아홉 가지를 발췌했다. 그 내용은 아래와 같다.

◀ 석창포원지산탕 ▶

| **증 세** | 귀와 눈을 밝고 총명하게 한다는 처방이다. 따라서 졸중풍에 각성시키기 위해 쓸 수 있다.

| **처 방** | 석창포, 원지 각 등분

| **보탬말** | 당나라 명의 손사막의 〈비급천금요방〉에 나오는 처방이다.

| **달여 먹는 법** | 위의 두 가지 약을 같은 양씩 배합하여 곱게 가루로 만들어서 한 번에 3.75g을 1일 3회 따끈한 술로 복용한다.

◀ 조중탕 ▶

| **증 세** | 여름철에 열이 나면서 입이 마르고 목구멍이 막힌 데 쓰는 처방이다.

| **처 방** | 대황 5.5g, 황금 · 길경 · 갈근 · 백출 · 백작약 · 적복령 · 고본 · 감초 각 3.75g씩

| **보탬말** | 이제마는 이 처방을 태음인에게 쓰려면 백출, 작약, 감초 같은 소음인 약과 복령 같은 소양인 약은 빼야 한다고 했다. 송나라 명의 주굉의 〈남양활인서〉에 나오는 처방이다.

| **달여 먹는 법** | 물 500cc로 끓여 반으로 줄여 복용한다. 1일 2첩을 재탕까지 해서 1일 3회 복용할 수 있다.

★ **꼭 지켜야 할 일** 처방 중의 대황은 극렬한 성질의 약재이므로 복용에 신중을 기해야 한다.

◀ 흑노환 ▶

| **증 세** | 양독(陽毒)이라는 병증이나 괴상한(壞傷寒)에 쓰이는 처방이다. '양독' 은 전염성 열성 질환으로 얼굴에 비단 무늬 같은 붉은 반점이 생기고 인후가 아프며 고름 섞인 피를 뱉는다. '괴상한' 은 외감성 열성 질환인 '상한' 이라는 병을 잘못 땀을 내거나 잘못 설사시켜서 병이 해소되지 않고 오히려 복잡하고 그릇된 증상만이 남아 있는 것을 말한다. 혹은 '상한' 이라는 병에서 열기가 내장기에 머물러 병세가 수시로 변하면서 오랫동안 낫지 않으며 음양이 회복되지 않는 것을 일컫기도 한다. 부저매(釜底煤)는 가마솥 밑에서 긁은 검댕이이며, 조돌묵은 '백초상(百草霜)' 의 이명으로 잡초와 잡목으로 불을 땐 아궁이

에 있는 부드러운 재이며, 양상진 (樑上塵)은 불이나 연기가 닿지 않는 높은 곳의 대들보 위에 쌓인 먼지로 체에 쳐서 사용하는데 일명 '오룡미(烏龍尾)' 또는 '현룡미(懸龍尾)'라고 하며, 소맥노(小麥奴)는 밀밭에 있는 깜부기를 말한다.

| **처 방** | 마황 · 대황 각 75g씩, 황금 · 부저매 · 망초 · 조돌묵 · 양상진 · 소맥노 각 37.5g씩

| **보탬말** | 이제마는 이 처방을 태음인에게 쓰려면 망초는 빼야 한다고 했다. 송나라 명의 주굉의 〈남양활인서〉에 나오는 처방이다.

| **달여 먹는 법** | 곱게 가루를 내어 꿀로 반죽해서 탄자대 크기(15~20g)로 알을 만들어 한 번에 한 알씩 샘물로 먹는다. 잠깐 동안 부들부들 떨다가 땀이 난 후에 풀린다.

★ **꼭 지켜야 할 일** 정신, 기백이 혼미하더라도 아직 명치 밑에 온난한 기운이 있으면 입을 벌리고 약을 떠 넣어 삼키게 하면 곧 낫는다고 했으니, 명치 밑에 따끈한 기운이 없으면 비록 이 약을 주어도 소생시킬 수 없다는 말이 된다.

◀ 생맥산탕 ▶

| **증 세** | 여름철에 숭늉을 대신하여 마시면 사람들로 하여금 기력이 솟아나게 한다고 했다. 이 처방은 다음의 세 경우에 특히 효과가 있다.

첫째, 심장 기운의 부족으로 전신이 나른하고 기운이 없으며 입이 마르고 가슴이 아프며 숨이 차고 맥이 약한 경우,

둘째, 열이나 더위에 손상되어 땀을 많이 흘리고 입이 마르며 온몸이 노곤하고 맥이 약한 경우,

셋째, 폐기능의 허약으로 마른기침을 하고 숨이 차며 땀이 저

절로 흐르며 입이 마르고 맥이 약한 경우,

따라서 일사병, 열사병, 심근염, 만성기관지염, 폐기종 등에

응용할 수 있다.

| **처 방** | 맥문동 7.5g, 인삼·오미자 각 3.75g씩

| **보탬말** | 이제마는 이 처방을 태음인에게 쓰려면 인삼을 빼야 한다고

했다. 명나라 명의 이천의 〈의학입문〉에 나오는 처방이다.

| **달여 먹는 법** | 물 300cc로 끓여 마신다. 최근에는 이를 주사액으로

만들어 심원성 쇼크에 사용하기도 한다.

◖ 저근피환 ◗

| **증 세** | 몽정을 치료한다. 저근백피는 이질, 설사, 대변출혈, 소변빈

삭, 치질출혈, 부 정기적 자궁출혈, 대하증 등에도 효과가 있

는 약재이다.

| **처 방** | 저근백피

| **보탬말** | 명나라 명의 이천의 〈의학입문〉에 나오는 처방이다.

| **달여 먹는 법** | 곱게 가루로 만들어 술과 풀로 반죽해서 환을 만들어

복용한다고 했다. 일반적으로 하루에 6~9g 정도가 적

당하다.

★ **꼭 지켜야 할 일** 이제마는 '이 약은 성질이 차기 때문에 체내가 건조

할 때는 이 약 한 가지만을 써서는 안 된다'고 했다.

◖ 이성구고환 ◗

| **증 세** | 유행성 온역(瘟疫)을 다스린다고 했다. '온역'은 유행성 급성

전염병이다. 이 병으로 열이 대단하며 두통이 심할 때 쓰는

처방이다.

| **처 방** | 대황 150g, 저아조각 75g

| **보탬말** | 명나라 명의 공신의 〈만병회춘〉에 나오는 처방으로 이제마는 밝히고 있지만 이 저서는 공신의 아들인 명의 공정현의 저서이다. 이 처방을 일명 '이성구고단'이라고 한다. 대황은 생것을 그대로 쓰고, 조각은 '조협'인데 껍질을 벗기고 프라이팬에 살짝 볶아 쓴다. '저아조각'이란 '소조협'이라 하며 '조협'이 노쇠하거나 상처를 입은 후에 열리는 작은 열매를 말한다.

| **달여 먹는 법** | 가루로 만들어 풀로 반죽해서 0.3g 크기의 알약을 빚어 한 번에 50~70알씩을 복용한다. 한 번 먹으면 땀이 나고, 땀이 나면 병이 풀린다.

★ **꼭 지켜야 할 일** 가루로 만들어 물에 뜨는 것으로 알을 빚어야 한다. 허약자는 양을 줄여야 한다. 특히 대황도 극렬한 성질의 약재이지만, 조각으로 불리는 조협 역시 독이 있어 복통이나 구토를 일으킬 수 있으므로 복용에 신중해야 한다.

◀ 갈근해기탕 ▶

| **증 세** | 외감성 열성 질환의 경과 중 한 단계에 속하는 '양명병증'의 단계에서 오한이 점차 가벼워지며 열이 심하고, 얼굴빛이 약간 검은 붉은빛이 되거나 때가 낀 듯 지저분해 보이며, 두통과 뼈마디 통증이 심하고, 땀이 나는 것 같으면서도 나오지 않거나 이마에서 조금 흐를 정도이며, 눈이 빠질 듯 아프고 눈뿌리가 아프며 충혈되고 눈곱이 끼고, 코가 마르며 콧물이 적거나 농같이 걸어지고, 심장이 번거로워 가슴이 답답하고 편치 않으며 불안 초조하면서 잠을 이루지 못하며, 입술과 입

안이 마르며 쓰고 갈증이 심하고 입안에서 악취가 나며, 얇고
누런 태가 혀에 끼며, 식욕이 없고 메스꺼우며, 소변은 붉고
양이 적으며, 대변은 그런 대로 보거나 혹은 변비이며, 맥은
들뜨며 벌렁거릴 때 쓰는 처방이다.

| 처　　방 | 갈근·승마·황금·길경·백지·시호·백작약·강활·석고
각 3.75g씩, 감초 1.9g

| 보탬말 | 이제마는 이 처방을 태음인에게 쓰려면 시호, 작약, 강활, 석
고, 감초를 빼야 한다고 했다. 명나라 명의 공신의 〈고금의감〉
에 나오는 처방으로 일명 '건갈해기탕' 혹은 '시갈해기탕'이
라고 한다.

| 달여 먹는 법 | 끓여서 약간 미지근할 정도로 복용한 후 옷이나 이불
을 많이 덮지 말고 전신에서 약간의 땀이 날 정도로
한다.

◀ 우황청심환 ▶

| 증　　세 | 졸중풍으로 인사불성이 되며 목구멍에 가래가 끓고 막혀서
정신이 혼미하고 말이 얼얼하며 입과 눈이 삐뚤어지고 손발
이 마비되는 등 여러 가지 증세에 쓴다.

| 처　　방 | 산약 27g, 감초 19g, 인삼·포황·신곡 각 9g씩, 서각 7.5g,
대두황권·육계·아교 각 6.5g씩, 백작약·맥문동·황금·당
귀·백출·방풍·주사 각 5.6g씩, 시호·길경·행인·백복
령·천궁 각 3.75g씩, 우황 4g, 영양각·용뇌·사향 각
3.75g씩, 웅황 3g, 백렴·건강 각 2.5g씩, 금박 140박(箔), 대
추 20개

| 보탬말 | 이제마는 이 처방을 태음인에게 쓰려면 백출, 인삼, 감초, 신
곡, 육계, 아교, 백작약, 당귀, 천궁, 건강, 대추, 꿀, 시호, 백

복령, 우황, 주사는 빼야 한다고 했다. 명나라 명의 공신의 〈고금의감〉에 나오는 처방이다.

포황과 신곡은 함께 프라이팬에서 볶아 쓴다. 대두황권도 볶고, 아교도 볶아서 쓴다. 주사는 '수비' 한다. '수비'는 주사를 물과 함께 갈고, 여기에 물을 많이 섞어주면 굵은 입자는 가라앉고 고운 입자는 물과 섞이는데, 이것을 다른 그릇에 따라 침전시킨 후 물과 분리해서 건조하는 방법을 말한다. 건강은 '포' 한다. '포'는 뜨겁게 달군 프라이팬에서 노릇노릇할 정도로 빨리 볶는 방법을 말한다.

│ 달여 먹는 법 │ 우선 대추 20개는 쪄서 씨를 빼고 살을 갈아서 고약처럼 만든다. 이것을 '대추고'라고 한다. 다른 약들은 곱게 가루를 낸다. 이때 금박 40박(箔)을 뺀 나머지 100박을 함께 넣고 가루를 낸다. 이제 이 가루를 '대추고'와 좋은 꿀로 반죽을 하여 알을 만들되, 한 알의 무게를 3.75g으로 만든다. 다시 말해 반죽한 것 37.5g으로 알약 열 개를 만드는 것이다. 금박 140박 중 남겨 놓은 금박 40박으로 알약의 겉에 옷을 입힌다. 한 번에 한 개씩 따뜻한 물로 복용한다.

◀ 마황정천탕 ▶

│ 증 세 │ 효천증(哮喘證)을 다스리는 신방(神方)이라고 했다. 효천증은 연속적으로 호흡할 수 없을 만큼 숨이 가쁘고, 목구멍에서 비오는 소리같이 가래 끓는 소리가 나는 병으로 발작이 심하면 입을 벌리고 어깨를 들썩이며 똑바로 눕지 못할 정도가 된다. 이제마는 이 처방의 효과를 이렇게 말하고 있다.

"모든 병에는 애초부터 약방문이 있을 것이다. 코 골고 숨찬

증상이 가장 어려우니 병자가 이 같은 선약(仙藥)을 만난다면
먹은 후 바야흐로 정천탕(定喘湯)인줄 알리라."

| **처 방** | 마황 11g, 행인 5.5g, 황금 · 반하 · 상백피 · 소자 · 관동화 · 감
초 각 3.75g씩, 백과 21개

| **보탬말** | 이제마는 이 처방을 태음인에게 쓰려면 반하, 소자, 감초는
빼야 한다고 했다. 명나라 명의 공정현의 〈만병회춘〉에 나오
는 처방이다.

마황은 마디를 제거한 후 뜨거운 물에 담갔다가 거품을 걷어
내고 쓰며, 행인은 뜨거운 물에 담갔다가 껍질을 벗긴 후 씨
의 끝부분을 떼고 쓰며, 반하는 법에 정한 대로 생강즙에 담
갔다가 말려서 쓰며, 상백피는 꿀물에 담갔다가 프라이팬에
볶아 쓰고, 소자는 살짝 볶은 후 갈아서 쓰고, 감초는 프라이
팬에 볶아 쓰고, 백과(은행)의 껍질을 까서 부순 후 프라이팬
에 볶는다.

| **달여 먹는 법** | 끓여 복용하거나 혹은 물에 달여 찌꺼기를 제거한 것
에 은행을 짓찧어 넣고 고루 섞은 후 다시 찌꺼기를
제거하여 뜨겁게 복용하고 몸을 따뜻하게 해서 약간의
땀을 낸다.

★ **꼭 지켜야 할 일** 마황의 에페드린 성분이 혈압을 상승시킬 수 있다.
따라서 고혈압이나 심장이 안 좋은 사람은 복용에 신중을 기해야 한다.

태음인에게 효과 있는 주요 처방 24가지

이제마는 태음인 체질의 질병에 응용할 수 있는 주요 처방을 새로 정했는데, 그 처방은 스물네 가지이다.

◀ 태음조위탕 ▶

| 증 세 | 태음인에게 가장 많이 쓰이는 태음인의 대표적 처방이다.
첫째 식체 또는 약을 먹은 후 위장이 손상을 받아 명치 밑이 뿌듯하면서 복통, 설사가 있을 때,
둘째 태음인의 천식을 비롯해서 황달, 전염성 질환 또는 외감성열성 질환으로 머리와 온몸이 쑤시고 아프며 땀이 나지 않을 때,
셋째 추위를 타거나 허증의 중풍, 하지무력증, 대하증, 하혈 등 태음인의 각종 질병에 광범위하게 쓰인다.

| 처 방 | 의이인 · 건율 각 11g씩, 나복자 7.5g, 오미자 · 맥문동 · 석창포 · 길경 · 마황 각 3.75g씩

| **달여 먹는 법** | 마황을 물 500cc로 먼저 끓여 거품을 걷어낸 후, 그 약물에 다른 약재를 넣고 다시 끓여 약물이 반으로 줄면 짜서 찌꺼기는 버리고 복용한다. 1일 1첩 또는 2첩 분량을 복용할 수 있다.

★ **꼭 지켜야 할 일** 심폐기능과 수분대사를 조절하는 처방이다. 대체로 얼굴이 희면서 살이 물렁물렁하고, 갈증이 있으면서 목에 가래가 붙어 있는 듯 답답하며, 복부가 비대하며, 땀을 잘 흘리고, 변이 묽으며, 소화가 잘 안 되고 잘 체하는 경우가 적응증이다. 그래서 복용 후 살이 빠지고, 소변이 시원하게 나가면서 몸이 가벼워진다. 그러나 마황이 들어 있으므로 복용에 신중을 기해야 한다.

◀ 갈근해기탕 ▶

| **증 세** | '갈근탕'으로 땀을 내자니 체내가 너무 건조해질 것 같고, '대시호탕'으로 화해시키자니 체표의 병증이 해결될 것 같지 않고, '백호탕'으로 쓰자니 표증과 소양병증이 해결될 것 같지 않을 때 쓰는 처방이 바로 갈근해기탕이다.
알기 쉽게 다시 설명하면 열이 있으며 오한이 나고 땀이 없다. 또 두통, 가슴의 번열, 불면, 눈의 통증, 코막힘, 입마름 등이 있으며, 열독으로 얼굴이 붉고 피부 트러블이 생기며 헛소리를 하거나 발광하는 것을 다스린다. 따라서 태음인의 열성감기, 피부질환, 축농증, 고혈압, 두통 등에 응용된다.

| **처 방** | 갈근 12g, 황금·고본 각 5.5g씩, 길경·승마·백지 각 3.75g씩

| **보탬말** | 명나라 명의 공신의 〈고금의감〉에 나오는 '갈근해기탕'의 변방이다. 또 명나라 공정현의 〈만병회춘〉에 나오는 '시갈해기탕'과 같은 의미를 갖는 처방이다. 그래서 이 처방을 일명

'시갈해기탕' 으로 부르기도 한다.

| **달여 먹는 법** | 물 500cc로 끓여 반으로 줄여 복용한다. 1일 1첩 또는 2첩을 복용한다.

◀ 조위승청탕 ▶

| **증 세** | '태음조위탕' 과 적응증이 같다. 따라서 식욕이 좋고 허기를 잘 느끼며 허기를 견디지 못하면서도 식사 후 명치 밑의 뼈 근함이 심할 경우, 또는 열성 질환으로 두통이 있으면서 땀이 없을 때, 혹은 천식, 황달, 당뇨병, 중풍, 구안와사, 하지무력 등에 쓰일 수 있다. 그러나 '태음조위탕' 보다 신경증상이 두 드러질 때 좋은 처방이다. 그래서 신경성 위장염, 과민성 장 증후군, 자궁질환, 신경성 피로축적, 신경성 신경쇠약 등에 응용될 수 있다.

| **처 방** | 의이인 · 건율 각 12g씩, 나복자 5.5g, 마황 · 길경 · 맥문동 · 오미자 · 석창포 · 원지 · 천문동 · 산조인 · 용안육 각 3.75g씩

| **보탬말** | 이제마의 독창적인 처방인 '태음조위탕' 에 신경을 안정시키 는 원지, 허열을 다스리는 천문동, 심장을 편안케 해주는 산 조인, 심장의 기능을 보하면서 신경을 안정시키는 용안육을 가미한 처방이다.

| **달여 먹는 법** | 우선 마황을 물 500cc로 끓여 거품을 걷어낸 후, 그 약물에 다른 약재를 넣고 다시 끓여 반으로 줄여서 복 용한다. 1일 1첩 또는 2첩을 복용한다.

★ **꼭 지켜야 할 일** 마황이 들어 있으므로 복용에 신중해야 한다.

◀ 청심연자탕 ▶

| 증 세 | 태음인이 위는 열이 있고 아래는 냉할 경우, 위는 실한데 아래는 허할 경우, 특히 신경이 과로한 경우에 쓰여지는 처방이다. 따라서 위로는 갈증과 번조, 가슴 두근거림, 건망증, 수면 장애 등의 증상이 있고, 아래로는 소변빈삭, 복부냉증, 몽정, 조루, 대하증 등이 있는 경우에 쓰여지는 처방이다. 흔히 오한과 부종이 없는 허로증을 비롯해서 중풍, 고혈압, 부인병 등에 두루 효과가 있는 처방으로 알려져 있다.
| 처 방 | 연자육·산약 각 7.5g씩, 천문동·맥문동·원지·석창포·산조인·용안육·백자인·황금·나복자 각 3.75g씩, 감국화 2g
| 보탬말 | 송나라 태의국에서 편찬한 〈태평혜민화제국방〉의 '청심연자음'과 명나라 명의 이천의 〈의학입문〉의 '귀비탕'과 비슷한 의미를 갖고 있는 처방이다.
| 달여 먹는 법 | 물 500cc 로 끓여 반으로 줄여 복용하거나, 혹은 천문동과 맥문동을 제외한 나머지 약재를 거칠게 가루내어 천문동과 맥문동을 가해 물로 끓여 식전에 차게 복용한다.

◀ 마황정천탕 ▶

| 증 세 | 숨이 가쁘고 목구멍에서 가래 끓는 소리가 나며 발작이 심하면 입을 벌리고 어깨를 들썩이며 똑바로 눕지 못할 정도가 된다.
| 처 방 | 마황 12g, 행인 5.5g, 황금·나복자·상백피·길경·맥문동·관동화 각 3.75g씩, 백과 21개
| 보탬말 | 명나라 공정현의 〈만병회춘〉에 있는 '마황정천탕' 의 변방이다.

마황은 마디를 제거한 후 뜨거운 물에 담갔다가 거품을 걷어
내고 쓰며, 행인은 뜨거운 물에 담갔다가 껍질을 벗긴 후 씨
의 끝부분을 떼고 쓰며, 상백피는 꿀물에 담갔다가 프라이팬
에 볶아 쓰고, 감초는 프라이팬에 볶아 쓰고, 백과(은행)의 껍
질을 까서 부순 후 프라이팬에 볶는다.

| 달여 먹는 법 | 끓여 복용하거나 혹은 물에 달여 찌꺼기를 제거한 것
에 은행을 짓찧어 넣고 고루 섞은 후 다시 찌꺼기를
제거하여 뜨겁게 복용하고 몸을 따뜻하게 해서 약간의
땀을 낸다.

★ 꼭 지켜야 할 일 마황의 에페드린 성분이 혈압을 상승시킬 수 있다.
따라서 고혈압이나 심장이 안 좋은 사람은 복용에 신중해야 한다.

◀ 마황정통탕 ▶

| 증   세 | '흉비증'에 쓰인다. '흉비증'이란 가슴속이 딴딴하고 그득하
며 갑자기 아프고, 가슴의 살 속도 저리고 꼬이며, 살갗 역시
아파서 손으로 만지지 못하며, 몸을 뒤로 젖히지 못하고, 숨
이 짧고 기침을 할 때 당기면서 더 아프고 등살까지 땅기는
증상이다. 따라서 협심증, 식도 경련, 흉통, 흉협통 등에 쓰이
며 신체 어느 부위의 통증이든 응용할 수 있는 처방이다.

| 처   방 | 의이인 12g, 마황 · 나복자 각 7.5g씩, 행인 · 석창포 · 길경 · 맥
문동 · 오미자 · 사군자 · 용안육 · 백자인 각 3.75g씩, 건율 7개

| 달여 먹는 법 | 마황을 먼저 물 500cc로 끓여 거품을 걷어낸 후, 그 약
물에 다른 약재를 넣고 끓여 반으로 줄여 복용한다.

★ 꼭 지켜야 할 일 마황의 진통작용을 이용한 처방이며, 마황과 사군자

가 배합되어 진통작용이 강화되고 있다. 그러나 사군자를 비롯해서 용안육, 백자인 등 부드러운 윤활유 구실의 약재가 배합되어 있어서 마황의 해를 줄인다고 하지만 복용하는 데는 신중해야 한다.

◀ 열다한소탕 ▶

| 증　세 | 외감성 열성 질환의 경과 중 한 단계인 '양명병증'을 다스리는 주된 처방이다. 또 열을 떨어뜨리고 피를 맑게 하며 기를 하강시키는 처방이다. 유행성 감기를 비롯해서 두통, 코 마름, 인후통, 눈 충혈, 허로증, 몽정, 축농증, 간염, 담낭염, 황달, 심장병, 고혈압, 중풍, 당뇨병, 어깨 통증, 체표가 타는 듯 열감이 있으면서 피부 트러블이 있을 때 등에 두루 응용될 수 있다.
| 처　방 | 갈근 15.5g, 황금·고본 각 7.5g씩, 나복자·길경·승마·백지 각 3.75g씩
| 보탬말 | 태음인의 표증을 다스리는 대표적인 처방이며, '갈근해기탕'의 변방이다.
| 달여 먹는 법 | 물 500~700cc로 끓여 반으로 줄여 복용한다. 1일 1첩 또는 2첩을 복용한다.

◀ 한다열소탕 ▶

| 증　세 | '한궐증'에 쓰는 처방이다. '한궐'을 '냉궐' 또는 '음궐'이라고 한다. 손발 끝으로부터 찬기가 몰려 위로 올라오고, 몸이 냉하면서 얼굴빛이 푸르며, 웅크리고 누우며, 손톱이 푸르며 검고, 복통과 함께 대변이 묽거나 소화되지 않은 상태이며, 소변도 잘 통하면서 갈증도 나지 않지만 심하면 인사불성이

되는 병증이다. 따라서 열성병의 경과 중 땀이 없이 손발이
차면서 떠는 한궐이 심할 때 쓰는 처방이다.

| 처 방 | 의이인 12g, 나복자 7.5g, 맥문동·길경·황금·행인·마황
각 3.75g씩, 건율 7개

| 달여 먹는 법 | 물 500cc로 끓여 복용한다. 1일 1첩 또는 2첩을 복용
한다.

★ 꼭 지켜야 할 일 마황이 들어 있으므로 복용에 신중해야 한다.

◀ 갈근승기탕 ▶

| 증 세 | 유행성 전염성 질환으로 열이 대단히 심하고 오한이 나며, 몸
이 거칠하고, 머리나 얼굴 또는 목덜미와 인후가 열독으로 벌
개지면서 아픈 데 쓴다. 또 체내의 열이 극심하여 음식을 먹
지 못하고 헛소리를 하며, 심하면 발광을 하고, 풍이 동하며,
손발이 차고, 무릎을 굴신하지 못하며, 대변이 막혀 변비가
된 때 쓰여진다.

| 처 방 | 갈근 15.5g, 황금·대황 각 7.5g씩, 승마·길경·백지 각
3.75g씩

| 보탬말 | '열다한소탕'에서 고본을 빼고 대황을 가미한 처방인데, 이제
마는 본 처방에 대황 7.5g을 가하면 '갈근대승기탕'이 되고,
본 처방에 대황 3.75g을 빼면 '갈근소승기탕'이 된다고 했다.

| 달여 먹는 법 | 물 700cc로 끓여 반으로 줄여 1일 1~3회 나누어 복용
한다.

★ 꼭 지켜야 할 일 대황은 극렬한 성질의 약재이므로 주의해야 한다.

◀ 조리보폐원탕 ▶

| **증 세** | 태음인이 중병을 오래 앓고 난 후에 몸조리를 목적으로 사용하는 처방이다.

| **처 방** | 맥문동 · 길경 · 의이인 각 7.5g씩, 황금 · 마황 · 나복자 각 3.75g씩

| **달여 먹는 법** | 마황을 물 500cc로 끓여 거품을 걷어낸 후, 그 약물에 나머지 약재를 다시 넣고 끓여 반으로 줄여 복용한다. 1일 2첩을 1일 3회 복용할 수 있다.

★ **꼭 지켜야 할 일** 마황은 복용에 주의해야 할 약재이다.

◀ 마황발표탕 ▶

| **증 세** | '한궐증'에 쓰는 처방이다. '한궐'을 '냉궐' 또는 '음궐'이라고 한다. 손발 끝으로부터 찬기가 몰려 위로 올라오고, 몸이 냉하면서 얼굴빛이 푸르며, 웅크리고 누우며, 손톱이 푸르며 검고, 복통과 함께 대변이 묽거나 소화되지 않은 상태이며, 소변이 잘 통하고 갈증도 나지 않지만 심하면 인사불성이 되는 병증이다. 따라서 열성병의 경과 중 땀이 없이 손발이 차면서 떠는 한궐이 심할 때 쓰는 처방이다.

| **처 방** | 길경 12g, 마황 5.5g, 맥문동 · 황금 · 행인 각 3.75g씩

| **보탬말** | 유행성 감기로 땀이 나지 않고 숨이 차며 기침을 심하게 할 때 쓴다. 기관지염에도 사용한다.

| **달여 먹는 법** | 마황을 물 500cc로 끓여 거품을 걷어낸 후, 그 약물에 나머지 약재를 다시 넣고 끓여 반으로 줄여 복용한다. 1일 2첩을 1일 3회 복용할 수 있다.

★ **꼭 지켜야 할 일** 이 처방은 '마황탕'에서 계지를 빼고 발한을 적당히 시키기 위해 만든 처방이다. 마황과 계지를 함께 쓰면 부작용이 많으므로 계지를 빼고 대신 기관지 부위를 발산시키는 길경을 넣은 것이다. 더구나 맥문동, 오미자, 황금 등을 넣어 마황의 문제점을 해결하려고 한 처방이다. 그러나 마황 역시 주의해야 할 약재이므로 복용하는 데 신중을 기해야 한다.

◀ 보폐원탕 ▶

| **증　세** | **첫째** 여름철 차 대용으로 복용하면 더위를 먹지 않고 생기 있게 여름을 보낼 수 있다.
둘째 폐결핵이나 기관지염 등 호흡기 질환 치료에 도움이 된다.
셋째 각혈이나 코피 등에 좋다.
넷째 어린이의 오랜 설사 후 '만경풍'이 될 우려가 있을 때 이를 예방할 수 있다. '만경풍'은 어린이 경기의 하나로, 토하거나 설사하고, 침을 흘리면서 숨을 약간 헐떡이고, 눈을 떠도 초점이 없고, 잠을 잘 때 눈을 뜨고 자며, 경련이 발작했다가 멈췄다 하며, 몸에 열이 나거나 몸이 냉하거나 손발에 열이 나거나 코나 입에서 찬바람이 나오고, 안색이 희거나 푸르며, 눈썹과 입술 사이가 검푸르다.

| **처　방** | 맥문동 12g, 길경 7.5g, 오미자 3.75g

| **보탬말** | 이제마는 본 처방에 산약, 의이인, 나복자를 각 3.75g을 가하면 더욱 좋다고 했다. 명나라 명의 이천의 〈의학입문〉에 나오는 '생맥산'을 태음인에 맞게 변경한 처방이다.

| **달여 먹는 법** | 물 500cc로 끓여 반으로 줄여 복용한다. 어린이의 경우에는 이 분량을 1일 수회 소량씩 나누어 복용시킨다.

◀ 녹용대보탕 ▶

| 증   세 | 허약한 사람의 보혈제로 쓰며, 태음인의 표한증(表寒證)을 다스린다. 허로증, 빈혈, 부인병에 두루 응용할 수 있다.
| 처   방 | 녹용 7.5~16g, 맥문동·의이인 각 5.5g씩, 산약·천문동·오미자·행인·마황 각 3.75g씩
| 보탬말 | 십이미녹용대보탕도 같은 효과가 있다. 녹용 7.5~15g, 천문동·맥문동·의이인 각 5.5g씩, 산약·오미자·행인·승마·황금 각 3.75g씩, 고본 7.5g, 갈근·용안육 각 11.25g씩
| 달여 먹는 법 | 물 500~700cc로 끓여 반으로 줄여 복용한다. 1일 1첩 또는 2첩을 복용할 수 있다.

◀ 공진흑원단 ▶

| 증   세 | 체내에서 수기와 화기가 오르내리면서 원활한 승강작용이 이루어지도록 도움으로써 온갖 병이 생기지 않게 예방하는 처방이다. 태음인이 음혈부족으로 인해 귀가 먹먹하며, 눈이 어찔거리며, 하지가 무력하고, 요통과 기침이 있는 경우 및 태음인 허약자의 체내가 한기로 병을 일으켰을 때 쓰는 처방이다. 이제마는, 태음인 허약자로서 체표보다 체내에 병이 잘 나타나는 자에게 마땅히 이를 써야 한다고 했다.
| 처   방 | 녹용 155~220g, 산약·천문동 각 155g씩, 제조 37.5~75g, 사향 1.8g
| 보탬말 | 원나라 명의 위역림의 〈세의득효방〉에 나오는 '공진단'의 변방이다.
| 달여 먹는 법 | 우선 오매를 삶아 살을 발라서 고약처럼 만든다. 이것을 '오매고'라고 한다. 이제 위 약재를 가루내어 약가

루를 '오매고'로 반죽하여, 0.3g 크기의 알을 만들어,
한 번에 50~70알씩을 따뜻한 물이나 소주로 복용한
다. 식간에 복용하는 것이 좋다.

◀ 조각대황탕 ▶

| **증   세** | 유행성 열성 질환에 효과가 있다. 고열이 있고 오한이 생기며 머
리나 얼굴, 또는 목이나 볼이 벌겋게 붓는 데 유효하다고 했다.
| **처   방** | 승마·갈근 각 12g씩, 대황·조각 각 3.75g씩
| **보탬말** | 명나라 명의 공정현의 〈만병회춘〉에 나오는 '이성구고환'의
변방이다. 대황은 생것 그대로 쓰고, 조각은 '조협'인데 껍질
을 벗기고 프라이팬에 살짝 볶아 쓴다.
| **달여 먹는 법** | 물 500cc로 끓여 반으로 줄어 복용한다. 이 약을 먹고
땀이 나면 병이 풀린다.

★ **꼭 지켜야 할 일** 이 약을 먹고 땀을 내면 병이 곧 풀린다고 했지만,
이제마 역시 이 약은 3~4첩 이상을 쓸 수가 없다고 했다. 특히 승마를
11g이나 쓰고, 대황이나 조각 등 모두 약력이 강하여 함부로 쓸 수 없
다고 했다. 대황도 극렬한 성질의 약재이지만, 조각으로 불리는 조협
역시 독이 있어 복통이나 구토를 일으킬 수 있으므로 복용에 신중해야
한다.

◀ 갈근부평탕 ▶

| **증   세** | 부종에 쓰이는 처방으로 '이증(裏證)으로 열이 많은 자를 다
스린다'고 했다.
| **처   방** | 갈근 12g, 나복자·황금 각 7.5g씩, 자배부평·대황 각 3.75g

씩, 제조 10개

|**달여 먹는 법**| 물 500cc로 끓여 반으로 줄여 복용한다. 1일 2첩을 1
일 3회 복용할 수 있다.

★ **꼭 지켜야 할 일** 대황은 극렬한 성질의 약재이므로 복용에 신중을 기
해야 한다.

◀ 건율제조탕 ▶

|**증　세**| 부종에 쓰이는 처방인데, '표증(表證)으로 한기가 많은 자를
다스린다'고 했다.
|**처　방**| 건율 100개, 제조 10개
|**달여 먹는 법**| 달여서 먹거나 구워서 먹기도 하며 황률과 굼벵이를
가루로 만들어서 황률 달인 물에 복용한다고 했다.

◀ 건율저근피탕 ▶

|**증　세**| 이질을 다스린다.
|**처　방**| 건율 37.5g, 저근백피 12~23g
|**달여 먹는 법**| 탕으로 복용하거나 알로 만들어 복용한다. 혹은 저근
백피 23g만 단독으로 복용하기도 한다.

◀ 과체산 ▶

|**증　세**| 졸중풍을 다스리는 처방이다. 가슴에서 '꺽꺽' 하고 막힌 소리
가 나거나 눈을 부릅뜨거나 하는 자에게 쓴다고 했다.
|**처　방**| 과체(참외꼭지)

| **달여 먹는 법** | 과체(참외꼭지)를 약간 노랗게 볶아 가루를 만들어서
1.2~2g 정도를 따뜻한 물로 복용한다. 혹은 마른 참외
꼭지 3.75g을 급히 달여서 먹기도 한다.

★ **꼭 지켜야 할 일** 졸중풍에 쓸 수 있어도 다른 병이나 다른 증세에는
절대로 써서는 안 된다. 흉복통이나 한기에 의한 기침, 천식에는 더욱
쓸 수 없다. 비록 음식물에 체했더라도 이 약은 쓸 수 없고, 다른 약을
써야 한다. 얼굴빛이 푸르고 희면서 본래 한증, 표증한 자가 졸중풍이
되었으면 웅담산, 우황청심환, 석창포원지산을 써야 하고 과체산을 써
서는 안 된다.

◀ 웅담산 ▶

| **증　세** | 열성병인데 5~6일 지나도 땀이 없이 '한궐증'이 심하면 매우
위독한 상태이므로, 이때에는 반드시 웅담을 써야 한다고 했
다. 졸중풍, 인사불성에도 쓴다.
| **처　방** | 웅담 1~2g
| **달여 먹는 법** | 온수에 타서 복용한다.

◀ 사향산 ▶

| **증　세** | 식중독으로 복통, 설사, 구토할 때 쓴다. 또는 졸중풍으로 혼
수상태에 있을 때 쓴다.
| **처　방** | 사향 1~2g
| **달여 먹는 법** | 온수나 혹은 따끈한 술에 타서 마신다.

◖ 석창포원지산 ◗

| 증 세 | 졸중풍으로 이를 악물고 입을 벌리지 않으며, 수족이 경련하
며, 눈동자가 움직이지 않을 때 쓴다.
| 처 방 | 원지 · 석창포 각 3.75g씩, 저아조각 1.125g
| 달여 먹는 법 | 곱게 가루로 만들어 한번에 3.75g씩 따뜻한 물로 먹는
다. 혹은 원지, 석창포 가루를 온수로 먹이고, 조각 가
루를 코에 불어넣어도 좋다.

★ 꼭 지켜야 할 일 조각(조협) 중에서도 노쇠하거나 상처 입어 작게 열
린 열매를 '저아조각'이라고 하는데, 독성이 있어서 구토, 복통을 일으
킬 수 있으므로 복용에 신중해야 한다.

◖ 맥문동원지산 ◗

| 증 세 | 중풍으로 귀와 눈이 밝지 못할 때 의식을 명료하게 해주면서
귀와 눈을 총명하게 해준다.
| 처 방 | 맥문동 12g, 원지 · 석창포 각 3.75g씩, 오미자 2g
| 달여 먹는 법 | 물 500cc로 끓여 반으로 줄여 복용한다.

◖ 우황청심원 ◗

| 증 세 | 중풍으로 혼수상태가 되어 목에서 가래가 끓고 정신이 혼미
하고, 말소리가 얼얼하며, 반신불수, 구안와사가 생겼을 때
쓰는 처방이다. 또 중풍 전조증에도 특효가 있어서 중풍 예방
제로도 쓰인다.
| 처 방 | 산약 26g, 포황 9g, 서각 7.5g, 대두황권 6.8g, 맥문동 · 황금

각 6g씩, 길경·행인 각 5g씩, 우황 4.5g, 영양각·용뇌·사
향 각 3.75g씩, 백렴 2.5g, 금박 70박

| **보탬말** | 포황은 프라이팬에 볶아 쓴다. 대두황권도 볶는다. 명나라 명
의 공신의 〈고금의감〉에 나오는 '우황청심환'을 변경한 처방
이다. 최근에는 서각, 영양각 등을 구하기 어려우므로 쇠뿔인
'우각'을 대용하기도 한다. 우각을 대용할 때는 양을 2~3배
로 늘려야 효과를 볼 수 있다.

| **달여 먹는 법** | 오매 20개를 삶아서 살을 발라내어 고약처럼 만든다.
이것을 '오매고'라고 한다. 이제 위의 모든 약재와 금
박 70박 중 20박을 뺀 50박을 함께 합쳐 곱게 가루로
만들어서 '오매고'와 함께 반죽한다. 반죽한 것 37.5g
당 20개의 알로 만들어서 남긴 금박 20박으로 겉을
입힌다. 그래서 한번에 한 개씩 온수에 씹어 먹는다.

● 중풍 예방의 특효약인 우황청심원 만들기 ●

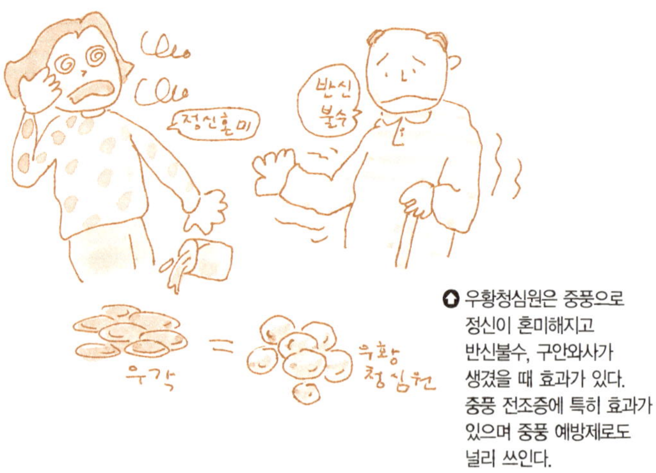

◑ 우황청심원은 중풍으로
정신이 혼미해지고
반신불수, 구안와사가
생겼을 때 효과가 있다.
중풍 전조증에 특히 효과가
있으며 중풍 예방제로도
널리 쓰인다.

소양인에게 효과 있는 '상한' 경험 처방 10가지

이제마는 고대 중국의 명의 장중경의 저서인 〈상한론〉에 나오는 처방 중 소양인 체질의 질병에 경험한 처방 열 가지를 발췌했다.

이제마는 이렇게 말했다.

"소양인 약의 모든 종류는 포(炮), 자(炙), 초(炒), 외(煨)를 해서는 안 된다."

'포'는 약물을 뜨겁게 달군 프라이팬에 넣고 노릇노릇하게 빨리 볶는 것이며, '자'는 어떤 약물이나 액체에 적신 후 볶는 것이요, '초'는 프라이팬에 약재를 볶는 것으로 때로는 다른 보조재료와 함께 볶기도 하며, '외'는 축축한 밀가루로 싸서 뜨거운 활석가루 속에 파묻어 약재의 외피가 탈 정도로 간접적으로 굽거나 혹은 여러 겹의 종이로 싸서 간접적으로 굽는 것을 말한다.

다시 말해서 포, 자, 초, 외 등은 모두 약재에 열을 가하는 방법인데, 소양인은 열성체질이기 때문에 불로써 약재에 화기를 가해서 쓸 수 없다는 것이다.

따라서 이 점을 꼭 지켜야 한다.

❰ 계비각반탕 ❱

| 증　세 | 외감성 열성 질환으로 발열이 오한보다 클 때 쓰는 처방이다. 또 두통, 신경통, 류머티즘, 온몸 쑤심증에도 쓴다.
| 처　방 | 석고 7.5g, 마황·계지·백작약 각 3.75g씩, 감초 1.2g, 생강 3쪽, 대추 2개
| 보탬말 | 일명 '계지이월비일탕'이라고 한다. 계지탕과 월비탕이 2대 1의 비율로 구성된 처방이기 때문에 붙여진 이름이다.
| 달여 먹는 법 | 마황을 물 500cc로 끓여 거품을 걷어낸 후 나머지 약재를 넣고 함께 달여 따끈하게 복용한다.

★ 꼭 지켜야 할 일　마황은 극렬한 성질이므로 복용에 신중해야 한다.

❰ 대청룡탕 ❱

| 증　세 | 외감성 열성 질환으로 맥이 들뜨면서 긴장되어 있고, 열이 있으며 오한이 있는데 발열과 오한 모두 심하며, 땀이 없고, 번거로움이 심하며, 온몸이 쑤시며 아플 때 쓰는 처방이다. 또 급작스레 전신이 붓는데, 특히 사지와 얼굴의 부기가 뚜렷이 나타나며, 온몸이 쑤시고 무거우며 소변 양이 줄고, 갈증과 번조감 등이 있을 때 쓴다. 열성병, 복수, 천식, 관절염 등에도 응용된다.
| 처　방 | 석고 15g, 마황 11g, 계지 7.5g, 행인 5.5g, 감초 3.75g, 생강 3쪽, 대추 2개
| 보탬말 | 〈상한론〉 원방에는 감초를 볶아 자감초로 만들어 쓰라고 했지만, 소양인은 약재에 열기를 가해 쓰면 안 되므로 생감초 그대로 써야 한다. 혹은 소양인에게 감초가 잘 맞지 않으므로

빼고 쓰기도 한다.

| **달여 먹는 법** | 마황을 물 500cc로 끓여 거품을 제거한 후 나머지 약
재를 넣고 함께 달여서 찌꺼기를 제거하고 복용한다.

★ **꼭 지켜야 할 일** 이 약을 먹으면 약간의 땀이 나는데, 일단 땀이 나면
복용을 중지한다. 마황은 극렬한 성질의 약재이므로 복용에 신중해야
한다.

◀ 대함흉탕 ▶

| **증   세** | 외감성 열성 질환으로 열이 대단히 높으면서 명치 밑이 그득
하다 못해 딱딱할 정도로 굳고, 복부 전체를 만지지 못하게
하며, 대변을 며칠씩 보지 못하고, 갈증이 있으며, 혀가 마르
며, 오후에 조수처럼 열이 밀려오며, 맥이 들떠 있으면서 긴
장되어 있을 때 쓰는 처방이다. 또 심장신경통, 충심성각기,
또는 단순성 장경색으로 장강 안에 비교적 많은 수액이 쌓인
경우에도 응용된다.
| **처   방** | 대황 11g, 망초 7.5g, 감수 가루 2g
| **달여 먹는 법** | 대황을 물 1/3되게 달여, 그 약물에 망초를 넣고 한두
번 끓인 뒤 감수 가루를 타서 반 정도만 따끈하게 복용
한다. 복용 후 대변이 통하면 복용을 그치고, 대변이 통
하지 않으면 나머지를 모두 복용한다.

★ **꼭 지켜야 할 일** 신체가 건실한 사람에게 써야 한다. 또 일단 대변이
통해 증상이 호전되면 복용을 중지해야 한다.

◀ 백호탕 ▶

| 증 세 | 외감성 열성 질환 때 체표에 열이 있으면 맥이 들뜨고, 체내에 열이 있으면 맥이 미끄러지는데, 이 처방은 맥이 들떠 있으면서 미끄러움이 함께 나타날 때 쓰는 처방이다. 여하간 열성 질환으로 고열, 두통, 입 마름, 혀의 건조, 갈증이 심하며, 얼굴이 벌겋고 열을 싫어하며 땀이 무섭게 흐를 때 쓰는 처방이다. 또 독감을 비롯해서 더위를 먹은 때, 당뇨병, 잇몸이 붓고 아플 때, 흉막염, 열성 질환의 발진 등에도 쓰이며, B형 뇌염이나 유행성 뇌척수막염 또는 유행성출혈열에도 쓰인다.

| 처 방 | 석고 19g, 지모 7.5g, 감초 2.5g, 갱미 반 홉

| 달여 먹는 법 | 물 700cc로 끓여 갱미(멥쌀)가 익으면 찌꺼기를 버리고 복용한다. 별도로 갱미로 미음을 쒀서 약을 복용한 후 따끈하게 먹어도 좋다. 1일 1첩 또는 2첩을 복용할 수 있다.

★ **꼭 지켜야 할 일** 맥이 들떠있지만 매우 가늘 때, 번열과 갈증이 없을 때, 땀이 없을 때는 쓸 수 없는 처방이다. 물론 땀을 많이 흘린다고 하더라도 얼굴이 창백하거나 맥이 넓고 크게 뛰더라도 맥을 꽉 눌러 보아 힘이 없이 무력할 때는 쓸 수 없다.

◀ 소시호탕 ▶

| 증 세 | 외감성 열성 질환의 경과 중에 오한과 발열이 왔다 갔다 교대하며, 가슴과 옆구리가 그득하여 답답하거나 결리며, 심장이 두근거리고 소변이 시원치 않으며, 갈증이 있는 증상을 푸는 처방이다. 또 감기, 학질, 폐렴, 간염, 담석증, 담낭염, 중

이염, 황달, 산후 또는 월경기의 감기, 혹은 여성의 성교가 과다하여 열기가 자궁에 들어가 입이 쓰고 목이 마르며 눈이 어찔거리며 오한과 발열이 오고 가며 왕래할 때 등에 광범위하게 응용되는 처방이다.

| **처 방** | 시호 11g, 황금 7.5g, 인삼 · 반하 각 5.5g씩, 감초 2g

| **달여 먹는 법** | 초탕과 재탕을 혼합하여 1첩을 2회로 나누어 복용한다.

◀ 소함흉탕 ▶

| **증 세** | 명치 밑을 누르면 아프고, 황색의 끈끈한 가래를 토하며, 맥이 들떠 있으면서 미끄러울 때 쓰는 처방이다. 또 위통, 위산과다, 담석증, 기관지폐렴, 삼출성흉막염 등에 응용된다. 특히 '소시호탕'과 '소함흉탕'을 합치면 '시함탕'이라고 하는데, 늑간신경통, 결핵성 복막염 등에 효과 있는 것으로 알려져 있다.

| **처 방** | 반하 19g, 황련 9g, 과루 큰 것의 1/4

| **보탬말** | 반하는 엄격한 수치법에 따라 생강으로 독성을 약화시킨 것으로 써야 한다. 과루 큰 것의 1/4 분량이라고 했는데, 구하기 어려우면 과루인 20~30g으로 대용해도 될 것이다.

| **달여 먹는 법** | 먼저 과루를 물 700cc로 끓여 반으로 줄면 나머지 약을 넣고 달여 약물이 2/3 정도가 남게 졸여서 1일 3회 따끈하게 나누어 마시는데, 설사할 때까지 복용한다.

◀ 신기환 ▶

| **증 세** | 극도의 허약 상태를 개선하는 처방이다. 또 두통, 만성기관지천식, 급만성 신장염, 발기부전, 조루증, 당뇨병, 갑상선 기능저하증, 신경쇠약증, 야뇨증, 고혈압 및 부인과의 각종 질환,

또는 소아의 숫구멍이 제대로 닫히지 않는 경우에 응용된다.

| **처 방** | 숙지황 15g, 산약 · 산수유 각 7.5g씩, 택사 · 목단피 · 백복령 · 오미자 각 3.75g씩

| **보탬말** | 이 처방은 '육미지황탕' 이라는 처방에 오미자를 가한 것이다.

| **달여 먹는 법** | 물로 끓여 복용한다. 1일 1첩 또는 2첩을 나누어 복용한다. 혹은 가루내어 꿀로 반죽해서 알을 빚어 1일 2회, 1회 6~9g씩을 끓인 물이나 식염수로 복용한다.

◀ 십조탕 ▶

| **증 세** | 비생리적인 수분이 가슴과 옆구리에 정체되어 기침을 하거나, 침을 뱉으면 옆구리가 당기고 아프며 명치 밑이 그득하고, 두통과 눈의 어지러움, 등살이 당기고 아파 숨쉬기 어려우며, 복부가 팽창하는 데 쓰여지는 처방이다. 이 처방은 삼출성늑막염, 부종성 각기, 복막염, 간경화에 의한 복수, 주혈흡충증에 의한 복수, 급성췌장염, 만성신염 등으로 인한 부종 등에 응용되는 처방이다.

| **처 방** | 완화, 감수, 대극 각각 같은 양

| **보탬말** | 완화는 프라이팬에서 살짝 볶고 대극은 프라이팬에 태울 듯 볶아서 쓴다.

| **달여 먹는 법** | 위의 재료를 각각 같은 양으로 배합해서 가루내고 따로 대추 열 개를 물 120cc에 달여서 반 정도가 되면 대추를 건져버리고 그 물과 함께 위 가루를 복용하되, 튼튼한 사람은 3.75g을, 약한 사람은 양을 반으로 줄여 복용하게 되어 있다. 혹은 위 약재의 가루를 캡슐에 넣어 대추 끓인 물로 위와 같은 분량씩 먹되 새벽에 복용하며, 복용 후 대변을 보면 죽을 먹어 위와 장을 보호한다.

★ **꼭 지켜야 할 일** 이 처방은 독성이 강해 부작용이 있을 수 있으므로 사용에 신중을 기해야 한다. 이 약을 먹은 후 설사를 하게 되는데, 설사를 한 뒤에는 따끈한 죽을 먹여 체력을 돋워 주어야 한다.

◀ 오령산 ▶

| 증　세 | 두통과 함께 열이 나고, 갈증이 있어 물을 마시지만 물을 마시면 즉시 토하며, 소변의 양이 줄거나 보고 싶어도 잘 안 나오거나, 혹은 부종, 설사가 있으며, 배꼽 밑이 벌떡벌떡 뛰며, 멀건 침을 뱉고 머리가 어지럽거나 숨이 가쁘고 기침을 하는 증상에 쓰이는 처방이다. 신장염, 방광염 등에 주로 이뇨를 목적으로 쓰는 처방이다.

| 처　방 | 택사 11g, 적복령 · 저령 · 백출 각 5.5g씩, 육계 2g

| 달여 먹는 법 | 거칠게 빻아 1회 6g씩을 물 300cc로 끓여 복용하거나, 위 약재에 물 500cc를 붓고 끓여 반으로 줄여 복용한다.

◀ 저령탕 ▶

| 증　세 | 소변불리에 쓰이는 처방으로 소변을 자주 보려고 하거나 소변을 봐도 시원치 않거나 방울방울 떨어지면서 배뇨통은 물론 아랫배까지 통증이 있을 때 쓴다. 또 열이 나고, 갈증이 나거나 불안 초조하여 잠을 이루지 못하거나 기침, 구토, 설사를 겸하는 경우에도 쓴다.

| 처　방 | 저령 · 적복령 · 택사 · 활석 · 아교 각 3.75g씩

| 달여 먹는 법 | 아교를 제외한 네 가지 약재를 물 500cc로 두 시간 정도 달여 찌꺼기를 버린 후 아교를 넣고 녹여 복용한다. 1일 2첩으로 1일 3회 복용한다.

이제마의 '동의수세보원'에 실려있는 체질의 특징

이상을 종합해 보면 다음과 같은 것을 알 수 있습니다.

첫째, **태양인**과 **태음인**은 형이상학적 경향이 짙고, **소양인**과 **소음인**은 형이하학적 경향이 짙습니다.

둘째, **태음인**과 **소음인**은 각각 혼과 백이 충족한 반면, **소양인**은 영적 성향이 강하고 **태양인**은 신적 경향이 충족합니다.

셋째, **소음인**은 미각신경이 뛰어나고, **태음인**은 후각신경이 뛰어나고, **소양인**은 시신경이 뛰어나고, **태양인**은 청각신경이 뛰어납니다.

넷째, **소음인**은 가정적, 지역적 경향이 커서 두루두루 남을 사랑하는 박애심이 약하며, 이해 타산적인 세상맛을 잘 알아 제 입맛에 맞는 것에 빠지기 쉽습니다. **태음인**은 윤리상 인간관계에 뛰어나 자칫 거짓 꾸밈이 많고, 음흉한 작당들의 냄새를 잘 알아 제 취향에 맞는 것에 빠지기 쉽습니다. **소양인**은 제도적 집단관계에 뛰어나고 세상 보는 눈이 있어 즐기려는 경향이 있으며, 사치스러움에 빠지기 쉽습니다. **태양인**은 역사 현상을 변화시키는데 뛰어나 모반의 경향이 있으며, 제 귀에 거슬리면 몰인정하기 쉽습니다.

다섯째, **소음인**은 항상 지혜와 덕행을 올바르게 하고 마땅히 어질고 사랑스러운 마음을 실천하며 살아야 할 것입니다. **태음인**은 항상 지혜와 덕행을 올바르게 하고 마땅히 믿음 있는 생활을 해야할 것입니다. **소양인**은 항상 지혜와 덕행을 올바르게 하고 마땅히 근검한 생활을 행하도록 해야 할 것입니다. **태양인**은 항상 지혜와 덕행을 올바르게 하고 마땅히 이를 알고 행해야 할 것입니다.

소양인에게 효과 있는 '후세' 경험 처방 9가지

이제마는 중국 원·명나라의 명의들 저서에 나오는 '후세' 처방 중 소양인 체질의 질병에 실제로 쓴 경험 처방 아홉 가지를 발췌했다. 그 내용은 아래와 같다.

◀ 도적탕 ▶

| 증 세 | 소변의 빛이 쌀뜨물 같을 때에 '불과 한두 첩만 먹어도 낫는다'고 알려질 정도로 효과 있는 처방이다. 소변이 잦고 붉으며 잘 나오지 않고 배뇨통 비슷하게 따끔거릴 때 좋은데, 가슴에 열이 맺힌 듯 답답하며, 갈증이 나서 자꾸 물을 마시려 하고, 입안과 혀가 헐고 얼굴이 붉어지며, 혀가 붉을 때 쓰여진다. 급성신우신염 같은 급성비뇨계 감염증을 비롯해서 구내염 등에 응용된다.

| 처 방 | 목통·활석·황백·적복령·생지황·산치자·감초 각 3.75g씩, 지각·백출 각 1.9g씩

| **보탬말** │ 이제마는 소양인에게 이 처방을 쓰려면 지각, 백출, 감초는
빼야 한다고 했다. 명나라 명의 공정현의 〈만병회춘〉에 나오
는 처방이다.

| **달여 먹는 법** │ 위의 재료를 거칠게 빻아 매회 9g씩을 죽엽과 함께 끓
여 식후에 복용하는 처방이지만, 번거로우므로 위의
약재에 물 500cc를 붓고 달여 반으로 줄면 나누어 마
신다.

《 비아환 》

| **증   세** │ 소아의 감병(疳病)이나 오래된 음식의 체기를 치료한다. 즉
얼굴이 누렇게 들뜨고 여위며, 몸에서 열감이 떨어지지 않고,
피곤해 하며, 명치 밑이 항상 그득하고 답답하며, 젖이나 음
식을 안 먹으려 하며, 흙이나 생쌀 등 이상한 것을 먹으려 들
며, 복부가 붓듯이 팽팽해지면서 단단하여 아프며, 머리는 큰
데 목은 가냘프며, 토사와 갈증이 있고, 대변이 시큼한 냄새
가 나면서 점성이 있을 때 쓰는 처방이다.

| **처   방** │ 호황련 19g, 사군자 15g, 인삼 · 황련 · 신곡 · 맥아 · 산사육
각 12g씩, 백복령 · 백출 · 자감초 각 11g씩, 노회 9g

| **보탬말** │ 이제마는 소양인에게 이 처방을 쓰려면 인삼, 백출, 산사육,
감초는 빼야 하고 사군자 한 가지는 '아직 경험이 없어 약성
을 정확히 알지 못하므로 감히 가볍게 말할 수 없다'고 했다.
송나라 태의국에서 편찬한 〈태평혜민화제국방〉에 나오는 처
방이라고 했지만, 여기 나오는 '비아환'은 〈태평혜민화제국방〉
의 '비아환'과 내용이 다르며, 명나라 명의 공정현의 〈만병회
춘〉에 나오는 '비아환'과 같다. 노회는 알로에 잎에서 채취한
즙을 농축시켜 만든 약재인데, 강렬한 불로 부서지기 쉽게 태

우듯 해서 쓴다.

| **달여 먹는 법** | 위 약재를 모두 가루내어 차좁쌀로 풀을 쑤어 녹두알 만한 크기(0.02~0.04g)로 알을 만들어서 한 번에 20~30알씩 미음으로 복용한다. 1일 2첩 분량을 1일 3회 식후에 복용할 수 있다.

◀ 생숙지황환 ▶

| **증　세** | 주로 눈이 침침한 데 쓴다. 따라서 감안(疳眼), 동공이 몽롱한 데 쓰인다. '감안'은 눈곱이 끼고 눈물이 흐르며, 눈 주위가 짓물러 가렵고 아파서 문지르게 되며, 눈이 어둡고 야맹증이 생기며, 심하면 눈을 뜨지 못한다.
또는 간장의 혈액 저장이 부족해서 눈이 어찔하며 가슴이 답답하고 번거로우며 불면증이 있을 때 쓴다.
| **처　방** | 생건지황 · 숙지황 · 현삼 · 석고 각 3.75g씩
| **보탬말** | 명나라 명의 이천의 〈의학입문〉에 나오는 처방이다.
| **달여 먹는 법** | 가루내어 밀가루로 쑨 풀, 또는 꿀로 반죽해서 0.3g 크기의 알로 만들어서 빈속에 50~70알씩 녹차로 복용한다.

◀ 소독음탕 ▶

| **증　세** | 홍역에 발진이 잘 안 나타나거나 혹은 가슴에 조밀하게 보일 뿐일 때에 '서너 첩만 복용하면 상쾌하게 홍반이 나오고 독이 풀리며 신효하게 낫는다'고 했다.
| **처　방** | 우방자 7.5g, 형개 3.75g, 생감초 · 방풍 각 1.9g씩
| **보탬말** | 이제마는 이 처방을 소양인에게 쓰려면 감초는 빼야 한다고

했다. 명나라 명의 공신의 〈고금의감〉에 나오는 처방이다.

| **달여 먹는 법** | 물 500cc로 끓여 반으로 줄여 1일 수회 복용한다.

◀ 수은훈비방 ▶

| **증 세** | 매독에 매우 효과가 좋다고 했다.
| **처 방** | 흑연·수은 각 3.75g씩, 주사·유향·몰약 각 2g씩, 혈갈·
응황·침향 각 1g씩
| **보탬말** | 원나라 명의 주진형의 〈단계심법〉에 나오는 처방이다.
| **달여 먹는 법** | 가루내어, 위의 약 분량을 7등분하여 각각을 한지에
말아서 담배처럼 생긴 일곱 개의 심지를 만든다. 한
개씩 불에 태우되 향유에 등불을 켜서 상 위에 놓고
병자로 하여금 두 다리를 뻗게 하고 홑이불을 뒤집어
씌운 뒤에 자주 냉수를 입에 물어 뱉으면서 연기 냄새
를 맡게 한다. 이렇게 해야 입이 상하지 않는다. 첫날
에는 세 대를 피우고, 다음 날은 매일 한 대씩 피워,
그 연기 냄새를 맡게 한다. 이런 방법을 '훈비(熏鼻)'
라고 한다.

★ **꼭 지켜야 할 일** 이 방법은 효과가 좋다고 하지만 극히 위험한 방법이
므로 주의해야 한다.

◀ 양격산탕 ▶

| **증 세** | 체내, 특히 심폐(心肺)와 위장(胃腸)의 경계인 상초와 중초의
사이 즉 횡격막에 열이 쌓여 번조증으로 괴롭고, 입안이 헐고
혀가 갈라지며 목구멍이 붓고 아프며, 갈증이 있고, 입술이

타서 건조해지고, 코피가 나거나 눈이 붉게 충혈되고 얼굴이 벌겋게 되며, 머리가 어지러우며, 소변이 붉게 농축되며 대변은 굳고, 위장의 열로 반점이 생기거나, 혀 가장자리는 빨갛고 설태는 누런 데 사용한다. 따라서 급성 열병, 구내염, 두피의 종기나 부스럼, 피부병, 코피, 소아의 경풍 등에 응용된다.

| 처 방 | 연교 7.5g, 대황·망초·감초 각 3.75g씩, 박하·황금·치자 각 2g씩

| 보탬말 | 이제마는 이 처방에서 대황, 감초, 황금을 빼고 써야 소양인 체질에 잘 맞는다고 했다. 송나라 태의국에서 편찬한 〈태평혜민화제국방〉에 나오는 처방이다. 일명 '연교음자' 라고도 한다.

| 달여 먹는 법 | 대황, 망초, 박하를 뺀 나머지 약재를 물 500cc로 끓여 3분의 1이 줄면, 그때 대황과 박하를 넣어 한두 차례 끓어오르도록 한 후, 찌꺼기를 버리고, 약물만 취하여, 먼저 그릇에 담아두었던 망초에 약물을 부은 다음 잘 섞어서 복용한다. 1일 1첩 또는 2첩을 복용할 수 있으며, 1일 2회 식후에 따끈하게 복용한다. 혹은 거칠게 가루내어 매회 6g씩에 등심, 꿀 약간을 넣어 물로 끓여서 식후에 복용하기도 한다.

★ 꼭 지켜야 할 일 성질이 극렬한 약재가 포함되어 있는 처방이므로 복용에 신중해야 한다.

◀ 육미지황탕 ▶

| 증 세 | 허로증을 치료하는 처방이다. 특히 신장 기능이 극도로 허약해진 경우에 좋다. 어지럽고 귀가 울리며 잠잘 때 땀이 많으며 정액이 저절로 흐르거나 갈증이 나며 뼛속 깊은 곳으로부

터 열이 솟아나는 것 같고, 손발의 바닥이 화끈거리고, 허리
나 무릎이 시큰거리면서 아프고 힘이 없으며, 치아가 들뜨고,
소변이 시원치 않을 때 좋은 처방이다. 따라서 피로, 신경쇠
약, 정력감퇴, 폐결핵, 갑상선 기능항진증, 유정, 몽정, 조루,
요통, 이명, 갈증, 시신경염 및 시력감퇴, 치은염, 만성신장
염, 아디손빈혈, 고혈압, 당뇨병, 무배란성 기능성 자궁출혈
등에 광범위하게 응용될 수 있으며, 특히 소아의 '오지증(五
遲症)'에 좋다. 소아의 '오지증'은 다섯 가지 발육불량의 증
상을 말한다.

| **처　방** | 숙지황 15g, 산약·산수유 각 7.5g씩, 택사·목단피·백복령
각 5.5g씩

| **보탬말** | 〈의학정전〉에 나오는 처방이다. 이제마는 '이 처방을 다시 고
찰하면 산약 한 가지는 폐장의 약이다'라고 했다. 이 말은 나
머지 다섯 가지 약은 모두 신장의 약이라는 뜻이며, 따라서
'비대신소'의 체질로 신장 기능이 약한 소양인에게 잘 맞는
처방이라는 것이다.

| **달여 먹는 법** | 물 700cc로 끓여 반으로 줄면 1일 3회로 나누어 따끈
하게 복용한다. 식전이나 식간 공복에 먹는 게 좋다.

◀ 형방패독산탕 ▶

| **증　세** | 외감성 열성 질환이나 유행성 감기로 인한 발열, 오한, 두통,
뒷목의 뻣뻣함, 뼈마디 통증, 코막힘과 목소리 잠김, 가래와
기침, 그리고 가래가 흉격에 정체되어 가슴속에 덩어리가 있
는 듯 그득한 증상 등이 심할 때, 특히 땀이 없고 갈증이 없
으며 맥박이 들뜨고 매우 빠를 때 사용할 수 있는 처방이다.
종양 초기에 아직 농이 형성되지 않은 경우, 이질, 장풍하혈

등에 응용될 수 있다.

| 처 방 | 강활 · 독활 · 시호 · 전호 · 적복령 · 형개 · 방풍 · 지각 · 길경 · 천궁 · 인삼 · 감초 각 3.75g씩, 박하 소량

| 보탬말 | 이제마는 소양인에게 이 처방을 쓰려면 지각, 길경, 천궁, 인삼, 감초는 빼야 한다고 했다. 명나라 명의 공신의 〈고금의감〉에 나오는 처방이다.

| 달여 먹는 법 | 위 약재를 거칠게 빻아 물 반 사발을 붓고 1/3 정도 달인 후 복용한다.

◀ 황련저두환 ▶

| 증 세 | '강중증'을 치료하는 처방이다. 강중증은 지속적인 음경발기증으로 성교도 없이 정액이 저절로 유출되며, 소변이 잦고, 입이 마르며, 입술이 검게 타고, 몸이 여위며, 끝내는 피 섞인 정액을 흘리는데, '소갈증' 중의 한 증상이다.

| 처 방 | 웅저두 1개, 황련 · 소맥 각 200g씩, 천화분 · 백복신 각 160g씩, 맥문동 80g

| 보탬말 | 원나라 명의 위역림의 〈세의득효방〉에 나오는 처방이다. 웅저두는 수퇘지 위장이다. 소맥은 프라이팬에 볶아 쓴다. 이제마는 이 처방에 대해 이렇게 말했다.

꼭 · 알 · 고 · 싶 · 어 · 요

오지증이란 무엇인가요?

오지증이란 아이들의 성장이 더딘 것을 말한다. 그 증상으로 근육과 골격이 발달하지 못해 걷지 못하는 것, 모발이 가늘고 숱이 적고 색이 희미한 것, 치아가 늦게 나는 것, 잘 서지 못하는 것, 말이 늦는 것이 있다.

"이 처방을 다시 고찰하면 맥문동 한 가지는 폐의 약이다. 폐와 신장은, 하나는 들어올리고, 하나는 내리는 작용을 하여 위와 아래로 관통하게 된다. 신장의 약 다섯 가지 중에 폐장의 약 한 가지가 들어 있으니 비록 군더더기 같기는 하나 무방하다고 보며 책할 필요는 없다."

| **달여 먹는 법** | 웅저두를 제외한 전부를 가루로 만들어서 돼지 밥통에 집어넣고 봉한 뒤에 시루에 쪄서 절구에 빻은 뒤에 0.3g 크기의 알로 만들어 매번 100알씩 미음과 함께 먹는다.

● 강중증 치료에 효과 있는 황련저두환 만들기 ●

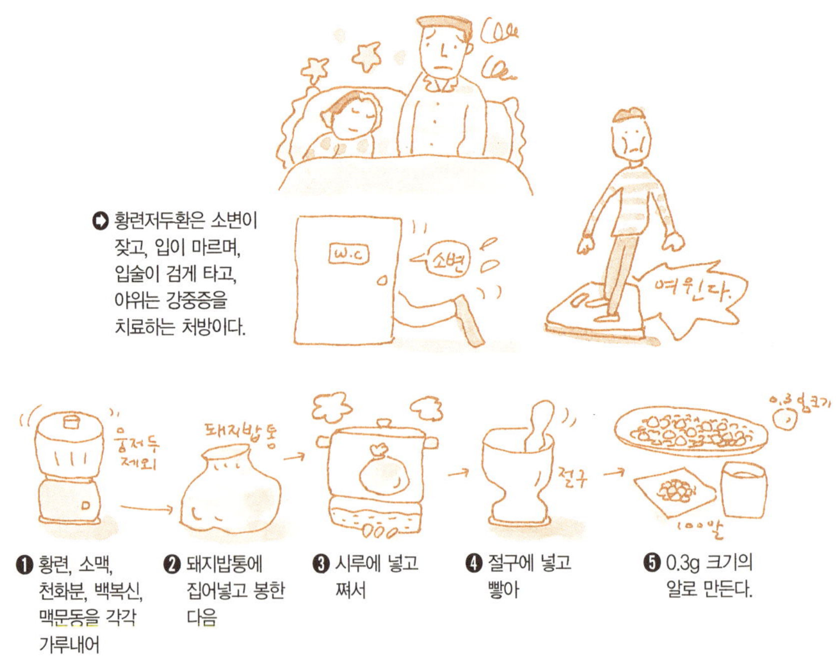

❂ 황련저두환은 소변이 잦고, 입이 마르며, 입술이 검게 타고, 야위는 강중증을 치료하는 처방이다.

❶ 황련, 소맥, 천화분, 백복신, 맥문동을 각각 가루내어

❷ 돼지밥통에 집어넣고 봉한 다음

❸ 시루에 넣고 쪄서

❹ 절구에 넣고 빻아

❺ 0.3g 크기의 알로 만든다.

소양인에게 효과 있는 주요 처방 17가지

이제마는 소양인 체질의 질병에 응용할 수 있는 주요 처방을 새로 정했는데, 그 처방이 열 일곱 가지가 된다.

◀ 감수천일환 ▶

| 증　세 | 결흉증(結胸證)이 되어 물을 마시면 즉시 토하는 데 쓰는 처방이다. 〈사상진료보원〉에는 '결흉이란 명치 밑이 답답하고 아프며 또 딴딴하여 물을 마시는 즉시로 토하는 것이다. 이는 담(痰)이 차 있는 관계니 혹자는 수결흉(水結胸)은 장액성 흉막염이라고도 했다. 반드시 소양인에게 있는 특수한 증세로 불가불 감수를 쓰지 않을 수 없다'고 했다.

| 처　방 | 감수 가루 3.75g, 경분 가루 0.375g

| 달여 먹는 법 | 위의 두 가지 약을 밀가루 풀로 알약을 만들되 위의 분량으로 열 개의 알약을 만든다. 그리고 알약에 주사로 겉을 입힌다. 만일 만들어 둔 것이 오래되어 딱딱

하면 종이로 두세 겹을 싸고 방망이로 빻아서 거친 덩어리 몇 조각으로 만들어 입에 넣고 정화수로 삼킨다. 여하간 약을 복용한 지 서너 시간 기다려서 설사를 하지 않으면 다시 두 알을 복용한다.

설사를 서너 차례 하면 알맞고, 대여섯 번 하면 지나친 것이니, 미리 미음을 끓여 두었다가 2~3차례 설사를 하거든 이내 먹인다. 그렇지 않으면 기운이 빠져서 견디기가 어렵다.

이제마의 설명을 보기로 하자

● 감수 3.75g, 경분 2g으로 열 개의 알약을 만들면 '경분감수용호단'이라 하고,

● 경분, 감수를 같은 양으로 열 개를 만들면 '경분감수자웅단'이라 하며,

● 경분 3.75g, 유향·몰약·감수 각 2g으로 서른 개의 알을 만들면 '유향몰약 경분환'이다.

● 경분은 땀을 내고, 감수는 담을 없애며 수분을 아래로 내린다. 경분의 약력(藥力)은 0.375g이면 족하고, 0.2g이면 미치지 못한다. 감수는 약력이 0.55g이면 족하고 0.25~0.30g이면 부족하지 않다. 경분과 감수는 모두 독약이기 때문에 0.375g이라도 경솔하게 초과해서는 안 되며, 반드시 병의 경중을 짐작하여 써야 한다.

● 두뇌에 화기가 있는 것을 씻고자 할 때는 경분을 주된 약으로 삼고, 가슴과 옆구리 밑에 있는 물기를 내리고자 할 때는 감수를 주된 약으로 해야 한다.

★ **꼭 지켜야 할 일** 그러나 이 처방은 독성이 강하므로 반드시 전문의와 상의해야 한다.

◀ 독활지황탕 ▶

증　세	음식에 체하여 속이 가득한 데 쓴다. 극도로 허약해 있을 때, 특히 음기가 허하여 오후에 미열이 오를 때 좋다. 변비 혹은 대변이 시원하지 않을 때에도 쓴다. 중풍, 고혈압, 당뇨병, 폐결핵, 구안와사, 학질, 하지무력증, 좌골신경통, 야뇨증, 유정, 몽정, 조루증, 신장질환 등 소양인의 음기가 떨어진 모든 병증에 쓰이는 대표적인 처방이다.
처　방	숙지황 15g, 산수유 7.5g, 복령 · 택사 각 5.5g씩, 목단피 · 방풍 · 독활 각 3.75g씩
보탬말	본 처방은 '육미지황탕'에서 산약을 빼고 방풍과 독활을 가미한 변방이며, 명나라 명의 우박의 〈의학정전〉에 나오는 처방을 소양인에 맞게 바꾼 것이다.
달여 먹는 법	물 500cc로 끓여 반으로 줄여 1일 3회 나누어 마신다. 혹은 1일 2첩 분량을 복용할 수도 있다.

◀ 목통대안탕 ▶

증　세	소양인의 부종을 다스리는데 가장 유효한 처방이다. 소양인의 부종은 본래가 음증이기 때문에 처음부터 난치에 속한다. 따라서 이제마는 '처음부터 나중까지 적어도 100첩은 써야 한다'고 했다.
처　방	목통 · 생지황 각 19g씩, 적복령 7.5g, 택사 · 차전자 · 천황련 · 강활 · 방풍 · 형개 각 3.75g씩
보탬말	이제마는 '천황련, 택사는 비싼 약재이기 때문에 없으면 빼고 써도 좋다'고 했다.
달여 먹는 법	물 500~700cc로 끓여 반으로 줄여 1일 수회 나누어

마시거나 혹은 1일 2첩 분량을 3회에 나누어 복용해도
좋다.

◀ 숙지황고삼탕 ▶

| 증 세 | '하소(下消)'를 다스린다고 했다. 다시 말해 '소갈증' 중 하소
증으로 소변이 지나치게 잦을 때 쓸 수 있는 처방이므로 당
뇨병 말기에 쓸 수 있다. 하소증은 색욕이 과도하여 위로 심
장과 아래로 신장의 기가 오르내리는 승강작용을 하지 못하
므로 심장의 화기가 위로 혼자 들뜨고, 신장의 수기가 아래로
혼자 고갈하여 이 병이 생긴다고 했다. 또 이 처방은 출산 후
태반이 나오지 않는 데도 쓸 수 있다.

| 처 방 | 숙지황 15g, 산수유 7.5g, 백복령·택사 각 5.5g씩, 지모·황
백·고삼 각 3.75g씩

| 달여 먹는 법 | 물 500cc로 끓여 반으로 줄여 1일 3회 나누어 마시거
나 혹은 1일 2첩씩 3회 나누어 복용해도 좋다.

◀ 십이미지황탕 ▶

| 증 세 | 폐나 기관지에서 나오는 객혈을 비롯해서 위출혈, 코피 등에
쓴다. 또 음허로 오후에 열을 느끼며, 섹스 과다로 마치 감기
증상 같은 게 떨어지지 않고, 소변이 쌀뜨물처럼 탁한 데 쓴다.
폐결핵, 중풍, 전립선증, 탈장, 산증, 간질 등에도 응용된다.

| 처 방 | 숙지황 15g, 산수유 7.5g, 백복령·택사 각 5.5g씩, 목단피·
지골피·현삼·구기자·복분자·차전자·형개·방풍 각
3.75g씩

| 달여 먹는 법 | 물 500cc로 끓여 반으로 줄여 1일 3회 나누어 복용한

다. 혹은 1일 2첩 분량을 복용할 수도 있다.

◀ 양격산화탕 ▶

| **증   세** | '상소(上消)'를 다스린다고 했다. 다시 말해 '소갈증' 중 상소증으로 갈증이 심한 것을 다스리는 처방이므로 당뇨병 초기에 쓸 수 있는 처방이다.

혹은 허열이 아니라 실열(實熱)이 뚜렷하고, 심장의 화기가 심하거나 중초가 열기로 건조해져서 갈증이 심하고, 머리가 혼미하거나 아프며, 눈이 붉게 충혈되고, 얼굴에 열독이 몰려 붉어지고, 혀가 붓거나 설태가 두텁게 앉으며, 중이염, 알레르기성 비염, 축농증, 구내염, 디프테리아 때처럼 후두가 막히며, 토혈이나 코피가 있으며, 대변과 소변이 막혀 나오지 않을 때, 또는 피부발진이나 붉은 반점이 돋거나 헛소리하며, 발광할 경우에 쓸 수 있는 처방이다. 산만한 어린이가 잠이 들자마자 머리에서 땀을 많이 흘릴 때도 좋다.

| **처   방** | 생지황·인동등·연교 각 7.5g씩, 산치자·박하·지모·석고·방풍·형개 각 3.75g씩

| **보탬말** | 송나라 태의국에서 편찬한 〈태평혜민화제국방〉에 나오는 '양격산'의 변방이다.

'양격산'이 화기를 내리는 데 중점을 둔 처방이라면, '양격산화탕'은 화기를 내리면서도 약간 보음(補陰)하는 데 중점을 둔 처방이다.

| **달여 먹는 법** | 물 500cc로 끓여 반으로 줄여 1일 2첩, 1일 3회 식간에 복용한다.

◀ 양독백호탕 ▶

| **증 세** | 양독(陽毒)을 다스리는 처방이다. 양독이 발병하면 얼굴에 비단 무늬 같은 붉은 반점이 생기고 인후가 아프며 피고름을 뱉게 된다. 그런데 이 처방은 특히 외감성 유행성 열성 질환에서 열독으로 말미암아 반점과 발진이 생긴 경우에 매우 효과가 좋다. 따라서 소양인의 인후병, 디프테리아와 얼굴이나 입술이 붓는 등 매우 위급한 병에 쓸 수 있는 처방이다. 주된 약은 석고인데, 석고는 열을 맑게 하고 화기를 떨어뜨리며, 특히 '발반'과 '발진'에 없어서는 안 될 약이다. '지황백호탕'의 용도와 거의 같으므로 위에 설명한 '지모백호탕'의 설명을 참고하기 바란다.

| **처 방** | 석고 18~37.5g, 생지황 15g, 지모 7.5g, 형개·방풍·우방자 각 3.75g씩

| **달여 먹는 법** | 물 500cc로 끓여 반으로 줄여 한 번에 복용한다.

◀ 인동등지골피탕 ▶

| **증 세** | '중소(中消)'를 다스린다고 했다. 다시 말해 '소갈증' 중 중소증으로 먹어도 자꾸 허기증이 심한 경우에 쓰여지는 처방이므로 당뇨병 중기에 쓸 수 있다. 물론 소변의 빛이 붉고 갈증 또한 심할 때도 좋다.

| **처 방** | 인동등 15g, 산수유·지골피 각 7.5g씩, 천황련·황백·현삼·고삼·생지황·지모·산치자·구기자·복분자·형개·방풍·금은화 각 3.75g씩

| **달여 먹는 법** | 물 500cc로 끓여 반으로 줄여 1일 2첩, 1일 3회 식간에 복용한다.

◀ 저령차전자탕 ▶

| **증 세** | 외감성 열성 질환의 어느 단계에서 두통이 있고 배가 아플 때, 혹은 '망음증'으로 신열이 나면서 설사를 하는 데에 효과가 좋다.

| **처 방** | 택사·복령 각 7.5g씩, 저령·차전자 각 5.5g씩, 지모·석고·강활·독활·형개·방풍 각 3.75g씩

| **달여 먹는 법** | 물 500cc로 끓여 반으로 줄여 1일 2첩, 1일 3회 복용한다.

◀ 주사익원산 ▶

| **증 세** | 여름철에 더위먹은 것을 씻어내는 데 매우 좋은 약이라고 했다. 따라서 더위를 먹고 토사를 하는 데 쓴다. 물론 모든 약물의 중독과 숙취에 의한 주독 또는 식중독에도 매우 좋다.

| **처 방** | 활석 7.5g, 택사 3.75g, 감수 2g, 주사 0.38g

| **보탬말** | 금나라 명의 유하간(유완소)의 〈선명론방〉에 나오는 '익원산', 일명 '육일산'이라고도 하는 처방의 변화된 처방이다.

| **달여 먹는 법** | 위의 재료를 가루내어 온수 또는 정화수에 타서 먹는다.

★ **꼭 지켜야 할 일** '익원산'은 부작용이 없지만 '주사익원산'은 부작용이 우려되는 처방이므로 복용에 주의해야 한다.

◀ 지황백호탕 ▶

| **증 세** | 고열이 있어 가슴이 뜨겁고 헛소리하며 대변이 막히고, 번조함이 심하며, 답답하여 손발을 휘저으며, 물을 찾고 때로는

발광할 때 쓸 수 있는 처방이다. 혹은 외감성 열성 질환의 경
과 중 어느 단계에 학질 비슷한 증상이 있을 때, 또는 번거로
우면서 변비가 되고 체내에 열이 심할 때 쓸 수 있다.

| **처   방** | 석고 18~37.5g, 생지황 15g, 지모 7.5g, 방풍 · 독활 각 3.75g씩

| **보탬말** | 〈상한론〉의 '백호탕'을 변화시킨 처방이다. '백호탕'은 오한
이 없이 배가 그득하며 땀이 나고 갈증이 심해 물을 자꾸 마
시려고 하며, 헛소리하여 미친 것 같고 번조한 데 쓰는 처방
이다.

| **달여 먹는 법** | 물 500cc로 끓여 반으로 줄여 한 번에 복용한다.

◀ 형방도적산탕 ▶

| **증   세** | 머리가 아프고 가슴에서 열이 날 때 쓰는 처방이다. 가슴이 답
답하다, 기침한다, 두근거린다, 명치 밑이 아프다, 하는 등의
증상을 호소할 때 바로 이 처방이 어울린다. 감기 몸살이 오래
되어 약간의 오한과 발열이 있다 없다 하며 번조증이 있을 때
쓰며, 메스껍다, 얼굴이 벌겋다, 머리가 아프다, 뒷골이 당긴
다, 하는 증상이 있을 때 좋다. 편두통, 흉통, 어깨결림, 경추
디스크 통증, 관절통, 류머티즘 관절염, 천식, 변비, 임신오조
증, 갱년기증후군, 간경화, 삼차신경통 등에 응용할 수 있다.

| **처   방** | 생지황 11g, 목통 7.5g, 현삼 · 과루인 각 5.5g씩, 전호 · 강
활 · 독활 · 형개 · 방풍 각 3.75g씩

| **달여 먹는 법** | 물 500cc로 끓여 반으로 줄여, 1일 2첩 1일 3회 식간
에 복용한다.

◀ 형방사백산탕 ▶

| 증 세 | 외감성 열성 질환으로 오한과 발열이 교대로 있다 없다 하며, 머리가 아프고, 번조하며 갈증이 심하며… 바로 번조증과 갈증에 이 처방을 쓸 것인지 가리는 주요 증상이다. 아랫배가 당기며 아프고 소변의 색이 붉을 정도로 농축되어 짙고 뻑뻑하여 보기 어려울 때 쓰는 처방이다. 또 '망음증'의 설사에도 쓴다. '망음증'은 고열, 구토, 설사, 지나친 땀, 출혈 등에 의하여 음혈(陰血)이 몹시 소모된 위험한 증후로 야위고 피부가 갈라지며 눈이 쑥 들어가고, 살갗이 뜨거우며, 손발이 따뜻하고 땀 역시 뜨겁고 짠맛이 나며 갈증이 나서 찬 음료를 자꾸 마시려 하며, 숨이 차고 설사를 하는데, 심하면 정신이 혼미해져서 헛소리도 한다.

| 처 방 | 생지황 11g, 복령·택사 각 7.5g씩, 석고·지모·강활·독활·형개·방풍 각 3.75g씩

| 달여 먹는 법 | 물 500cc로 끓여 반으로 줄여 1일 2첩, 1일 3회 식간에 복용한다.

◀ 형방지황탕 ▶

| 증 세 | 설사를 오래하여 '망음증'이 된 데 가장 유효하다. 망음증에서 몸이 냉하며 복통, 설사를 하며 잘 붓고 숨이 가쁘며 가슴이 답답하며, 오한과 발열이 오고가며 교대로 나타나고, 가슴과 옆구리가 그득한데, 특히 여위고 추위를 잘 탈 때 좋다. '망음증'이 아니더라도 허약한 사람이 머리와 배가 아프고 명치 밑이 뿌듯하며 설사할 때도 좋으며, 또 기침과 오한이 반복되는 만성감기, 신경성에 의한 소변빈삭증이나 야간빈뇨증,

방광염, 변비, 어지럼증, 비염, 구내염 등에도 응용되는 처방이다.

이제마는 이 처방의 효과에 대해 이렇게 말하고 있다.

"무릇 두통, 복통, 식체, 명치 밑의 뿌듯함, 설사를 막론하고 허약한 자에게 수백 첩을 써준다면 반드시 효력이 없지 않을 것이다. 이는 여러 번 시험하여 효력을 본 일이 있다."

한편 본 처방에 몇 가지 약재를 가감하면 여러 가지 병의 증상들을 다각적으로 치료할 수 있다. 이제마의 이야기를 한 번 들어보자.

● 기침에는 전호를 가하고,

● 어혈병에는 현삼, 목단피를 가하고,

● 화기가 떠오를 때는 석고를 가해야 한다.

● 두통, 번열, 객혈, 토혈이 있을 때에는 숙지황을 생지황으로 바꾸어야 하고,

● 석고를 가미할 때에는 산수유를 빼야 한다.

● 형개, 방풍, 강활, 독활은 보음(補陰)하는 약이다.

형개, 방풍은 가슴과 옆구리를 맑게 하고, 바람을 흩어버리며, 강활, 독활은 하초의 진음(眞陰)을 크게 보한다.

| **처 방** | 숙지황·산수유·복령·택사 각 7.5g씩, 차전자·강활·독활·형개·방풍 각 3.75g씩

| **보탬말** | '육미지황탕'의 변화된 처방이다.

| **달여 먹는 법** | 물 500cc로 끓여 반으로 줄여, 1일 2첩씩 1일 3회 식간에 복용한다.

◀ 형방패독산 ▶

| 증　세 | 풍기와 열기가 서로 얽혀 체표에서 병을 일으켰을 때 쓰는 처방이다. 외감성 열성 질환의 경과 중 어느 단계에서 머리가 아프고 목안이 마르며 눈이 쑤시고 콧속이 마르고, 가슴과 옆구리가 결리면서 답답하고 귀가 먹먹한 데에 쓴다. 특히 추웠다 더웠다 하는 증세에 특효가 있는데 이 증상은 이 처방을 써야 할 것인지를 가리는 주요 증상이다. 그 밖에 두통, 비듬, 안면신경마비, 삼차신경통, 중이염, 볼거리, 치통, 편도선염, 인후염, 두드러기, 종기, 간염, 간경화, 만성피로증후군 등 그 용도가 매우 광범위하다. 소양인 체질의 몸살, 감기, 학질에는 대표적인 처방이다. 소양인이 스트레스로 가슴이 답답하고 꽉 막힌 것 같을 때 스트레스 해소제로 그만이며, 소양인의 이뇨제로도 그만이다. |

| 처　방 | 강활 · 독활 · 시호 · 전호 · 형개 · 방풍 · 적복령 · 생지황 · 지골피 · 차전자 각 3.75g씩 |

| 보탬말 | 명나라 명의 왕긍당이 편찬한 〈증치준승방〉에 나오는 처방을 소양인에 맞게 변방한 것이다. |

| 달여 먹는 법 | 물 500cc로 끓여 반으로 줄여 식간에 복용한다. 1일 2첩 1일 3회 복용한다. |

◀ 활석고삼탕 ▶

| 증　세 | 설사는 하지 않고 배만 아픈 데 쓴다. 또는 '망음증'으로 몸이 차고 설사는 하지 않으면서 2~3일 혹은 하루에 4~5차례 간헐적으로 복통을 일으키며 여러 날 지속될 때 효과가 좋다. |

| 처　방 | 택사 · 복령 · 활석 · 고삼 각 7.5g씩, 천황련 · 황백 · 강활 · 독 |

활 · 형개 · 방풍 각 3.75g씩

| **달여 먹는 법** | 물 500cc로 끓여 반으로 줄여 1일 2첩, 1일 3회 복용
한다.

◀ 황련청장탕 ▶

| **증   세** | 이질에 효과가 좋다고 했다.
| **처   방** | 생지황 15g, 목통 · 복령 · 택사 각 7.5g씩, 저령 · 차전자 · 천
황련 · 강활 · 방풍 각 3.75g씩
| **보탬말** | 이제마는 이 처방에서 목통을 빼고, 형개 3.75g을 가하면 임
질에도 쓸 수 있다고 했다.
| **달여 먹는 법** | 물 500cc로 끓여 반으로 줄여 1일 2첩씩 1일 3회 식간
에 복용한다.

꼭 · 알 · 고 · 싶 · 어 · 요

경험처방을 보면 독성 약재가 많은데
집에서 달여먹어도 괜찮을까요?

독성 약재에 관한 처방전은 원문에 충실하기 위해 빼지 않았으며, 독
성약재가 든 경우에는 '주의' 하라고 표시해 놓았고, 또 일부는 '참고' 만 하
라고 표시하면서 따로 모아 놓았다. 이런 약재는 함부로 집에서 복용하
지 않는 것이 좋다. 반드시 한의사와 상의하도록.

소음인에게 효과 있는 '상한' 경험 처방 23가지

이제마는 고대 중국의 명의 장중경의 저서인 〈상한론〉에 나오는 처방 중 소음인 체질의 질병에 실제로 쓴 경험 처방 스물 세 가지를 발췌했다.

경험 처방을 보기에 앞서 아래 사항을 먼저 보자.

● 처방대로 약재를 다 구하지 못할 때는 다음과 같이 단방요법을 쓸 수도 있다.

이제마는 이렇게 말했다.

"궁벽한 산간 벽지에서 별안간 병이 났을 때 속수무책 그대로 방치하는 것보다는 단방 약이라도 쓰는 것이 좋다."

그러면서 단방요법을 다음과 같이 예시했다.

***양명병**에 황기, 계지 인삼, 작약 중에서 단 한 가지라도 써야 하고,

소음인 병에는 부자, 작약, 인삼, 감초 중에서 단 한 가지라도 써야 하고,

태양인 병에는 소엽, 총백, 황기, 계지 중에서 단 한 가지라도 써야 하고,

태음인 병에는 백출, 건강, 진피, 곽향 중에서 단 한 가지라도 써야 한다.

● 우선 단방을 쓰는 한편 온전하게 약을 구하면 처방대로 약을 쓰는 것이

좋다고 했다.

● 아래 처방에 함부로 약재를 섞지 않아야 한다.

이제마는 이렇게 분명히 말했다.

"약을 쓸 때에는 처방 중에 들어 있는 약만을 써야 하며, 처방에 없는 것은 절대로 써서는 안 된다."

● 약재는 꼭 규칙에 맞게 조제해야 한다.

이제마는 이렇게 말했다.

"소음인의 여러 가지 약재 중에서 부자는 뜨겁게 달군 프라이팬에 볶아서 써야 하고, 감초는 액체에 적셔서 볶아야 하며, 건강은 볶거나 생으로 쓰며, 황기는 구(灸)하거나 생으로 쓴다."

따라서 이 점을 꼭 지켜야 한다. 처방을 해설하면서 가급적 자세히 밝히겠다.

● 처방 중 약의 용량 단위는 이해하기 쉽게 'g'으로 환산해서 표기한다.

◀ 감초사심탕 ▶

| 증 세 | 적응증은 '반하사심탕'을 참고하면 된다. 여하간 위염 등 모든 위장병, 설사, 구내염, 신경쇠약, 불면증 등에 광범위하게 응용되는 처방이다.

| 처 방 | 감초 7.5g, 건강·황금 각 5g씩, 반하(製)·인삼 각 3.75g씩, 대추 3개

| 보탬말 | 이 처방은 앞의 처방 '반하사심탕'에 감초를 가미한 것이다.

| 달여 먹는 법 | 위의 약재를 물 500cc로 끓여 300cc로 만들어 1일 3회로 나누어 복용한다.

◀ 강부탕 ▶

| 증 세 | 설사를 한 후 땀을 내면 낮에는 번조하여 잠을 이루지 못하다가 밤이면 안정되고 따라서 구토, 번갈이 없고, 맥이 가라앉아 미약하며 큰 열이 없을 때에 이 약을 쓴다고 했다. 다시 말해 소음병증에 응용하는 약이다.

| 처 방 | 건강포 37.5g, 부자포 18.5g

| 보탬말 | 일명 '건강부자탕'이라고 한다. 말린 생강을 달군 프라이팬에서 노릇노릇 볶은 것(건강포)을 써야 하며, 부자는 법대로 잘 손질한 품질이 좋은 부자를 구입한 포부자를 써야 한다. 포부자는 생부자보다 독성이 훨씬 적다. 그런데 만일 이 처방에서 포부자를 안 쓰고 부자를 생것 그대로 쓰면 처방의 이름부터 달라진다. 이 처방을 '백통탕'이라고 한다.

| 달여 먹는 법 | 달여서 돈복(頓服)한다고 했다. 돈복이란 많은 양의 약을 한꺼번에 복용하는 방법이다. 병이 위중할 경우에 이처럼 다량으로 복용하는 것이다.

★ 꼭 지켜야 할 일 따라서 이 처방을 함부로 쓰지 않도록 해야 한다.

◀ 계지탕 ▶

| 증 세 | 외감성 열성 질환의 경과 중 한 단계인 '태양병증'으로 머리가 아프고 뒷머리가 당기며, 열이 나고 땀이 저절로 흐르며 바람이 싫고 맥이 체표 부위로 들떠 있을 때 쓴다. 흔히 감기, 몸살, 신경통, 류머티즘 등에 응용할 수 있다.

| 처 방 | 계지 11.25g, 백작약 7.5g, 감초 3.75g, 생강 3쪽, 대추 2개

| 보탬말 | 일명 '양단탕'이라고 한다. 감초는 구운 감초(자감초)를 쓰는

것이 좋다.

| 달여 먹는 법 | 위의 분량을 물 500cc로 끓여 300cc로 만든 다음 3회
에 나누어 복용하는데, 약을 복용한 지 약 10분 후에
뜨거운 죽을 먹고 이불을 덮어 땀을 낸다.

◀ 당귀사역탕 ▶

| 증   세 | 혈허한 상태에서 한기를 받아 수족의 끝부터 냉기가 역상하여
팔꿈치 밑, 무릎 밑까지 차디차며(궐냉), 맥이 가늘고 곧 끊어
질 듯 할 때 쓰는 처방이다. 평소에 뱃속이 차서 잘 아프거나
월경불순, 월경통이 있을 때, 또는 냉기를 느끼면서 허리, 다
리, 발에 통증이 있을 때도 쓴다. 냉증, 요통, 좌골신경통에
쓸 수 있으며, 최근에는 레이노씨 병, 초기의 동상에도 쓰고
있다.

| 처   방 | 백작약 · 당귀 각 7.5g씩, 계지 5g, 세신 · 통초 · 감초 각
3.75g씩

| 보탬말 | 감초는 구워서 쓰고, 대추 2개를 넣기도 한다.

| 달여 먹는 법 | 위의 약재를 물 500cc로 끓여 300cc로 만들어 1일 3
회로 나누어 복용한다.

◀ 대승기탕 ▶

| 증   세 | 외감성 열성 질환의 경과 중 한 단계인 '양명병증'으로 맥이
느리고 대변이 불통되며, 해질 무렵에 고열이 오르고 헛소리
를 하며, 땀이 저절로 나고 배가 창만한 데 쓰는 처방이다.
그러나 평소에 변비가 심하고 명치 밑이 답답하며 배가 그득
하거나 단단히 뭉쳐 누르면 아프고 혀에는 건조한 누런 태가

두텁게 앉으며 혓바늘이 돋는 경우, 혹은 역겨운 냄새가 나는 소화되지 않은 묽은 변을 설사하고 설사 후에도 배가 꺼지지 않고 누르면 딴딴하고 아플 때 쓸 수 있다. 최근에는 급성단 순성장폐색, 급성장염, 급성담낭염 등에서 위와 같은 증상이 있을 때 응용하고 있다.

| **처 방** | 대황 15g, 후박 · 지실 · 망초 각 7.5g씩

| **보탬말** | 대황을 술로 씻어 쓰고, 후박은 볶아서 껍질을 벗겨 쓰고, 지실은 볶아서 쓴다.

| **달여 먹는 법** | 위의 약재 중 후박, 지실 두 가지 약재만 우선 물 500cc로 달여서 250cc가 되었을 때 찌꺼기를 버리고, 이 약물에 대황을 넣어 다시 달여서 180cc 정도로 만들어졌을 때 찌꺼기를 버리고, 이 약물에 망초 가루를 넣어 다시 한 번 끓인 후에 2회에 나누어 따뜻하게 복용하되, 밑에 가라앉은 찌꺼기(망초 가루)는 복용해선 안 된다.

★ **꼭 지켜야 할 일** 대황의 약성이 강하므로 복용에 신중해야 한다.

◀ 도인승기탕 ▶

| **증 세** | 외감성 열성 질환의 경과 중 한 단계인 '태양병증'의 병증이 풀리지 않고 열이 방광에 들어가 응결해서 아랫배가 팽만하며, 대변은 흑색을 띠고 소변은 순조로우며 번갈이 발생하고 미친 사람 같으며 밤에도 열이 나는데, 이런 증상을 다스릴 때 쓴다. 이때 대개는 좌측 서혜부에 통증이 있다. 그러나 변비에는 물론 냉증, 비만, 월경통, 월경이상, 갱년기장애, 두통, 치통, 치조농루, 어깨통증, 신경통, 타박상, 치질, 고혈압

등에 두루 활용할 수 있다.

| **처 방** | 대황 11g, 계심·망초 각 7.5g씩, 감초 3.75g, 도인 10개
| **보탬말** | 일명 '도핵승기탕' 이라고 한다.
| **달여 먹는 법** | 위의 약재 중 망초를 제외한 나머지 약재를 물 600cc로 끓여 400cc로 만들어 찌꺼기를 제거한 후, 여기에 다시 망초를 넣고 약간 달여 300cc로 만들어 1일 3회로 나누어 복용한다.

★ **꼭 지켜야 할 일** 극렬한 성질의 약재가 포함된 처방이므로 복용에 신중해야 한다.

◀ 마인환 ▶

| **증 세** | 대변 상태가 좋지 않으며 변비가 심할 때 쓴다.
| **처 방** | 대황 150g, 지실·후박·적작약 각 75g씩, 마자인 55.5g, 행인 41.51g
| **보탬말** | 일명 '마자인환' 혹은 '비약환' 이라고 하는 처방이다. 대황은 수증기로 찐 후 쓰며, 지실은 볶아서 쓰고, 후박은 볶은 후 껍질을 벗겨 쓰고, 행인(살구씨)은 껍질을 벗기고 끝부분을 떼어낸 후 볶아서 쓴다.
| **달여 먹는 법** | 위의 약재를 함께 곱게 가루내어 꿀로 반죽해서 0.3g 크기의 알약을 만든다. 이제마는 '빈속에 더운물로 50알씩 먹는다'고 했는데, 일반적으로 1회 열 알씩 1일 3회 복용하면서 점차 복용량을 늘리다가 대변이 통하면 복용을 멈추는 방법을 쓰고 있다.

★ **꼭 지켜야 할 일** 극렬한 성질의 약재가 포함된 처방이므로 복용에 신

중해야 한다. 전문의와 꼭 의논하는 것이 좋다.

◀ 마황부자감초탕 ▶

| **증　세** | 소음인으로 병이 난지 2~3일에 약간 땀을 내야 할 때에 쓴다. 혹은 신장이 지니고 있는 열에너지(양기)가 부족해서 전신이 붓고 소변이 시원치 않으며 맥이 가라앉아 있을 때 쓴다.
| **처　방** | 마황 · 감초 각 11.25g씩, 포부자 3.75g
| **보탬말** | 처방 중 '마황부자탕'과 같은 처방이다. 마황은 마디를 떼어내고, 감초는 볶고, 부자는 엄격한 규칙에 맞춰 만든 품질 좋은 것으로 구입해서 포부자로 쓰되 껍질을 벗긴다. 위의 약의 양이 많으므로 마황 · 감초 각 6g씩, 부자 0.15g으로 줄여 쓰기도 한다.
| **달여 먹는 법** | 위의 약재 중 먼저 마황만을 물 500cc로 끓여 팔팔 끓었을 때 위에 뜨는 거품을 걷어낸 후, 여기에 나머지 약재를 넣고 다시 끓여 물 300cc로 만들어 1일 3회로 나누어 복용한다.

★ **꼭 지켜야 할 일** 부자에 독성이 있으므로 각별히 주의해야 한다.

◀ 마황부자세신탕 ▶

| **증　세** | 소음인의 병으로 처음에 오한 발열하고, 몸이 쑤시고 아프며, 맥이 가라앉아 있을 때 쓴다. 감기, 기침, 비염, 기관지염, 천식 등에 활용할 수 있는 처방이다.
| **처　방** | 마황 · 세신 각 8g씩, 포부자 3.75g
| **보탬말** | 일명 '마황세신부자탕'이라고 한다. 마황은 마디를 떼어내고,

부자는 엄격한 규칙에 맞춰 만든 품질 좋은 것을 구입해서 포부자로 쓴다.

| **달여 먹는 법** | 위의 약재 중 먼저 마황만을 물 500cc로 끓여 팔팔 끓었을 때 위에 뜨는 거품을 걷어낸 후, 여기에 나머지 약재를 넣고 다시 끓여 물 300cc로 만들어 1일 3회로 나누어 복용한다.

★ **꼭 지켜야 할 일** 부자에 독성이 있으므로 각별히 주의해야 한다.

◀ 밀도법 ▶

| **처 방** | '노인과 허약한 자에 있어서 약을 쓸 수 없을 경우에 사용하는데, 벌꿀을 끓이면서 조각자 가루를 조금씩 넣어서 알을 만들어 이것을 항문 안에 넣으면 곧 대변이 통한다' 고 했다.

| **달여 먹는 법** | '밀도법'을 '밀전도법'이라고 한다. 꿀(밀)을 끓여(전) 굳은 대변을 인도(도)하여 빼내는 변비 치료의 외용 방법이기 때문에 이런 표현을 쓰고 있다.

원래는 꿀 일곱 홉을 솥에 넣고 약한 불로 달여서 마치 엿처럼 약간 응고될 때까지 농축시켜 뜨거울 때 꺼내어 합분을 손에 바르고 빚어서 길이 약 2촌의 새끼손가락 굵기의 막대 모양으로 만들어 매회 1개씩 항문에 끼어 넣고 손으로 막고 있다가 대변이 나오려고 할 때 빼내게 되어 있다.

그런데 여기서는 꿀을 끓이면서 조각자 가루를 조금씩 넣어 응고시킨다고 했으니 합분이 필요 없을 것이다. 그러나 모양을 만들기 어려우면 조각자 가루를 손에 발라가면서 모양을 만들어도 된다. 조각자 가루는 콩

과 식물인 주엽나무(;쥐엄나무)의 씨를 말려 가루낸 것
이다.

그리고 여기서는 '알'을 만들어 항문에 넣는다고 했
는데, 원래 방법처럼 새끼손가락 굵기로 2촌 길이의
막대 모양을 만들어 항문에 끼워 넣는 것이 더 효과적
이다.

◀ 반하사심탕 ▶

| 증 세 | 명치 밑이 답답하고 누르면 단단하지만 아프지 않으며, 건구
역질이 나고, 혹은 구토하며, 뱃속에서 꾸르륵거리는 소리가
나고, 혹은 설사를 할 때에 쓴다. 식욕부진, 설사 등을 비롯
해서 급성위염, 위궤양, 십이지장궤양에서 이와 같은 증상이
있을 때 효과가 좋다.

| 처 방 | 반하 7.5g, 인삼 · 감초 · 황금 각 5g씩, 건강 3.75g, 황련 2g,
생강 3쪽, 대추 2개

| 보탬말 | 반하는 엄격한 규칙에 맞추어 가공한 '법반하'를 쓰거나 반
하를 생강즙에 담갔다가 꺼내어 말린 것을 쓰며, 감초는 구운
것으로 쓴다.

| 달여 먹는 법 | 위의 약재를 물 500cc로 끓여 300cc로 만들어 1일 3
회 나누어 복용한다.

◀ 반하산탕 ▶

| 증 세 | 소음인의 병으로 인후가 아픈 데 쓰는 처방이다. 평소 인후염
에 자주 고생할 때도 좋다.

| 처 방 | 반하 · 자감초 · 계지 각 7.5g씩

| **보탬말** | 일명 '반하탕'이라고 한다. 반하는 '법제(法製)'한 것을 쓰라고 했는데, 이것은 엄격한 규정에 맞추어 조작해서 만든 것으로, 그 방법은 반하 생것을 2~3주일 동안 물에 담가 매일 물을 갈아주다가 생강, 명반, 석회 등의 보조물을 넣어 10일 정도 담근 후 다량의 물에 반복해서 꺼냈다 담갔다 하기를 여러 날 한 것이다. 이것을 '법반하'라고 한다. 그러나 그 절차가 너무 까다롭기 때문에 일반적으로 반하를 생강즙에 여러 날 담갔다가 꺼내어 말린 것을 쓴다. 감초는 프라이팬에 볶은 것을 쓴다.
| **달여 먹는 법** | 위의 약재를 물 500cc로 끓여 300cc로 만들어 하루 동안 3회 나누어 마시는데, 이때 위의 약재를 곱게 가루낸 것 1g씩을 이 약물에 타서 복용하면 더 효과가 있다.

◀ 부자탕 ▶

| **증 세** | 외감성 열성 질환의 경과 중 한 단계인 '소음병증'에서 열 에너지(양기)가 떨어져 허해진 틈을 타고 한기와 습기가 내부에 침입하여 뼈마디가 시리고 시큰거리고 쑤시며, 손발이 차고 등이 오싹오싹 오한증을 느낄 때, 경련이 생기고 소변이 시원하지 않을 때, 명치가 단단하고 혹은 배가 아플 때에 쓸 수 있는 처방이다. 평소에 이런 증상이 있을 때도 좋으며 특발성 괴저, 레이노씨 병에도 응용할 수 있다.
| **처 방** | 백출 15g, 백작약·백복령 각 11.25g씩, 포부자·인삼 각 7.5g씩
| **보탬말** | 부자는 엄격한 규정대로 '법제'한 품질 좋은 것으로 구입해서 포부자로 써야 한다.
| **달이기** | 위의 약재를 물 500cc로 끓여 300cc로 만들어 1일 3회로 나

누어 복용한다.

★ **꼭 지켜야 할 일** 부자가 포함된 처방이므로 복용에 신중해야 한다.

◀ 이중탕 ▶

| 증　세 | 태음인의 병으로 설사하면서 갈증은 없고 구토, 복통이 있고 맥은 가라앉으면서 끊어질 듯 가늘 때 쓰는 처방이다. 그러나 속이 냉해서 오는 구토 및 설사를 비롯해서 뱃속이 냉하고 물소리가 출렁이면서 말간 침 같은 것을 자주 뱉을 때, 또는 위무력증, 위확장증 등에 두루 쓸 수 있다.
| 처　방 | 인삼 · 백출 · 건강 각 7.5g씩, 자감초 3.75g
| 보탬말 | 일명 '인삼탕', '치중탕', '인삼이중탕' 이라고 한다. 감초는 생것을 쓰지 않고 구운 감초(자감초)를 쓴다.
| 달여 먹는 법 | 위의 분량을 물 500cc로 끓여 300cc로 만들어 1일 3회에 나누어 복용한다.

◀ 사순이중탕 ▶

| 증　세 | '이중탕' 의 적응증과 비슷하다고 보면 된다. 특히 손발이 차고 속이 냉해서 오는 구토, 설사, 복통을 비롯해서 명치 밑이 늘 뿌듯하고 뱃속이 냉하고 물소리가 출렁이면서 말간 침 같은 것을 자주 뱉을 때 좋다. 위산분비 부족에 의한 만성위염이나 위무력증, 위확장증 등에 두루 쓸 수 있다. 또 출산 뒤에 기혈이 함께 상하여 비위가 허약할 때에도 쓴다.
| 처　방 | 인삼 · 백출 · 건강 · 자감초 각 7.5g씩
| 보탬말 | 일명 '사순이중환' 이라고 한다. 이 처방은 앞의 '이중탕' 에다

자감초의 양을 배로 넣은 것이다.

| **달여 먹는 법** | 위의 분량을 물 500cc로 끓여 300cc로 만들어 1일 3
회에 나누어 복용한다. 이 처방은 원래 '이중환'을 탕
제로 만든 처방이므로 평소에 알약으로 만들어 복용해
도 좋다. 위의 네 가지 약재를 각각 열 배(75g)씩 배합
하여 곱게 가루내어 꿀로 반죽해서, 계란 노른자 크기
(무게는 15~20g, 평균 직경은 29.50mm)로 알을 만들
어 매회 한 알씩 끓는 물에 섞어 낮에는 3회, 밤에는
2회 복용한다. 혹은 꿀에 반죽하여 0.3g 크기로 알을
만들어 매회 50알씩 공복에 미음으로 먹는다.

◀ 사역탕 ▶

| **증 세** | 냉기가 사지의 끝부터 역상하는 것을 '사지역냉'이라 하며,
이를 줄여서 '사역'이라고 한다. 이 처방의 이름이 '사역탕'
인 것은 여기서 비롯된 것이다. 따라서 이 처방은 냉기가 사
지의 끝부터 역상해서 팔꿈치 아래, 무릎 아래까지 시린 경우
에 쓰게 된다. 오한증이 나서 몸을 웅크리고 누워 바들바들
떨거나 정신이 멍하고 자꾸 자려고만 할 때도 쓴다. 물론 속
이 냉해서 오는 설사, 배가 시리면서 아플 때 또는 음식물이
입에 들어가면 즉시 토하든지 가슴이 울렁거리면서 메스꺼운
데도 토하지 않을 때에도 쓴다. 맥이 미세하고 무력한 경우이
다. 최근 중국에서는 이 처방을 주사제로 만들어 심근경색,
심원성 쇼크를 치료하고 있다.

| **처 방** | 자감초 22.5g, 포건강 19.75g, 생부자 4g

| **보탬말** | 감초, 건강은 볶은 것을 쓰고 부자는 생것 그대로 쓴다. 위의
약 용량이 많기 때문에 반으로 줄이거나 혹은 다음 같은 용

량으로 쓰기도 한다.

자감초 6g, 포건강 4.5g(신체가 건실하면 9g), 생부자 0.15g(신체가 건실하면 대부자 0.15g).

이제마는 생부자의 양을 '일매 분이첩(一枚 分二貼)'이라고 표기했다. 즉 생부자 한 개를 둘로 쪼개어 한 첩에 한 조각씩 두 첩에 나누어 넣으라는 것이다. 부자는 대단한 열성 약이며 독이 엄청나므로 적응증, 분량, 복용법 등을 잘 지켜야 한다.

| **달여 먹는 법** | 위의 약재를 물 500cc로 달여서 반으로 줄인 후 하루 동안 두 번에 나누어 마신다.

★ **꼭 지켜야 할 일** 부자에는 독성이 있으므로 반드시 주의해야 한다는 것을 잊지 말아야 한다. 몇 번 이야기했지만 한의사와 꼭 상의해야 한다.

◀ 생강사심탕 ▶

| **증 세** | 적응증은 앞의 처방 '반하사심탕'과 거의 같다. 외감성 열성 질환 때 땀을 내어 병이 풀렸으나 뱃속이 거북하고, 명치 밑이 답답하며, 불쾌한 음식 썩은 냄새가 나는 트림을 하며, 뱃속에서 꾸르륵거리는 소리가 우레(장끼가 까투리를 꾀는 소리)같이 심하고, 설사를 하는 데 쓴다. 신물이 올라오고, 속이 쓰린 것 같기도 하고 고픈 것 같기도 하고, 트림 등이 있을 때에도 쓴다. 또한 위염, 소화성궤양, 설사 등에 활용할 수 있다.

| **처 방** | 생강·반하 각 7.5g씩, 인삼·건강 각 5g씩, 황련·감초 각 3.75g씩, 황금 2g, 대추 3개

| **보탬말** | 반하는 엄격한 규칙에 맞추어 가공한 '법반하'를 쓰거나 반

하를 생강즙에 담갔다기 꺼내어 말린 것을 쓰며, 감초는 구운
것으로 쓴다.

| **달여 먹는 법** | 위의 약재를 물 500cc로 끓여 300cc로 만들어 1일 3
회에 나누어 복용한다.

◀ 소승기탕 ▶

| **증   세** | 앞에 나온 '대승기탕' 의 적응증과 거의 같다. 양명병증으로
조열이 있고 대변이 약간 굳을 때에 사용하며, 이질 초기에
배가 끊어질 듯 쥐어짜는 듯 아프거나 뒤가 무지근해서 시원
하지 않을 때 쓴다.
| **처   방** | 대황 15g, 후박 · 지실 각 5g씩
| **보탬말** | 대황은 술로 씻어 쓰고, 후박은 볶은 후 껍질을 벗겨 쓰고,
지실은 볶아서 쓴다.
| **달여 먹는 법** | 위의 약재를 물 500cc로 끓여 300cc로 만들어 1일 2
회에 나누어 복용한다.

★ **꼭 지켜야 할 일** 대황은 약성이 강하므로 복용에 신중해야 한다. 한
의사의 지시에 따르는 것이 좋다.

◀ 인삼계지탕 ▶

| **증   세** | 외감성 열성 질환이 8~9일 경과했는데도 간간이 열이 있고,
겸하여 뱃속이 허하고 냉해져서 설사가 그치지 않으며 명치
가 답답할 때 쓰는 처방이다.
| **처   방** | 자감초 · 계지 각 6.75g씩, 백출 · 인삼 · 건강 각 5.8g씩
| **보탬말** | 일명 '계지인삼탕' 이라고 한다. 감초는 프라이팬에 노릇노릇

하게 볶은 자감초를 써야 한다.

| **달여 먹는 법** | 위의 약재 중 계지를 뺀 네 가지 약재를 물 500cc로
끓이다가 물이 팔팔 끓을 무렵 계지를 뒤늦게 넣고 끓
여 300cc로 만들어서 1일 3회에 나누어 복용한다.

◀ 인진호탕 ▶

| **증　세** | 황달을 고치는 처방인데, 허증의 황달이 아니라 주로 실증의
황달을 치료한다. 즉 전신과 눈이 모두 선명한 황색을 띠고,
열이 있고, 소변이 농축되어 양이 적고 붉으며 나오지 않고,
갈증이 있으며, 머리에서만 땀이 나고 몸에서는 땀이 나지 않
으며, 배가 더부룩하게 부르며, 변비, 어지럼증 등이 있을 때
쓴다. 이 약을 복용하면 소변이 붉은 빛으로 잘 나오고 하룻
밤이 지난 뒤에 더부룩했던 배가 꺼지고, 전신의 노란빛이 소
변을 따라 제거된다. 따라서 황달, 간염에 쓰이는데 신장염,
네프로제 등에도 활용할 수 있다.

| **처　방** | 인진 37.5g, 대황 18g, 치자 7.5g

| **보탬말** | 대황은 껍질을 벗겨서 쓴다.

| **달여 먹는 법** | 먼저 인진(쑥)을 물 1000cc로 달여 반으로 졸인 후에
나머지 두 가지 약재를 넣어서 달이되 다시 반으로 줄
여서 1일 2회에 나누어 복용한다.

★ **꼭 지켜야 할 일** 대황은 약성이 강하므로 조심해서 써야 한다. 한의
사의 지시에 따르는 것이 좋다.

◀ 저당탕 ▶

| 증　세 | 아랫배에 어혈이 쌓여 발광하거나 잘 잊어먹고, 아랫배가 그득하며 단단하고, 소변은 순조롭고 대변도 잘 나오지만 흑색을 띠며, 맥이 가라앉아 있을 때 쓴다.

| 처　방 | 수질·맹충·도인 각 10개, 대황(蒸) 11g

| 보탬말 | 수질은 거머리를 말하는 것으로 볶아서 쓴다. 맹충은 등에라는 곤충의 암컷인데, 발과 날개를 떼어낸 후 볶아서 쓴다. 둘 다 어혈이나 응어리를 푸는 효과가 뛰어난 약재로 독성이 있다. 도인은 복숭아씨인데, 붉은 껍질을 벗기고 씨의 양끝 뾰족한 부위를 떼어내지 말고 그대로 쓴다. 대황은 수증기로 찐 다음 쓴다. 그러나 위의 용량이 다소 많아서 이보다 줄여 수질, 맹충을 각각 3마리 정도씩 배합하거나 혹은 수질 4g, 망충 5g, 도인 7.5g, 대황 9~11g으로 양을 조절해 쓰기도 한다.

| 달여 먹는 법 | 위의 약재를 물 500cc로 끓여 300cc로 만들어 1일 3회에 나누어 복용한다.

★ 꼭 지켜야 할 일　독성이 강하고 약성이 매우 준렬하므로 신중하게 복용해야 한다. 한의사의 지시를 꼭 받도록 하자.

◀ 적석지우여량탕 ▶

| 증　세 | 어떤 탕약을 써도 설사가 그치지 않고 명치 밑이 답답하며 병이 더욱 심해질 때에 이 처방을 쓴다.

| 처　방 | 적석지·우여량 각 15g씩

| 보탬말 | 적석지는 수분을 많이 포함한 적색의 고령토 덩어리이며, 우여량은 산화물류 광물인 갈철광 광석이다. 두 약재 모두 지

사, 지혈 작용이 뛰어나다.

| 달여 먹는 법 | 위의 약재를 물 500cc로 끓여 300cc로 줄인 후 1일 3회에 나누어 복용한다.

◀ 후박반하탕 ▶

| 증 세 | 외감성 열성 질환으로 땀을 낸 후에 위가 허약해져서 배가 그득해지고 소화가 안 되며 구토감이 있을 때에 쓰는 처방이다. 그렇지만 평소에 비위장 소화기 기능이 약해 소화가 늦어지면서 정체되거나, 윗배에 가스가 차서 통증은 없지만 답답하거나, 배가 마치 북처럼 땅기면서 속이 그득하거나, 트림하며 신물을 올리거나, 구역질이 잘 날 때에도 쓸 수 있는 처방이다. 만성위염, 위하수증, 위확장증 등에도 응용할 수 있다.

| 처 방 | 후박 11.25g, 인삼 · 반하 각 4.7푼씩, 감초 3g, 생강 7쪽

| 보탬말 | 일명 '후박생강반하감초인삼탕' 이라고 한다. 후박은 달군 프라이팬에 노릇하게 볶은 후 껍질을 벗긴다. 반하는 물에 담갔다 씻어서 쓴다.

| 달여 먹는 법 | 위의 약재를 물 500cc로 달여서 반으로 줄인 후 1일 3회에 나누어 먹는다.

소음인에게 효과 있는 '후세' 경험 처방 13가지

이제마는 중국 송, 원, 명나라의 명의들 저서에 나오는 '후세' 처방 중 소음인 체질의 질병에 경험하고 실제로 쓴 처방 열세 가지를 발췌했다. 그 내용은 아래와 같다.

● 처방 중 약의 용량 단위는 이해하기 쉽게 'g'으로 환산해서 표기한다.

◀ 계지부자탕 ▶

증 세	외감성 열성 질환으로 땀이 그치지 않고 흐르며, 수족에 경련이 생겨서 굽혔다 폈다하기 어려운 것을 다스리는 처방이다. 오한과 발열이 있으며 바람기도 싫어한다. 신경통, 사지마비, 류머티즘 등에 응용될 수 있다.
처 방	포부자·계지 각 11g씩, 백작약 7.5g, 자감초 3.75g, 생강 3쪽, 대추 2개
보탬말	명나라 명의 이천의 〈의학입문〉에 나오는 처방이다. 일명

‘계지가부자탕’이라고 한다. 부자는 엄격한 규칙에 의해 만든 품질 좋은 것을 구입해서 포부자로 써야 하고, 감초는 구워 쓴다.

| **달여 먹는 법** | 위의 약재를 물 500cc로 끓여 300cc로 만들어 1일 3회에 나누어 복용한다.

★ **꼭 지켜야 할 일** 부자의 독성이 강하므로 복용에 신중해야 한다. 한의사의 지시를 따르는 게 좋다.

◀ 곽향정기산탕 ▶

| **증 세** | 밖으로는 풍기나 한기에 손상된 것과 안으로는 음식이나 습기에 손상된 것을 겸하여 치료한다. 감기로 인한 두통과 오한, 발열이 있고 땀나지 않는 데에 쓰며, 또한 음식 중독으로 인한 복통, 설사, 구토, 흉격의 답답함에도 적용한다. 위장형 감기, 급성위장염, 십이지장궤양, 만성결장염, 임신 오조증, 식중독 특히 생선 중독, 옻오른 데 등에 두루 쓸 수 있다.

| **처 방** | 곽향 5g, 자소엽 3.75g, 후박·대복피·백출·진피·반하·감초·길경·백지·백복령 각 2g씩, 생강 3쪽, 대추 2개

| **보탬말** | 이제마는 길경, 백지, 백복령을 빼고 계피, 건강, 익지인을 넣어 써야 한다고 했다. 명나라 명의 공신의 〈고금의감〉에 나오는 처방이다. 반하는 생강즙에 담갔다가 꺼내어 말려서 쓰고, 후박은 껍질을 벗긴 후 생강즙에 담갔다가 볶아 쓰고, 감초는 구워 쓴다.

| **달여 먹는 법** | 거칠게 가루내어 매회 6g을 생강 3쪽, 대추 2개와 함께 끓여서 먹기도 하지만, 탕제로 쓸 때는 위의 약재를 물 300cc로 끓여 반으로 줄여 마신다. 1일 2첩 분량을

재탕까지 해서 1일 3회 복용하는 것이 일반적이다.

◀ 목향순기산탕 ▶

| **증 세** | '중기(中氣)'라는 병증을 치료하는 처방이다. '중기'에 대해 이제마는 '남과 서로 싸우다가 제 분노로 인해 쓰러지는 것이다. 먼저 생강을 달여서 먹이고, 정신이 회복된 후에 이 약을 쓴다'고 했다. '중기'를 '기중'이라고도 한다. 기쁨, 슬픔, 분노 등 일곱 가지 감정이 지나쳐 기가 울결되어 오는 수도 있고, 혹은 분노로 기가 역상해서 발생할 수도 있다. 분노로 기가 거꾸로 치솟으면 갑자기 쓰러져 인사불성이 된다. 이를 앙다물고 수족이 뒤틀리며 경련을 일으키기도 한다. 중풍과 유사한 병증이다. 다만 중풍과는 달리 입안에서 가래 끓는 소리가 나지 않는다.

| **처 방** | 오약 · 향부자 · 청피 · 진피 · 후박 · 지각 · 반하 각 4g씩, 목향 · 축사인 각 2g씩, 계지 · 건강 · 자감초 각 1.2g씩, 생강 3쪽, 대추 2개

| **보탬말** | 〈만병회춘서〉에 나오는 처방으로 반하는 생강즙에 담갔다가 꺼내어 말려 쓰고, 감초는 구워 쓴다.

| **달여 먹는 법** | 생강 끓인 것을 먼저 먹인 후 위의 약재를 물 300cc로 끓여 반으로 줄여 마시게 한다.

◀ 벽력산탕 ▶

| **증 세** | '음성격양증(陰盛格陽證)'을 다스리는 처방이다. '음성격양'을 줄여서 흔히 '격양'이라고 하는데, 체내에 음기와 한기가 극도로 치성하기 때문에 체외에는 가짜로 열이 나타나는 것

을 말한다. 따라서 다음과 같은 가짜 증상이 나타난다.

❶ 체표가 뜨겁다.

❷ 갈증이 난다.

❸ 손발을 가만두지 못한다.

❹ 맥이 벌떡벌떡 엄청 크게 뛴다.

이런 증상은 모두 체외에 열이 있기 때문에 나타나는 증상이다. 그러나 체외에 나타난 열은 가짜다. 체내에 음기, 한기가 너무 가득해서 나타나는 현상일 뿐, 진짜로 체내와 체외가 온통 열이 있는 것이 아니다. 까닭에 다음과 같은 진짜 증상이 나타난다.

❶ 체표가 뜨거운데도 옷을 껴입으려 하고 이불을 뒤집어 쓰려고 한다.

❷ 갈증이 나지만 물을 마시려 하지 않는다.

❸ 손발을 가만히 있지 못하지만 정신은 정상이다.

❹ 맥이 벌떡벌떡 엄청 크게 뛰지만 누르면 힘이 없다.

진짜로는 극도로 냉하고, 가짜로 열이 나는 것이므로 열을 떨어뜨리려 하지 말고 체내의 냉기를 없애야 한다. 이럴 때 쓰는 처방이 '벽력산' 이요, 바로 부자인데 부자는 열성이 대단히 강한 약재이다. 복용 방법을 이제마는 이렇게 설명하고 있다.

| **처 방** | 부자 1개

| **보탬말** | 명나라 명의 이천의 〈의학입문〉에 나오는 처방이다.

| **달여 먹는 법** | '부자 한 개를 불에 충분히 구워서 찬 잿속에 반 시간 쯤 묻었다가, 꺼내어 반으로 쪼개서 가늘게 썰어 오래 묵은 차(臘茶) 3.75g과 물 한 잔을 부어서 달이되 6할 쯤 되면 찌꺼기는 버리고 더운 꿀 한 숟갈을 타서 식혀 차게 마신다. 얼마 후에 번조롭던 것이 그치고 잠

이 들어 땀이 나면 병이 풀린다'

★ **꼭 지켜야 할 일** 그러나 부자는 독성이 있으므로 복용에 신중해야 하
며, 특히 부자를 불에 구우면 열성이 대단히 강해지므로 더욱 신중해야
한다.

◀ 보중익기탕 ▶

| **증 세** | 노권, 허약하여 허열이 나고, 번민하며 땀이 저절로 나는 권
태증을 다스리는 처방이다. 다시 말해 비·위장의 기능이 떨
어져서 식욕도 없어 잘 먹지 못하고 무기력하여 말하기조차
싫으며, 갈증은 있으나 뜨거운 것을 마시려 하고, 맥이 극도
로 약할 때 쓰는 처방이다. 위하수, 탈항, 자궁탈수, 만성장
염으로 오는 오랜 설사, 다한증, 여름타는 병, 만성소모성질
병, 기능성 자궁출혈을 비롯한 만성출혈성 질병, 영양실조,
중증 근무력증 등에도 쓸 수 있다. 항암작용이 있으며, 기초
대사를 높이고, 혈청 트란스아미나제의 활성을 낮추며 적혈
구를 늘린다.

| **처 방** | 황기 5g, 자감초·인삼·백출 각 3.75g씩, 당귀·진피 각 3g
씩, 승마·시호 각 1.5g씩, 생강 3쪽, 대추 2개

| **보탬말** | 이제마는 황기를 11g으로 하고, 승마와 시호를 빼고 곽향, 자
소엽을 사용해야 한다고 했다. 금나라 명의 이고의 〈동원서〉
중에 나오는 처방이다. 감초는 구워 쓰고, 당귀는 머리와 꼬리
를 떼고 몸통만 쓴다. 그런데 이제마는 황기를 11g으로 늘리
고, 승마와 시호를 빼고 곽향, 자소엽을 넣어야 한다고 했다.

| **달여 먹는 법** | 위의 약재를 물 300cc로 끓여 반으로 줄여 마신다. 1
일 2첩 분량을 재탕까지 해서 1일 3회 복용하는 것이

일반적이다.

◀ 삼미삼유탕 ▶

| **증 세** | 이제마는 이 처방이 다음 세 가지 병증에 잘 듣는 처방이라고
했다.
❶ 궐음병증으로 구토하고 침을 많이 흘릴 때
❷ 소음병증으로 손발 끝부터 냉기가 역상하고 조울증이 있
을 때
❸ 양명병증으로 음식이 입에 들어가면 즉시 토할 때

이것을 다시 설명하면 이렇다. 첫째, 머리 정수리 부위를 중
심으로 두통이 심하며 헛구역질을 하고 거품이 섞인 것 같이
멀건 침을 흘리는 것을 치료한다는 것이다. 둘째, 손발 끝부
터 냉기가 올라와 팔꿈치 밑, 무릎 밑까지 차디차며 구토, 설
사를 하고 가슴이 답답하고 불안하며 번거로운 것을 치료한다
는 것이다. 셋째, 위장 기능이 허하고 냉하여 명치 밑이 아프
고 신물이 올라오거나 속이 쓰린 듯 배가 고픈 듯 종잡을 수
없으며 음식을 먹으면 곧 메스껍고 토하려는 것을 치료한다는
것이다. 물론 만성위염, 요독증, 자간증, 신경성두통, 메니에
르 증후군 등에서 허증과 한증이 뚜렷할 때도 응용할 수 있는
처방이다.

| **처 방** | 오수유 11g, 인삼 7.5g, 생강 4쪽, 대추 2개
| **보탬말** | 명나라 명의 이천의 〈의학입문〉에 나오는 처방이다. 일명 ‘오
수유탕’ 이라고 한다. 오수유는 끓는 물에 6~7회 담가 쓴맛을
뺀 후 프라이팬에서 불기를 쪼여 말려 쓰거나 볶아 쓴다.
| **달여 먹는 법** | 위의 약재를 물 500cc로 끓여 300cc로 만들어 1일 3

❚ 소합향원 ❚

| 증 세 | 기에 의해 일어나는 모든 질병 즉 중기(中氣), 상기(上氣), 기역(氣逆), 기울(氣鬱), 기통(氣痛)을 모두 다스리는 처방이다. 참고로 이제마의 설명을 잠시 보도록 하자.

❶ 허숙미는 〈본사방〉에서 말하기를 무릇 사람이 갑자기 지나치게 기쁘면 양기를 해치고, 갑자기 지나치게 분노하면 음기를 해치며, 근심 걱정을 하면 의지가 답답하고, 기가 많으면 역상하는 것이니 마땅히 이 약을 써야 하고, 만일 중풍으로 잘못 알고 치료하면 그릇되는 일이 많다고 했다.

❷ 위역림은 〈득효방〉에서 말하기를 중풍은 맥이 들떠 있고 몸이 따뜻하여 입에 담과 가래가 많고, 중기(中氣)는 맥이 가라앉아 있고 몸이 서늘하여 입안에 담이나 가래가 없다고 했다.

| 처 방 | 백출 · 목향 · 침향 · 사향 · 정향 · 안식향 · 백단향 · 가자피 · 향부자 · 필발 · 서각 · 주사 각 75g씩, 빙편(용뇌) · 훈육향(유향) · 소합향유 각 37.5g씩

| 보탬말 | 이제마는 사향, 서각, 주사, 용뇌, 침향을 빼고 곽향, 회향, 계피, 오령지, 현호색을 사용해야 한다고 했다. 송나라 태의국에서 편찬한 〈태평혜민화제국방〉에 나오는 처방이다. 향부자는 볶아 쓰고, 가자피는 여러 겹 종이에 싸서 구워 쓴다. 그래야 가자 과일에 함유되어 있던 유지분을 종이가 흡수할 수 있기 때문이다. 주의할 것은 주사이다. 주사는 천연의 진사광석이기 때문에 반드시 '수비' 해서 써야 한다. '수비' 는 물에 녹지 않는 주사를 곱게 가루내기 위한 방법이면서 그냥 갈면 열변

화와 산화가 일어나므로 이를 방지하기 위한 방법이다. 우선 주사를 물과 함께 곱게 가루낸 후 많은 물을 넣어 섞어주면 비교적 굵은 입자는 아래로 가라앉고 고운 분말은 물과 섞이게 되는데, 이것을 다른 그릇에 따라 침전시킨 후 물과 분리해서 건조하면 아주 고운 가루가 된다. 반드시 이렇게 만든 주사 가루를 약으로 써야 한다.

| 달여 먹는 법 | 먼저 주사의 양을 반으로 나누어서 반을 소합향유에 개어 안식향과 넣고, 유향과 용뇌 각 37.5g을 다른 약을 곱게 가루낸 것과 함께 안식향과 꿀에 타서 천 번을 절구에 찧는다. 그래서 매 37.5g마다 마흔 개의 알로 만들되 남은 주사로 옷 입히듯이 알약 위에 입힌 후 한 번에 두세 개씩 정화수나 또는 더운물에 먹는다.

◀ 십전대보탕 ▶

| 증 세 | 허로증을 다스린다. 다시 말해서 기와 혈이 다함께 허해 도한, 자한 등 땀을 많이 흘리고 전신이 권태로울 때, 오로칠상(五勞七傷:오장 및 형체와 의지가 과로되고 손상받아 오는 병증)으로 인해 음식을 먹지 못하는 때, 오랜 병후에 허해져서 수시로 열을 느끼며 기운이 전과 같지 않을 때, 허리나 무릎이나 다리가 무력하며 뼈마디가 쑤시고 아프며 밤에 꿈이 많고 꿈 중에 사정할 때, 안색이 누렇게 들뜰 때 이 처방을 쓸 수 있다.

만성 소화장애, 만성장염, 만성소모성 질병의 회복기, 빈혈 등에 쓰이며, 또 면역력 증강 효과가 있으며, 특수성 항체를 생성시키며, 콜레스테롤 함량을 줄이고, 소변 중 17—케토스테로이드 배설량을 늘리며, 부신피질의 무게를 늘리고, 항암작용도 있는 것으로 알려진 처방이다.

| **처 방** | 인삼 · 백출 · 백작약 · 자감초 · 황기 · 육계 · 당귀 · 천궁 · 백복령 · 숙지황 각 3.75g씩, 생강 3쪽, 대추 2개

| **보탬말** | 이제마는 소음인 체질에 안 맞는 백복령, 숙지황을 빼고, 대신 소음인 체질에 잘 맞는 사인, 진피를 넣어야 한다고 했다. 원나라 명의 왕호고의 〈해장서〉 중에 나오는 처방이다. 일명 '십전음' 혹은 '십전탕'이라고 한다. 백출과 복령은 종이를 깐 냄비에서 약한 불을 쬐어 쓰고, 감초는 구워 쓰며, 육계는 조악한 겉껍질을 버리고 쓰고, 숙지황은 씻은 후 술로 찌고 그후 다시 종이를 깐 냄비에서 약한 불을 쬐어 쓴다.

| **달여 먹는 법** | 위의 약재를 거칠게 가루 내어 매회 6g에 생강 3쪽과 대추 2개를 넣어 물로 끓여 수시로 복용하게 된 처방이지만, 탕제로 쓸 때는 위의 약재를 물 300cc로 끓여 반으로 줄여 마신다. 1일 2첩 분량을 재탕까지 해서 1일 3회 복용하는 것이 일반적이다.

◀ 인진사역탕 ▶

| **증 세** | 음증 황달에 식은땀이 그치지 않는 것을 다스리는 처방이다. 황달을 다섯 가지, 스물여덟 가지, 서른여섯 가지 등으로 분류하거나 혹은 음증과 양증, 장증과 부증으로 분류하기도 하는데, 이중 음증 황달은 비장의 양기가 부진하여 한기와 습기가 내부에 쌓이면서 담즙이 정상적인 통로로 흐르지 않고 피부로 넘침으로 인해 발생한다. 눈과 전신이 어두운 누런 색을 띠고 식욕이 없으며 배가 팽만하고 피로하며 옆구리가 은은하게 아프고 소변이 농축되어 양이 적으며 대변은 부실하다. 이런 중에서도 특히 다음과 같은 세 가지 증상이 뚜렷하다.

❶ 피부가 차거나 번열이 나고 물 속에 들어가려 하며
❷ 숨이 차고 구역감이 있고 맥은 가늘며 무력하며
❸ 식은땀이 그치지 않는다.
이 처방은 위의 세 가지 증상 중 식은땀이 그치지 않을 때 쓰는데 만성간염, 만성담낭염, 간경화 등에 응용할 수 있다.

| 처 방 | 인진 37.5g, 포부자 · 포건강 · 자감초 각 3.75g씩

| 보탬말 | 송나라 명의 주굉의 〈남양활인서〉 중에 나오는 처방으로 일명 '인진부자건강감초탕' 또는 '인진강부탕' 이라고 한다. 부자와 건강을 프라이팬에 노릇하게 볶고, 감초는 구워서 쓴다.

| 달여 먹는 법 | 위의 약재를 물 500cc로 끓여 300cc로 만들어 1일 3회에 나누어 차게 해서 복용한다.

★ 꼭 지켜야 할 일 부자는 독성이 있으므로 복용에 신중해야 한다. 한의사의 지시에 따르는 게 좋다.

◀ 인진귤피탕 ▶

| 증 세 | 음증 황달에 숨이 차고 구역이 나며 갈증이 없을 때에 쓴다. 앞에 나온 '인진사역탕' 에서 음증 황달에 대해 설명한 것을 참고하면 된다. 이 처방은 음증 황달의 세 가지 증상 중 숨이 차고 구역이 나며 갈증이 없을 때 쓴다.

| 처 방 | 인진 37.5g, 진피 · 백출 · 반하 · 생강 각 3.75g씩

| 보탬말 | 송나라 명의 주굉의 〈남양활인서〉 중에 나오는 처방이다. 반하는 생강즙에 담갔다가 꺼내어 말려서 쓴다.

| 달여 먹는 법 | 위의 약재를 물 500cc로 끓여 300cc로 만들어 1일 3회에 나누어 복용한다.

◖ 인진부자탕 ◗

| **증 세** | 음증 황달에 몸이 찰 때 쓰는 처방이다. 앞에 나온 '인진사역탕'에서 음증 황달에 대해 설명한 것을 참고하면 된다. 음증 황달에는 세 가지 증상이 뚜렷하다고 했다. 이 처방은 그 세 가지 증상 중 몸이 찰 때 쓴다.
| **처 방** | 인진 37.5g, 포부자 · 자감초 각 3.75g씩
| **보탬말** | 송나라 명의 주굉의 〈남양활인서〉 중에 나오는 처방이다. 부자는 엄격한 규칙에 따라 만든 품질 좋은 것으로 구입해서 포부자로 써야 하고, 감초는 구워 쓴다.
| **달여 먹는 법** | 위의 약재를 물 500cc로 끓여 300cc로 만들어 1일 3회에 나누어 차게 해서 복용한다.

★ **꼭 지켜야 할 일** 부자는 독성이 있으므로 복용에 신중해야 한다.

◖ 향사육군자탕 ◗

| **증 세** | 비장이 허해져 음식 생각이 전혀 없으며, 음식을 먹으면 내려가지 않고, 식후에 속이 더부룩한 것을 다스리는 처방이다.
| **처 방** | 향부자 · 백출 · 백복령 · 반하 · 진피 · 후박 · 백두구 각 3.75g씩, 인삼 · 감초 · 목향 · 축사인 · 익지인 각 2g씩, 생강 3쪽, 대추 2개
| **보탬말** | 이제마는 소음인에게 잘 안 맞는 백복령을 빼고, 소음인에게 잘 맞는 백하수오를 사용해야 한다고 했다. 명나라 명의 공신의 〈고금의감〉에 나오는 처방이다.
반하는 생강즙에 담갔다가 꺼내어 말려서 쓰고, 후박은 생강즙에 담갔다가 볶아 쓰고, 감초는 구워 쓴다. 그런데 이제마

는 백복령을 빼고 백하수오를 넣으라고 했다.

| 달여 먹는 법 | 거칠게 가루내어 생강, 대추를 넣고 물로 끓여 먹어도
되지만 대체로 탕제로 쓸 때는 위의 약재를 물 300cc
로 끓여 반으로 줄여 마신다. 1일 2첩 분량을 재탕까
지 해서 1일 3회 복용하는 것이 일반적이다.

◀ 향소산탕 ▶

| 증 세 | 사철 유행하는 계절성 급성전염병인 '온역'을 치료하는 처방
이다.
이제마는 〈태평혜민화제국방〉에서, 옛날 어떤 노인이 성중
에 온역이 크게 만연하자 이 처방을 가지고 어떤 사람에게
주면서 함께 쓰도록 했는데, 이 처방을 복용한 자는 모두 고
쳤다고 한다'고 설명하고 있다. 그토록 온역에 효과가 좋은
처방이라는 것을 강조하고 있다. 또한 이 처방은 풍기, 한기,
습기에 손상된 경우는 물론 음식에 손상된 경우까지 치료하
는 처방으로 여러 가지 병세에 두루 응용할 수 있다.

| 처 방 | 향부자 11g, 자소엽 9g, 진피 5g, 창출·감초 각 3.75g씩, 생
강 3쪽, 총백 2개

| 보탬말 | 원나라 위역림의 〈세의득효방〉에 나오는 처방이다. 향부자는
볶아 쓰고, 자소엽은 뿌리를 떼고 쓰며, 창출은 쌀뜨물에 담
갔다가 황색이 되도록 볶아 쓰고, 감초는 볶아 쓴다.

| 달여 먹는 법 | 거칠게 가루내어 매회 12g씩에 생강 세 쪽과 총백(대
파의 흰뿌리 부분) 두 개를 함께 넣어 물에 달여서 시
간에 관계없이 복용하되, 이마에서 땀이 날 때까지 복
용한다.

● 체질에 맞는 약재

태양인	교맥, 노근, 모과, 미후도, 백모근, 송절, 오가피, 초룡담, 포도근
태음인	갈근, 고본, 관동화, 구인, 궐채, 금박, 길경, 나복자, 녹용, 대두황권, 대마인, 대황, 도인, 동과자, 마두령, 마황, 매실, 맥문동, 백과, 백급, 백렴, 백반, 백미, 백자인, 백지, 백질려, 부평초, 비자, 사간, 사군자, 사삼, 사상자, 사향, 산조인, 상기생, 생백피, 상실, 서각, 석이, 석창포, 선모, 속단, 속수자, 송엽, 송진, 송화분, 승마, 여지, 연자육, 오미자, 용골, 용뇌, 용안육, 우황, 운모, 웅담, 원지, 유미, 위령선, 의이인, 자완, 저근백피, 조협, 종피, 창이자, 천마, 천문동, 천산갑, 천축황, 택란, 토복령, 패모, 포공영, 포황, 해조, 행인, 호골, 황금, 황률 등
소양인	가자, 감수, 강활, 결명자, 경분, 계관화, 고삼, 과루인, 구기자, 구맥, 금은화, 노감석, 노회, 대극, 독활, 동규자, 등심, 마치현, 맥아, 목단피, 목적, 목통, 몰약, 박하, 반묘, 방풍, 별갑, 복령, 복분자, 빈랑, 산수유, 생지황, 석고, 섬수, 수은, 숙지황, 시호, 신곡, 여정자, 연교, 영사, 오공, 왕불유행, 우방자, 웅황, 유황, 육종용, 인동등, 자연동, 저령, 전라, 전호, 조구등, 주사, 지골피, 지모, 지부자, 지유, 차전자, 천화분, 청대, 청상자, 청호, 치자, 택사, 토사자, 하고초, 해금사, 해삼, 현삼, 형개, 호박, 호장근, 홍화, 황단, 황련, 황백, 활석 등
소음인	가자, 건강, 건칠, 계지, 계피, 고량강, 고련피, 곽향, 관중, 구자, 금불초, 단삼, 당귀, 대조, 두충, 마가목, 목향, 반하, 백강잠, 백단향, 백두구, 백부자, 백작약, 별갑, 복분자, 봉밀, 봉아출, 부자, 사인, 삼릉, 삼칠, 석곡, 석유황, 세신, 소목, 소자, 소합향, 안식향, 앵속각, 오령지, 오수유, 오약, 우여량, 울금, 육두구, 익모초, 익지인, 인삼, 인진호, 저실, 적석지, 정향, 지실, 진피, 창출, 천궁, 천남성, 철분, 초과, 침향, 파극, 파두, 하수오, 향부자, 향유, 현호색, 황기, 회향, 후박 등

소음인에게 효과 있는
파두가 들어간 처방 6가지

끝으로 이제마는 '후세' 경험 처방 중 '파두'라는 약재가 함유된 처방 6 개를 소음인에게 좋은 처방으로 소개하고 있다.

"나는 이렇게 말한다. 파두가 든 6개의 처방은 옛날 사람들이 각자 경험해서 만든 것으로 이 처방들은 똑같이 파두의 힘이며, 그 용도도 다를 바 없다. 대개 파두는 소음인 체질의 병에 반드시 쓰지 않을 수 없으며, 그렇다고 경솔하게 쓸 수도 없고 쓰기를 꺼려할 필요도 없다. 그러므로 이 여섯 가지 처방을 줄줄이 기록하여 그의 경험을 서술함은 그 이치를 아는 자는 이를 사용하되 반드시 효과를 얻을 것이나 경솔하게 써서는 안될 것이다."

파두는 대단한 열성 약재이며 독이 있는 약재이다. 복용에 반드시 신중을 기해야 한다. 따라서 여기서는 해설을 덧붙이지 않고, 이제마의 기록만을 그대로 옮겼다. 다만 참고가 되기를 바랄 뿐이다.

◀ 비방화체환 ▶

| 증　세 | 이 처방은 주진형의 〈단계심법〉에 나온 것인데, 모든 기에 의해 발생한 병증을 다스리고 복부 내의 응어리를 없애며, 오래 굳고 깊이 잠긴 덩어리를 갈아 스스로 녹게 한다. 별안간 생긴 복부 내의 응어리나 잠시 생긴 것을 막론하고 그 자리에서 제거하는데, 이는 조화를 빼앗듯이 막힌 것을 통하게 하는 효능이 있고, 음양을 고르게 하는 묘미가 있기 때문이다.
| 처　방 | 삼릉·봉출 각 18g씩, 반하·목향·정향·청피·진피·황련 각 9.5g씩, 파두육 22.5g
| 달여 먹는 법 | 파두육은 식초에 하룻밤을 담가두었다가 볶아서 말린 것을 쓴다. 모두 가루내어 오매 가루에 밀가루를 약간 섞어서 풀을 쑤어 쌀알 만하게 알을 만들어서 매번 5~7알 또는 10알을 복용한다. 복용할 때 대변이 묽으면 뜨거운 물로 복용한다. 복부에 생긴 응어리를 녹여 없애 버리려고 하면 진피를 끓인 탕에 먹고, 설사를 막으려고 하면 냉수에 복용한다.

◀ 삼릉소적환 ▶

| 증　세 | 이 처방은 이고의 〈동원서〉에서 나온 것인데, 냉한 음식이나 날 음식을 먹어서 소화가 안 되어 뱃속이 가득하고 답답한 것을 다스린다.
| 처　방 | 삼릉·봉출·신곡 각 20g씩, 파두·청피·진피·회향 각 19g씩, 정향피·익지인 각 11g씩
| 달여 먹는 법 | 파두는 껍질을 까지 말고 쌀과 함께 불에 검게 볶아 쌀은 버리고 파두만 골라서 약으로 쓴다. 모두 가루로 만

들어서 식초로 풀을 쑤어 이를 반죽하여 0.3g 크기로
알을 만든다. 그리고 생강 달인 물에 30~40알씩 복용
한다.

◀ 삼물백산 ▶

| 증 세 | 혹 토하거나 설사를 시키고자 하나 설사가 안 나오면 뜨거운
죽을 한 그릇 먹이고, 설사가 그치지 않으면 찬 죽을 한 그릇
먹이면 된다.
| 처 방 | 길경 · 패모 각 11g씩, 파두 3.75g
| 달여 먹는 법 | 파두는 껍질을 벗겨 볶고 갈아서 기름이 있는 채로 쓴
다. 섞어서 가루를 만들어 2g을 백탕에 타서 먹되 약
한 사람은 이에 반으로 해야 할 것이다.

◀ 여의단 ▶

| 증 세 | 이는 오로지 온역(계절성의 유행성 급성 전염병)과 모든 귀신
들린 듯한 병을 다스린다. 이상 두 처방은 이천의 〈의학입문〉
에서 나온 것이다.
| 처 방 | 천오(포) 30g, 빈랑 · 인삼 · 시호 · 오수유 · 천초(포) · 백복
령 · 백강 · 황련 · 자완 · 후박 · 육계 · 당귀 · 길경 · 조각 · 석
창포 각 20g씩, 파두상 9g
| 달여 먹는 법 | 이것을 가루내어 끓인 꿀로 반죽해서 0.3g 크기의 알
로 만들어 주사(朱砂)를 겉면에 옷 입히듯 입혀서 매회
5알 혹은 7알을 더운물로 먹는다.

◀ 온백원 ▶

|증 세| 이 처방은 〈태평혜민화제국방〉에서 나온 것으로서, 여러 병증을 다스린다. 공신의 〈고금의감〉에서는, 부인의 뱃속에 적취(응어리, 종양)가 생겨 마치 잉태한 것 같고, 몸이 수척하여 늘 피곤을 느끼고, 때로는 노래를 하고 울기도 하여, 마치 귀신들린 자와 같은 데 이 약을 쓰면 저절로 낫는다고 했다. 오래된 병에 이 약을 쓰게 되면 뱃속의 모든 것을 없애는데 벌레 같기도 하고, 뱀 같기도 한 더러운 것을 모두 쏟아낸다고 한다.

|처 방| 천오(포) 95g, 오수유·길경·시호·석창포·자완·황련·건강(포)·육계·천초(초)·적복령·조각(자)·후박·인삼·파두상 각 18.5g씩

|달여 먹는 법| 위 약을 곱게 가루내어 끓인 꿀로 반죽하고 0.3g 크기로 알을 빚어 생강 달인 물로 먹되 한 번에 3~5알 또는 7알을 복용한다.

◀ 장달환 ▶

|증 세| 이 처방은 위역림의 〈세의득효방〉에서 나왔는데, 일명 '인진환'이라고도 한다. 유행성 질병인 온역(瘟疫) 및 장학(瘴瘧:지방상성 학질의 하나), 황달 등 습기와 열기가 뭉쳐 발생한 모든 병을 다스린다.

|처 방| 인진·치자·대황·망초 각 37.5g씩, 행인 22g, 상산·별갑·파두상 각 15g씩, 두시 7.5g

|달여 먹는 법| 모두 가루로 만들어서 찐 떡에 반죽하여 0.3g 크기로 알을 지어 한 번에 3~5알씩 따뜻한 물에 먹는다.

소음인에게 효과 있는 주요 처방 24가지

이제마는 소음인 체질의 질병에 응용할 수 있는 주요 처방을 새로 정했는데, 그 처방은 스물 네 가지가 된다.

● 처방 중 약의 용량 단위는 이해하기 쉽게 'g'으로 환산해서 표기한다.

◀ 계삼고탕 ▶

| 증 세 | 학질, 이질을 다스리는 처방이다. 이제마는 이렇게 설명하고 있다.

"이 처방은 옛날부터 전해온 것인데 학질, 이질에 신효하다. 일찍이 오래된 학질을 치료했는데 먼저 '파두'로 대변을 통하게 한 뒤에 '계삼고'를 3일 동안 계속 사용했더니 꽤 효과가 있었다."

‘계삼고’는 요사이의 ‘삼계탕’ 같은 것이다. 인삼이나 닭이 소음인 체질에 아주 잘 맞기 때문에 계삼고를 여름철 보양식으로 자주 복용해도 좋다.

| **처　방** | 인삼 37.5g, 계피 3.75g, 닭 1마리

| **달여 먹는 법** | 삼계탕 끓이는 요령으로 위의 재료를 함께 달여서 먹는다.

★ **꼭 지켜야 할 일** 〈동의수세보원〉에는 ‘맛을 돋우기 위해 ‘후추’와 ‘맑은 꿀’을 타서 먹어도 좋다’고 했다. 약용하는 것이므로 삼계탕 먹을 때처럼 소금간을 해서는 안 된다는 뜻이다.

◀ 계지반하생강탕 ▶

| **증　세** | 소음인 체질로서 비위가 약하고 냉하여 구토증이 있고 이마에서 땀이 나며 가슴이 뛰고 아픈 것을 치료하는 처방이다.

| **처　방** | 생강 11g, 계지·반하 각 7.5g씩, 백작약·백출·진피·자감초 각 3.75g씩

| **보탬말** | 반하는 생강즙에 담갔다가 꺼내어 말려 쓰고, 감초는 구워 쓴다.

| **달여 먹는 법** | 위의 약재를 물 300cc로 끓여 반으로 줄여 마신다. 1일 2첩 분량을 재탕까지 해서 1일 3회 복용하는 것이 일반적이다.

◀ 곽향정기산탕 ▶

| **증　세** | 밖으로는 풍기나 한기에 손상된 것과 안으로는 음식이나 습기에 손상된 것을 겸하여 치료한다. 특히 감기로 두통과 오한

발열이 있고, 메스꺼움 혹은 구토나 설사, 뱃속에서 물소리가
출렁거릴 정도이며 속이 항상 그득하고 가스가 차 있으며, 어
지럼도 있는, 그러면서도 일반적으로 몸이 찬 편이고, 땀이
나지 않는 감기에 쓴다.

그러니까 감기 중에서도 위장 증상이 같이 동반된, 이른바 위
장형 감기에 효과가 있다는 뜻이다. 이 외에도 급성위장염,
십이지장궤양, 만성결장염, 임신 오조증, 식중독 등에 두루
쓸 수 있다.

| 처 방 | 곽향 5.5g, 자소엽 3.75g, 창출·백출·반하·진피·청피·대
복피·계지·건강·익지인·자감초 각 2g씩, 생강 3쪽, 대추
2개

| 보탬말 | 반하는 생강즙에 담갔다가 꺼내어 말려서 쓰고, 후박은 껍질을
벗긴 후 생강즙에 담갔다가 볶아 쓰고, 감초는 구워 쓴다.

명나라 명의 공신의 〈고금의감〉에 나오는 처방인 '곽향정기
산'에서 길경, 백지, 백복령을 빼고 계피, 건강, 익지인을 넣
어 이제마가 새로 창안한 처방이다.

| 달여 먹는 법 | 거칠게 가루내어 매회 6g을 생강 3쪽, 대추 2개와 함
께 끓여서 먹기도 하지만, 탕제로 쓸 때는 위의 약재를
물 300cc로 끓여 반으로 줄여 마신다. 1일 2첩 분량을
재탕까지 해서 1일 3회 복용하는 것이 일반적이다.

◀ 궁귀향소산탕 ▶

| 증 세 | 풍기, 한기, 습기 등에 손상되어 발생한 유행성 전염병, 다시
말해 사철 유행하는 계절성 급성전염병인 '온역'을 치료하는
처방이다. 온역은 급성전염병인만큼 발병이 급격하고, 그 병
세가 험악하며, 유행성으로 널리 퍼지는 병증이다. 그러나 이

처방은 풍기, 한기, 습기에 손상된 경우는 물론 음식에 손상된 경우까지 치료하는 처방이다. 감기, 독감, 두통, 복통, 설사 등 여러 가지 병세에 두루 응용할 수 있다. 특히 임신부 감기로 오한, 두통이 심할 때나 소음인 체질이 스트레스성 위장병으로 고생할 때도 좋은 처방이다.

| **처 방** | 향부자 7.5g, 자소엽 · 천궁 · 당귀 · 창출 · 진피 · 자감초 각 3.75g씩, 총백 5개, 생강 3쪽, 대추 2개

| **보탬말** | 향부자는 볶아 쓰면 좋고, 자소엽은 뿌리를 떼고 쓰며, 창출은 쌀뜨물에 담갔다가 황색이 되도록 볶아 쓰고, 감초는 구워 쓴다. 원나라 위역림의 〈세의득효방〉에 나오는 '향소산'에 약의 양을 조절하고 천궁, 당귀, 대추를 가미하여 변화시킨 처방이다.

| **달여 먹는 법** | 거칠게 가루내어 매회 12g씩에 생강 3쪽과 총백(대파의 흰뿌리 부분) 2개를 함께 넣어 물에 달여서 시간에 관계없이 복용하되, 이마에서 땀이 날 때까지 복용한다. 혹은 위의 약재를 물 300cc로 끓여 반으로 줄여 마신다. 1일 2첩 분량을 재탕까지 해서 1일 3회 복용하는 것이 일반적이다.

◀ 백하수오부자이중탕 ▶

| **증 세** | 태음인의 병으로 복통, 설사가 있을 때 쓰는 처방이다. 물론 위경련 등에도 응용된다.

| **처 방** | 백하수오 · 백출 · 백작약 · 계지 · 포건강 각 7.5g씩, 진피 · 자감초 · 포부자 각 3.75g씩

| **보탬말** | 백출과 건강은 볶아 쓰고, 백작약은 볶되 약간만 볶아서 쓰고, 감초는 구워 쓴다. 부자를 빼면 다음에 나올 처방인 '백

하수오이중탕' 이 된다.

| **달여 먹는 법** | 위의 약재를 물 300cc로 끓여 100~150cc로 만들어
복용한다.

★ **꼭 지켜야 할 일** 부자의 독성이 강하므로 복용에 신중해야 한다. 한
의사의 지시를 따르는 게 좋다.

◀ 백하수오이중탕 ▶

| **증 세** | 소화불량, 복통, 설사, 복부냉증, 만성대장염 등에 활용할 수
있다. 이제마는 다음과 같이 설명하고 있다.

"인삼이 있으면 인삼을 쓰고, 인삼이 없으면 백하수오를 대신
써도 좋다. 백하수오는 인삼과 그 성분과 맛이 비슷하지만 기
운을 맑게 하고 널리 퍼지게 하는 힘은 부족하고, 더운 성질
로 몸을 보하는 힘은 지나쳐서 약간의 차이는 있으나 위험한
병증에는 인삼 7.5g 이상을 함부로 쓰기 어려우므로 백하수
오를 대용하는 것이다. 옛 처방에 어떤 사람이 백하수오 19g
을 사용하여 학질을 치료한다고 했다."

| **처 방** | 백하수오 · 백출 · 백작약 · 계지 · 포건강 각 7.5g씩, 진피 · 자
감초 각 3.75g씩
| **보탬말** | 부자를 가미하면 앞의 처방 '백하수오부자이중탕' 이 된다.
| **달여 먹는 법** | 위의 약재를 물 500cc로 끓여 300cc로 만들어 1일 3
회에 나누어 복용한다.

★ **꼭 지켜야 할 일** 부자의 독성이 강하므로 복용에 신중해야 한다.

◀ 산밀탕 ▶

| 증　세 | 이질을 낫게 하는 처방이다.
| 처　방 | 백하수오 · 백출 · 백작약 · 계지 · 인진 · 익모초 · 적석지 · 앵속각 각 3.75g씩, 생강 3쪽, 대추 2개, 대산 5뿌리, 맑은 꿀 반 수저
| 달여 먹는 법 | 위의 약재를 물 300cc로 끓여 반으로 줄인 후 맑은 꿀 반 수저를 타서 복용한다. 1일 2첩 분량을 재탕까지 해서 1일 3회에 나누어 복용한다.

★ 꼭 지켜야 할 일 단, 앵속각은 마약으로 지금은 재배, 채취, 거래, 복용 등이 금지되어 있으므로 써서는 안 된다.

◀ 관계부자이중탕 ▶

| 증　세 | 설사하면서 갈증은 없고 구토, 복통이 있고 맥은 가라앉으면서 끊어질 듯 가늘 때 쓰는 처방이다. 그러나 일반적으로 손발 끝부터 냉기가 역상하여 온몸이 차며, 속이 냉해서 구토 및 설사를 자주 하고, 뱃속이 냉하고 물소리가 출렁이면서 말간 침 같은 것을 자주 뱉을 때, 가슴이 답답하고 갈증이 있을 때 쓴다. 그래서 소음인 체질의 쇼크, 탈진에 활용할 수 있는 처방이다. 또 소아의 만경풍으로 토하면서 설사하고, 경기가 오래되어 축 늘어지거나 잠만 자려고 할 때도 효과가 있다. 또는 위무력증, 위확장증 등에 두루 쓸 수 있다.
| 처　방 | 인삼 11g, 백출 · 포건강 · 관계 각 7.5g씩, 백작약 · 진피 · 자감초 각 3.75g씩, 포부자 3.75~7.5g
| 보탬말 | 건강은 프라이팬에서 볶아 쓰고, 감초는 구워 쓰고, 부자는

엄격한 규칙에 따라 만든 품질 좋은 것으로 구입해서 포부자
로 써야 한다.

| **달여 먹는 법** | 위의 분량을 물 300~400cc로 끓여 반으로 줄여 복용
한다.

★ **꼭 지켜야 할 일** 부자는 독성이 강하므로 복용에 신중해야 한다. 반
드시 한의사의 지시에 따르는 게 좋다.

◀ 오수유부자이중탕 ▶

| **증 세** | 앞의 처방 '관계부자이중탕' 의 적응증과 같다. 설사, 구토, 복
통이 있고 속이 냉해서 뱃속에서 물소리가 출렁이면서 말간
침 같은 것을 자주 뱉을 때 쓸 수 있다.
또 오수유는 말초 부위나 위장이 국소적으로 찬 것을 다스리는
약재이며, 부자는 심장이 전신에 혈액을 보내지 못해서 전신이
냉한 것을 다스리는 약재이므로, 이 처방은 전신의 냉증은 물
론 인체 국소적 냉증까지 치료하는 데 도움이 될 수 있다.

| **처 방** | 인삼 · 백출 · 포건강 · 관계 각 7.5g씩, 백작약 · 진피 · 자감
초 · 오수유 · 소회향 · 파고지 각 3.75g씩, 포부자 3.75~7.5g

| **보탬말** | 건강은 프라이팬에서 볶아 쓰고, 감초는 구워 쓰고, 오수유는
뜨거운 물(감초 끓인 물이면 더 좋음)에 담갔다가 꺼내어 말
려서 쓰고, 부자는 엄격한 규칙에 따라 만든 품질 좋은 것으
로 구입해서 포부자로 써야 한다.

| **달여 먹는 법** | 위의 분량을 물 500cc로 끓여 300cc로 만들어 1일 3
회에 나누어 복용한다.

★ **꼭 지켜야 할 일** 부자의 독성이 강하므로 복용에 신중해야 한다. 반

드시 한의사의 지시를 받도록.

◀ 황기계지탕 ▶

| 증 세 | 소음인 체질은 열성병에 땀을 내게 해서는 안 되는데, 태양인
의 병증에 땀을 많이 내어서 '망양증'이 될 초기에 쓰는 처방
이다. 앞에서도 이미 설명했듯이 땀을 많이 흘러 탈진 상태가
되는 것을 3단계로 구분한다면, 초기 단계에 쓸 수 있는 처방
이 바로 이 '황기계지탕'이다. 흔히 감기나 몸살 등 소음인 체
질이 오한발열이 있으면서 몸에 허열이 나고 땀이 저절로 나
며 무기력해졌을 때 쓰는 처방인데, 단 대변은 건조한 편이며
위장 증상은 없는 편이고 뼈마디의 쑤심이나 통증도 적은 편
일 때 쓴다.

보통 말초신경의 이상으로 손발이 저리면서 땀이 날 때는 물
론 위하수, 탈항, 자궁탈수, 만성장염으로 오는 오랜 설사, 만
성소모성질병, 만성출혈성 질병, 영양실조 등에도 쓸 수 있다.

| 처 방 | 계지 11g, 백작약·황기 각 7.5g씩, 백하수오·당귀·자감초
각 3.75g씩, 생강 3쪽, 대추 2개

| 보탬말 | 감초는 구워 쓴다. '계지탕'에 황기, 당귀, 백하수오가 들어
간 처방이다.

| 달여 먹는 법 | 위의 약재를 물 300cc로 끓여 반으로 줄여 마신다. 1
일 2첩 분량을 재탕까지 해서 1일 3회 복용하는 것이
일반적이다.

◀ 황기계지부자탕 ▶

| 증 세 | 망양증(亡陽證)이 되어 위험할 때에 쓰는 처방으로 '망양증'

은 땀을 많이 흘려 체내의 열에너지원(양기)이 빠져나간 병증
이다. 이쯤 되면 손발이 청색을 띠면서 싸늘해지며 몸이 냉해
지고 몸이 저리며 사지가 뒤틀리며, 누우나 서나 불안해하며
마치 놀란 듯 미친 듯한 증상을 보이게 되며, 머리와 얼굴에
땀이 많이 흐르고 특히 온몸에 식은땀(냉한)이 납니다. 입김
과 콧김이 차며, 숨이 찬 듯 헐떡거리는 것이 멎지 않으며,
갈증은 없고, 맥은 체표 부위로 들떠 있으면서 매우 빠릅니
다. 매우 위험한 병증이다. 그런데 이렇게 위험한 병증인 '망
양증' 중에서도 위험할 때 쓰는 처방이 바로 이 처방이다.

그러나 흔히 땀을 주체하지 못하는 경우, 머리와 얼굴에 땀이
많은 경우, 식은땀이나 도한(수면 중의 땀흘림)이 심한 경우
를 비롯해서 몸이 차고 손발이 냉하며 저림증이 심할 때 이
처방을 보편적으로 응용할 수 있다.

| **처 방** | 계지 · 황기 각 11g씩, 백작약 7.5g, 당귀 · 자감초 각 3.75g
씩, 포부자 3.75~7.5g, 생강 3쪽, 대추 2개

| **보탬말** | 감초는 구워 쓰고, 부자는 엄격한 규칙에 따라 만든 품질 좋
은 것을 구입해서 포부자로 써야 한다.

| **달여 먹는 법** | 위의 약재를 물 500cc로 끓여 300cc로 만들어 1일 3
회 나누어 복용한다. 계지는 처음부터 다른 약재와 함
께 끓이지 말고, 다른 약재들이 다 끓여졌을 무렵에
넣어 끓이면 더 좋다.

★ **꼭 지켜야 할 일** 이 처방은 부자의 독성이 강하므로 복용에 신중해야
한다. 더구나 이제마는 위험한 중에도 아직 경증이면 하루에 2첩씩 쓸
것이요, 위험 중에 위험할 정도이면 하루에 2~3첩씩 써야 하고, 위험
을 넘기고 조리할 때에도 하루에 두 첩씩 써야 한다고 했는데, 이렇게
쓰려면 더더욱 신중해야 한다. 반드시 한의사와 상의하도록 한다.

◖ 인삼계지부자탕 ◗

| 증 세 | '망양증'이 되어 위험할 때에 쓰는 처방이다. 그러나 앞의 처방 '황기계지부자탕'처럼 흔히 땀을 주체하지 못하는 경우를 비롯해서 몸이 차며 손발이 냉하고 저림증이 심할 때 이 처방을 보편적으로 응용할 수 있다.

| 처 방 | 인삼 15g, 계지 11g, 백작약·황기 각 7.5g씩, 당귀·자감초 각 3.75g씩, 포부자 3.75~7.5g, 생강 3쪽, 대추 2개

| 보탬말 | 감초는 구워 쓰고, 부자는 엄격한 규칙에 따라 만든 품질 좋은 것을 구입해서 포부자로 써야 한다.

| 달여 먹는 법 | 위의 약재 중 계지를 뺀 나머지 약재를 물 500c로 끓이다가 물이 팔팔 끓을 무렵 계지를 뒤늦게 넣고 끓여 300cc로 만들어서 1일 3회 나누어 복용하는 것이 더 좋다.

★ 꼭 지켜야 할 일　이 처방은 부자의 독성 때문에 복용에 신중해야 한다. 더구나 이제마는 위험한 중에도 아직 경증이면 하루에 2첩씩 쓸 것이요, 위험 중에 위험할 정도이면 하루에 2~3첩씩 써야 하고, 위험을 넘기고 조리할 때에도 하루에 두 첩씩 써야 한다고 했는데, 이렇게 쓰려면 더더욱 신중을 기해야 한다.

◖ 승양익기부자탕 ◗

| 증 세 | '망양증'이 되어 위험할 때에 쓰는 처방이다. 그러나 앞의 처방 '황기계지부자탕'이나 '인삼계지부자탕'처럼 흔히 땀을 주체하지 못하는 경우를 비롯해서 몸이 차며 손발이 냉하고 저림증이 심할 때 활용할 수 있다. 또 전체적으로 체력이 쇠

약해 있고 감기가 잘 낫지 않고 탈진 상태에 이르렀을 때도
이 처방을 보편적으로 응용할 수 있다.

| **처 방** | 인삼·계지·백작약·황기 각 7.5g씩, 백하수오·관계·당
귀·자감초 각 3.75g씩, 포부자 3.75~7.5g, 생강 3쪽, 대추
2개

| **보탬말** | 감초는 구워 쓰고, 부자는 엄격한 규칙에 따라 만든 품질 좋
은 것을 구입해서 포부자로 써야 한다.

| **달여 먹는 법** | 위의 약재 중 계지를 뺀 나머지 약재를 물 500cc로 끓
이다가 물이 팔팔 끓을 무렵 계지를 뒤늦게 넣고 끓여
300cc로 만들어서 1일 3회에 나누어 복용하는 것이
더 좋다.

★ **꼭 지켜야 할 일** 이 처방은 부자의 독성 때문에 복용에 신중해야 한
다. 더구나 이제마는 위험한 중에도 아직 경증이면 하루에 2첩씩 쓸 것
이요, 위험 중에 위험할 정도이면 하루에 2~3첩씩 써야 하고, 위험을
넘기고 조리할 때에도 하루에 두 첩씩 써야 한다고 했는데, 이렇게 쓰
려면 더더욱 신중해야 한다.

◀ 인삼관계부자탕 ▶

| **증 세** | '망양증'이 되어 위험할 때에 쓰는 처방이다. 그러나 흔히 땀
을 주체하지 못하는 경우, 머리와 얼굴에 땀이 많은 경우, 식
은땀이나 도한(수면 중의 땀흘림)은 물론 식사할 때도 땀이
무섭게 나는 경우에 쓸 수 있는 처방이다. 또 몸이 차며 손발
이 파랗게 될 정도로 냉하고 저림증이 심할 때 이 처방을 보
편적으로 응용할 수 있다.
이제까지 우리는 다음과 같은 네 가지 처방을 보았다.

❶ 황기계지부자탕 : 황기계지탕에 부자를 가미한 처방

❷ 인삼계지부자탕 : 황기계지탕에 인삼, 부자를 가미한 처방

❸ 승양익기부자탕 : 승양익기탕에 부자를 가미한 처방

❹ 인삼관계부자탕 : 인삼계지부자탕에서 계지 대신 관계를
　　　　　　　　　　　넣은 처방

이 네 가지의 처방은 모두 땀을 너무 많이 흘려 탈진 상태가
된 경우, 그 중에서도 매우 위험할 때 쓰는 처방이다. 그렇다
면 땀을 너무 많이 흘려 탈진 상태가 되려고 하는 단계로부
터 위험지경에 이르는 단계까지를 세 단계로 구분 짓는다면,
그 단계에 각각 알맞은 처방이 있을 것이다. 그것은 다음과
같다.

❶ 초기 단계 : 황기계지탕

❷ 초기에서 중기 단계 : 승양익기탕, 보중익기탕

❸ 위험 단계 : 황기계지부자탕, 인삼계지부자탕, 승양익기부
　　　　　　　자탕, 인삼관계부자탕

따라서 이제까지 보아온 네 가지 처방은 모두 '망양증'이 위
험 단계에 접어든 때 쓰는 처방이다. 이 네 가지 처방 모두는
한결 같이 부자를 쓰고 있으며, 그것도 적게는 3.75g부터 많
게는 7.5~9g까지 다량으로 쓰고 있다. 이렇게 다량의 부자를
쓰지 않으면 안 될 만큼 위험지경에 빠진 것이다.

그래서 이제마는 부자를 다량으로 쓰지 않으면 안 되는 이유
를 이렇게 설명하고 있다.

"망양증에 걸린 사람이 소변 빛이 맑고 양이 많으면 위험해
도 아직 여지가 있는 것이니 부자를 3.75g을 넣어서 하루에
2첩씩 쓸 것이요, 소변 빛이 붉고 양이 적고 병이 위험하여
여지가 없을 때에는 부자를 7.5g을 가하여 하루에 2첩 내지

3첩씩 써야 한다. 병이 장차 위험하다고 생각되면 부자를 3.75g 더 가미해서 11.25g을 더할 것이요, 위험을 면했더라도 마찬가지로 써야할 것이다. 또한 병을 조리할 때에도 3.75g을 넣어서 하루에 두 첩씩 써야 한다."

| 처 방 | 인삼 20~37.5g, 관계·황기 각 2g씩, 백작약 7.5g, 당귀·자감초 각 3.75g씩, 포부자 7.5~9g, 생강 3쪽, 대추 2개

| 보탬말 | 감초는 구워 쓰고, 부자는 엄격한 규칙에 따라 만든 품질 좋은 것을 구입해서 포부자로 써야 한다.

| 달여 먹는 법 | 위의 약재를 물 500cc로 끓여 300cc로 만들어 1일 3회에 나누어 복용한다.

★ 꼭 지켜야 할 일 그러나 부자의 독성이 강하므로 복용에 신중해야 한다. 더구나 이제마는 위험한 중에도 아직 경증이면 하루에 두 첩씩 쓸 것이요, 위험 중에 위험할 정도이면 하루에 두세 첩씩 써야 하고, 위험을 넘기고 조리할 때에도 하루에 두 첩씩 써야 한다고 했는데, 이렇게 쓰려면 더더욱 신중해야 할 것이다.

◀ 승양익기탕 ▶

| 증 세 | 땀이 많이 나서 '망양증'이 될 우려가 있을 때, 위장의 진액이 말라 대변이 나오지 않고 발광할 지경에 이르렀을 때 쓰는 처방이다. 전체적으로 체력이 쇠약해 있고 전신에 땀이 나면서 몸이 싸늘해지며, 감기도 잘 낫지 않고 탈진 상태에 빠질 우려가 있을 때 쓴다. 땀을 많이 흘려 탈진 상태가 되는 것을 3단계로 구분하여 초기 단계에 '황기계지탕'을 쓴다면, 위험 단계에는 앞에 설명한 4개 처방(황기계지부자탕, 인삼계

지부자탕, 승양익기부자탕, 인삼관계부자탕)을 쓰고, 그 중간 단계에 쓰는 것이 바로 이 처방인 '승양익기탕'과 '보중익기탕'이다.

| **처 방** | 인삼·계지·황기·백작약 각 7.5g씩, 백하수오·관계·당귀·자감초 각 3.75g씩, 생강 3쪽, 대추 2개

| **보탬말** | 감초는 구워 쓴다.

| **달여 먹는 법** | 위의 약재를 물 300cc로 끓여 반으로 줄여 마신다. 1일 2첩 분량을 재탕까지 해서 1일 3회 복용하는 것이 일반적이다.

◀ 보중익기탕 ▶

| **증 세** | 소음인 체질의 병에 가장 적합한 처방이 동원 이고의 '보중익기탕'이므로, 이를 기초로 하여 소음인 체질에 알맞은 약의 양을 늘리거나 새로 넣고, 대신 소음인에게 덜 맞는 약을 빼어 변방한 것이다.

태양병증에 땀을 지나치게 흘려 '망양증'이 될 우려가 있을 때의 처방이다. 땀을 지나치게 흘려서 전체적으로 원기가 많이 떨어진 상태에 쓴다.

앞에서도 이미 설명했듯이 땀을 많이 흘려 탈진 상태가 되는 것을 3단계로 구분하여 초기 단계에 '황기계지탕'을 쓴다면, 위험 단계에는 4개의 처방(황기계지부자탕, 인삼계지부자탕, 승양익기부자탕, 인삼관계부자탕)을 쓰고, 그 중간 단계에 쓰는 것이 바로 '승양익기탕'과 '보중익기탕'이다.

원기가 많이 허약해져서 허열이 나서 몸이 더우면서 약간의 오한과 허열이 왕래하고, 변비나 설사가 번갈아 나타나거나 변이 전체적으로 묽지만 딱딱한 덩어리가 나타날 때 쓴다.

땀을 많이 흘려 번민하며, 그래서 헛땀이 저절로 나며, 식욕도 없어 잘 먹지 못하고 무기력하여 말하기조차 싫으며, 갈증은 있으나 뜨거운 것을 마시려 하고, 맥이 극도로 약할 때 쓰는 처방이다. 소변은 찔끔거리고, 유뇨, 유정 등이 있거나 소음인 체질로 위하수, 탈항, 자궁탈수, 만성장염으로 오는 오랜 설사, 다한증, 여름타는 병, 만성소모성질병, 기능성 자궁출혈을 비롯한 만성출혈성 질병, 영양실조, 중증 근무력증 등에도 쓸 수 있다. 항암작용이 있으며, 기초대사를 높이고, 혈청 트란스아미나제의 활성을 낮추며 적혈구를 늘린다.

| 처　방 | 인삼·황기 각 11g씩, 자감초·백출·당귀·진피 각 3.75g씩, 곽향·소엽 각 11.2g씩, 생강 3쪽, 대추 2개

| 보탬말 | 감초는 구워 쓰고, 당귀는 머리와 꼬리를 떼고 몸통만 쓴다. 금나라 명의 이고의 〈동원서〉에 나오는 처방으로 동원 이고의 대표적 처방인 '보중익기탕'에서 황기를 11g으로 늘리고, 승마와 시호를 빼고 곽향, 자소엽을 넣어 이제마가 새로 창안한 것이다.

| 달여 먹는 법 | 위의 약재를 물 300cc로 끓여 반으로 줄여 마신다. 1일 2첩 분량을 재탕까지 해서 1일 3회 복용하는 것이 일반적이다.

◀ 인삼오수유탕 ▶

| 증　세 | 이 처방은 두 가지 경우에 효과가 있는 처방이다. 첫째, 태음병증으로 설사가 심할 때이며 둘째, 소음병증이 궐음병증으로 변하여 탈수증이 생겼을 때다. 그러나 일반적으로 평소에 설사를 잘 하거나 혹은 급작한 심한 설사 후에 탈진이 생기는 경우에도 쓸 수 있다.

| **처 방** | 인삼 37.5g, 오수유 · 생강 각 11g씩, 백작약 · 당귀 · 관계 각 3.75g씩

| **보탬말** | 오수유는 뜨거운 물에 담갔다가 꺼내어 말려 쓴다. 혹은 감초 끓인 물에 담갔다 꺼내 말려 쓰면 더 좋다.

| **달여 먹는 법** | 위의 약재를 물 500cc로 끓여 300cc로 만들어 1일 3회에 나누어 복용한다.

◀ 인삼진피탕 ▶

| **증 세** | 소아의 만경풍을 다스리는 처방이다. 소아의 만경풍은 소위 '경기'라고 불리는 '경풍'의 한 타입이다. 토하거나 설사하고, 침을 흘리면서 숨을 약간 헐떡이며, 눈을 떠도 초점이 없고, 잠을 잘 때 눈을 뜨고 자며, 눈썹과 입술 사이가 암청색을 띠며, 안색이 창백하거나 푸르다. 열이 나지 않아 몸이 냉하거나 입김과 콧김이 찬 게 대부분이지만 때로 몸에 열이 나거나 사지에 열이 있기도 하고, 때때로 수족을 뒤틀기도 하지만 뒤틀다가도 혹은 멎었다 하고, 맥이 무력한 것이 특징이다. 큰 병이나 오랜 병을 앓고 난 후에 발생하지만, 소아의 신체가 허약할 때는 바로 만경풍을 일으키기도 한다.

이제마는 만경풍에 대한 '인삼진피탕'의 효과를 이렇게 설명하고 있다.

"일찍이 첫돌이 못된 아이가 만경풍이 된 것을 이 약을 수일 동안 썼더니 완전히 나았다. 그러나 병이 나은 뒤에 더 약을 계속하여 쓰지 않았더니 재발되어 치료할 수 없었다."

| **처 방** | 인삼 37.5g, 생강 · 사인 · 진피 각 37.5g씩, 대추 2개

| **보탬말** | 본방에 생강을 포건강으로 바꾸고, 또 계피 3.75g을 가미하면 위장을 덥게 하고, 냉을 쫓아내는 힘이 강하다고 했다.
| **달여 먹는 법** | 위의 약재를 물 500cc로 끓여 300cc로 만들어 1일 수 회 소량씩 나누어 복용한다.

◀ 적백하수오관중탕 ▶

| **증 세** | '이중탕'의 변방으로 소음인 체질이 수분대사가 제대로 이루어지지 못해 사지가 나른하고 몸이 무거우며 소변이 불리할 때 쓸 수 있는 처방이다. 또 양기가 없고, 장차 부종이 생길 우려가 있을 때에 쓴다. 수분이 정체되어 오는 관절염, 신경통, 부종 ― 특히 산후 부종과 산후 통증에 효과가 있으며, 소음인의 여성불임증에도 응용될 수 있고, 또 간염, 복막염, 충수염, 흉막염, 만성신장염 등 염증성 질환에 활용할 수 있는 처방이다.

한편 이제마는 다음 같이 설명하고 있다.

"(십이미관중탕은…) 기맥을 통하게 하는 공효가 더욱 크다. 비록 부종이 생긴 자라도 마음을 편안하게 안정시키고 백 일 동안 약을 쓰되 하루에 두 첩씩 복용하면 효과가 없을 리가 없다. 고방에서도 건강, 양강, 청피, 진피를 각 등분하여 탕으로 하거나 환으로 하면 '관중탕'이라 한다. 소음인이 소변이 불쾌하고 양기가 없으면서 사지가 권태하고 무력한 데 썼더니 효과가 백발백중이었다. '관중환'의 본방에 오령지, 익지인 각 3.75g을 가미하면 복통에도 신효하다."

| **처 방** | 백하수오 · 적하수오 · 양강 · 건강 · 청피 · 진피 · 향부자 · 익지인 각 3.75g씩, 대추 2개

| **보탬말** | ● 후박, 지실, 목향, 대복피 각 2g씩 가미하면 '십이미관중탕' 이 된다.

● 적하수오를 인삼으로 바꾸면 '인삼백하수오관중탕' 이 된다.

● 적하수오를 당귀로 바꾸면 '당귀백하수오관중탕' 이 된다.
| **달여 먹는 법** | 위의 약재를 물 300cc로 끓여 반으로 줄여 마신다. 1일 2첩 분량을 재탕까지 해서 1일 3회 복용하는 것이 일반적이다.

◀ 천궁계지탕 ▶

| **증 세** | 태양병증으로 땀이 없을 때 쓰는 처방이다. 그러니까 소음인 체질의 외감성 열성 질환의 초기 때 쓰는 처방이 '계지탕' 과 바로 이 처방인 '천궁계지탕' 이다. 그러다가 땀을 너무 흘리면 '황기계지탕' 을 쓰고, 땀을 너무 흘려 원기가 떨어지면 '승양익기탕' 과 '보중익기탕' 을 쓰고, 땀을 너무 흘려 탈진 상태에 접어 들어 위험하면 네 가지 처방(황기계지부자탕, 인삼계지부자탕, 승양익기부자탕, 인삼관계부자탕)을 적절히 응용해야 한다. 하여간 이 처방은 감기, 몸살에 오한발열이 있으면서 뼈마디가 쑤시고 아프며 땀이 없을 때 쓰는 처방이다. 단, 대변은 건조한 편이다. 그러나 두통, 안면신경통, 오십견, 류머티즘성 마비, 중이염, 결막염에도 응용할 수 있는 처방이다.

| **처 방** | 계지 11g, 백작약 7.5g, 천궁 · 창출 · 진피 · 자감초 각 3.75g씩, 생강 3쪽, 대추 2개

| **보탬말** | 감초는 구워 쓴다. '계지탕' 에 창출, 진피, 천궁을 가미한 처방이다.

| **달여 먹는 법** | 위의 약재를 물 300cc로 끓여 반으로 줄여 마신다. 1일 2첩 분량을 재탕까지 해서 1일 3회 복용하는 것이

일반적이다.

◀ 파두단 ▶

| **증 세** | 소음인 체질로 신장이 열을 받아 소위 '울광증'을 유발했을 때 쓰는 처방이지만, 일반적으로 소음인 체질로 복부에 응어리가 뭉쳐 있거나 물이 고여 있거나 대소변이 불통하거나 농이 차 있거나 종양이 있을 때 두루 응용해 볼 수 있는 처방이다.

| **처 방** | 파두 1알

| **달여 먹는 법** | 이제마는 복용법을 이렇게 설명한다.

"파두 1알을 껍질을 벗겨 까서 알맹이만을 따뜻한 물로 한 개 또는 반 개씩 먹고, 이내 탕약을 달인다. 약을 달이는 동안에 파두는 위, 장안에서 작용을 하게 되며, 거의 약의 힘이 쓰여진 후 탕약을 먹으면 파두와 함께 동행할 수 있어 위, 장내의 내용물을 쾌하게 통하게 하고 기를 끌어올리게 되는 것이다. 다시 약을 달여서 대변이 통한 후에 복용해야 한다.

한 알의 파두는 음식을 내리는 데 좋고, 반 알은 체증과 응어리를 풀어준다고 하는데, 본래 파두는 소음인 체질의 병에 절대 필요한 약이다. 성분이 매우 열하고, 이것의 기름에는 독이 대단히 많기 때문에 반 알만 먹어도 응어리를 파괴한다고 함은 한 알보다 기름기가 많기 때문이다."

★ **꼭 지켜야 할 일** 파두는 독성 약물이다. 이 독성에 중독이 되면 입안과 목구멍이 타들어가는 듯 뜨겁고 아프다. 얼굴이 벌겋게 상기되면서

손발의 바닥과 함께 가슴이 번거롭고 뜨겁다. 극심한 복통과 함께 설사가 난다. 심해지면 정신이 혼미해지면서 눈동자와 전신이 노랗게 황달이 오고, 신장기능이 파괴되며, 심지어는 쇼크를 일으켜 사망하기도 한다. 그래서 파두를 쓸 때는 '파두상(巴豆霜)'으로 만들어 쓰는 것이 일반적인 방법이다.

★ **파두 독성을 빼는 법** 파두의 독성은 파두 씨의 기름 속에 많기 때문에, 이 기름을 빼내어 독성을 줄이는 것이다.

우선 파두를 깨끗이 씻은 후 짓찧는다. 이것을 여러 겹의 종이(기름을 빨아 먹을 수 있는 흡수력이 뛰어난 종이)에 싸서 약간의 열을 가해 건조시킨 다음 압착해서 기름을 제거한다. 이틀에 한 번씩 종이를 바꾸어 가면서 똑같은 방법을 6~7회 반복한다. 이렇게 해서 더 이상 기름이 배어 나오지 않게 된 것을 '파두상'이라고 한다. 이것을 잘게 분쇄하여 약으로 쓴다.

하지만 '파두상'이라고 다 안전할 수 없다. 그런데 이제마의 '파두단' 처방에서는 파두의 껍질을 벗겨 알맹이 한 알 또는 반 알을 그냥 복용하고, 또 탕으로 복용하게 되어 있으니, 아무리 파두가 소음인 체질의 병에 꼭 써야 할 좋은 약이라고 하더라도 위험이 대단할 것이 뻔하다. 따라서 참고만 하고 복용에는 신중해야 한다.

▌ 팔물군자탕 ▐

| 증　세 | 외감성 전염성 질환에서 위, 장에 열기가 꽉 차면 체열이 극히 높아지고, 땀이 극히 많이 흐르며, 맥이 극히 크게 뛰는 등의 증상이 나타난다. 단지 오한증이 없는 것이 특징이다. 이 외에도 헛소리하거나 배가 팽만하며, 체내의 진액이 쉽게 소모돼 대변은 꽉 막혀 나오지 않거나 건조한 편이 되며, 피 |

부는 거칠어지고 각질화되기도 한다. 이 처방은 바로 이때 쓰는 처방이다. 물론 이런 병증이라 해도 초기에서 중기까지는 이 처방 '팔물군자탕'을 쓰고, 말기에 접어들면 이 처방을 변화시킨 '독삼팔물군자탕'을 쓴다.

그러나 이 처방은 모든 허약을 다 다스린다.

다시 말해서 기와 혈이 다 함께 허하여 땀을 많이 흘리고 전신이 권태로우며, 허리나 무릎이나 다리가 무력하며 뼈마디가 쑤시고 아프며 밤에 꿈이 많고 꿈중에 사정하고, 안색이 누렇게 들뜰 때 쓴다. 또는 여윔증을 비롯해서 두통, 어지럼, 입안과 혀의 염증, 치통, 빈혈, 해수 및 천식, 빈혈, 변혈, 나력(결핵성 임파선염), 만성 소화장애, 만성장염, 만성소모성 질병의 회복기 등에도 두루 쓸 수 있는 처방이다. 그러니까 이 처방같이 소음인 체질의 각종 질병에 다방면으로 쓰이는 처방은 없다고 단언할 정도로 광범위하게 쓰이면서도 조심하고 있는 처방이다.

물론 부인병 일체에도 널리 응용되지만 질병이 없어도 건강을 증진시킬 목적으로 소음인 체질에게 흔히 쓰여지고 있을 정도이다. 주로 중년 초반기의 여성에게는 이 처방을 쓰고, 중년 후반기 이후의 여성들에게는 이 처방을 가미한 '십전대보탕'을 주로 쓰는 경향이 있다.

| **처 방** | 인삼 7.5g, 황기 · 백출 · 백작약 · 당귀 · 천궁 · 진피 · 자감초 각 3.75g씩, 생강 3쪽 대추 2개

| **보탬말** | ● 인삼 대신 백하수오를 쓰면 '백하수오군자탕'이 된다.

● 인삼, 황기를 각 3.75g으로 하고 백하수오, 관계 각 3.75g을 가하면 '십전대보탕'이 된다.

● 인삼 37.5g, 황기 3.75g을 가하면 '독삼팔물탕'이 된다.

● 당귀, 오약, 지각, 청피, 당목향, 남성(포) 각 3.75g을 가하

면 '소음거풍산'이 된다.

- 백출은 종이를 깐 냄비에서 약한 불을 쬐어 쓰고, 감초는 구워 쓴다.

| **달여 먹는 법** | 위의 약재를 물 300cc로 끓여 반으로 줄여 마신다. 1일 2첩 분량을 재탕까지 해서 1일 3회 복용하는 것이 일반적이다.

◀ 향부자팔물탕 ▶

| **증　세** | 소음인 체질의 여성이 노심초사 생각을 지나치게 해서 비장의 기운을 상하게 되면 목구멍이 마르고 혀가 타면서 은근히 머리가 아플 때 신효하다고 했다. 그러니까 신경성 질환에 좋은 처방이며, 특히 여성의 신경증에 좋은 처방이다. 신경성 두통, 어지럼증에도 좋고, 심장질환에도 응용되는 처방이다.

| **처　방** | 향부자 · 당귀 · 백작약 각 7.5g씩, 백출 · 백하수오 · 천궁 · 진피 · 자감초 각 3.75g씩, 생강 3쪽, 대추 2개

| **보탬말** | 감초는 구워 쓴다.

| **달여 먹는 법** | 위의 약재를 물 300cc로 끓여 반으로 줄여 마신다. 1일 2첩 분량을 재탕까지 해서 1일 3회 복용하는 것이 일반적이다.

◀ 향사양위탕 ▶

| **증　세** | 소음인 체질이 비장이 허해지고 속이 차서 비위의 흡수 및 운동 장애를 초래하여 자주 메스껍고, 음식 생각이 전혀 없으며, 음식을 먹으면 내려가지 않고, 식후에 속이 더부룩한 것을 다스리는 처방이다. 속쓰림, 복통, 설사 등이 있거나 몸이

차고, 찬 음식을 잘 못 먹거나 약간의 부종이 잘 올 때 쓸 수 있으며, 따라서 급만성 위염, 위궤양, 위무력증, 위확장증, 초기 폐결핵, 해수 및 천식 등에 두루 응용할 수 있는 처방이다.

| **처 방** | 인삼·백출·백작약·자감초·반하·향부자·진피·건강·산사육·사인·백두구 각 3.75g씩, 생강 3쪽, 대추 2개

| **보탬말** | 반하는 생강즙에 담갔다가 꺼내어 말려서 쓰고, 감초는 구워 쓴다. 명나라 명의 공신의 〈고금의감〉에 나오는 처방을 이제마가 달리 바꾸어 새로 창안한 처방이다.

| **달여 먹는 법** | 거칠게 가루내어 생강, 대추를 넣고 물로 끓여 먹기도 하지만 대체로 탕제로 쓸 때는 위의 약재를 물 300cc로 끓여 반으로 줄여 마신다. 1일 2첩 분량을 재탕까지 해서 1일 3회 복용하는 것이 일반적이다.

● 소음인 체질의 질병에 효과 있는 약재 만들기 ●

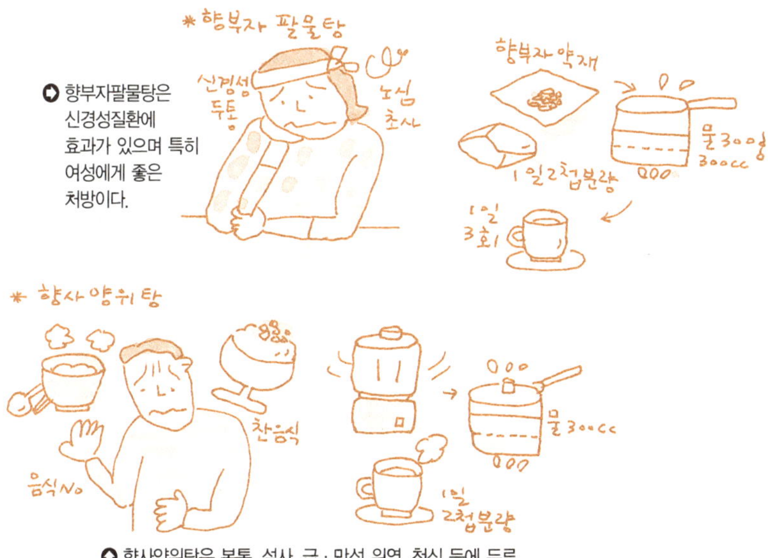

○ 향부자팔물탕은 신경성질환에 효과가 있으며 특히 여성에게 좋은 처방이다.

○ 향사양위탕은 복통, 설사, 급·만성 위염, 천식 등에 두루 응용할 수 있는 처방이다.

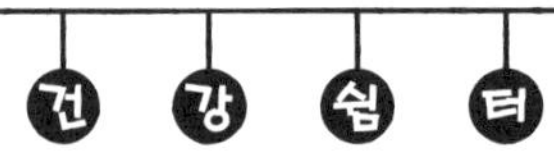

눈으로 알아보는 사람의 천품

예로부터 눈은 마음의 창이라고 했습니다. 그 사람의 눈빛이나 눈의 모양을 보면 타고난 성품과 질병을 알 수 있습니다.

● 눈동자가 노란 사람

머리가 크고 하체가 날렵한 타입이라면 남에게 해를 끼치거나 배반을 잘 할 성격입니다. 또한 자칫하면 재산을 날려 빈털터리가 되거나 복수심에 불타 스스로 파 놓은 불구덩이에 빠질 수 있습니다. 치질이나 전립선질환에 걸리거나 허리와 다리에 통증이 오기 쉽습니다.

● 눈이 검은 사람

만일 광대뼈가 나오고 머리가 넓으면 성격이 곧고 온순하며 제 맡은 직무를 잘해 나갑니다. 하지만 신중이 지나쳐 활동력이 약하고, 한 번 성이 나면 앞뒤를 안 가리는 단점이 있습니다. 머리가 잘 아프거나 목과 등에 걸쳐 통증이 잘 나오며 변비가 있을 수 있습니다.

● 눈동자가 붉은 사람

이마가 둥글면서 눈썹이 적으면 색을 밝히는 타입입니다. 남자라면 색을 밝히다 여자로부터 봉변을 당하기 쉽고, 여자라면 유혹의 함정에 빠져들기 쉽습니다. 사교성이 풍부하며 대화를 잘 이끌어 나가는데, 때로는 실없는 농담이 돼 신용을 잃을 수도 있습니다. 위장병과 간장병을 조심해야 합니다.

● 눈이 둥글면서 검은 자위가 많은 사람

옥니에 치아가 작고 입술이 뾰족한 사람은 이기적입니다. 부족한 게 없지만 인색하며, 권모술수에 능하고 자질구레한 일에 잘 사로잡히는 타입입니다. 소화기 질환과 요통을 주의해야 합니다.

p · a · r · t ⑧

체질과 속담

'과부집 문고리 빼어 들고 엿장수 부르는'
태양인

태양인은 '상실하허'의 체형으로 머리가 크고 둥글지요. 그래서 그런지 머리가 명석하고 독선적이다 싶을 정도로 자기 주장이 뚜렷하지요. '처녀 오장은 깊어야 하고 총각 오장은 얕아야 좋다'고 했듯이 여자는 속이 깊어 경거망동하지 말고 남자는 숫기를 잃지 않아야 한다지만, 태양인은 자만으로 가득 찬 숫기로 '산신 제물에 메뚜기 뛰어들 듯' 일에 겁 없이 달려들어 시작하고, 시작한 이상 물불 안 가리고 추진합니다. '모사는 재인이요, 성사는 재천'이라는 마음가짐으로 의지력과 투지, 집념, 끈기를 다하는 것까지는 좋지만 오만불손한 게 흠이라면 참으로 큰 흠입니다.

혁명가나 공상가, 반항아의 성격이 있어 안하무인격으로 일을 추진하기 때문에 크게 승리하거나 크게 실패하는 이판사판 성격입니다. 역발산 초패왕 항우를 아시지요? 한나라 유방과 자웅을 겨루던 항우가 바로 태양인입니다.

보스 기질이 있어 저를 따르는 자들은 잘 보살펴 주지만 그렇지 않은 자에게는 '식칼로 형문을 친다'는 살벌한 한풀이를 눈 하나 깜짝하지 않고 자행할 타입입니다. 결코 남의 밑에서 일을 할 성질이 아니지요. 그렇다고 '사주에 없는 관을 쓰고 이마 벗겨지는' 고생 같은 것 당초에 안 할 사람입니다. 기회다 싶으면 '뻗어가는 칡도 한이 있다'고 한없이 덤벼들고, 기회가 아니다 싶으면 한없이 몸을 사리지요.

물론 공처가로 있을 남자가 아닙니다. 애처가도 아니요, 시적이고 음악적인 표현을 잘 해서 이성을 사로잡는 매력을 지니고 있는 것도 아니요, '언중유골'의 대화를 거리낌없이 구사하는데다가 때로 화를 낼 때는 '벌집

건드린’ 격이 되어 누구도 그 화를 진정시킬 수 없습니다.

여자를 예속시키고, 여자를 자기의 목적을 이루기 위한 수단으로 쓰려고 하는 경향이 다소 있습니다. 운동권 학생이라면 여자를 이용해서 비라와 포스터를 운반시키려 하며, 출세욕을 가진 경우라면 재벌의 딸과 결혼하려 할 것입니다. 허무맹랑한 일이나, 발명에 몰두하는 사람이라면 성공할 때까지 ‘산 입에 거미줄치랴’ 잔말 말고 입다물고서 뒷바라지나 잘 하라고 우겨댈 것입니다.

만일 상대 여자가 배신하면 절대 참지 못하는 성격입니다. 그래서 부부 생활에서도 일방적이고 거친 섹스를 곧잘 합니다. 아내의 감정은 안중에도 없이 자기만 만족하고 나면 금세 돌아누워 코를 곤다는 거지요.

아내가 소양인이거나 태음인이라면 점점 길들여져 함께 살 수 있어도 아내가 소음인이라면 절대 함께 살 수 없습니다. 소음인 아내가 견디지 못하는 겁니다. 그렇다고 아내가 당장 짐을 싸서 친정으로 도망쳐 온다고 태양인 남편이 이를 이해하고 위로하거나, 무릎 꿇고 용서를 빌면서 아내를 데려가려고 하지도 않습니다. 오히려 말리는 사람은 친정 아버지든, 처남이든 상관 않고 아내를 끌고 가려 합니다. 누구든 ‘버릇 배우라니까 과부 집 문고리 빼어 들고 엿장수 부르는’ 인물로 성장한 태양인 남편을 이겨낼 도리가 없습니다. ‘손 잰 중이 비질하듯’ 치고 때리며 머리채까지 휘어잡는 데야 어쩔 수 없는 것이지요. ‘쇠똥에 미끄러져 개똥에 코 박은 셈’입니다.

그러나 소음인 부인은 ‘염병 치른 놈의 대가리’처럼 머리채를 몽땅 뜯겨도 태양인 남편에게 길들여져서 살 수는 없습니다. 그렇다고 안 살 수도 없습니다. ‘사자밥을 목에 매달고 다닌다’는 운명입니다. 실로 불쌍한 부부관계입니다. ‘삼천갑자 동방삭이도 저 죽을 날 몰랐다’고, 정말로 사람의 팔자는 알 수 없는 노릇인가 봅니다.

‘탯줄 잡듯 하는’ 태음인

태음인 여자는 실크 드레스로 온몸을 휘감아도 ‘비단보의 개똥’이며 ‘고양이 수파 쓴 것 같다’는 인상을 저버릴 수 없습니다. 한 술 더 떠서 생김새 그대로 애교도 없습니다. 장비더러 풀벌레를 잡아 오라든가 적군의 모가지 몇 개를 줄줄이 엮어 오라면 자신 있겠지만 ‘장비더러 풀벌레 그리라’고 하는 것은 무리이듯이 태음인 여자에게 아기자기함을 원하는 것은 무리이며 불가능합니다. ‘기암절벽 천층석이 눈비에 맞아 썩어지거든’ 가능할지 모르지만 말입니다.

허나 ‘가마가 검기로 밥도 검을까’ 라는 속담처럼 태음인 여자는 겉보기와는 다르게 맏며느리 감이요, 과묵한 현모양처 감이지요. 예로부터 ‘여자는 제 고을 장날을 몰라야 팔자가 좋다’고 했는데, 태음인 여자만큼 제 고을 장날을 모를 정도로 나들이가 적고 가정적인 여자가 없습니다. ‘벼락치는 하늘도 속이듯’ 그렇게 남편을 기만하는 여자와는 질적으로 다르지요.

태음인 여자는 양적으로 요리합니다. 배에 들어가면 이게 그거고 그게 이건 데 음식에 빨·주·노·초·파·남·보 무지개 색깔로 멋을 낸들 뭐하며 무드를 찾아 뭐하냐, 시각적 요리니 미각적 요리니 모두 웃기는구나 그저 배부르면 장땡이지라고 생각합니다. ‘싫은 매는 맞아도 싫은 음식은 못 먹는다’고들 하지만 이건 매가 모자라고 배가 덜 고파 하는 ‘거덜이 방치 같은’ 짓이니 매 더 맞고 배 더 골아야 한다며 ‘미친 체하고 떡판에 엎어지는’ 게 태음인입니다. ‘밀기름 새옹에 밥지어 귀이개로 퍼서 먹는’ 낯간지러운 짓을 못하는 게 태음인이지요.

때로는 ‘얼음판에 자빠진 황소 눈깔’처럼 흐리멍텅한 눈동자를 크게 뜨고 껌벅껌벅하는 것이 순해 보이기도 하지만 멍청한 느낌도 줍니다. 혹은 '장발에 치인 빈대 상'처럼 머리 모양이 납작한 경우도 있고 '오동 숟가락에 가물치국을 먹었나' 어쩌면 그렇게 시꺼먼 피부에 설상가상으로 털까지 짐승처럼 흉하게 나있기도 합니다.

태음인 남자는 웬만한 마누라 잔소리쯤이야 '막내둥이 응석 받듯'하지요. 부부싸움을 해도 '물구지인지 닭의 똥인지' 그저 두리뭉실 넘어가지요. 기껏 화나도 '솜뭉치로 가슴 칠 일'이지, 마누라에게 손찌검을 하지 않습니다. 그렇다고 대놓고 덤비면 큰 코 다친답니다. '자는 범 코침 주기'나 다름없으니까요. '장나무에 낫 걸기'와 같은 것이지요. '암탉 잡아 먹기'라고 분수 모르고 살림살이를 집어던지고 불호령이 떨어집니다.

그러나 화가 오래 가지 않습니다. '밤새도록 통곡해도 어떤 마누라 초상인지 모를' 타입이기 때문에 '밤 잔 원수 없다'고 다음 날 아침이면 깨끗이 잊어버립니다. 정말 무던한 남편이지요. 그러나 흠이라면 너무 무뚝뚝하여 '버선 신고 발바닥 긁기'처럼 잔재미 하나 없지요.

만사에 '뜸단지 붙인 듯' 말과 거동이 적습니다. 시시비비를 안합니다. 과묵한 것은 좋지만 '동아 속 썩는 것은 밭 임자도 모른다'고 그 속마음을 도저히 읽을 수 없습니다. 그저 '꾸어다 놓은 보릿자루'처럼 말없는 것이 때로 답답하기만 하지요.

이것이 태음인 특유의 끈기와 집념이지요. '대가리 삶으면 귀까지 익는다'는 '팽두이숙'의 태도이지요. '귀먹은 중 마 캐듯' 누가 뭐라 해도 못 들은 체 제 할 일만 합니다. '달걀도 굴러가다 서는 모가 있다'는 속담이 있고, '느린 소도 성낼 적이 있다'는 속담이 있듯이, 역사를 움직이는 가장 크고 무섭고 그러면서도 착한 힘이 여기에 집약되어 있습니다.

'석류는 떨어져도 안 떨어지는 유자를 부러워하지 않는다'고 절대로 타인의 성공과 자신의 처지를 비교해서 우열을 가리거나 속상해 하지 않습니다. '하늘은 스스로 돕는 자를 돕는다'고 자기 스스로의 일에 매우 충실하지요. '천리 길도 한 걸음으로 시작된다'고 아주 찬찬히 쌓아갑니다. 이렇게 해서 '냉수 먹고 된 똥 누는' 자수성가를 이루는 게 태음인입니다.

'탯줄 잡듯 한다' 는 속담이 있습니다. 설령 하찮아 보이거나 설령 둘레로부터 경멸을 받을 일일지라도, 끈기와 집념으로 이루어내라는 속담이지요. 태음인이 바로 이런 인물입니다.

● 속담에 나타난 태음인의 성품 ●

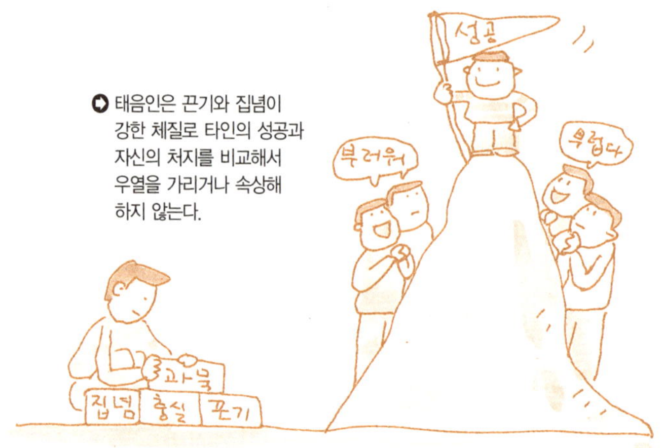

○ 태음인은 끈기와 집념이 강한 체질로 타인의 성공과 자신의 처지를 비교해서 우열을 가리거나 속상해 하지 않는다.

'똥 마려운 계집 국거리 썰 듯' 하는 소양인

　사상체질 중 소양인은 재치 있고 자유분방한 외향적 성격입니다. 진취적이고 투쟁적이며, 정의파이고 파격적인 경향도 지니고 있습니다.

　그래서 '남생이 등에 활 쏘기'나 '산 호랑이 눈썹 빼는' 파격적 행위를 일삼거나, '나막신 신고 대동선을 쫓아가는' 무모한 행동도 꺼리지 않습니다. 말로만 듣던 정수동이나 봉이 김선달이 어떻게 생겼는지는 몰라도 하던 행동을 보면 거의 틀림없는 소양인입니다. 그러니까 한마디로 '도마 위에 고기가 칼을 무서워하랴'는 투지로 악착같이 덤비며, '달리는 말에 채찍질' 하듯 돌진하는 형이 바로 소양인입니다. 깊이 생각 안 하고 즉흥적으로, 그 순간의 감정변화로 행동을 결정하고, 실행에 옮기는 성격이기 때문이지요. 바로 이렇게 겁 없고 급하고 경거망동하는 것이 소양인의 큰 단점이지요.

　'덴 소 날치듯' 하다 보니, '도끼 가진 놈이 바늘 가진 놈을 못 당하는' 격이 될 때도 적지 않습니다. 직관력은 좋다지만 어디로 튈지 모르는 럭비공 같이 살기에는 그리 쉽지 않은 게 우리 인생살이 아니겠어요?

　더구나 '번갯불에 회 쳐 먹듯' 하는 성격이므로 '쇠뿔도 단김에 빼듯' 만사를 서두르는 경향이 있기 때문에 속내를 지그시 감추지 못해서 '서투른 도둑이 첫날밤에 들킨다'는 속담처럼 금방 속내가 들통나고 마는 경우도 허다하답니다. 제 감정 제가 다스리지 못해 기쁘면 기쁜 내색이 겉으로 드러나고 화나면 금방 안색이 달라지니까 외교관이나 흥정 관계로 나설 인물이 못 되지요. 물론 화투나 포커 할 때도 불리할 게 틀림없지요?

소양인은 '급하다고 갓 쓰고 똥 누는' 타입이며 '장사 지내러 가는 놈이 시체 두고 가는' 타입이기 때문에 덤벙대다가 모든 게 들통나고 마는 것입니다. 사업도 그렇게 해서 망하기 일쑤입니다. '새도 염불하고 쥐도 방귀 뀐다'는데, 나라고 번듯한 사업 한 번 못 해볼 것이냐 하며 '거문고 인 놈이 춤추면 칼 쓴 놈도 춤춘다'는 식으로 사업을 벌이기 때문에 더더구나 망하기 일쑤이지요.

그렇다고 소양인은 모두 망한다는 뜻이 아닙니다. '들녘 소경 머루 먹듯' 덤벙대고 '오뉴월 쇠불알 떨어지기를 기다리듯' 요행수를 바라는 일면도 있지만, 한편으로는 '떠들기는 천안삼거리'요, '머리카락 뒤에서 숨바꼭질하듯' 꾀주머니가 그득하고 머리 회전이 빠르며, '꿩 잡는 것이 매'라고 목적을 위해서는 수단을 가리지 않고 매진하는 일면도 지니고 있는 것이 소양인이므로 사업이 의외로 번성할 수도 있습니다.

이쯤 되면 소양인 특유의 성격이 발동합니다. 성급함과 화려함과 낭비벽이 나타나는 것이지요. 이것도 소양인의 단점 중 하나입니다.

'똥 마려운 계집 국거리 썰 듯' 정성껏 일을 하지 않고 덤벙대거나, '밭 팔아 논 장만 할 때는 이밥 먹자고 하였지' 하면서 돈을 흥청망청 쓰게 되거나, 혹은 '메밀떡 굿에 쌍장구 치랴' 면서 더욱 확장하고, 더욱 화려하고, 크게 판을 벌이기도 합니다.

이렇게 되면 '어물전 들어먹고 꼴뚜기 장사하기'가 십상이지요. 그래서 소양인은 쉽게 성공도 하고, 쉽게 망하기도 합니다. 흥망성쇠가 가장 큰 것이 소양인입니다.

소양인의 단점 중 또 하나가 제 주제를 잘 모른다는 것입니다. 속담에 '탕약에 감초 빠질까'라는 말이 있습니다. 어떤 일에나 빠짐없이 끼는 것을 조롱하는 말이지요. 소양인이 바로 탕약의 감초 같은 위인입니다. '약 국집 맷돌인가' 이 일 저 일, 낄 데 못 낄 데 가리지 않고 끼면서 만인만 사에 발벗고 나서 걱정해 주고 해결해 주는 위인입니다. '곁방살이에 코곤다'는 속담처럼 제 주제를 모르고 경거망동하기 일쑤요, 제 주제 모르고 '남 떡 먹는데 팥보숭이 떨어지는 걱정' 하며 '더부살이가 주인 마누라 속곳 베 걱정' 하는 성격이 바로 소양인이지요.

● 속담에 나타난 소양인의 성품 ●

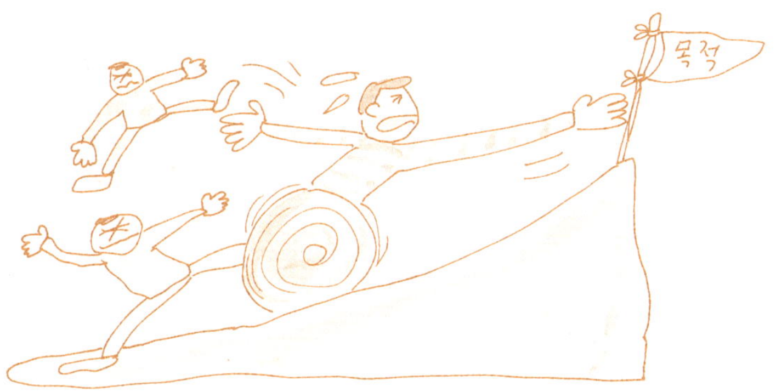

○ 소양인은 진취적이고 투쟁적이지만 만사를 서두르는 경향이 있다. 깊이 생각 안하고 순간의 기분으로 행동을 결정하고 실행에 옮겨 낭패를 보기도 한다.

‘볶은 콩도 골라 먹는’ 소양인

집안 일은 소홀히 하면서도 ‘문 돌쩌귀에 불 날’ 정도로 바깥일에 열중하고, ‘남의 싸움에 칼 빼기’ 하고, ‘남의 잔치에 감 놓아라 배 놓아라’ 하며 지나치게 남의 일에 나서는 게 소양인의 흠 중의 흠입니다.

태양인도 소양인처럼 ‘산신 제물에 메뚜기 뛰어들 듯’ 이 일 저 일 참견하는 경향이 있지만 소양인은 태양인보다 한 술 더 뜨지요. ‘남이 장에 간다고 하니 거름 지고 나서듯’ 제가 먼저 깝죽거리며 앞장 설 정도랍니다.

그러나 ‘곁집 잔치에 낯을 내어’ 제 생색을 내는 정도야 애교로 봐줄 수도 있지만 ‘발 벗고 나서는’ 게 지나쳐 ‘쌍지팡이 짚고 나서는’ 바람에 남과 걸핏하면 시비 붙거나 뭐 주고 뺨까지 맞는 지경에 이를 때는 보기에도 안쓰럽습니다.

도시락 싸들고 다니면서 남 일 보살펴줬다가 뺨 맞았다느니, 물에 빠진 사람 구해 주고 보따리 내놓으라 해서 혼쭐났다느니 하는 이야기 들어보셨지요? 바로 이렇게 좋은 일 기껏 해놓고 ‘아닌 밤중에 홍두깨’처럼 당하는 사람이 바로 소양인입니다.

‘급하면 부처 다리 껴안는다’고 성격이 급하다 보니 결론부터 털어놓는 경향이 있으며, ‘과부집에서 바깥 양반 찾듯’ 이치에 맞지 않는 비논리적인 얘기도 곧잘 하는 경향이 있고, 또 ‘말은 보태고 떡은 뗀다’고 남의 말 들은 것을 마치 제가 아는 것처럼 말에 말을 보태는 경향이 있습니다. ‘되글을 가지고 말 글로 써먹듯’ 말이 말을 낳고 말을 보태다 보니, 말로써 화를 입는 경우도 적지 않게 있기 마련입니다.

더구나 ‘겨울바람이 봄바람 보고 춥다’ 하듯 제 허물은 못 보고 남의 허물만 들춰내어 누구누구는 어떻다더라 말하기 좋아합니다.

　소양인의 단점 중 또 하나는 '말 타면 경마 잡히고 싶다'는 과시 경향이 있는 것입니다. 그래서 소양인은 '원님 덕분에 나팔 부는' 사람이요, '맹산군이 호백구 믿듯' 하는 사람입니다. 괜히 유명인을 내세워서 으쓱거리거나, 자기를 과장표현 잘 하고, 자기 도취에 곧잘 빠집니다.

　그래서 화려하고 섹시한 옷차림을 좋아하고, 조용한 곳보다 흥취 있고 찬란한 파티 따위를 좋아하며, 충동적 호기심도 강하지요. 마치 '고삐 놓은 말' 같습니다.

　얌전 속에 '뒷독에 바람 든' 형국이요, 귀염 속에 '물장수 삼 년에 궁둥이 짓만 남았다'고 하니…. 그렇게 보아서 그런지 얄상하게 귀엽던 얼굴이 '장바닥의 조약돌 닳듯' 빤질빤질 깐깐한 얼굴로 보이기도 합니다. 깜찍하던 얼굴이 '물에 빠진 새앙쥐'처럼 흐트러진 데라곤 한 군데도 찾아볼 수 없이 쪽진 머리칼 같은 얼굴로 보이기도 합니다. 어쩐지 비집고 들어갈 틈도 없어 보입니다.

　그렇습니다. 소양인은 화를 잘 내는 신경질적인 예리한 성격이며, 변덕이 심하지요. '시어미 역정에 개 배때기 차는' 분풀이 타입입니다. 부부싸움도 길길이 뛰고, 부수고, 때리고, 소리치고, 야단법석을 떨고, 제 잘못이 있어도 '방귀 뀐 놈이 성낸다'고 오히려 제가 먼저 화를 내고, 제 분에 못 이겨 제가 까무러치는 성격입니다.

　그러나 싸운 뒤에 남는 게 없습니다. '물 건너 온 범'이 됩니다. 정말 '변덕이 죽 끓듯' 하는 성격이지요.

　그런 변덕 때문인지 소양인은 '볶은 콩도 골라 먹는' 성격입니다. 어차피 다 먹을 음식이지만 좋은 것부터 먼저 골라 먹는 것이지요. '사흘 굶어 도둑질 안 할 놈 없다'는 속담이 있긴 하지만 소양인은 기쁘면 '밥 아니 먹어도 배부르다'고 할 사람입니다. 그러나 식사를 시작했다 하면 '번갯불에 콩 볶아 먹듯' 급히 먹습니다. 급하기가 '우물에 가 숭늉 달라겠다'고 할 정도입니다.

'서캐 조롱 장사 할' 타입인 소음인

사상체질 중 소음인은 교양인답고 선비같고 분위기 있는 체질입니다.

'선비 논 데 용 나고, 학이 논 데 비늘이 쏟아진다'고 선비 중에는 이렇게 존경받아야 할 거목이 있는가 하면 풍류에 뛰어난 분위기 잡는 선비도 있었고, 또 말이 선비지 가난에 찌들면서도 곁불도 쪼이지 않고 오기만 살아 서슬 퍼렇던 선비도 있었습니다. 이 세 종류의 선비들은 신통하게도 거의 소음인 경향입니다.

조선조 거목의 선비들 초상화를 보아도 많은 것이 소음인 모습이요, 신윤복의 풍류도 속에 등장하는 선비들이 거의 소음인으로 그려진 것도 우연은 아닐 겁니다. 흔히 '남산골 샌님'이니 '남산골 딸각발이'니 하는 가난한 선비들, 생활에 무능했던 '꼿꼿하기는 서서 똥 누겠다'할 정도의 꽁생원들도 한결 같이 소음인 경향이 강합니다.

한마디로 소음인은 '곤쟁이 주고 잉어 낚는'법을 모릅니다. '겨 주고 겨 바꾼다'는 무능한 경영 솜씨를 갖고 있을 정도입니다. 그래서 '남산 소나무, 다 주어도 서캐 조롱 장사하겠다'는 타입이지요.

그러니까 지도자 타입이나 여러 사람을 거느리고 큰 사업을 벌일 위인이 아닙니다. 배짱 없고 두려움 많고 걱정 많은 위인이기 때문에 괜히 사업한답시고 '사주에 없는 관을 쓰고 이마 벗겨지는'고생을 할 필요가 없습니다. '곰배팔이 담배 목판 끼듯'그렇게 사업을 부둥켜안고 있어 봤댔자 실패할 경우가 더 큰 것이지요.

그리고 사업에 실패하면 너무 큰 충격을 받는 게 소음인입니다. 아예 재기의 의욕을 잃고 자포자기하는 수가 많습니다. '냉수에 이 부러지듯'별

것 아닌 패배에도 인생 그 자체를 완전히 파멸로 이끄는 경우도 적지 않습니다.

칭기스칸의 초상화를 보신 적 있으세요? 누루하치의 초상화는요? 이들의 초상화를 보셨다면 칭기스칸은 태음인이요, 누루하치는 소양인임을 알 수 있을 겁니다. 그러니까 영웅적인 혁명가 타입인 태양인을 비롯해서 태음인이나 소양인은 모두 지도자가 될 수 있다는 말이 되지요. 헌데 소음인 지도자는 아마 흔치 않을 겁니다.

그래서 소음인은 그저 아랫사람으로 열심히 일하면서 차근차근 승진의 기회를 엿보는 게 더 현명하지요. '개미 메 나르듯' 열심히 벌고, '큰 방축도 개미 구멍으로 무너진다'고 열심히 절약해서 개미탑을 쌓듯 살면 언젠가 성공할 수 있습니다.

소음인은 윗사람에게 쉽게 인정을 받을 수 있고, 그래서 어느 누구보다 쉽게 승진의 기회가 주어질 수 있습니다. 머리가 비상하고 하는 일에 틈이 없으며 더구나 '얼음에 박 밀 듯' 대단한 달변이기 때문이지요.

허나 '장마 도깨비 여울 건너가는 소리'처럼 혼자 입 속으로 투덜거리고 중얼거리면서 원망하는 소리를 잘 하기 때문에 윗사람의 눈밖에 나기 쉬운 게 흠이요, '사람의 혀는 뼈가 없어도 사람의 뼈를 부순다'는 속담처럼 사람의 허물을 꼬투리 잡아서 물고 늘어지는 경향이 있기 때문에 동료들에게도 따돌림받기 쉬운 게 흠입니다.

부부간이라고 다를 게 없습니다. 부부싸움을 하면 '새우 벼락맞던 이야기'부터 시작해서 그 옛날옛날 있었던 허물까지 들춰내어 '쇠뼈다귀 우려 먹듯' 하지요.

'미주알 고주알 밑두리 콧두리 캔다'랄 정도로 사소한 것을 몽땅 거론해 가면서 결말 없이 오늘도 싸우고, 내일도 싸우고, 내일 싸움에도 어제의 얘기를 계속한답니다.

INDEX

라

마

바

사

아

자

차

카

타

파